Calisthenics X Mobility 2.0

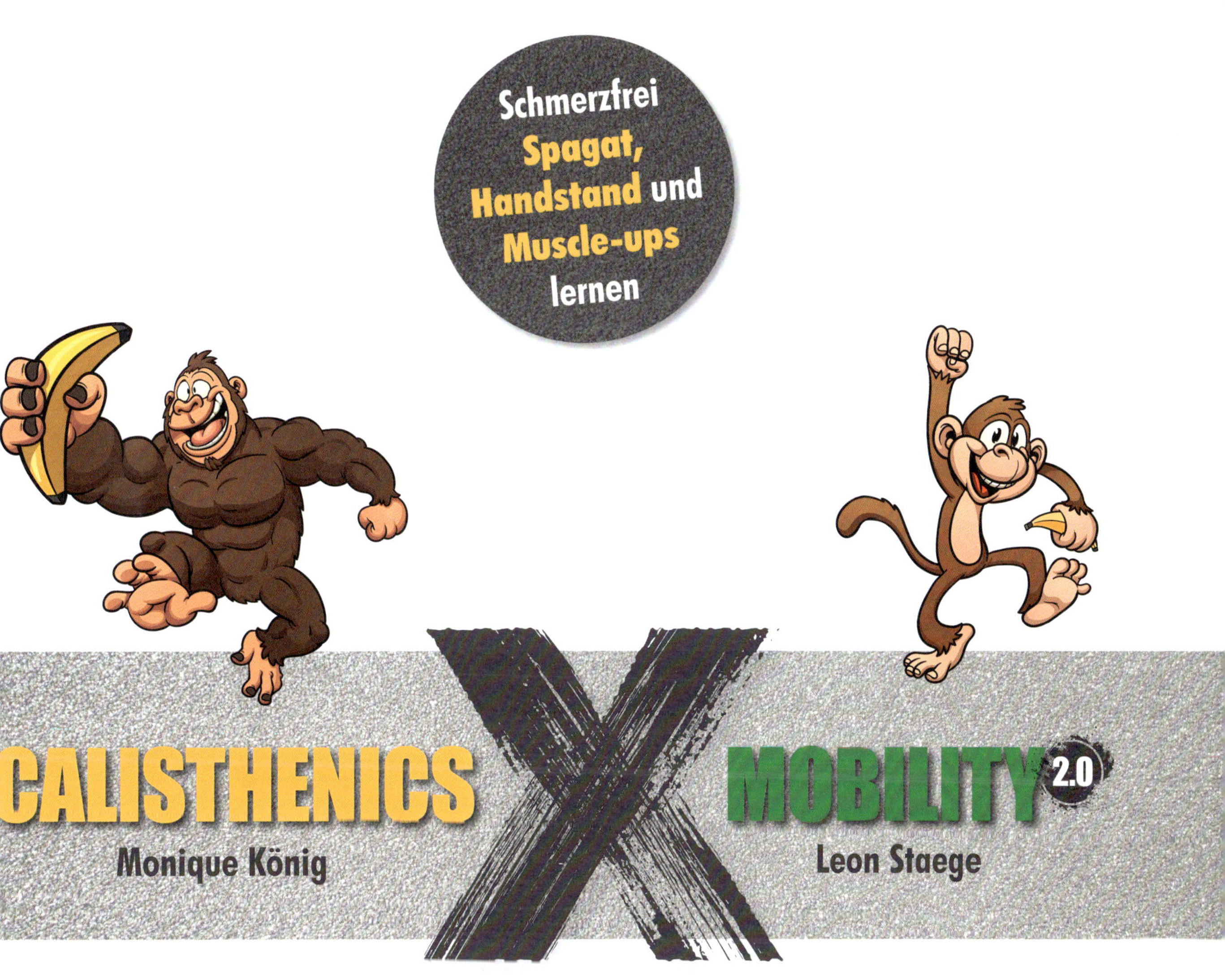

CALISTHENICS X MOBILITY 2.0

Monique König

Leon Staege

NEUE SKILLS FÜR FORTGESCHRITTENE

Meyer & Meyer Verlag

Calisthenics X Mobility 2.0
Bibliografische Information der Deutschen Nationalbibliothek
Die Deutsche Nationalbibliothek verzeichnet diese Publikation in der Deutschen Nationalbibliografie; detaillierte bibliografische Daten sind im Internet über http://dnb.d-nb.de abrufbar.

Auckland, Beirut, Dubai, Hägendorf, Hongkong, Indianapolis, Kairo, Kapstadt, Manila, Maidenhead, Neu-Delhi, Singapur, Sydney, Teheran, Wien

 Member of the World Sports Publishers' Association (WSPA)

Gesamtherstellung: Print Consult GmbH, München

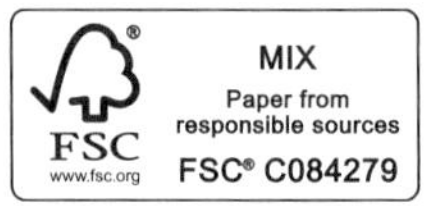

ISBN 978-3-8403-7750-1
E-Mail: verlag@m-m-sports.com
www.dersportverlag.de

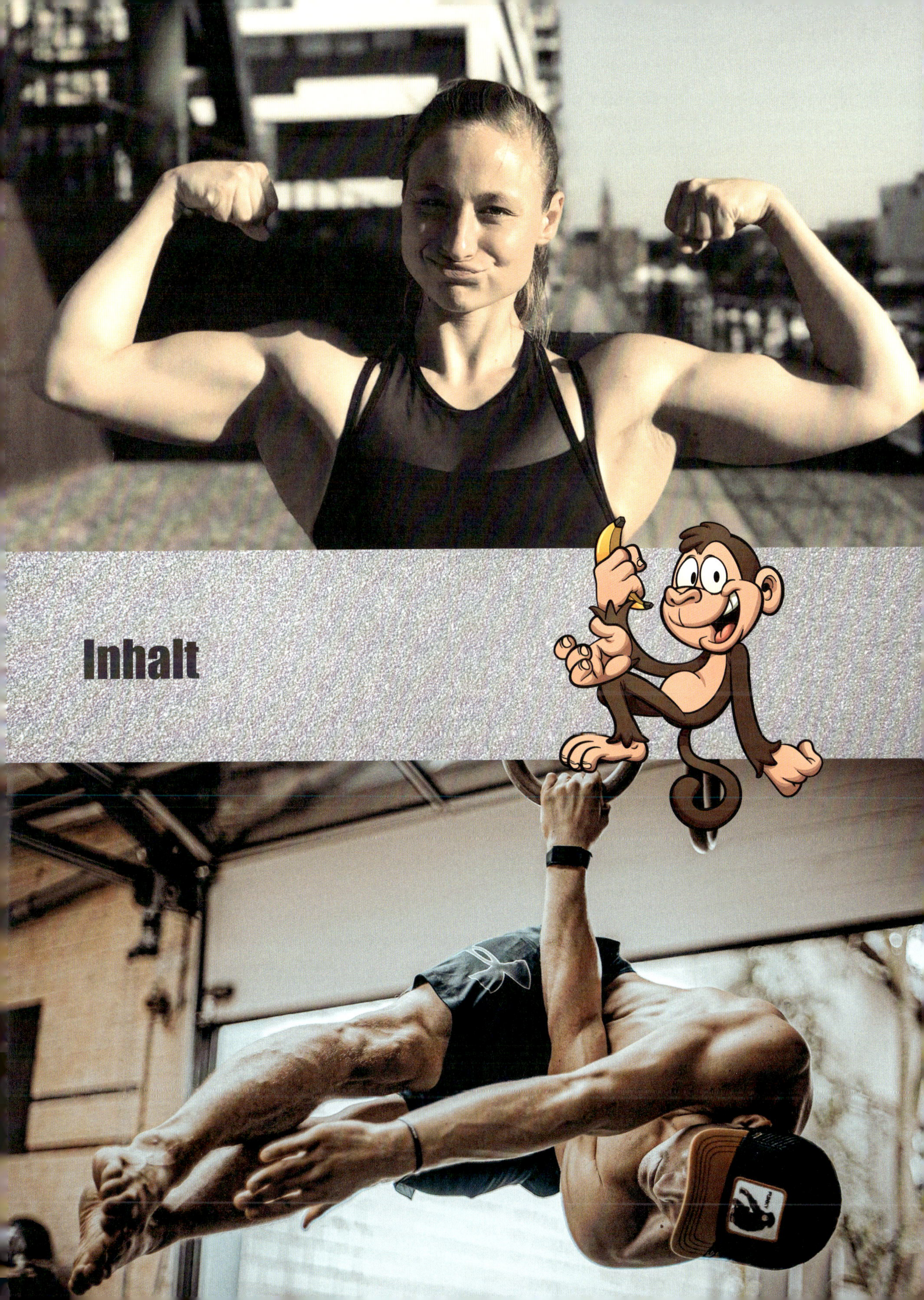

Inhalt

UNSERE APP

Bevor wir nun ans Eingemachte gehen, möchten wir deine Motivation und deine Begeisterung für Calisthenics X Mobility noch ein wenig mehr befeuern.

Wie schon im ersten Buch gibt es auch dieses Mal eine ausführliche Videodatenbank, die wir aufgebaut haben, um die Lehrinhalte dieses Buchs besser veranschaulichen zu können. Calisthenics X Mobility ist einfach unser Herzensprojekt und wir arbeiten stets daran, die Inhalte und das Wissen noch besser für dich aufzubereiten.

Wir freuen uns, wenn du dir den CxM 2.0 Kurs in der Moving Monkey® Akademie anschaust. Dazu gehe einfach auf: **calisthenicsxmobility.de/app**, um dir deinen 7-Tage-Test-Zugang zu sichern.

Nun viel Vergnügen beim Lesen und Bewegen!

Vorwort

Olà, Stangenfreunde und Moin, Moin, liebe Monkeys!

Wenn du gerade dieses Buch aus Neugierde in die Hand genommen hast, lasse uns kurz einander vorstellen. Wir sind Monique König und Leon Staege und wir wollen dich stark, beweglich und schmerzfreier machen. Vor einem Jahr haben wir unser erstes Buch *Calisthenics X Mobility* herausgebracht, um begeisterten Sportlern wie dir alles rund um das Thema Kraft- und Beweglichkeitstraining mit dem eigenen Körpergewicht beizubringen.

Wir lieben Bewegung und die Herausforderungen, die sich uns mit jedem neuen Training bieten. Doch vielleicht kennst du die Tage und Wochen, in denen du nicht trainieren kannst, weil mal wieder die Schulter zwickt oder der Rücken nach dem Schlafen komplett verspannt ist?!

Da wir als ehemalige Triathletin und als ehemaliger Fußballer jahrelang einseitig trainiert haben, kennen wir diese Momente noch zu gut. Als wir uns vor Jahren mit dem Thema Calisthenics (Monique) und Mobility (Leon) beschäftigt haben, öffnete dies uns eine ganz neue Welt. Den Körper in einem Handstand zu beherrschen, ihn geschmeidig wie eine Katze bewegen zu können und so stark zu werden, dass uns weder eine Stange noch die Schwerkraft daran hindern können, um Muscle-ups, Backlever und Spagat zu lernen.

Wenn das alles noch Fachchinesisch für dich ist, keine Sorge! Wir werden dir Schritt für Schritt zeigen, wie du beweglich wie ein Äffchen und stark wie ein Gorilla wirst.

Wir bleiben also dem Motto unseres ersten Buchs treu. Doch nach nunmehr einem Jahr ist es an der Zeit, aufs nächste Level zu kommen.

Solltest du unser erstes Buch noch nicht kennen, ist das nicht dramatisch. Wir haben eine kleine Zusammenfassung zu Beginn des Mobility- und des Calisthenicsteils geschrieben, der dich in die wichtigsten Konzepte einweist. Dennoch empfehlen wir, dass du dich auch noch des ersten Buchs annimmst.

Wir geben mit unserer *CalixMobi*-Reihe seit mehr als drei Jahren Seminare in Deutschland, Österreich und der Schweiz. Es handelt sich hierbei um mehr als eine Informationssammlung zu verschiedenen Übungen. Dahinter steht ein ausgeklügeltes, aufeinander aufbauendes Konzept.

Nichtsdestotrotz wirst du hier zahlreiche Informationen und eine Menge Wissen finden, die deinen (Trainings-)Alltag bereichern werden.

Wir freuen uns, dass du dich für dieses Buch entschieden hast. Vor allem, weil du damit signalisierst, dass dir dein Körper wichtig ist und du dich körperlich weiterentwickeln willst.

Lasse uns die Reise beginnen!

Locker bleiben, Bizeps zeigen und keep moving, stay sexy

Monique & Leon

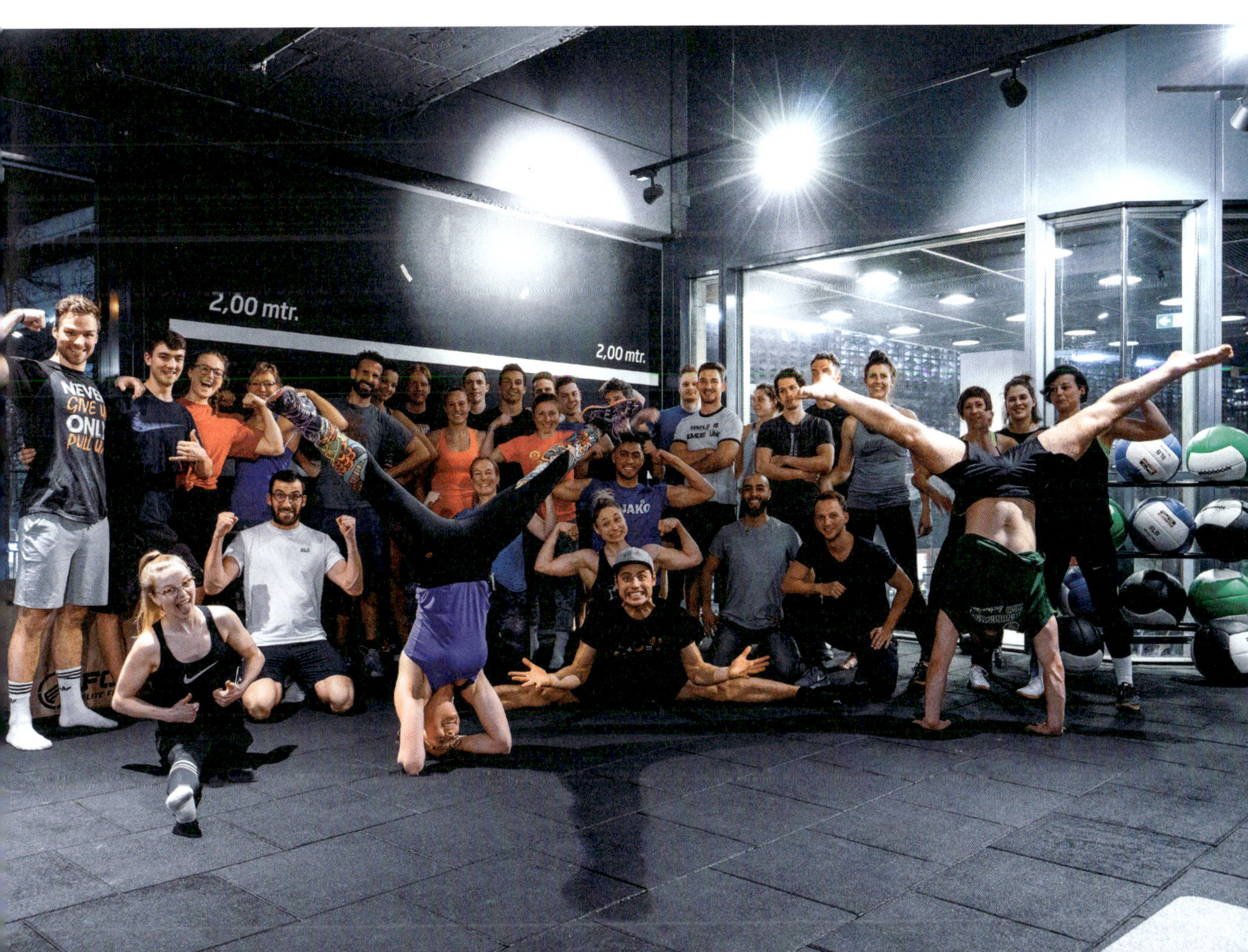

Aufbau dieses Buchs

Wie bereits in *CxM 1.0* beginnen wir mit der Mobilitytheorie und kommen danach zum Calisthenics. Da wir beim Schreiben des ersten Buchs noch nicht absehen konnten, dass wir ein zweites Buch schreiben werden, nennen wir unser erstes Werk erst seit Planung für dieses Buch *CxM 1.0*.

Im Mobilitypart wird es vor allem um die Kniebeuge, den Spagat und als Übergang zum Calisthenics um den Handstand gehen. Weiterhin haben wir das Trainingsplanungskapitel für Mobility und Calisthenics sehr detailliert erweitert, sodass du mit dem neu gewonnenen Wissen aus diesem Buch direkt ins Training einsteigen kannst.

Im Laufe dieses Buchs haben wir mehrere Elemente benutzt, die als Vereinfachung dienen und das Verständnis fördern sollen.

Im Übungskatalog findest du folgende Symbole:

 richtige Ausführung

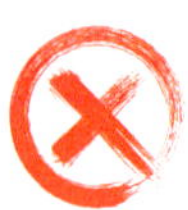 falsche Ausführung

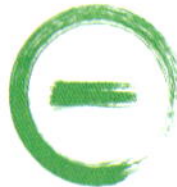 Regression einer Übung (leichter)

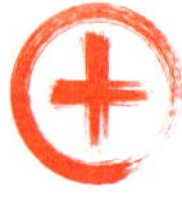 Progression einer Übung (schwerer)

Außerdem haben wir die Einteilung der Schwierigkeitsgrade aus dem ersten Buch übernommen, sodass du genauestens Bescheid weißt, wie einfach/schwierig die Übungen sind:

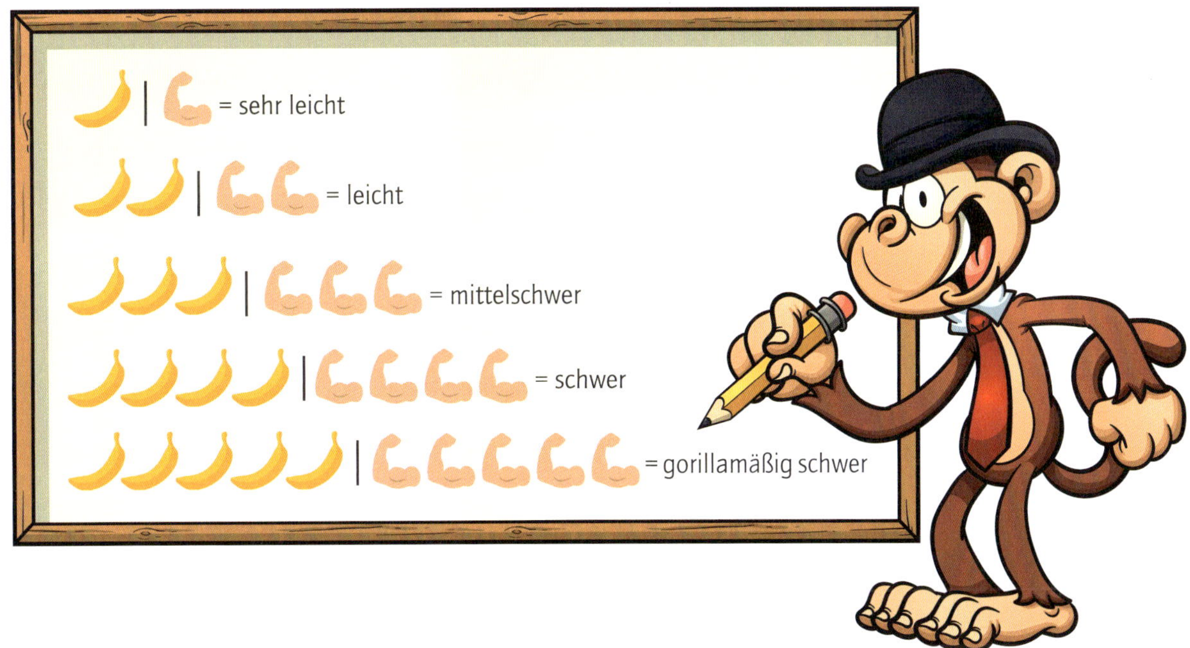

Die Monkeys sind ebenfalls zweckhaft im Buch verteilt und genutzt worden.

So wirst du einen Monkey als Symbol für einen Tippkasten finden, sowie einen Monkey für Anmerkungen oder wichtige Hinweise.

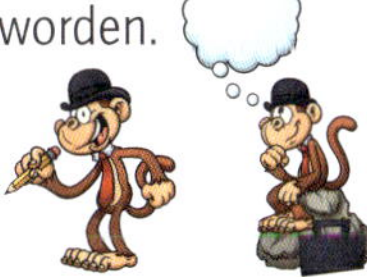

Wir hoffen, dass wir dir das Lesen damit abwechslungsreich und spannend gestalten können. Denn wer Freude am Lernen hat, behält das Wissen besser.

Um deinen Lesefluss weiterhin zu unterstützen, haben wir uns, wie auch schon im ersten Buch, dazu entschieden, auf die mittlerweile fast schon übliche Genderisierung zu verzichten. Wenn wir also von Trainierenden, Klienten, Patienten oder Monkeys sprechen, meinen wir stets alle, ohne die Frauen damit außen vor lassen zu wollen.

Wir werden dich immer wieder ansprechen, weil du schließlich dieses Buch hier liest. Und da wir nicht wissen, ob du ein Mann oder eine Frau bist, fühle dich ganz persönlich angesprochen. Schließlich liest ja du gerade diese Zeilen, oder? Oder ist es die Stimme in deinem Kopf, die sie dir einfach nur vorliest?

Wie dem auch sei, wir wünschen dir nun viel Vergnügen und Motivation beim Lesen von *Calisthenics X Mobility 2.0*!

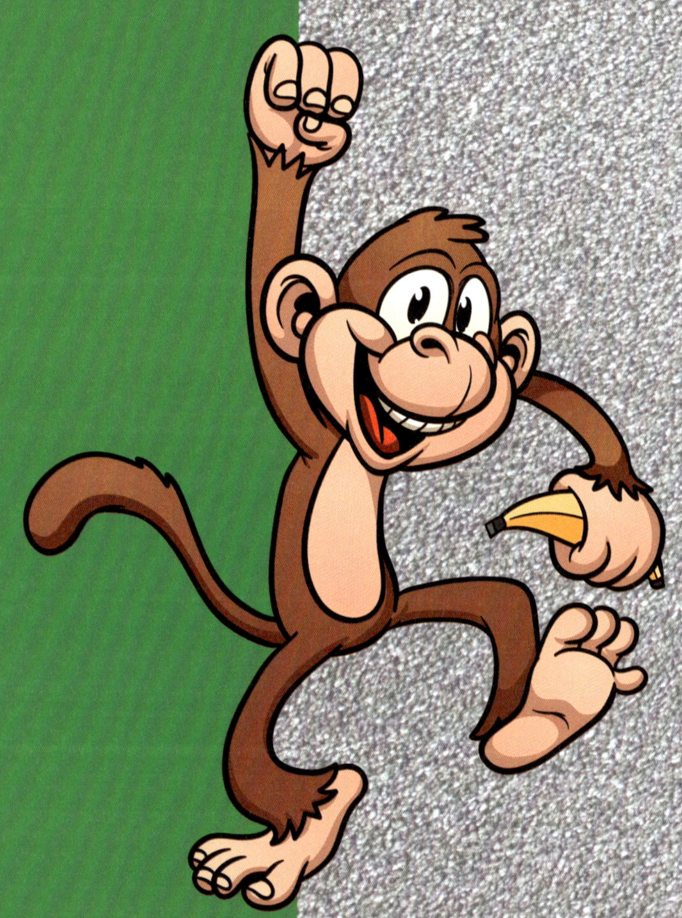

MOBILITY

1

Mobility 2.0

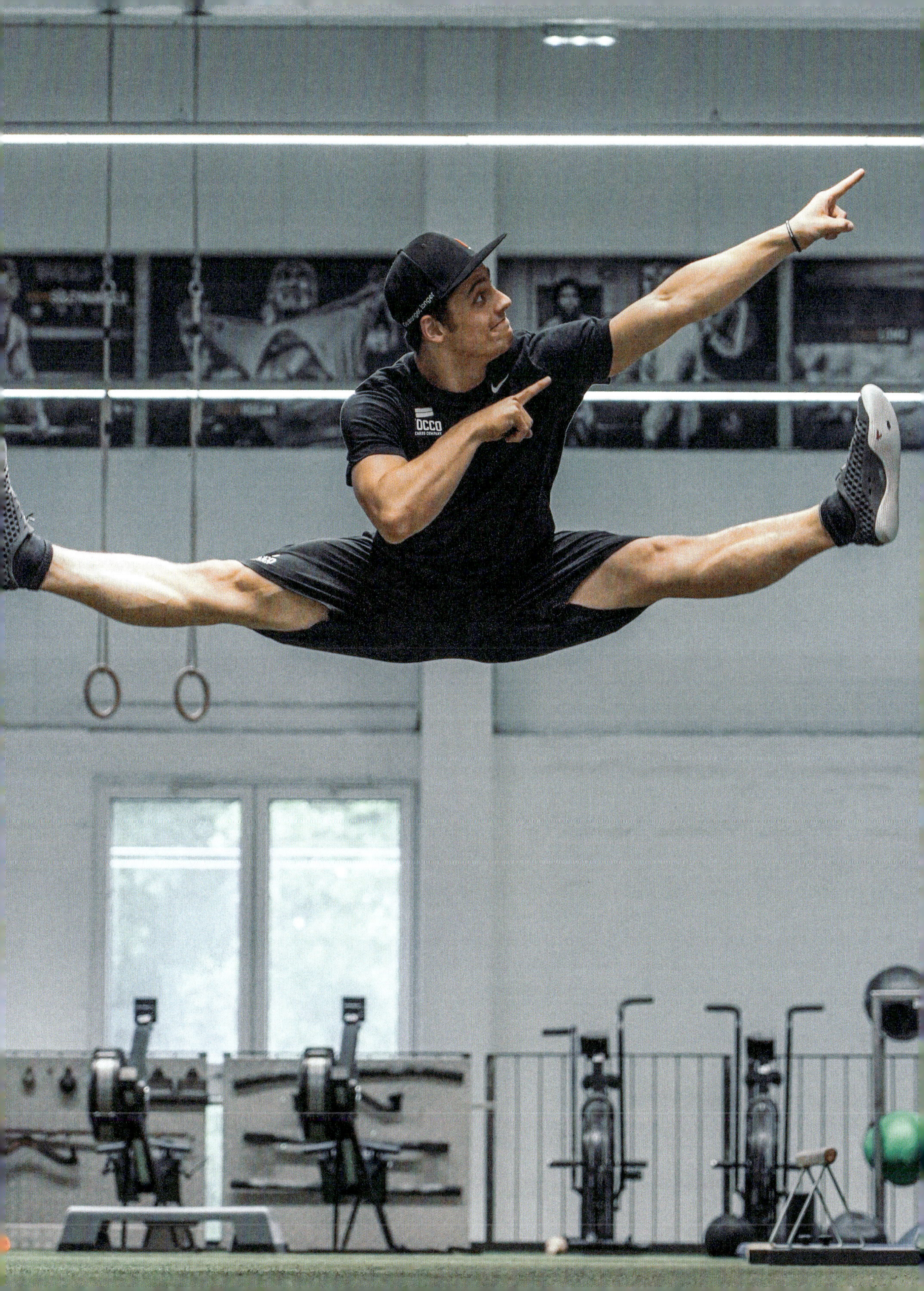

1 Mobility 2.0

1.1 EINLEITUNG

„Der Autor des Buches sitzt mehrmals auf den Bildern im Spagat, jedoch fehlen Mobilityübungen für den Unterkörper!"

So oder so ähnlich ist der Wortlaut mancher Amazon-Bewertungen für unser erstes Buch *Calisthenics X Mobility 1.0*. Monique und ich haben damals schon beschlossen, dass wir uns erst in einem folgenden Buch dem Unterkörper widmen wollten.

Warum?

Erstens, weil man zur Kniebeuge alleine schon mehrere Bücher füllen kann. Ich wäre dem Thema also nicht ansatzweise gerecht geworden, da wir unser Seitenlimit bereits überschritten hatten.

Zweitens ist unser Ziel mit der *„Calisthenics X Mobility"*-Serie, körpereigenes Training bekannter zu machen. Wir wollen zeigen, dass man mit seinem eigenen Körper viele Dinge machen kann, die dazu motivieren und inspirieren, sich zu bewegen.

Weiterhin ist uns die Trinität unserer Bewegungsphilosophie sehr wichtig: stark, beweglich, schmerzfrei!

Unter diesem Aspekt haben wir uns im ersten Buch zuallererst auf die absoluten Basics konzentriert, die jeder braucht, um gesund mit Calisthenics anzufangen.

1.2 MOBILITYKONZEPTE STATT KUCHENREZEPTE

Im Folgenden fasse ich noch einmal kurz die wichtigsten Konzepte aus dem ersten Buch zusammen, sodass du die fortgeschrittenen Mobilitykonzepte verstehst. In meiner Arbeit als Physiotherapeut und Trainer lehne ich mich immer an das Konzept: Konzepte vor Prinzipien.

Wenn du die Definition von *Protokoll* im Duden nachschlägst, steht dort: „wortgetreue oder auf die wesentlichen Punkte beschränkte Niederschrift". Ein *Konzept* hingegen ist ein „skizzenhafter, stichwortartiger Entwurf" oder eine Idee. Ein Protokoll ist festgelegt, ein Konzept ist freier.

Ich sehe leider sehr häufig, dass in der Therapie oder im Training immer nach Schema F behandelt oder trainiert wird. Nach einer Art Backrezept, das auf jeden Menschen passen soll. Ich habe es immer wieder im Physiotherapiepraktikum erlebt, dass nur von „Hüften, Knien oder Schultern" gesprochen wurde. Die Aussage: „Ich habe heute wieder vier Schultern ...", lässt nicht nur den Menschen aus, zu dem diese Schulter gehört, sondern impliziert ein Standardverfahren, was bei Schultern gemacht wird.

Deshalb nimm die Konzepte, die du in diesem Buch kennenlernst, als Anhaltspunkte, um dein eigenes Handeln und dein Wissen zu reflektieren und zu ergänzen. Konzepte sind dafür da, sie mit dem Erlangen von neuen Informationen in einem anderen Licht zu sehen und immer individuell anzupassen.

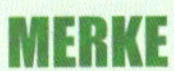

Behandle, trainiere und denke in Konzepten (Growth Mindset), nicht in festgeschriebenen Protokollen (Fixed Mindset).

1.3 BEWEGLICH WIE EIN ÄFFCHEN...

Getreu unserem Slogan des ersten Buchs möchte ich dir eine kurze Wiederholung der Definition von *Mobility* an die Hand geben und ein paar Gedanken ergänzen, die ich seit dem ersten Buch zum Thema Mobility gesammelt habe.

Ich sehe Mobility auch eher als Konzept, statt nur als reines Beweglichkeitstraining. Zwar wird das Training der konditionellen Fähigkeit Beweglichkeit meist mit Mobility gleichgesetzt, jedoch impliziert Mobility in meiner Definition viel mehr als nur das Erlangen einer größeren Range of Motion.

Mobility ist eine Einstellung zu seinem Körper und zum Thema Bewegung. Es beschreibt das Trainieren von Bewegungen, die eingeschränkt und aktuell noch nicht möglich sind. Mehr Mobility gibt dir die Fähigkeit, mehr aus deinem Körper rauszuholen und dich vielfältiger bewegen zu können. Weiterhin wirst du aufmerksamer, was alles möglich ist, wenn du anfängst, dich mit den Restriktionen in deinem Körper zu beschäftigen. Du siehst deinen Alltag durch eine andere Brille und wirst bewusster im Umgang mit Bewegung.

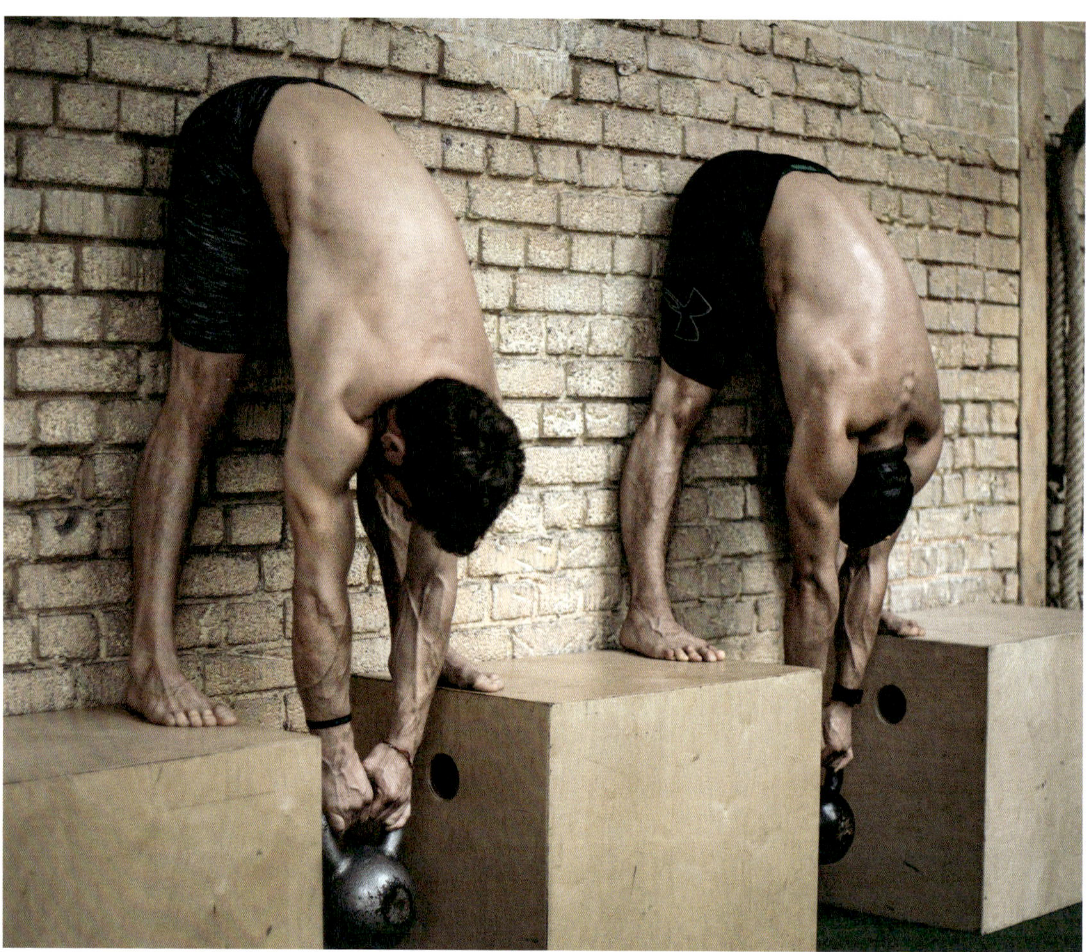

Warum?

Weil du dich durch Mobility auf komplexere Art und Weise mit deinem Körper auseinandersetzt. Statt Bewegungen geführt an Maschinen zu machen, bist du nun damit beschäftigt, deinen Körper durch den

Raum zu bewegen. Wenn du anfängst, dich freier zu bewegen, wirst du merken, dass Schwerkraft manchmal ganz schön gemein sein kann.

Wenn du bei dem Versuch, eine tiefe Kniebeuge auszuführen, mehrfach nach hinten umfällst, so wie ich noch vor vier Jahren, kann das sehr frustrierend sein.

Was ich damit aber vor allem herausstellen will, ist, dass du deinen Körper und deine Bewegungen, die du lernen willst, immer in Relation zur Kraft sehen musst, die auf deinen Körper einwirkt. Das heißt, passive Maßnahmen, wie manuelle Therapie, lang gehaltene Dehnungen oder Ausrollen mit der Faszienrolle, sind keine probaten Mittel, um deine Beweglichkeit, deine Bewegungskompetenz oder Schmerzen zu verbessern.

Mobility definiert sich als aktives Beweglichkeitstraining, das immer eine Kraftkomponente integriert.

Die folgenden Konzepte aus dem *Calisthenics X Mobility 1.0*-Buch geben dir einen kurzen Überblick, wie Beweglichkeit funktioniert und was du für das Mobilitytraining wissen solltest. Für ausführlichere Informationen empfehle ich dir, nochmals einen Blick in unser erstes Buch zu werfen.

1.3.1 DEIN NERVENSYSTEM – INPUT, VERARBEITUNG, OUTPUT

Alle Prozesse in deinem Körper werden von deinem Nervensystem gesteuert. Somit ist es wichtig, zu wissen, wie unser Nervensystem in Grundzügen funktioniert, um zu verstehen, warum ich aktive Maßnahmen den passiven nahezu immer vorziehe.

Dein Nervensystem nimmt die ganze Zeit Informationen aus verschiedenen Bereichen des Korpers auf, verarbeitet diese und gibt daraufhin eine Aktion. Bei der Verarbeitung fragt sich dein Nervensystem: „Bin ich sicher bei dem, was ich mache?"

Aufgabe Nummer eins deines ZNS ist, immer erst das Überleben zu sichern. Danach entscheidet es, wie viel Kraft, Beweglichkeit und Muskelspannung freigegeben oder eingesetzt werden kann, um die bevorstehende Aufgabe zu bewältigen.

Wenn die Informationsgrundlage unzureichend oder nicht adäquat ist, wirst du das Gefühl haben, verkürzt zu sein, keine Kraft wirken lassen zu können oder gar Schmerzen bekommen. Abgesehen von Traumata und akuten Verletzungen kann eine unzureichende Informationsgrundlage daher kommen, dass du über lange Zeit bestimmte Bewegungen nicht mehr gemacht oder überhaupt noch nie trainiert hast. Später, in Kap. 2, kommen wir hierauf noch einmal zurück.

Das Ziel von Mobilitytraining ist unter anderem, dem Nervensystem unbekannte Gelenkpositionen vertrauter zu machen und die Wahrnehmung für das Ansteuern von Gelenk und Muskulatur zu schulen (Propriozeption).

1.3.2 DIE GROSSEN DREI

Um es dir einfach zu machen, wie du dein Mobilitytraining gestalten kannst, kannst du dich erst mal an „die großen drei" halten. Sprich, die Hauptbewegungsachsen des Körpers, Schulter, Wirbelsäule, Hüfte. Handgelenke (ausführlich im ersten Buch besprochen) und Sprunggelenke (werden in Kap. 2 vorgestellt) etc. sind natürlich ebenso wichtig. Um dich aber zu Beginn auf das Wesentliche zu fokussieren, ist die Einteilung in die großen drei ein hilfreicher Leitfaden.

1.3.3 ISOLATION – INTEGRATION – IMPROVISATION

Wie lässt sich Mobility effektiv trainieren? Dafür ist das Prinzip von Isolation, Integration und Improvisation geeignet.

Isolation beschreibt das Ansteuern einzelner Gelenke unabhängig voneinander. Du lernst beispielsweise, deine Wirbelsäule in den drei unterschiedlichen Bereichen HWS, BWS und LWS getrennt voneinander zu bewegen. Dies ist wichtig, um in Bewegungen wie dem Pull-up die Fähigkeit zu haben, die LWS gekippt in der Hollow-Body-Position halten zu können, während deine BWS eher in die Streckung gebracht wird, um in eine schultergerechte Position ziehen zu können.

Wenn du gerade ein paar Fragezeichen auf der Stirn stehen hast, was eine Hollow-Body-Position ist und welche Bedeutung diese im Calisthenics hat, lies dir noch mal die Zusammenfassung in Moniques Abschnitt durch oder schaue im ersten Buch nach.

Integration beschreibt die komplexeren Mobilityübungen, bei denen du mehr als ein Gelenk auf einmal mobilisierst. Meistens stützt du mit der Schulter am Boden, während du deine Wirbelsäule rotierst. Oder du beugst dich aus der Wirbelsäule, während du auch deine Oberschenkelrückseite auf Länge bringst und gegen Widerstand arbeitest.

Improvisation ist dann jede mögliche Bewegung ohne Fokus auf spezifische Mobilisierung. Es ist der Punkt, an dem du dich frei bewegst und welche sportliche oder alltägliche Bewegungsherausforderung du an deinen Körper stellst, du hast die Voraussetzungen geschaffen für einen starken, beweglichen und schmerzfreien Körper.

Beweglichkeitstraining ist nicht wichtiger als Kraft- oder Ausdauertraining. Noch ist dies andersherum der Fall. Eine gesunde Mischung aus allem ist für unseren Körper meist das Beste. Im Folgenden wirst du lernen, wie du die Kniebeuge und den Spagat erlernst und warum nicht jeder diese beiden Bewegungen bis ins Unermessliche trainieren sollte.

Im Verlauf der Kapitel wirst du einige Begriffe und Redewendungen lesen, die wir als *Coaching Cues* (verbale Anweisungen zum besseren Verständnis einer Bewegung) verwenden und die die Position des Körpers und der Gelenke einfacher und präziser beschreiben. Diese findest du im Anhang als Glossar.

1.4 MOBILITYMYTHEN

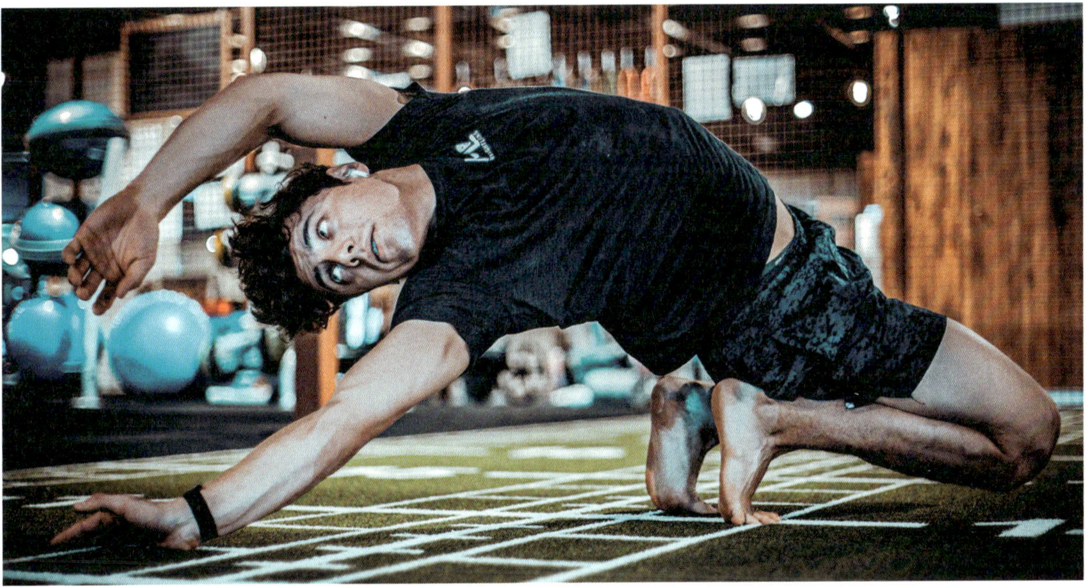

Ab wann ist man fortgeschritten beim Mobilitytraining? Bevor ich die Frage beantworte, möchte ich mit ein paar Mythen aufräumen, die häufig mit dem Thema Beweglichkeitstraining assoziiert werden:

1.4.1 ALLES MUSS BEWEGLICH SEIN ODER MOBILISIERT WERDEN

Kurzum: Nicht jedes Gelenk muss und sollte mobilisiert werden! Natürlich sollte in den meisten Gelenken ein gewisses Maß an Bewegungsfreiheit und die Kontrolle über diese ROM vorhanden sein, aber nicht jede Struktur im Körper sollte bis aufs Äußerste beweglich gemacht werden. Manche Gelenke, wie unter anderem die LWS, der Ellbogen und die Knie, sind Pfeiler, die uns in unseren Bewegungsachsen funktionell Stabilität geben. Mehr dazu kannst du im ersten Buch zum Thema *Joint-by-Joint-Konzept* nachlesen.

1.4.2 JEDER MUSS DIE GLEICHEN BEWEGLICHKEITSNORMEN ERFÜLLEN

Wie du später in den Kapiteln zur Kniebeuge und zum Spagat erfahren wirst, kann nicht jeder einen Spagat lernen oder eine tiefe Hocke. Nicht jeder muss maximal beweglich sein. Viel wichtiger ist es, den Menschen in seiner Gesamtheit als lebendes Individuum innerhalb seines sozialen Kontextes mit seinen physiologischen und psychologischen Voraussetzungen zu betrachten. Hierbei spreche ich vom *biopsycho-*

sozialen Modell (BPS-Modell), welches den Menschen mit all seinen Kontextfaktoren in Bezug zu seinen Problemen, Anforderungen und Zielen setzt.

Nehmen wir Tante Frieda beispielsweise. Sie ist 70 Jahre alt und ihre regelmäßige Bewegung findet sie in ihrem täglichen einstündigen Spaziergang. Braucht Tante Frieda eine tiefe Kniebeuge oder gar einen Spagat? Nein! Sie braucht genügend Hüftmobilität und -kraft, um alleine von der Toilette aufstehen zu können und wenn sie fallen sollte, dass sie aus eigener Kraft vom Boden aufstehen kann. Sprich eine Kniebeuge von 90° ist ausreichend für sie.

Selbiges gilt für Opa Bernd, 82 Jahre, der keine volle Flexion von 180° seines Arms über Kopf mehr schafft. Da Opa Bernd keinen Handstand mehr in seinem Leben lernen will, wäre die Umstellung seines Alltags viel zu gravierend, um dieses Ziel zu erreichen. Es wäre keine Zeit mehr dafür da, mit seinen Freunden Skat zu spielen und den Besuch seines Enkels zu empfangen, weil Bernd versucht, seine Schultermobility zu verbessern.

Natürlich sind diese Beispiele ein wenig überspitzt. Aber wie häufig setzen Therapeuten oder Trainer ihren Patienten oder Klienten einen Hut auf, der ihnen gar nicht passt? Oder wie ich gerne sage:

„Jede Generalisierung ist generell falsch!"

Womit wir wieder beim Thema Konzepte vs. Protokolle wären. Selbstverständlich ist es für Tante Frieda und Opa Bernd wichtig, sich zu bewegen, aber vielleicht nicht in dem Kontext, den wir mit unserem Trainingswissen als „optimal" bezeichnen würden. Optimal ist immer individuell zu betrachten und das BPS-Modell hilft, diese Kontextfaktoren mit einzubeziehen, sodass du einschätzen kannst, wie viel Beweglichkeit wirklich notwendig ist.

Im weiteren Verlauf des Buchs wirst du verstehen, wie die Bewegungs- und Beweglichkeitsanforderungen für die verschiedenen Calisthenicsskills lauten, um gesund zu trainieren.

Noch eine kleine Anekdote am Rande: Was meinst du, wie ich meinen Vater (ehemaliger Profi-Handballer und begeisterter Golfer) dazu bringe, Mobilitytraining zu machen? Indem ich ihm Wege zeige, wie er mit einigen Übungen seinen Golfschwung optimieren kann, wenn er an der Beweglichkeit seiner Brustwirbelsäule arbeitet.

1.4.3 BEWEGLICHKEITSTRAINING HILFT GEGEN SCHMERZEN

Das Thema Schmerzen ist prädestiniert dafür, Aufmerksamkeit zu erregen. Wenn es ein Thema gibt, was Menschen direkt gelöst bekommen wollen und dafür alles Mögliche in Kauf nehmen, sind es körperliche Schmerzen. Dein Alltag, dein Gemüt und dein soziales Miteinander kann durch Schmerzen beeinträchtigt werden. Wer sich nicht wohl in seinem Körper fühlt, ist unglücklicher.

Da ich mich häufig mit dem Thema Onlinemarketing im Gesundheitssektor auseinandersetze, achte ich besonders auf die Art und Weise, wie von verschiedenen Unternehmen und Personen Werbung gemacht wird. Leider wird dieser verletzliche Zustand des Öfteren von schlechtem Marketing ausgenutzt. Es wird mit Angst und Heilversprechen gearbeitet. Das Thema Beweglichkeit wird dabei sehr häufig als heiliger Gral verkauft. Als Methode, die alle deine Probleme löst, es spielt keine Rolle, welchen Ursprungs sie sind. Es werden Dehnprogramme verkauft, passive Trigger- und Faszientherapien angeboten, mit „sofortigem Schmerzlinderungseffekt".

Wenn du solche Werbung auch schon gesehen hast, verbanne diese Aussagen bitte aus deinem Kopf. Es sind Heilversprechen, die in keiner Art und Weise haltbar noch legal sind. Dabei handelt es sich um Marketingversprechen, die nichts mit der Physiologie des Menschen zu tun haben und das Vertrauen der Menschen ausnutzen, das Gesundheitsdienstleistern entgegengebracht wird.

Selbstverständlich adressiere ich mit *Moving Monkey®* auch das Thema Schmerzen und dabei bleibt es nicht aus, dass das eine oder andere YouTube®-Thumbnail reißerisch wirkt. Wichtig finde ich dabei, dass der Inhalt dahinter stimmt. Dass das Wissen vermittelt wird, dass Schmerz ein komplexes Phänomen darstellt. Dass weder eine Form des Trainings (Kraft, Beweglichkeit o. Ä.) noch eine Wunderübung oder Wundermethode zur absoluten Schmerzfreiheit führt.

Beweglichkeitstraining kann ein Faktor sein, der dir ein besseres Körpergefühl gibt, dadurch ein besseres Wohlbefinden und damit eine gewisse Schmerzlinderung herbeiführen kann.

Eine direkte Kausalität kann allerdings nicht gezogen werden.

Unser Körper ist nicht linear, weshalb eine einseitige Betrachtungsweise auf das Thema Schmerzen ein Abhängigkeitsverhältnis zwischen Therapeut/Trainer und Patient/Klient schafft. Durch Falschaussagen wie: „Hier ist eine Verkürzung und dann muss da gedehnt werden …" oder: „Hier ist ein Muskel im Hartspann und es darf deshalb kein Krafttraining gemacht werden", sind viele Menschen verunsichert, den eigenen Körper zu belasten und verfallen somit immer wieder passiven Therapie- und Trainingsansätzen.

Kurzum: Beweglichkeitstraining ist nicht der heilige Gral, sondern eine Form, seinen Körper zu entwickeln. Aus diesem Grund sollte Mobility, meiner Meinung nach, eher als Bewegungskonzept statt als einseitige Trainingsform verstanden werden.

TIPP

Für mehr Informationen zum Thema Schmerzen empfehle ich stets das Buch *Explain pain supercharged* der NOI-Gruppe und *Pain neuroscience education*, die sich mit wissenschaftlichen Ansätzen zum Thema Schmerz auseinandersetzen.

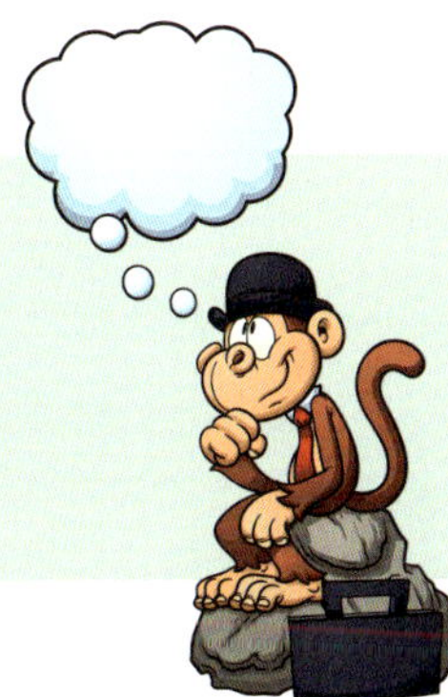

1.5 MOBILITY FÜR FORTGESCHRITTENE

Was heißt es, fortgeschritten beim Mobilitytraining zu sein? Bevor du denkst, dass du das falsche Buch gekauft hast, lasse mich kurz klarstellen, dass du keine **Turnerbrücke**, keine Kniebeuge und keinen Spagat können musst, um fortgeschritten zu sein. All das wirst du ja erst in diesem Buch lernen.

Da diese „Skills" jedoch Zeit, Geduld und Mühen brauchen, solltest du bereits wissen, was Mobility ist. Du solltest dich regelmäßig mit deinem Körper und deiner Beweglichkeit auseinandersetzen. Du solltest Gewohnheiten eingerichtet haben, die es dir erlauben, das, was du in diesem Buch lernen wirst, direkt in die Tat umsetzen zu können.

Fortgeschritten ist man dann, wenn man nicht mehr jammert, dass man keine Zeit habe, dass man doch ein steifer Bock sei und nie beweglich sein würde und dass du alle diese selbstlimitierenden Gedanken abgelegt hast. Diese halten dich nur auf, deinen Zielen näherzukommen.

Fühlst du dich gerade ein bisschen ertappt, denke an Folgendes:

- Die meisten von uns sind in einer Zeit groß geworden, in der auch der Letzte beim Wettkampf eine Medaille bekommen hat. Absoluter Nonsense, unsere Weichspül- und Gleichstellungsgesellschaft. Du wirst keine Medaille bekommen dafür, dass du an deiner Beweglichkeit arbeitest. Das ist reiner Selbstzweck. Du machst das, damit du besser wirst. Und besser zu werden, heißt, dafür zu arbeiten, auch wenn keiner an der Seite steht und applaudiert. Demnach wird auch keiner die Ausreden hören, die du dir selbst die ganze Zeit erzählst. Also entscheide dich hier und jetzt, ob es dir wichtig genug ist, die Kniebeuge, den Spagat, den Handstand oder den Muscle-up zu lernen und bleibe bei der Entscheidung. Wer eine Entscheidung gefällt hat, wird einen Weg finden. Die Zweifler sind es, die ständig nur nach Ausreden suchen, weil sie sich nicht einer Sache vollends verschreiben.
- Wenn ich als ehemaliger Fußballer und König der Unbeweglichkeit es geschafft habe, beweglicher zu werden, kannst du es auch schaffen. Ich will nicht wie ein YouTube®-Motivationsredner klingen, von dem alle Phrasen gleich abgedroschen klingen. Doch steckt hinter solchen Platitüden eine Menge Wahrheit. Wenn ich einen Vorteil hatte, der es mir einfach gemacht hat, dass ich dieses Ziel erreicht habe, dann ist es mein Ehrgeiz. Was mich wieder auf den ersten Punkt kommen lässt: Zeit, Geduld und Fleiß, weil du es willst!

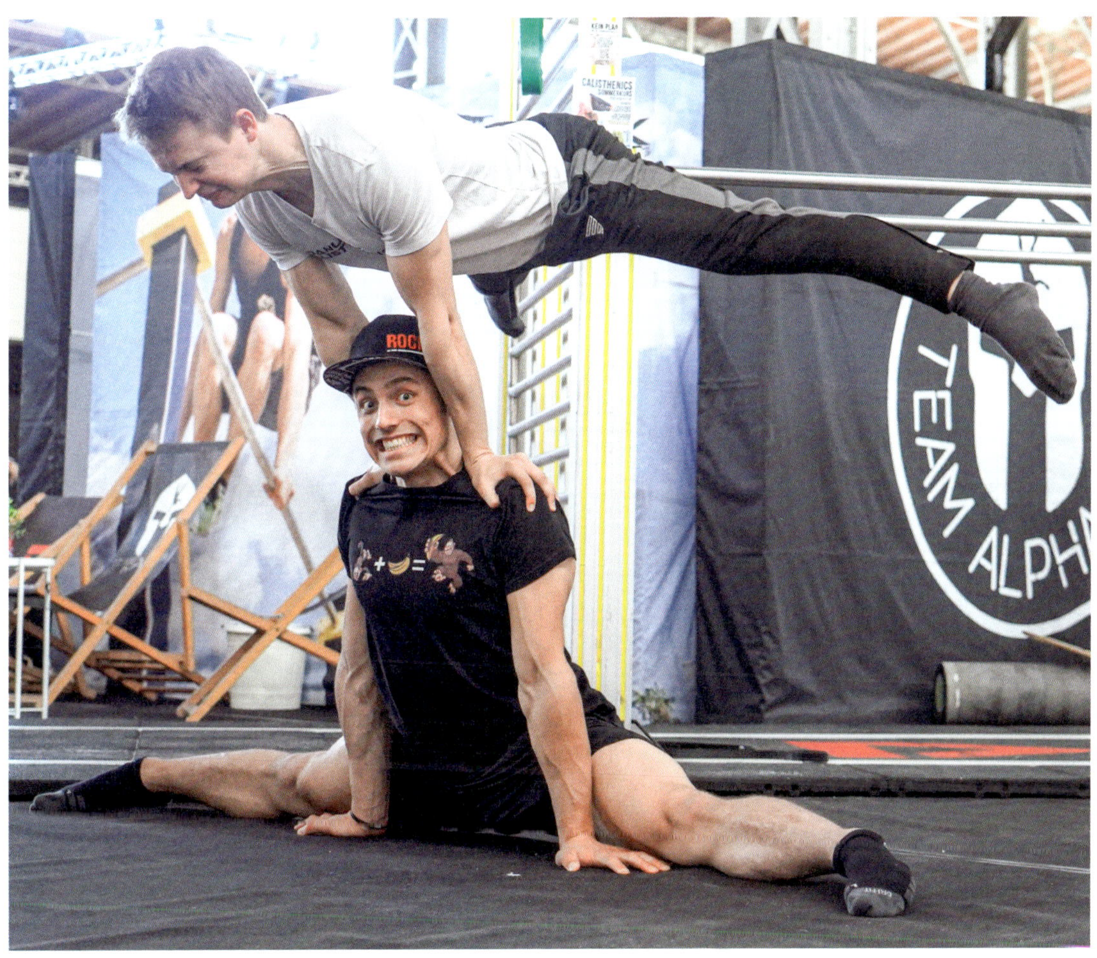

What is the difference between an amateur and a pro? They make hard things look easy!
(Einen Profi erkennst du daran, dass er schwierige Dinge leicht aussehen lässt!)

Du bist fortgeschritten, wenn du dir selbst nicht mehr im Weg stehst, sondern deinen Weg gehst. Den Weg, der dich zu deinem Ziel bringt. Gehe ihn entschlossen und habe Freude daran, dass du ihn gehst, ich begleite dich!

2

Lerne die Kniebeuge

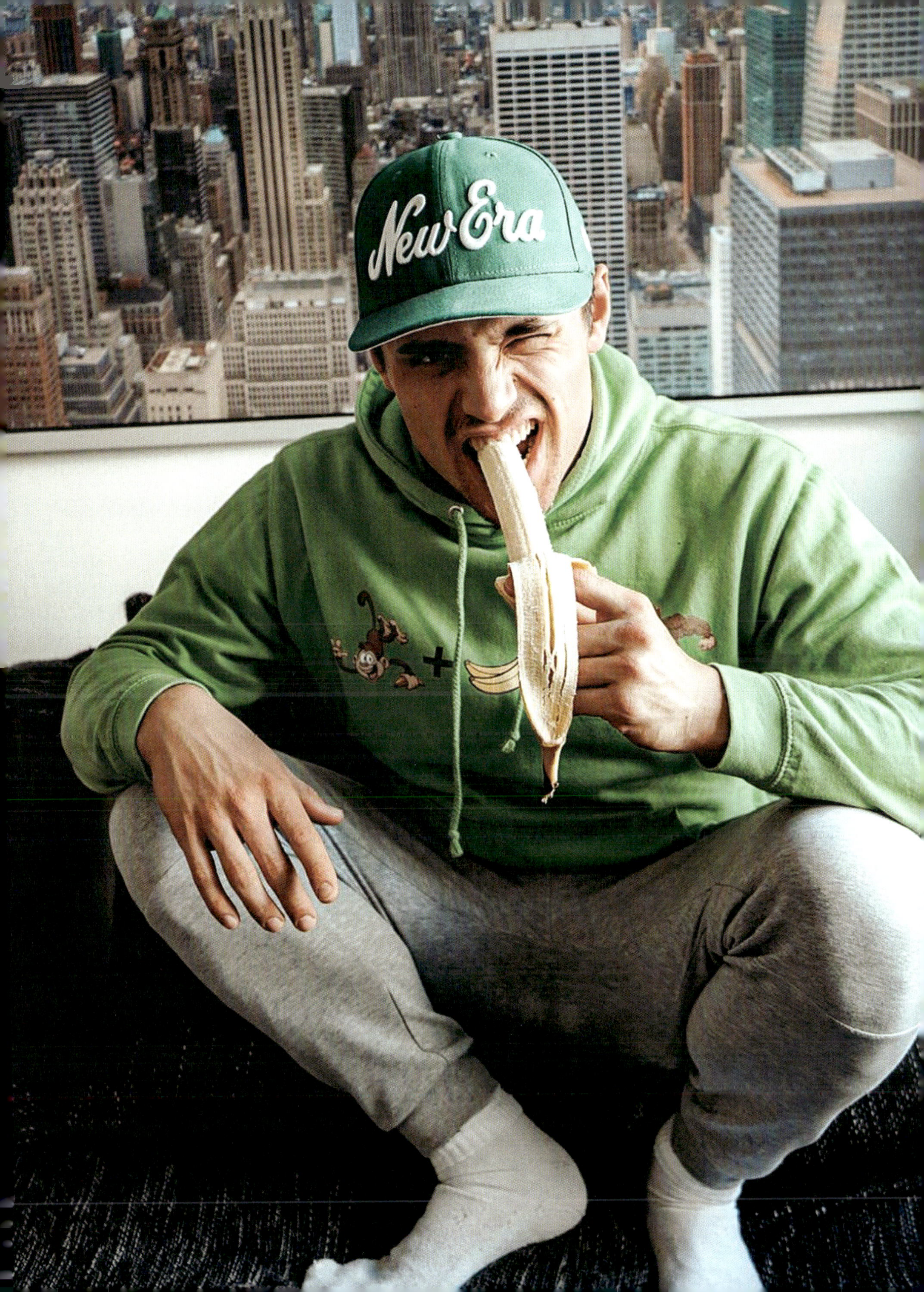
New Era

2 Lerne die Kniebeuge

Die Mutter aller Übungen. Die Königsdisziplin. Die Ganzkörperübung, die in jedem Home-Workout zu finden ist. Die Kniebeuge wird immer als unabdingbar und notwendig beschrieben. Sie sollte in jedem Trainingsplan zu finden sein, weil sie eine der Grundübungen für einen starken Körper darstellt. Wie mit allen Generalisierungen sollte man auch hierbei wieder relativieren.

Ich bediene mich des Konzepts der Kniebeuge und des Spagats, um dir die relevanten Übungen für mehr Hüftbeweglichkeit und um dir gleichzeitig den Übertrag auf das Training mit dem eigenen Körper näherzubringen. Ich werde in diesem Buch also weniger auf die Ausführung der Kniebeuge mit Langhantel eingehen (hierzu gibt es bereits großartige Bücher, z. B. von Pürzel und Pürzel).

2.1 DIE EVOLUTION DER HOCKE

Als ich vor ca. fünf Jahren mein erstes Seminar bei Ido Portal besuchte, kam ich zum ersten Mal mit dem Thema der Hocke in Kontakt. Er erzählte davon, dass wir uns als Menschen in vielerlei Hinsicht zurückentwickelt haben. Am Beispiel der Kniebeuge wurde mir dann deutlich, was er meinte, als wir 10 Minuten lang in der Hocke zig verschiedene Übungen gemacht haben.

Nach bereits einer Minute brannten meine Schienbeine, als wäre ich gerade 10 km gelaufen. Nach einer weiteren Minute brannten mein unterer Rücken, meine Knie und meine Sprunggelenke. Ich bin nach nicht einmal zwei Minuten in Schweiß ausgebrochen und mein ganzer Körper gab mir das Zeichen, aufzuhören.

Natürlich durften wir nicht aufstehen und sobald man umfiel, hieß es:

„Come back up, that's the price you got to pay!"
(„Setze dich wieder auf, das ist der Preis, den du zahlen musst!")

Wenngleich es nicht die sinnvollste Trainingsmethode ist, komplette Anfänger von null auf hundert durch unbekannte Bewegungsmuster zu drillen, wurde mir ein Punkt mehr als deutlich. Ich durfte für mein jahrelanges einseitiges Training als Leistungsfußballer Tribut zahlen.

2.1.1 WAS DU NICHT BENUTZT, VERLIERST DU

Manche Menschen zahlen ihn früher, manche später. Unsere Degenerationsgesellschaft ist darauf getrimmt, mit so wenig Bewegung und so viel Komfort wie möglich zu leben. Aufzüge, die eigentlich für die Menschen gedacht sind, die durch körperliche Einschränkungen darauf angewiesen sind, verkommen zum einfachen Weg für die Faulen, der Menschen näher dahin bringt, irgendwann auch auf einen Aufzug angewiesen zu sein.

Wo wir noch als kleine Kinder im Sandkasten in der Hocke spielen, können manche Jugendliche schon keine Rolle vorwärts mehr. Die Kniebeuge ist ein perfektes Beispiel für das Verlieren von körperlichen Fähigkeiten, wenn wir diese nicht mehr benutzen.

Der Satz **„use it, or lose it"** („Benutze es oder verliere es") ist zwar sehr populär geworden durch Bücher wie *Sitzen ist das neue Rauchen*. Dennoch sind wir uns meistens nicht bewusst, wie groß das Ausmaß unserer Einschränkung wirklich ist, bis wir diese Fähigkeit auf einmal wieder brauchen.

Nehmen wir die Kniebeuge als Beispiel. Die Hocke (quasi eine isometrische Kniebeuge) ist eine Bewegung, die jedes Kleinkind beherrscht. Im Kindergarten bekommen wir nette, kleine Stühlchen, damit wir am Tisch sitzen können. Dort beginnt unsere Karriere als hauptberufliche Sitzer.

Je größer wir werden, desto seltener benutzen wir die Knie und die Hüfte, um unter die 90° zu kommen, die uns unser Stuhl vorgibt. Wir kommen im nächsten Kapitel noch darauf zu sprechen, warum wir uns als Erwachsene nicht unbedingt an Kleinkindern orientieren können, wenn es um die Hüftbeweglichkeit geht.

Vorher schauen wir einmal kurz nach Asien oder Osteuropa. Dort ist es Usus, dass man in der Kniebeuge sitzt, wartet, auf dem Boden isst. Ido erzählte auf dem Seminar von seiner Reise nach Asien. Er saß in einem Café gegenüber von einer Bushaltestelle. Dort saß ein älterer Mann, schätzungsweise 70 Jahre alt, in einer tiefen Kniebeuge, eine Zigarette rauchend.

In dem Dorf kam der Bus alle 30 Minuten und der Mann wartete. Er erzählte, dass der Bus nach weiteren 20 Minuten kam und als Ido wieder zum Mann sah, saß der immer noch seelenruhig in der Hocke, stand gemütlich auf und stieg in den Bus.

Was klingt wie eine langweilige Beschreibung einer alltäglichen Situation in einem kleinen asiatischen Dorf, wird zu einer Tragikomödie, wenn man sich dieselbe Situation in Berlin vorstellt. Opa Bernd würde gar nicht erst in die Kniebeuge kommen, sondern mit seinem Rollator auf der Wartebank sitzen. Sein Enkel Tim kommt eventuell noch in die Hocke, jedoch würde er nicht mehr den Bus bekommen, wenn dieser vorfahren würde. Nachdem er 20 Minuten gewartet hat, wird Tim, im Versuch, aufzustehen, einfach der Länge nach hinten umfallen und erst mal nicht mehr hochkommen, weil seine Beine eingeschlafen sind.

Lange Rede, kurzer Sinn, mir und auch vielen meiner Klienten ergeht es lange Zeit so. Damit du deine Lernkurve verkürzen kannst, zeige ich dir auf den folgenden Seiten, wie ich, als stocksteifer Fußballer, eine tiefe Kniebeuge gelernt habe.

2.2 KNIEBEUGENMYTHEN

Zunächst müssen wir klären, wie eine Kniebeuge aussehen sollte. Doch zuallererst räumen wir auch hier mit ein paar Mythen auf:

2.2.1 JEDER SOLLTE EINE TIEFE KNIEBEUGE KÖNNEN

Was von Beweglichkeitsspezialisten und Movementanhängern oft propagiert wird, ist häufig nicht mehr als ebensolches: Propaganda.

Wie Andreas Pürzel und ich erst kürzlich in einem Gespräch zum Thema Mobilitytraining übereingekommend festgestellt haben, stellen einige „Experten" die tiefe Kniebeuge als „Must-have" heraus, wenngleich nicht jeder Mensch rein anatomisch dazu in der Lage ist.

Ich möchte niemandem bösartige Absichten unterstellen. Deshalb räumen wir mit dem größten Mythos direkt zu Beginn auf. Mehr zur Erklärung folgt in Kap. 2.3.

2.2.2 DIE KNIE DÜRFEN NICHT ÜBER DIE ZEHENSPITZEN HINAUSRAGEN

Dieser Mythos ist hartnäckig wie kein zweiter. Lediglich der letzte Kniebeugenmythos kann das noch toppen. Die Angst, dass es schädlich für deine Knie sei, diese vor deine Zehenspitzen zu schieben, ist komplett unbegründet.

Hintergrund dessen war, dass lange Zeit behauptet wurde, dass es den Druck auf das Kniegelenk erhöht. Natürlich tut es das! Wenn wir uns bewegen in Relation zur Schwerkraft, wird Druck auf die Gelenke kommen. Das ist normal und physiologisch. Zumal der Anpressdruck der Patella (Kniescheibe) bei 90° am höchsten ist und die Belastung auf deinem Hüftgelenk sogar noch größer ist als auf deinem Knie.

Du darfst deine Knie über deine Zehenspitzen schieben! Zum Teil wirst du Mobilityvarianten lernen, die genau das zum Ziel haben, um die Beweglichkeit deiner Sprunggelenke zu verbessern.

2.2.3 KNIEBEUGEN AUF EINEM WACKELBRETT SIND GUT FÜR MEHR STABILITÄT

NEIN! Ich habe das Wackelbrett-/Schaumstoffkissenthema zwar bereits im *CxM 1.0* angesprochen, dennoch will ich hier die Aussage nochmals herausstellen. Dein Nervensystem lernt Bewegungen spezifisch (SAID-Principle). Das bedeutet, wenn du die Kniebeuge lernen willst, wenn du darin stärker werden möchtest, aber deine Knie immer wieder hin- und herschlackern, trainiere mit einer Regression, die es dir erlaubt, stabil zu bleiben.

Vereinfache die Übung also so lange, bis du sie beherrschst. So wie beim Muscle-up, Pull-up oder beim Spagat! Das ist die Grundlage für Bewegungslernen. Instabile Knie sind meist ein Zeichen dafür, dass der gewählte Schwierigkeitsgrad einer Übung zu hoch ist!

Die Idee der meisten Trainierenden oder Trainer, dann noch einen erschwerenden Parameter hinzuzufügen, ist absurd.

2.3 DIE ANATOMIE DER KNIEBEUGE

Kommen wir zum Eingemachten. Wie sieht eine Kniebeuge aus und was muss ich trainieren, damit ich besser werde?

2.3.1 DIE PERFEKTE KNIEBEUGE

Es gibt keine perfekte Kniebeuge! Jede Kniebeuge ist individuell und ist abhängig von mehreren Faktoren, genannt Anthropometrie:

1. Oberkörper- zu Unterkörperverhältnis;
2. Oberschenkel- zu Unterschenkellänge;
3. Stellung deiner Beckenschaufel sowie von der
4. Stellung deines Oberschenkelhalses (CCD-Winkel) in Relation zur Hüftpfanne.

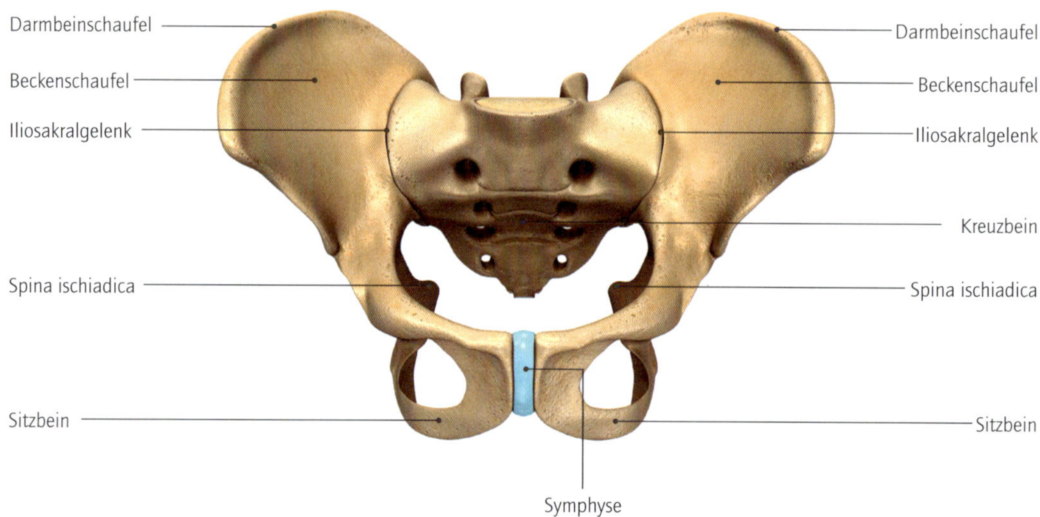

Hinzu kommen trainierbare Faktoren wie Kraft und Mobilität. Du siehst, dass ziemlich viele Dinge davon abhängig sind, ob jemand eine tiefe Kniebeuge („ass to grass") mit maximal aufrechter Wirbelsäule ausführen kann. Selbiges gilt übrigens auch für den Spagat. Aber dazu später mehr.

Interessanterweise ist die Beckenstellung und -form abhängig von der Nationalität. Wie bereits angesprochen, sitzen Asiaten und Osteuropäer gerne und häufig in der Hocke. Tatsächlich haben viele Menschen aus diesen Regionen ein Becken, was die Kniebeuge eher einfacher macht. Westeuropäer haben es da schon schwerer.

An dieser Stelle soll noch einmal das Beispiel der Kleinkinder erwähnt werden. Diese können so einfach in die Hocke gehen, weil ihre Proportionen stimmiger sind, das Bindegewebe, die Gelenke und Knochen noch viel weicher und elastischer. Sie als Vorzeigeobjekt für Erwachsene für eine optimale Kniebeuge zu nehmen, ist demnach nicht möglich. Was wir uns von Kindern allerdings abschauen sollten, ist ihr Spieltrieb, ihr Bewegungsdrang, ihre Lebensfreude und ihre Energie.

2.3.2 KEINE AUSREDEN ERLAUBT

Wenn du jetzt denkst: „Siehst du, Leon, daran liegt es, dass ich keine Kniebeuge kann!" Sei bitte ehrlich zu dir selbst und frage dich, wie viel du für deine Hüftmobilität bisher getan hast. Wenn du acht Stunden sitzt, hast du auch etwas für deine Hüfte getan. Nur wird dich das deinem Ziel der Kniebeuge nicht näherbringen.

Wenngleich nicht jeder für eine tiefe Hocke geeignet ist, lohnt es sich dennoch, an seiner Hüftmobilität zu arbeiten. Außerdem kannst du nicht wissen, ob deine Hüftstellung für solche Bewegungen gemacht ist. Niemand von uns hat Röntgenaugen. Demnach arbeite an den richtigen Stellen und du wirst merken, dass du dich verbessern wirst.

„Doing the right thing is always the right thing!"

2.3.3 DIE KNIEBEUGENFORMEL

Um zu wissen, was du tun kannst, um eine tiefe Hocke zu lernen, möchte ich dir sowohl die Basics erklären als auch die typischen Fehlerbilder auseinandernehmen und daran aufzeigen, was ich aus der Arbeit mit hunderten Klienten gelernt habe, um jemandem die Kniebeuge näherzubringen. Starten wir mit der Basis. Denn, wie ich gerne zu sagen pflege:

Die Basis ist das Fundament jeglicher Grundlagen!

ASTE/ESTE:

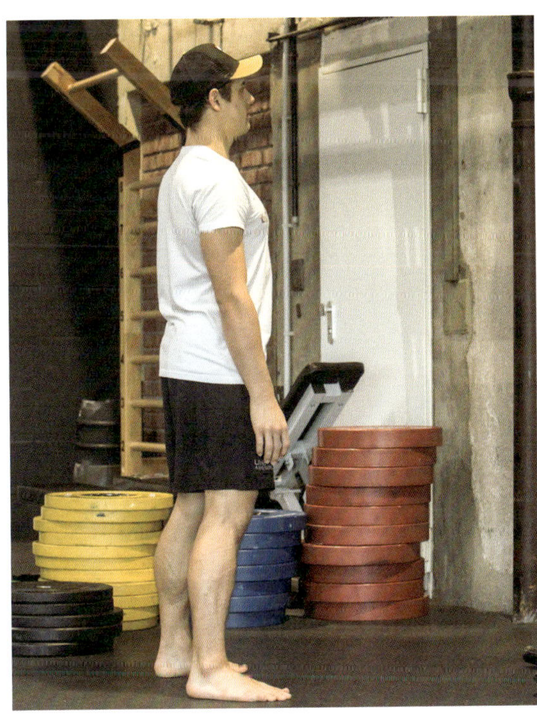

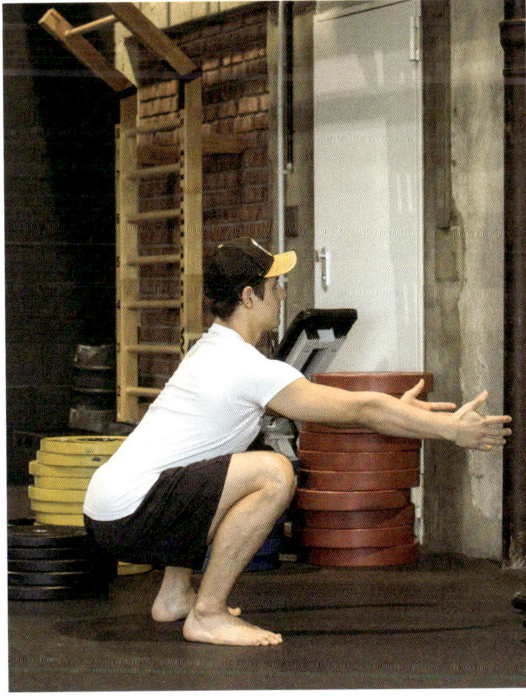

A) STANDBREITE

Wie ist mein Stand? Wie breit soll ich stehen? Wohin zeigen meine Füße?

Ich habe vor ein paar Jahren von meinem Gewichthebementor Björn Schinke (@strongmoveclub) einen kleinen Hack gelernt. Björn habe ich es zu verdanken, dass ich heute Gewichtheben kann und das vor allem dank seiner exzellenten Art zu coachen und mir Bewegungsbilder mitzugeben, die ich direkt umsetzen konnte und die bis heute geblieben sind. So auch der „Lucky Luke“:

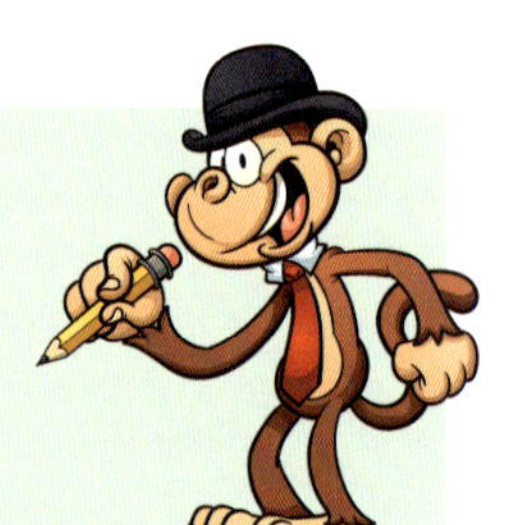

TIPP

- Du bist Lucky Luke, der schneller als sein Schatten schießt.
- Stelle dich mit deinen Füßen etwa eine Fußbreite voneinander entfernt auf.
- Stelle dir vor, dass du zwei Pistolen rechts und links im Holster hängen hast.
- Du zählst bis 3 (besser ist, dass ein Freund für dich zählt) und
- auf 3 greifst du beide Pistolen und schießt, während du deine Füße zur Seite setzt.

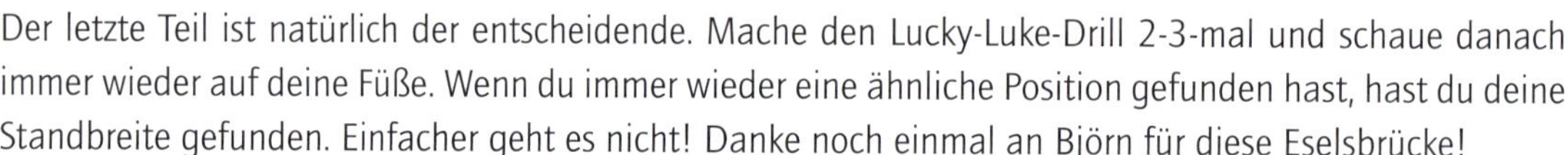

Der letzte Teil ist natürlich der entscheidende. Mache den Lucky-Luke-Drill 2-3-mal und schaue danach immer wieder auf deine Füße. Wenn du immer wieder eine ähnliche Position gefunden hast, hast du deine Standbreite gefunden. Einfacher geht es nicht! Danke noch einmal an Björn für diese Eselsbrücke!

B) BEWEGUNGSWEG

Wie setze ich mich in eine Kniebeuge?

Hierbei gibt es wieder viele Wege, die nach Rom führen (oder besser die nach ROM führen).

Zurück zum Thema! Wenn du im Alltag in die Hocke gehst, wird der Bewegungsweg ein anderer sein, als beim Kniebeugen mit Gewicht.

Wenn du im Alltag eine Kniebeuge oder Hocke einnimmst, kannst du alle möglichen Variationen einnehmen, ohne auf bestimmte Dinge zu achten. Mehr dazu findest du in Kap. 2.6.

Solltest du deine Hocke allerdings mit einem Gewicht schwerer machen wollen, wie dies auch manche Übungen im Mobilityübungsabschnitt voraussetzen, achte auf folgende Punkte:

- ✓ Außenrotation – drehe deine Knie nach außen, sodass diese über deinen zweiten und dritten Zeh zeigen (du solltest merken, wie sich dein Po anspannt).

- ✓ Lange Wirbelsäule – behalte diese die ganze Zeit bei.
- ✓ Atmung – atme in den Bauch ein und behalte die Rumpfspannung bei (besonders wichtig bei Kniebeugen mit Gewicht).
- ✓ „Unlock your hips" – schiebe deine Hüfte raus, als würdest du dich auf einen Stuhl setzen wollen (denke an die lange Wirbelsäule, nicht dein Becken kippen!
- ✓ Beugung – statt dich aber nach hinten zu setzen, beugst du deine Knie und schiebst diese nach vorn.
- ✓ Umkehrpunkt – wenn du dich, so weit es geht, nach unten gesetzt hast, behalte die Stabilität in der Körpermitte und strecke deine Knie durch, um aufzustehen.
    - ✓ Hierbei sollte die Hüfte nicht zuerst nach oben kommen (Stripper Squat), sondern dein Oberkörper inklusive Hüfte in einer Parallelverschiebung.

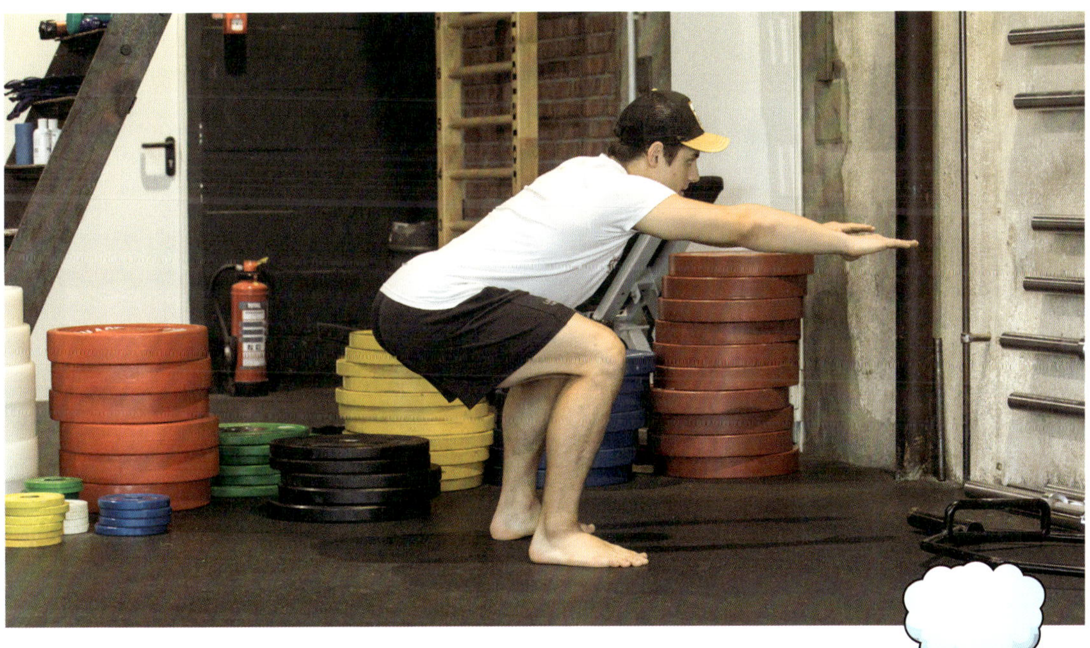

WICHTIG

„Unlock your hips" meint nicht, dein Becken ins Hohlkreuz zu kippen. Die Bewegung sollte aus der Hüfte (mit dem Po rausschieben) und nicht aus der LWS (das Becken nach vorne kippen) kommen.

2.3.4 TYPISCHE FEHLERBILDER

„Leon, du hast doch gesagt, es gibt keine perfekte Kniebeuge, warum gibt es dann Fehlerbilder?!"

Zwar besprechen wir hier nicht das Training mit der Langhantel, aber ich möchte, dass du aus unserer *Calisthenics X Mobility*-Reihe ein solides Fundament mit deinem Körper aufbaust. Du sollst in der Lage sein, in alle Richtungen zu gehen. Es spielt keine Rolle, ob es Krafttraining, Crossfit, Tanzen oder Yoga ist. Auf ein solides Fundament lässt sich bauen (denke noch mal an mein Zitat ein paar Seiten zuvor).

Somit besprechen wir die Fehlerbilder der Kniebeuge unter dem Gesichtspunkt, dass du Belastungen verschiedenster Art aushalten kannst. Sei es mit einer Stange auf deinem Rücken, eine gehaltene Yogaposition oder beim Spielen mit deinen Kindern.

Im Folgenden fasse ich dir zusammen, welche Problemquellen häufig auftreten, welche Hüftregionen du mobilisieren solltest und welche Übungen dafür zu empfehlen sind:

A) FEHLENDE TIEFE

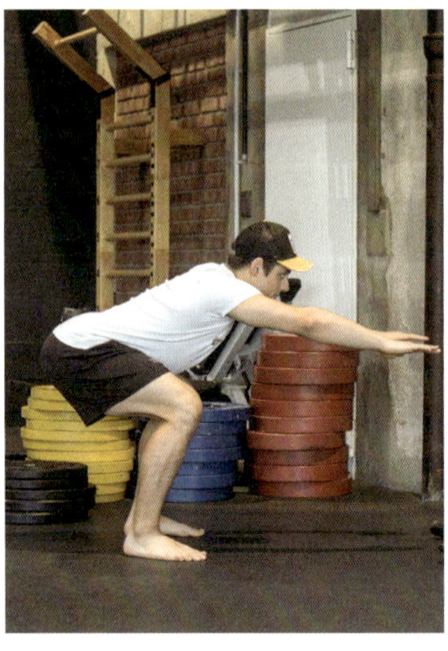

Adduktoren
und Hüftaußenrotation

B) BUTT WINK UND KRUMMER RÜCKEN

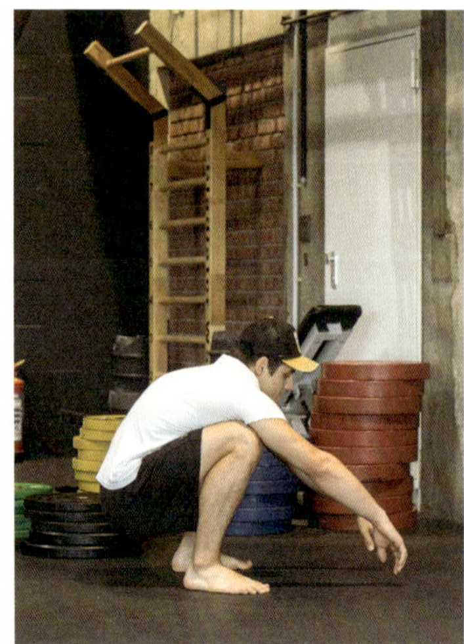

Brustwirbelsäule, Hamstrings
und Hüftinnenrotation

C) AUSGEDREHTE FÜSSE UND EXTREM BREITER STAND

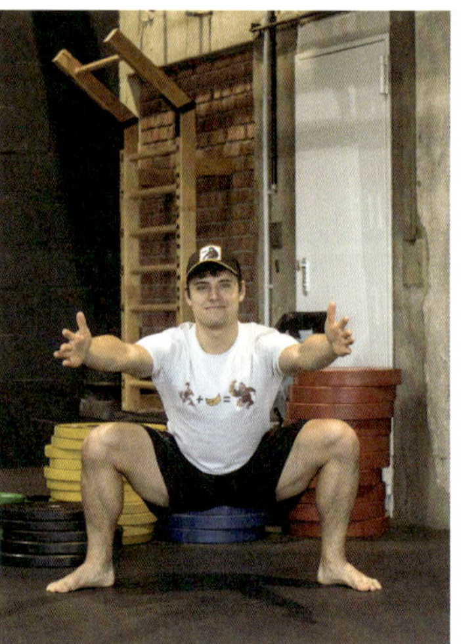

Hüftinnenrotation

2.3.5 SPRUNGGELENKMOBILITY

Vielleicht vermisst du unter den ganzen Übungen welche für deine Sprunggelenke. Ich habe die Sprunggelenkübungen bewusst ans Ende gepackt, weil ich immer wieder denselben Fehler sehe: zu viel Fokus auf die Sprunggelenke!

„Aber, Leon, wenn ich meine Knie nur weiter nach vorne bekommen würde, dann wäre es ganz einfach! Mit erhöhten Fersen kann ich nämlich gut squatten!"

Dennoch verschwendest du zu viel Zeit. Der Punkt ist, dass du durch die Erhöhung deiner Fersen vor allem deinen Körperschwerpunkt (KSP) weiter nach vorne verlagerst. Das Verlagern vom KSP nach vorne, mehr zum Mittelpunkt der Unterstützungsfläche (die Fläche, die durch den Rand aller sich am Boden befindenden Punkte gebildet wird), sorgt vor allem für andere Belastungswinkel deiner Hüfte.

Deshalb sage ich in zig YouTube®-Videos zur Kniebeuge, wie auch bei unseren *Calisthenics X Mobility-Seminaren*: Fokus auf die Hüfte! Nutze erst mal das Potenzial deiner Hüfte aus, bevor du dich mit kleinen Gelenken wie dem Sprunggelenk beschäftigst.

Wenn du einen Pull-up lernen willst, fokussierst du dich ebenfalls zuerst auf deine Schultern, statt auf dein Ellbogen- oder Handgelenk.

Wenn du also deine Sprunggelenke mobilisieren willst, mache es richtig und zielführend. Ich zeige dir im Übungsteil die relevantesten Übungen, um deine Sprunggelenke beweglicher zu bekommen (auch hierbei gelten alle vorher aufgezeigten Punkte: nicht alles muss maximal beweglich gemacht werden und anatomische Einschränkungen können gegeben sein).

WICHTIG

Bitte mache es nicht wie 80 % aller Trainierenden, die versuchen, mit einem Widerstandsband und maximal viel Druck das Sprunggelenk nach vorne zu bringen. Diese Übung ist Zeitverschwendung. Ich habe bisher noch keinen Athleten getroffen, der mir berichtet hat, dass er durch diese Übung signifikante Erfolge erzielt hat. Es hieß immer: „Ich VERSUCHE, mit dieser Übung meine Sprunggelenkmobility zu verbessern." Höre auf zu versuchen und mache, was funktioniert. Schaue dazu im Übungsabschnitt das Kapitel über Sprunggelenke und Knie (Kap. 6.4).

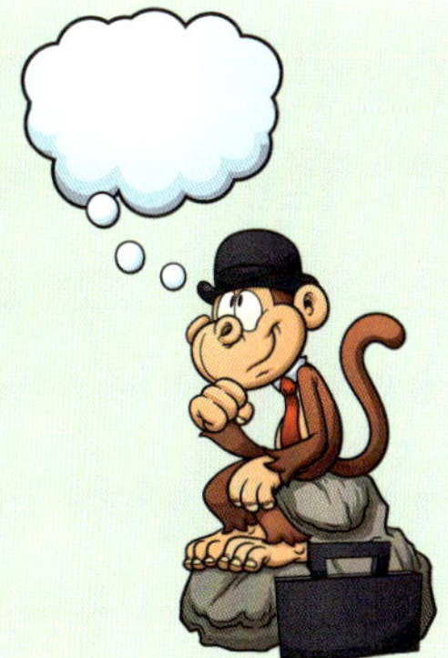

2.4 HÜFT-MOBILITÄTS-CHECK

HOCKE

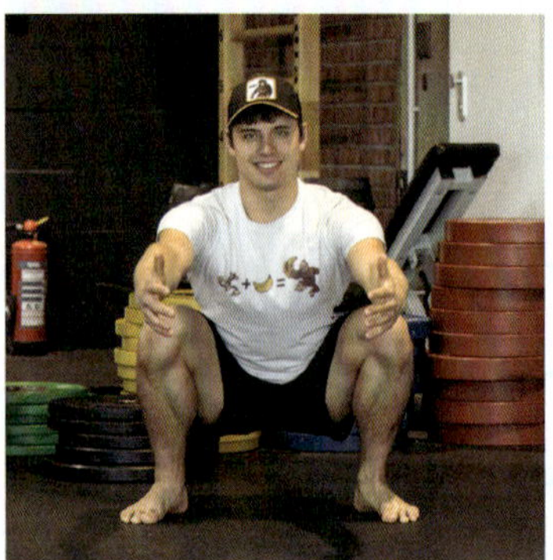

Damit du das zuvor Gelernte nun umsetzen kannst, gehen wir noch einmal auf deinen individuellen Status quo ein. Du kannst mit den folgenden Bewegungen die Mobilität deiner Hüfte testen. Du kannst zu jedem dieser Tests passende Übungen im Übungskatalog finden, um deine Schwächen gezielt aufzuarbeiten:

SLR (STRAIGHT LEG RAISE)

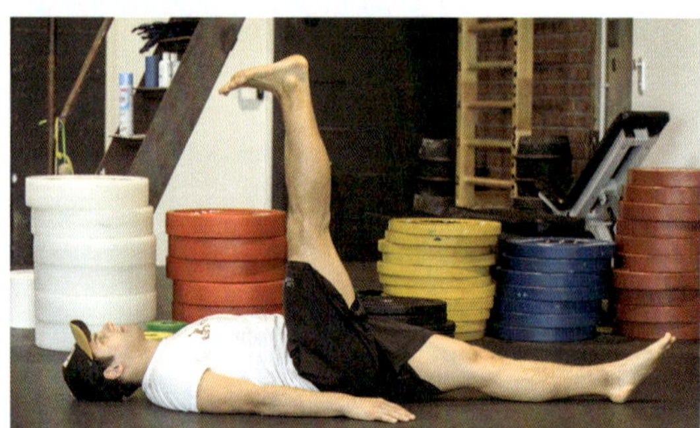

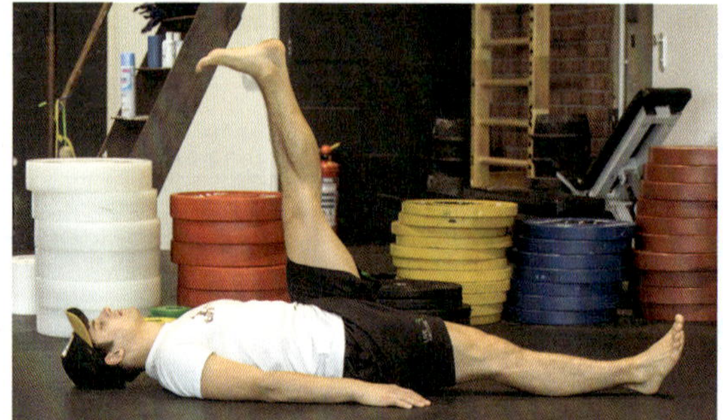

INNENROTATION SITZEND/LIEGEND (GEBEUGTE/GESTRECKTE HÜFTE)

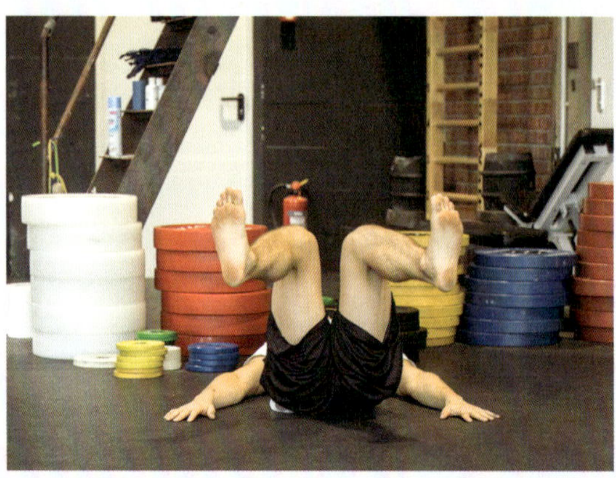

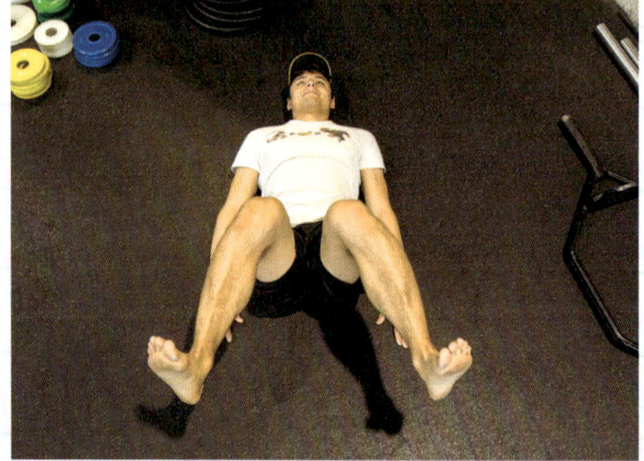

AUSSENROTATION

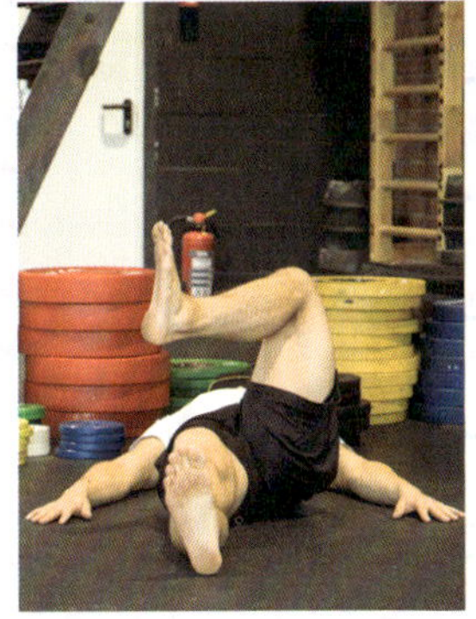
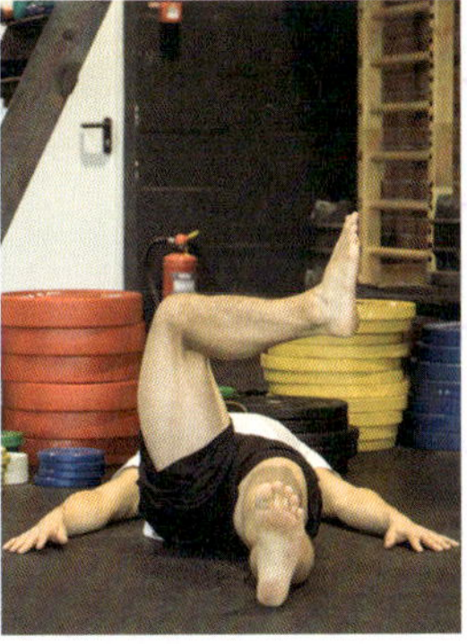
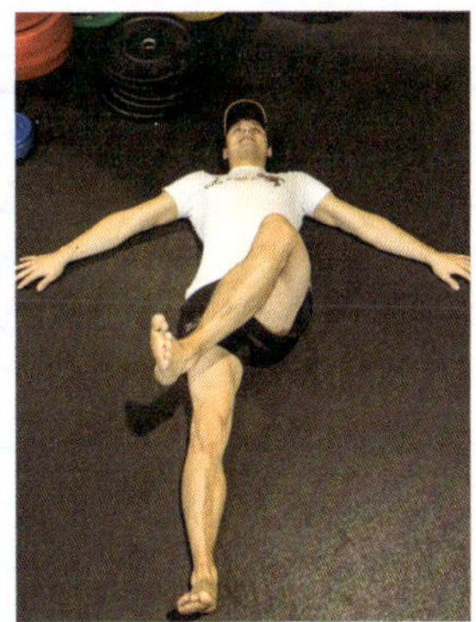
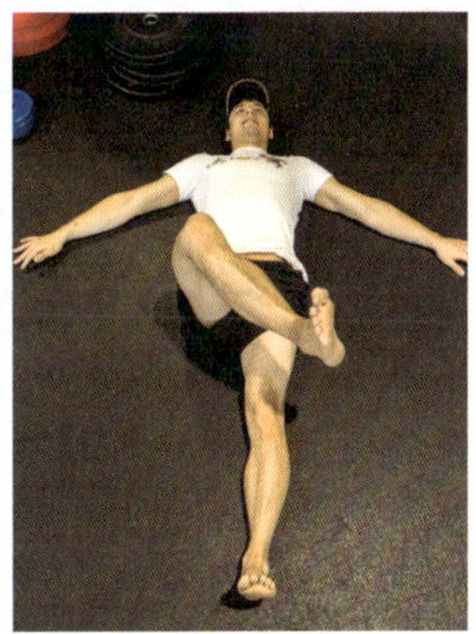

TOE TOUCH

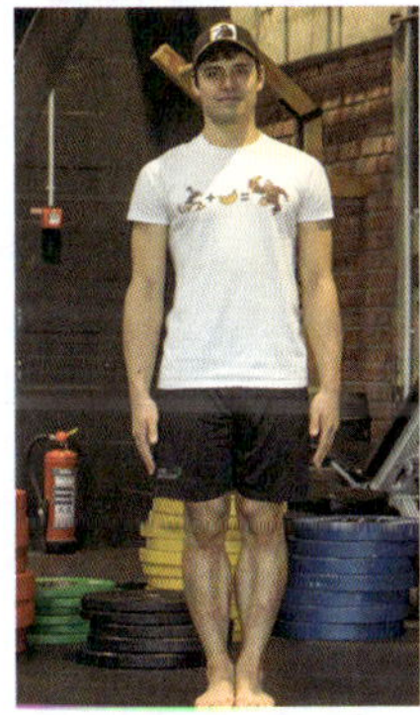
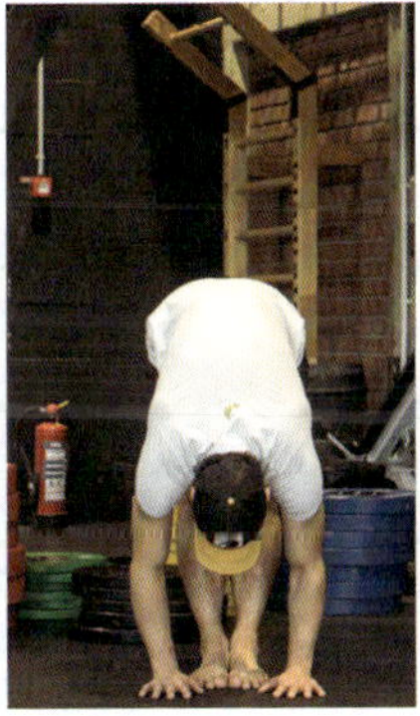
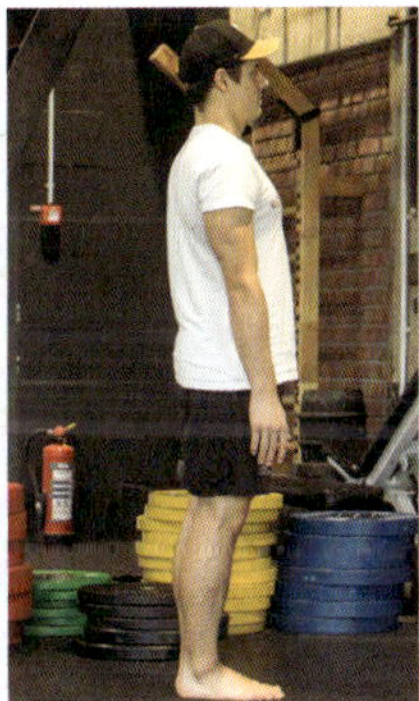
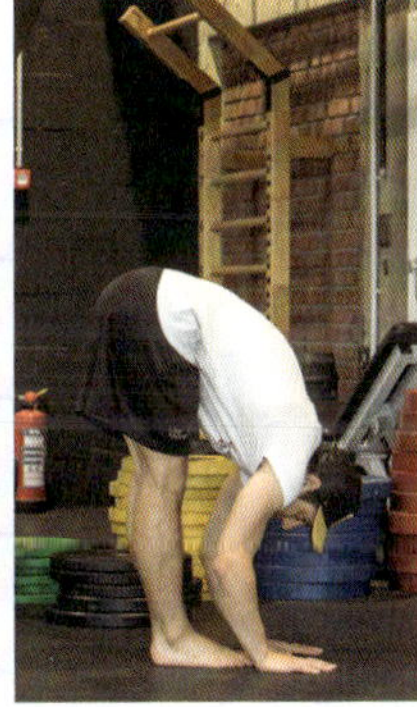
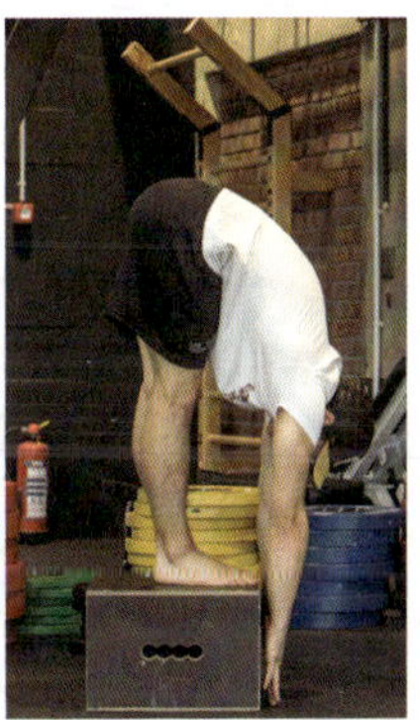

Wichtig zu wissen ist, dass keiner dieser Mobilitytests die Ultima Ratio darstellt. Nur weil ein Test nicht so aussieht wie bei mir, bedeutet das nicht, dass du deswegen unbedingt in diesem Test besser werden musst. Du willst in Bewegung besser werden, nicht in isolierten Mobilitytests. Wirst du also bei der Kniebeuge aufrechter und kannst besser squatten, dein Toe Touch ist aber immer noch nicht am Boden angelangt, heißt das nicht, dass du deshalb zwingend deine Hamstrings mobilisieren musst.

Da du vielleicht noch aus dem ersten Buch weißt, dass Beweglichkeit vom Nervensystem aus gesteuert wird, sind mehrere Faktoren daran beteiligt, dass du beispielsweise im Toe Touch besser wirst.

Dies nur noch einmal als relativierende Anmerkung, solche Tests nicht zu wichtig zu nehmen. Dennoch können sie einen guten ersten Anhaltspunkt liefern, worauf du dich beim Mobilitytraining fokussieren solltest.

2.5 KRAFTTRAINING

Die Kniebeuge trägt nicht umsonst im Fitnessjargon den Titel *Königsdisziplin*. Da wir beim *Calisthenics X Mobility*-Konzept über Training mit dem eigenen Körpergewicht sprechen, mag es so scheinen, dass wir klassisches Krafttraining mit Hanteln außer Acht lassen. Dem ist absolut nicht so! Sinnvoll eingesetzt, kann eine Hantel gezielt Defizite ausgleichen oder generell das Kraftpotenzial deines Körpers entwickeln.

Beim Unterkörpertraining ist immer Gewicht anzuraten. Die grobfasrige Muskulatur des Unterkörpers reagiert vor allem auf zwei Dinge: Intensität und Explosivität. Mit Pistol Squats oder Bodyweight Squats kannst du nur bedingt die überschwelligen Reize setzen, die es braucht, um Muskulatur und Kraft am Unterkörper aufzubauen. Dennoch rate ich immer zu Lang- und Kurzhanteltraining, um deinen Unterkörper zu entwickeln.

Nicht jeder besitzt die gleiche Mobilität. Während du also daran arbeitest, mit den oben genannten Tipps deine Schwächen zu verringern, kannst du dennoch Kniebeugen mit Zusatzgewicht machen. Wie du gelernt hast, ist die Tiefe nicht immer entscheidend. Manche Powerlifter beugen gerade so unter die 90°. Da es ihren Wettkampfbedingungen entspricht, genügt dies für sie.

Die Tiefe ist nicht ausschlaggebend, solange du die technischen Bedingungen einhältst. Unter Last willst du effizient arbeiten und im Lot sein. Wenn du also mit Gewicht trainieren solltest, achte darauf, dass du die vorher beschriebenen technischen Details zur Kniebeuge lernst und umsetzen kannst.

Meiner Meinung nach gibt es an Kraftübungen für den Unterkörper nichts Schöneres als eine Kniebeuge. Sie macht aber nur so lange Spaß, wie sie schmerzfrei ausgeführt werden kann. Deshalb übe, übe, übe.

2.6 KNIEBEUGE – DIE VIELSEITIGE ALLZWECKBEWEGUNG

Du hast in diesem Kapitel gelernt, worauf es bei einer Kniebeuge ankommt. Wenn wir allerdings nur bei der linearen Bewegung der Kniebeuge bleiben würden, würde ein substanzieller Teil fehlen: der Alltagsübertrag. Die Hocke ist mehr als eine Krafttrainingsübung.

Im Alltag können wir die Position der Kniebeuge nutzen, um an unserer Hüftmobilität zu arbeiten, während wir andere Dinge erledigen.

2.6.1 SITZEN 2.0

Wenn ich in die Bahn einsteige, bekomme ich garantiert einen Sitzplatz. Wo andere hektisch beim Einsteigen auf die verfügbaren Sitze zusteuern, kann ich mich entspannt in den Gang hocken. Von dort kann ich ebenso gut mit dem Laptop arbeiten, wie auf einem offiziellen Sitzplatz.

Du musst nicht wie ich der Weirdo sein, der beim Warten auf den Zug und dann im Zug hockt. Vielleicht ist es für dich noch nicht möglich, entspannt zu hocken, dennoch kannst du die Idee dahinter übernehmen.

Der einfachste Weg, um eine Bewegung zu lernen, ist, sie häufig zu machen!

Im Alltag immer wieder zu squatten, sorgt für Abwechslung. Es bringt Druck auf deine Knie und beugt die Hüfte unter 90° und entlastet den unteren Rücken, weil dein Oberkörper auf deinen Schenkeln ruht.

Wenn du Probleme hast, frei zu hocken, beachte diese drei Tipps:

SICH HINTEN ANLEHNEN

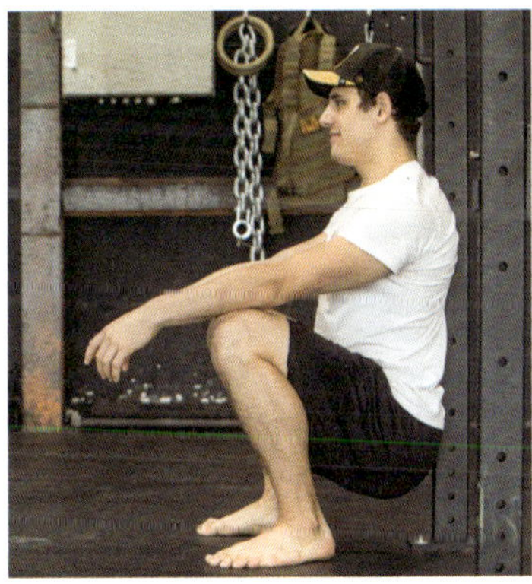

SICH VORNE FESTHALTEN

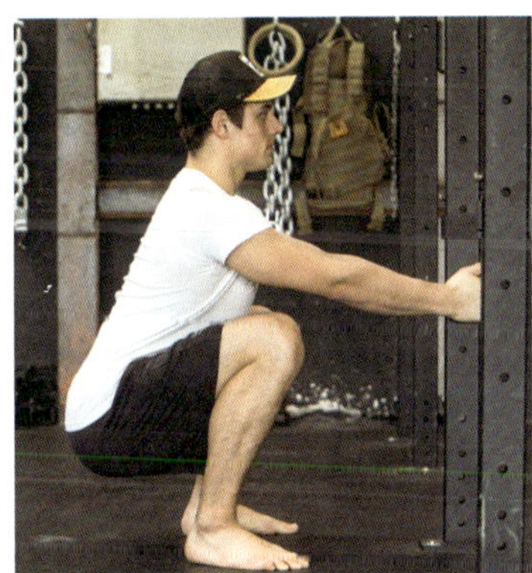

BÜCHER (ZU HAUSE)

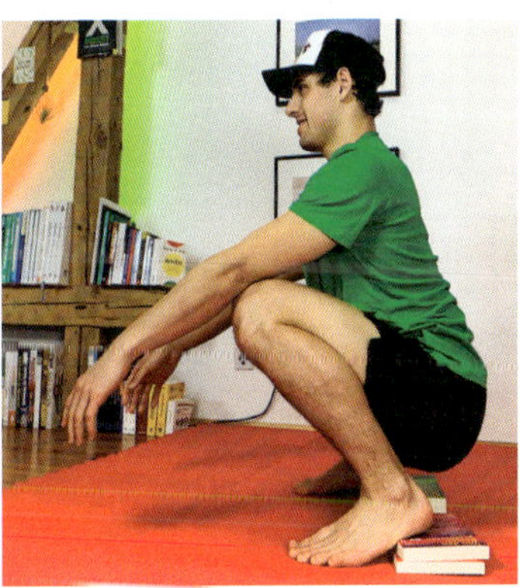

Das Schöne an Büchern ist übrigens, dass du mit ihnen deinen Fortschritt gut messen kannst. Starte mit einem dicken Buch und von Mal zu Mal verringerst du die Dicke des Buchs.

Ein weiterer Tipp, den ich durch die Workshops und Videos entwickelt habe, ist:

Zähneputzen ist Squatting Time!

Wenn du eine Gewohnheit bilden willst, verbinde sie mit etwas, das du sowieso schon machst. Zähneputzen machen wir alle mindestens zweimal pro Tag für durchschnittlich 2,5-3 Minuten. Die beste Gelegenheit, um deine Hocke zu verbessern.

Mit diesen Tipps bist du nun bestens ausgestattet, um deinem Ziel, die Kniebeuge zu lernen, näherzukommen. Ich freue mich immer über Bilder in deiner Instagram®-Story. Markiere mich gerne, wenn du das nächste Mal im Zug, beim Arbeiten, beim Wäscheaufhängen oder beim Lernen im Squat sitzt!

3

Lerne den Spagat

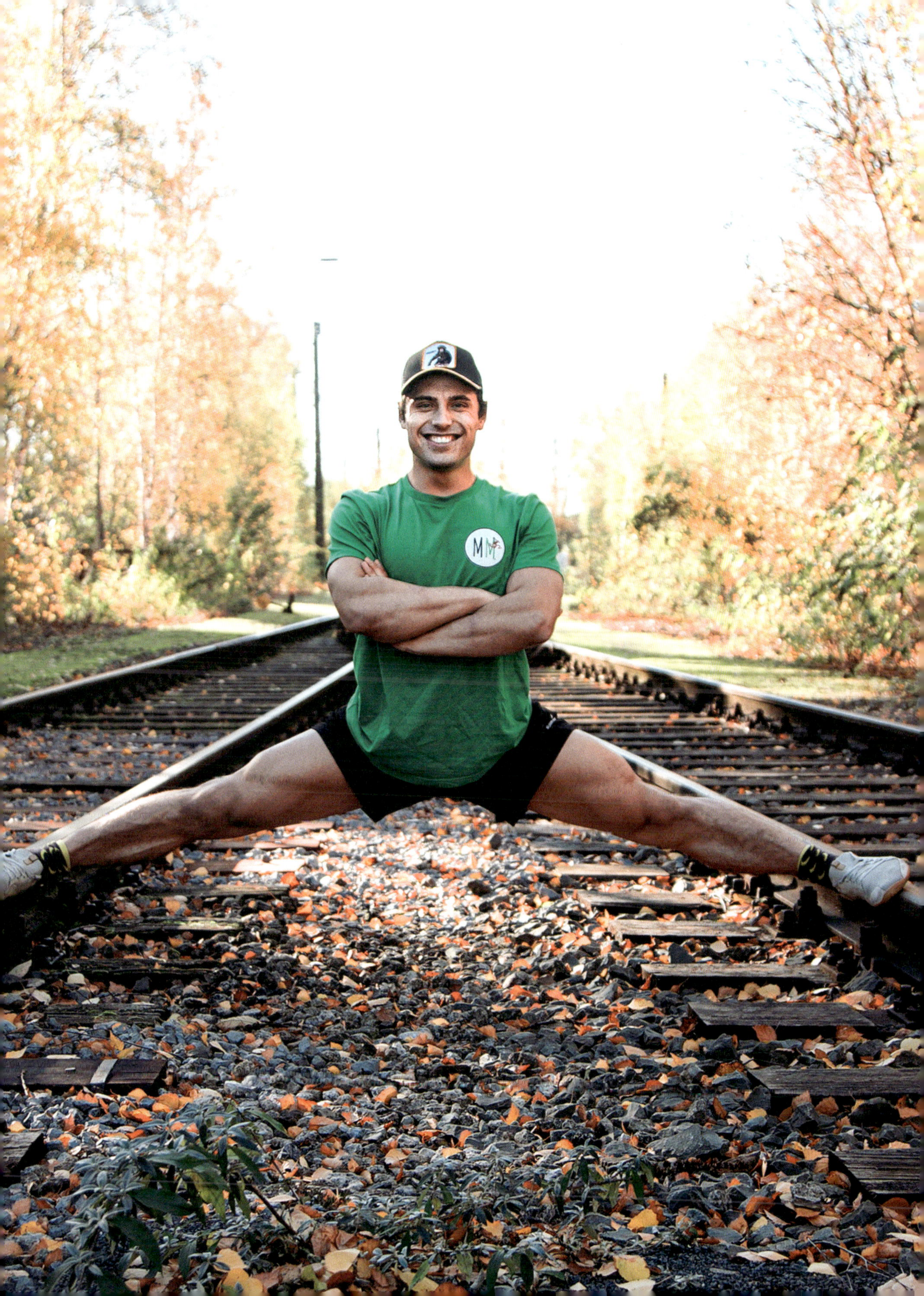

3 Lerne den Spagat

3.1 WARUM DU EINEN SPAGAT BRAUCHST

Hand aufs Herz. Wenn du kein Balletttänzer, kein Turner oder Artist bist, brauchst du keinen Spagat. Wenn wir aber alle die in diesem Buch beschriebenen Skills durch diese Brille betrachten würden, wäre nichts notwendig für unser Überleben. Demnach kommen wir ab von dem Gedanken des universalen Nutzens und fragen wir uns lieber: Was bringt mir ein Spagat?

Im Kontext von Calisthenics ist der Spagat vor allem für den Handstand sinnvoll. Je besser dein Spagat ist, desto leichter wirst du Skills wie den Schweizer Handstand, den One-Arm-Handstand, die Straddle Planche und den Lever lernen. Je größer dein Straddle ist, desto besser kannst du die Last über der Unterstützungsfläche verteilen.

Weiterhin ist ein Spagat gut, um einfach am Boden zu arbeiten. Viele Erwachsene haben das Problem, dass sie mit langen Beinen aufrecht am Boden sitzen können. Wenn du also mit deinen Kindern spielst oder einfach nur deine Homeoffice-Sitzposition verändern willst, wird ein Spagat dir gute Dienste leisten.

Hierbei sprechen wir nicht nur von einem „Ass-to-Grass-Spagat", sondern von einer soliden Adduktorenbeweglichkeit, die dich dazu befähigt, dich nach vorne zu lehnen, wenn du auf dem Boden sitzt.

Um Missverständnisse zu vermeiden, wenn ich vom Spagat spreche, meine ich immer den Männerspagat. Ich habe den Frauenspagat nie wirklich trainiert und habe durch das Training des Männerspagats eine Mobilität für den Frauenspagat gewonnen. Aus diesem Grund werden sich die Übungen und meine Beschreibungen auf den Männerspagat konzentrieren.

3.2 SPAGATMYTHEN

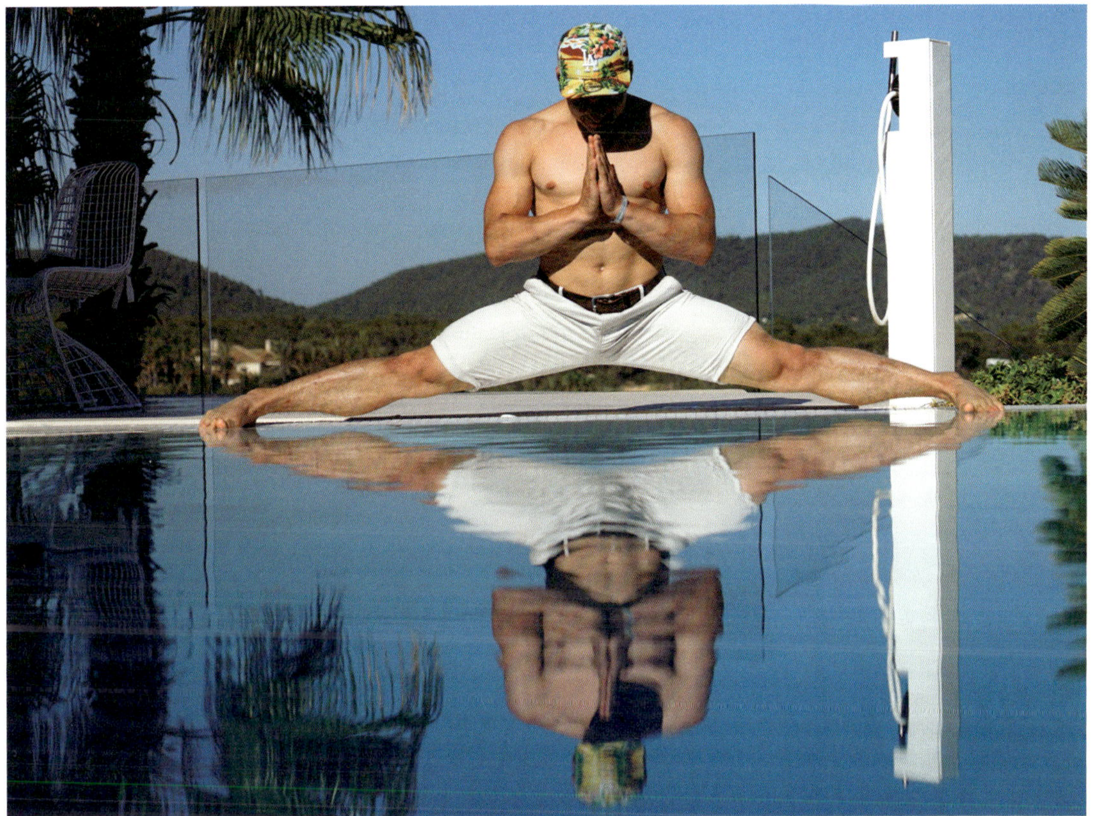

3.2.1 HÖRE AUF, DICH PASSIV ZU STRETCHEN

Wenn man bei YouTube® „Spagat lernen" eingibt, wirst du 99 % Videos von Mädels und Frauen finden. Alle diese Videos zeigen passive Dehnübungen und gehaltene Stretches, die dir nichts bringen werden. Ich will dieses Training nicht abwerten, sondern dir nur jahrelanges, nicht zielführendes Training ersparen. So gut, wie diese Videos gemeint sind, werden sie meist von Frauen gezeigt, die mit größter Wahrscheinlichkeit Turnen, Tanzen oder Ballett in ihrer Jugend gemacht haben und sich diese Beweglichkeit einfach erhalten haben.

Damit sei nicht gesagt, dass dies nicht auch Zeit und Training braucht. Vielmehr ist damit herausgestellt, dass diese Videos keine Anleitung für jemanden darstellen, der in der Hütte steif wie eine Bahnschranke ist und in der Jugend vor allem Fußball gespielt hat oder in der Leichtathletik aktiv war (es sei denn, du warst Hürdenläufer).

Diese Aussage beruht vor allem auf meiner jahrelangen Beobachtung und Coachingerfahrung mit Menschen aus diversesten Sportarten und mit unterschiedlichsten Körperkonstitutionen. Man sieht es einer Person an, wenn sie lange Zeit die zuvor genannten Sportarten gemacht hat, die zum größten Teil eben von Frauen ausgeführt werden.

Da kann jedes Mobilityvideo gut gemeint sein, aber wenn man nie wirklich Probleme hatte, bestimmte Positionen einzunehmen, weiß man auch nicht, welche Schwierigkeiten sich einem auf dem Weg stellen. Wie lange es wirklich dauert, um einen Spagat zu lernen und welche Übungen wirklich sinnvoll sind. Da ist es einfach, zu sagen, dass man Übung X oder Y einfach für ein paar Sekunden halten soll und das am besten jeden Tag, sodass man irgendwann den Spagat kann.

Die einzigen Männer, die du unter diesem Suchbegriff findest, sind Toni von *Strong & Flex* und meine Monkeymäßigkeit. Von uns beiden weiß ich, dass wir mit keinen guten Voraussetzungen unsere Spagatreise angetreten haben. Außerdem sind dies die einzigen beiden Videos, in denen du aktive Beweglichkeitsübungen für deine Hüfte gezeigt bekommst. Resümee ist: Fokussiere dich auf Mobility und nicht auf statische Dehnungen. Wenn du mehr darüber lernen willst, schaue nochmal ins *CxM 1.0*.

3.2 2 GEWALT IST NIE DIE LÖSUNG

Kennst du die Clips von russischen Turnern? In denen sich der Trainer auf den Rücken seiner Zöglinge stellt oder an den Beinen gerissen wird, damit diese beweglicher werden?

Das hat weder mit Trainingslehre noch mit der Physiologie des Menschen zu tun. Gewaltsam durch eine extern einwirkende Kraft, die du nicht kontrollieren kannst, beweglicher zu werden, ist riskant. Wenn du nicht von selbst kontrolliert in eine Position kommst, lasse dich nicht durch jemand anderen in diese zwängen. Du schadest dir nur.

3.2.3 IMMER DASSELBE ZU MACHEN, FÜHRT ZU IMMER DENSELBEN ERGEBNISSEN

Das Thema Variation spreche ich im Laufe unserer Workshops immer und immer wieder an. Wir verfallen gerne der Gemütlichkeit, was nicht zwingend immer Couch und Netflix® bedeutet. Man kann auch in der Wahl seiner Übungen gemütlich werden. Das zu machen, was man immer schon macht, ist einfacher, als sich Gedanken über Neues zu machen.

Im Laufe der Zeit wird der Reiz der Übungen nachlassen und dein Körper wird ein Plateau erreichen. Bleibe deshalb immer auf der Suche nach neuem Input und arbeite aus anderen Winkeln an deiner Spagatbeweglichkeit.

3.3 DIE ANATOMIE DES SPAGATS

3.3.1 NERVENSYSTEM

Fast alle Menschen können zumindest einen halben Spagat. Probiere es aus: Lege ein Bein 90° abgespreizt auf einen Stuhl oder Tisch. Probiere es dann mit dem anderen Bein. Bei den meisten wird in beide Richtungen 90° möglich sein. Warum geht es dann aber nicht, dass man beide Beine zur gleichen Zeit auf 90° bewegt?

Der Schlüssel liegt hierbei wieder im Nervensystem. Schließlich gibt es keinen Muskel, der beide Beine in der Mitte miteinander verbindet. Dein Nervensystem kennt diese Bewegung nicht und erhöht somit den Tonus (Muskelspannung) in deiner Beinmuskulatur. Lieber mehr Spannung aufwenden müssen, als in der Mitte auseinandergerissen zu werden.

Ziel aller Übungen ist demnach, deinem Nervensystem einen sicheren Weg zu zeigen, durch den es eine bessere Bewegungsvorstellung bekommt. Weniger Stress und mehr Vorhersehbarkeit führen zu mehr Beweglichkeit und Kraft. Die genauen Abläufe kannst du in *CxM 1.0* nachlesen.

3.3.2 HÜFTE

Wie du bereits bei der Kniebeuge gelernt hast, gibt es viele individuelle Gegebenheiten, die einem das Erlernen des Spagats einfacher oder schwerer machen. Ganz wichtig hierbei zu beachten ist, dass aufgrund dessen nicht jeder einen vollständigen Spagat lernen kann beziehungsweise individuelle Grenzen bedacht und beobachtet werden müssen.

Beim Spagat kommt es in der Hüfte nicht nur auf die maximale Abduktion, sondern auch auf die Innenrotation an. Wenn du in einen Spagat gehst, ist dein Becken nie maximal aufgerichtet, sondern stets nach vorne gekippt (Erhalt der Lendenlordose; physiologische Krümmung in der LWS). Dadurch wird eine Innenrotation in der Hüfte eingestellt. Je besser also deine Hüftinnenrotation ist, desto leichter kannst du dich im Spagat aufrichten.

3.3.3 IMPINGEMENT

Bezüglich der individuellen Gegebenheiten hinsichtlich des Spagats ist noch ein Punkt anzuführen, der mir im Coaching immer wieder begegnet und weswegen mich schon viele Sportler aufgesucht haben: *Hüftimpingement.*

Es kann sein, dass deine Hüfte nicht für einen Spagat geeignet ist und du beim Training immer wieder ein Einklemmungsgefühl verspürst. Was ich dir aus der Erfahrung meiner Coachings sagen kann, ist, dass es keinen validen physiotherapeutischen Test gibt, um festzustellen, ob deine Hüfte für einen Spagat geeignet ist oder nicht. Was du allerdings überprüfen solltest, wie die aktive Außen- und Innenrotation deiner Hüfte ist, um einen Anhaltspunkt für deinen Status quo zu bekommen. Mehr dazu findest du in Kap. 2.4.

Nach mehreren Jahren Spagattraining kann ich für mich sagen, dass ein 100 %ig offener Spagat nicht vorteilhaft für meine Hüfte ist. Ich habe nach mehreren Mobility- und Unterkörpertrainingseinheiten gemerkt, dass die extreme Endstellung im Gelenk immer wieder zu Reizungen in der Hüfte geführt hat. **Mein Spagat sitzt ein wenig hinten.** Hier fühle ich mich wohl, kann Kraft aus ihm entwickeln und weiterhin trainieren, ohne Probleme zu bekommen.

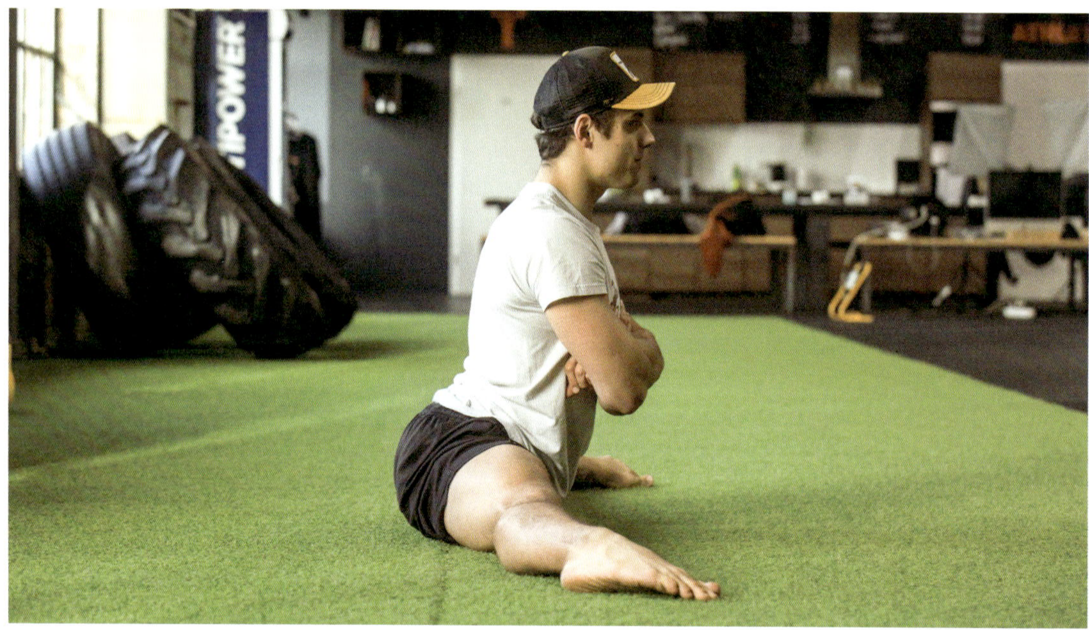

3.3.4 DIE SPAGATFORMEL

Was ist schon dran an einem Spagat?

Einfach die Beine, so weit es geht, auseinanderbringen und zack sind wir in einem Spagat. Schön wär's... Wie du gelernt hast, ist es bei der Kniebeuge auch nicht einfach runtersetzen und das war es dann. Unser Körper ist komplex und so auch die Bewegungen, die wir mit ihm ausführen.

Simplify!

Wenn Dinge kompliziert wirken, vereinfache sie, bist du eine herausfordernde, aber machbare Aufgabe vor dir hast. Ich habe immer wieder angesprochen, dass wir nicht dehnen und dem Nervensystem Sicherheit vermitteln wollen. Der schnellste und einfachste Weg ist: stärker werden. Wer hätte es gedacht? Kraft ist meistens der Weg, mit dem wir dem Nervensystem zeigen, dass wir Kontrolle über bestimmte Bewegungen haben. So auch beim Spagat.

Die besten Übungen dafür sind: Horse Stance und der Spagatstand (Ausführungsdetails findest du wie immer im Übungskatalog). Du lernst die Abduktionsstellung und wirst in ihr stark.

Ido erzählte mir einmal, dass er den Horse Stance so lange trainiert hat, bis er ihn 10 Minuten halten konnte. Als er das geschafft hatte, konnte er auch einen Spagat.

Ich kann dich beruhigen, denn ich habe es ausprobiert. Sieben Minuten reichen bereits! Wenn du den Horse Stance bisher noch nie gemacht hast, schlage kurz zur Erklärung im Übungskatalog nach und probiere, ihn für eine Minute zu halten. Dann wirst du wissen, wovon ich rede.

Selbstverständlich wirst du nicht nur durch zwei Übungen den Spagat erlangen. Deshalb kommen wir als Erstes zu den typischen Fehlerbildern beziehungsweise Problemen, die dich davon abhalten, im Spagat sitzen zu können.

3.3.5 TYPISCHE FEHLERBILDER

A) FEHLENDE TIEFE/ ABDUKTION

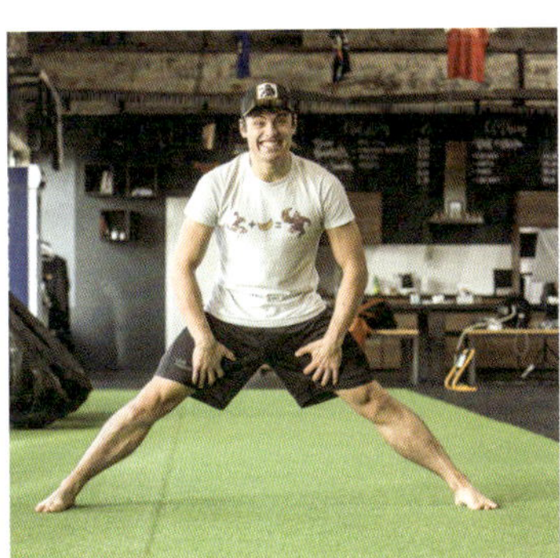

Hamstrings und Adduktoren

B) OBERKÖRPERVORLAGE

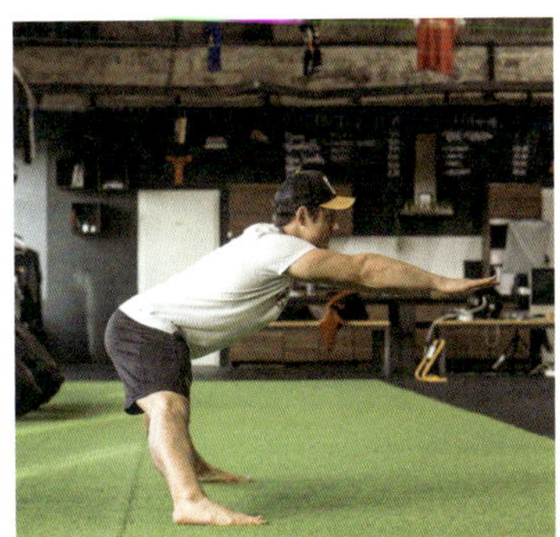

Innenrotation und Hamstrings

C) AUSGEDREHTE FÜSSE

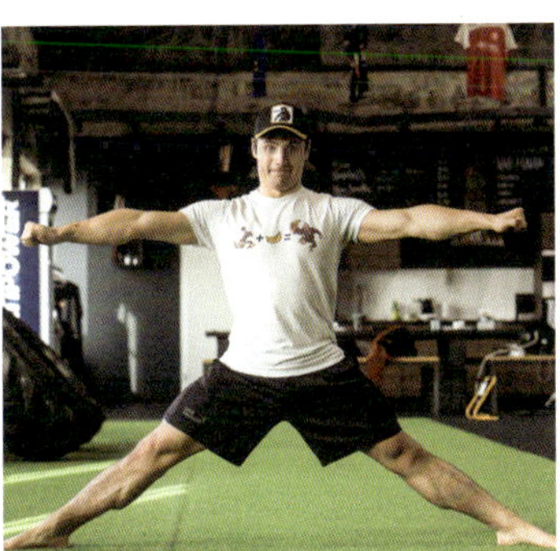

Innenrotation und Kraft in der Abduktion

3.4 WIE LANGE DAUERT ES, EINEN SPAGAT ZU LERNEN?

Du weißt nun schon einiges über den Spagat. Die Frage dieses Kapitels blieb bisher allerdings unbeantwortet. Natürlich kommt hier wieder der gute alte Spruch, den dir jeder gute Trainer oder Therapeut sagen wird: „Es kommt drauf an!"

Die individuellen Voraussetzungen sind natürlich nicht unerheblich, wie du bereits in Kap. 3.3 gelernt hast. So verhält es sich auch mit der Dauer, wie lange man braucht, um einen Spagat zu lernen. Die realistische Perspektive, um ansatzweise näherzukommen und dabei nicht seine Gesundheit aufs Spiel zu setzen, beträgt ein Jahr.

Diese Einschätzung wird für manche viel zu weit gefasst sein und für manchen anderen viel zu ambitioniert sein. Dennoch ist es ein guter Mittelwert, um Verbesserungen wahrzunehmen.

3.4.1 MEHR SPAGAT = BESSERE KNIEBEUGE

Wenn du dir die typischen Fehlerbilder des Spagats und der Kniebeuge aufmerksam durchgelesen hast, wird dir aufgefallen sein, dass diese sich sehr ähneln. Aus eigener Erfahrung kann ich sagen, je besser meine Kniebeuge wurde, desto besser mein Spagat und vice versa. Beide Bewegungen unterstützen sich gegenseitig.

Wenn du also gezielt an deinen Schwächen arbeitest, wirst du irgendwann ein exponentielles Wachstum an Beweglichkeitszuwachs erleben. Vorausgesetzt, alle anderen Kontextfaktoren, wie Regeneration, Stressmanagement und progressive Reizsetzung, sind gegeben.

Wie ich im *CxM 1.0* in einem Diagramm bildlich dargestellt habe, verhält es sich mit dem Thema Mobilityfortschritt meist konträr zum Krafttraining. Wenn im Krafttraining anfänglich schon Erfolge gefeiert werden können, passiert beim Mobilitytraining lange nichts. Wenn man aber dranbleibt und konsequent seine Übungen durchzieht und seine Baustellen bearbeitet, wird es dir auch so mit deinem Spagat gehen. Wie du Mobility nun effektiv und effizient in dein Training integrierst, erfährst du in Kap. 4.

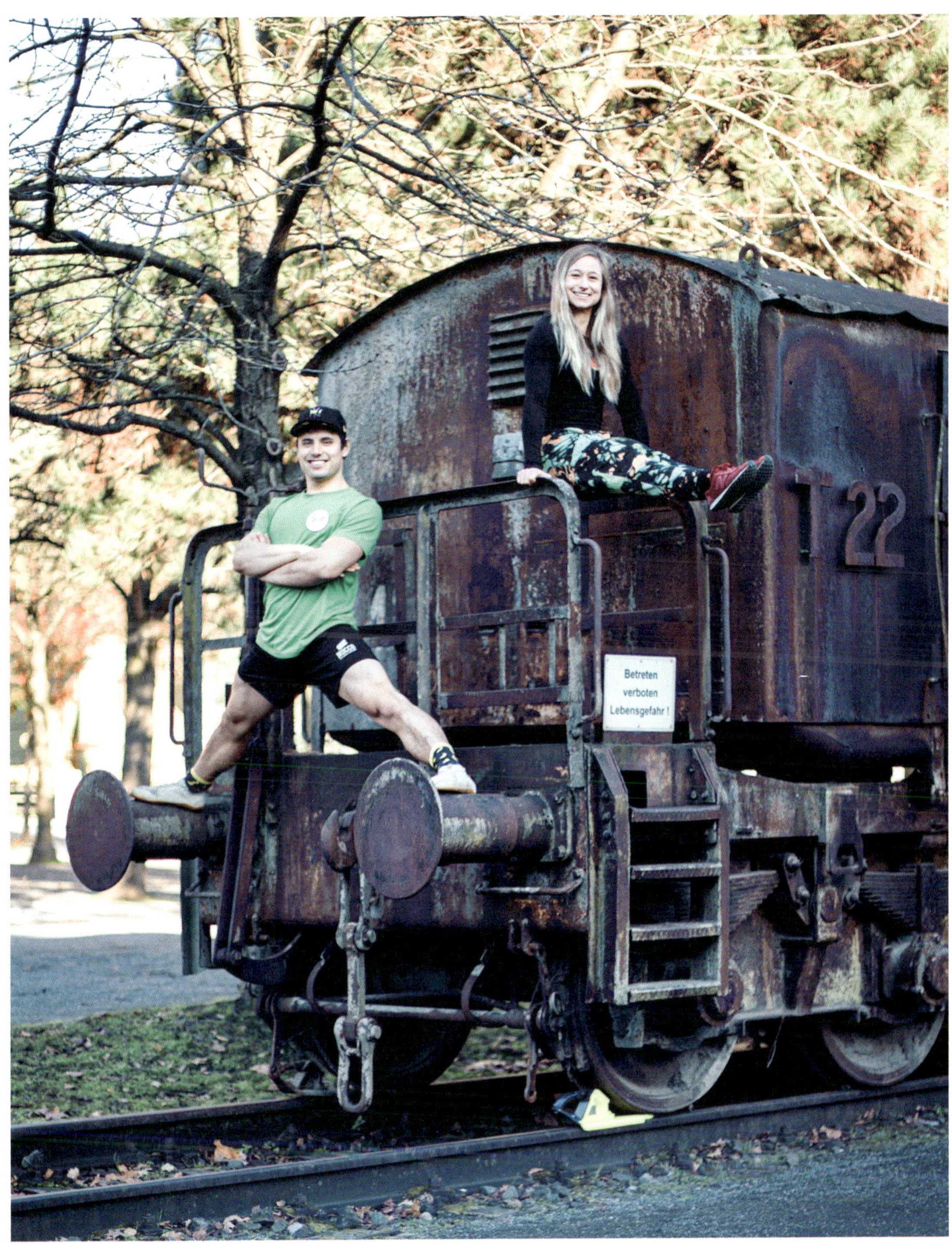
T 22
Betreten
verboten
Lebensgefahr !

4

Mobility-Trainingsplanung

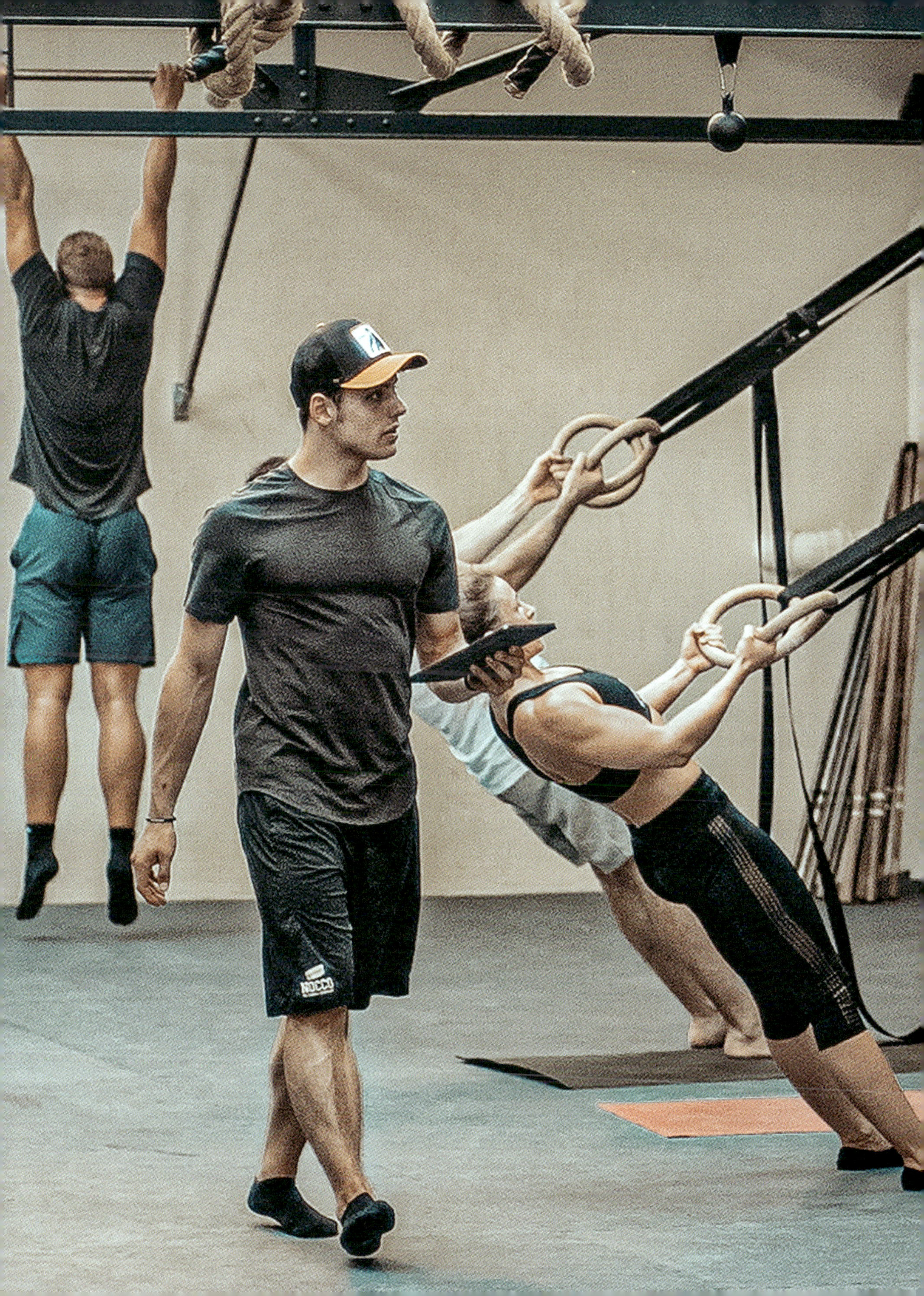
NOCCO

4 Mobility-Trainingsplanung

4.1 DIE GOLDENEN REGELN DES MOBILITYTRAININGS

Bevor wir ans Eingemachte gehen und über die Trainingsplanung per se sprechen, müssen wir Rahmenbedingungen festlegen, die es immer einzuhalten gilt. Quasi die goldenen Regeln des Mobilitytrainings.

4.1.1 KEINE SCHMERZEN PROVOZIEREN!

Es gibt ein paar Gurus in den sozialen Medien, die propagieren, dass man bis zu einer Schmerzgrenze von 8/10 gehen dürfe, ab 9 sei aber schädlich. Der Österreicher würde das einen „Schmarrn" nennen.

Wie soll ein Patient mit schlechtem Körpergefühl den Unterschied zwischen einer 8 und einer 9 wahrnehmen?

Das fördert nur Unsicherheit. Außerdem ist es absolut kontraproduktiv, das Schmerzgedächtnis immer wieder mit der Information des Schmerzes zu füttern.

Wie bereits erwähnt, ist Schmerz ein sehr komplexer Vorgang, den wir aktuell nur ansatzweise erklären können. Dennoch gehen Modelle wie das *Schmerz-Neuromatrix-Modell* unter anderem darauf ein, dass die sensorische Information des Schmerzes ebenso bedeutsam ist wie die damit verbundene Emotion. Du kannst dich einmal selbst fragen, welche Gefühle du mit körperlichen Schmerzen assoziierst.

Sorgst du also dafür, dass du immer wieder diese Emotionen hervorrufst, indem du den Schmerz provozierst, wirst du auf mehreren Ebenen dafür sorgen, dass dein Schmerzmuster fortbestehen bleibt. Dein Körper und dein Nervensystem lernen ständig. Also bringen wir ihm lieber so oft wie möglich schmerzfreie Bewegungen bei. Regel Nummer eins lautet also: **Provoziere keinen Schmerz!**

4.1.2 HABE EIN ZIEL

„Where focus goes energy flows!"

Wer ein Ziel hat, hat eine Richtung. Wer eine Richtung hat, findet einen Weg. Wer einen Weg hat, hat eine Mission. Wenn du weißt, warum du dich jeden Tag bewegst, wird es dir leichter fallen, zu trainieren. Elon Musk sagte einmal: **„Wenn du Motivation brauchst, mache es nicht!"** So banal diese Lebensweisheit auch klingt, so wahr ist sie auch.

An manchen Tagen habe ich keine Lust, mich zu bewegen, weil ich so ausgelaugt von der ganzen Arbeit bin, dass ich mich nicht mehr auf den Weg ins Gym machen will. Doch ich weiß genau, selbst wenn es nur eine 30-minütige Mobilitysession war, geht es mir danach besser. Ich brauche nicht jeden Tag Motivation, um meine Bewegung durchzuziehen, weil ich weiß warum und wofür ich es mache.

Mein Ziel ist es, einen athletischen, ästhetischen, starken, beweglichen und schmerzfreien Körper zu haben, mit dem ich alles machen kann. Sei es, neue Sportarten auszuprobieren, jeden Tag mental fit und voller Energie zu sein oder um im Urlaub lange Wanderungen zu machen und besondere Orte zu sehen, an denen ich ein cooles **Handstand-Touri-Bild** machen kann.

„Wer sein ‚Warum?' kennt, kann jedes ‚Wie?' ertragen!"

4.1.3 MOBILITÄT = KRAFT

Im letzten Buch habe ich immer wieder erwähnt, dass Mobility wie Krafttraining ist, nur in die andere Richtung. Damit meine ich, dass dieselben Prinzipien gelten, um beweglicher zu werden, wie beim Stärkerwerden. Du brauchst die regelmäßige Wiederholung eines progressiv-überschwelligen Reizes. Intensität ist entscheidend.

Bewege dich abwechslungsreich, arbeite an deinen Schwächen und mache sie zu Stärken. Mehr zum Thema Trainingsplanung im Calisthenics kannst du in Moniques Abschnitt nachlesen. Nachfolgend stelle ich dir die sinnvollste Einteilung deines Mobilitytrainings vor.

4.1.4 ES SOLLTE SPASS MACHEN

Um an den Punkt zu kommen, dass Training, Mobility und körperliche Entfaltung zum Selbstläufer werden, wirst du nicht drum herumkommen, auch mal fünf gerade sein zu lassen. Etwas, das mir persönlich sehr schwerfällt.

Ein Trick, der mich aus meinem Antriebsmodus herausholt, ist, mich einfach mal wieder aus Spaß und Freude zu bewegen. Den Fußball einzupacken und kicken zu gehen. Mich auf eine Wiese zu legen und mich frei zu bewegen, statt rigide meinen Mobilityplan abzuarbeiten. Improvisation halt.

Nimm dir immer wieder Zeit für dich und lasse der Bewegung freien Lauf. Die Einheiten, nach denen ich mich am beweglichsten gefühlt habe, waren die, die ohne Plan einfach so entstanden sind. Dadurch wirst du lernen, die Bewegungsintelligenz, die du durch Mobilitytraining aufbaust, zu nutzen und umzusetzen.

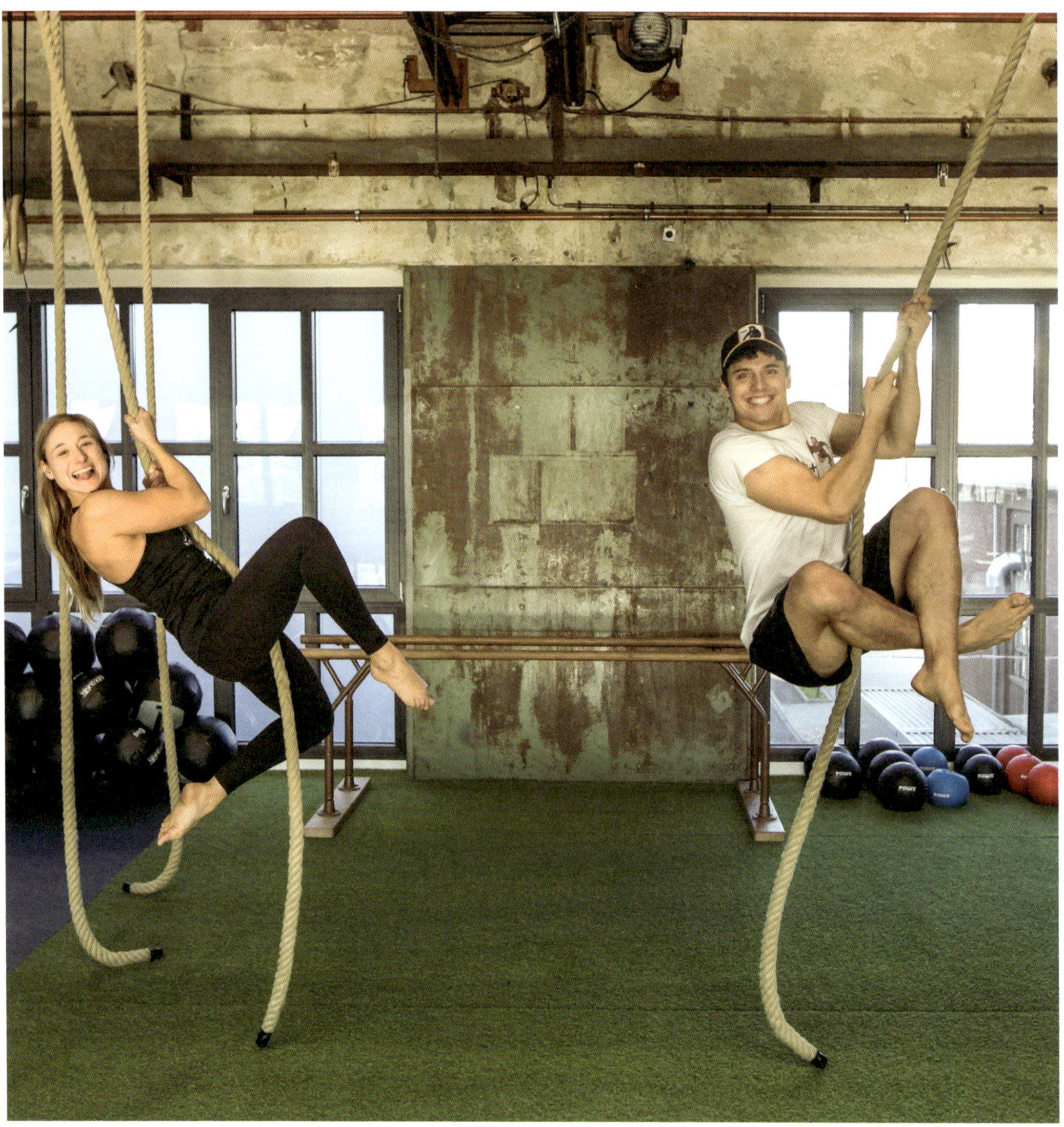

4.2 DAS MOVING MONKEY®-MOBILITY-SYSTEM

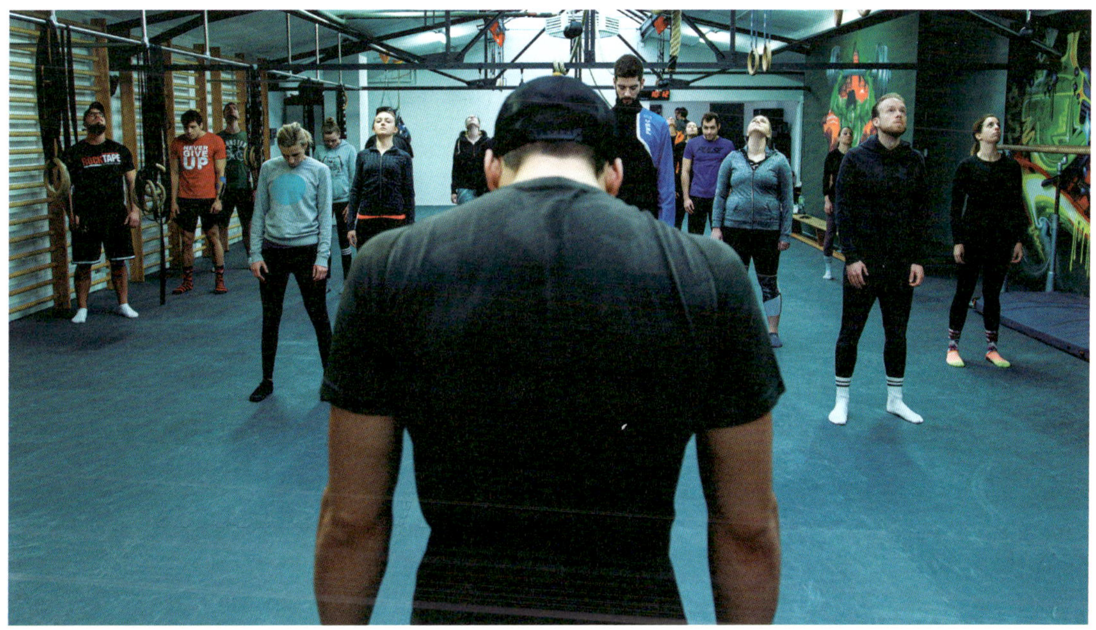

Ich habe in den letzten Jahren sehr viel zum Thema Beweglichkeit gelesen und experimentiert. Sei es durch Seminare, Bücher, Videos, Studien oder Blogartikel. Dabei habe ich vor allem immer nach einem System gesucht, das mir klar aufzeigt, wie ich Mobility sinnvoll in mein Training integrieren kann.

Da ich nichts finden konnte, habe ich mich dazu entschlossen, über viele Coachings, Seminare und eigenes Training ein eigenes System zu entwickeln, um Klarheit für dich zu schaffen.

4.2.1 DIE DREI ZONEN

Name	Farbe	Intensität (Bananenskala)	Frequenz	Volumen	Trainingsbeispiel
Daily Movement	Grün	Leicht (1-2)	Täglich	30-60 Minuten	Morgen- und Abendroutine
Activation and Regeneration	Gelb	Mittel (3-4)	Vor/nach jedem Training	10-20 Minuten	Warm-up/ Cool-down
Supple and Strong	Rot	Schwer (4-5)	Alle 2-3 Tage (mindestens zweimal/Woche pro Gelenkgruppe der großen drei)	60-90 Minuten	Ins Training integriert

A) DAILY MOVEMENT

Die Daily Movements sind Mobilityübungen, die du immer ausführen kannst. Sie sind auf der Bananenskala bei 1-2. Dazu zählen meist alle Isolationsübungen, sprich CARs. Du wirst dich weder muskulär extrem anstrengend noch wirst du Muskelkater bekommen. Die größte Anforderung wirst du in koordinativer Hinsicht verspüren.

Diese Übungen sind nicht nur als Morgen- oder Abendroutine geeignet, sondern auch für zwischendurch. Passives Hängen oder In-der-Hocke-Sitzen zählt ebenso dazu. Das beschriebene Volumen von 30-60 Minuten ist eher als Gesamtakkumulationszeit über den Tag zu sehen.

B) ACTIVATION AND REGENERATION

Die gelbe Zone „Activation and Regeneration" beschreibt alle mittelschweren Übungen. Die Übungen, bei denen du leicht anfängst zu schwitzen. Du kannst dich noch gut unterhalten und merkst, wie dein Körper hochfährt. Vor allem für das Warm-up sind hier Übungen geeignet, die deine Konzentration, Balance und Stabilität fordern und bei denen du deine bisherigen Bewegungsausmaße testest.

Die gleichen Übungen können auch für das Cool-down verwendet werden, um deinen Körper nach einseitigen Belastungen durch Variation wieder in die richtige Länge zu bringen. Für das Cool-down eignet sich eine Mischung aus Übungen der grünen und der gelben Zone. Mit dem Fokus auf der Atmung wirst du deinen Körper innerhalb weniger Minuten herunterfahren können und die Erholungs- und Regenerationsphase einleiten.

C) SUPPLE AND STRONG

Die mitunter wichtigste Zone ist die „Supple and Strong"-Zone (rot). Warum? Weil hier die meisten Beweglichkeitsfortschritte erreicht werden. Hier verschwimmt die Grenze von Mobility- und Krafttraining.

Wenn du beispielsweise das Ziel hast, im Spagat besser zu werden, kombinierst du Beinübungen mit der Range of Motion (der Zielbewegung), die du lernen willst. Hier eignen sich schwere Übungen, wie der Cossack Squat, die Cossack Transition, der Horse Stance etc., um Kraft in einer großen ROM aufzubauen (die Definition von Mobilitytraining – aktive Beweglichkeit).

Wie bereits in der Tabelle beschrieben, sollte das Zielbewegungsmuster mindestens zweimal pro Woche trainiert werden. Dies geht einher mit den Erkenntnissen, die wir aus dem Krafttraining kennen. Mehr dazu findest du in Moniques Abschnitt zur Trainingsplanung im Calisthenics.

Für die rote Zone kannst du dir merken: Nutze deine ROM, kontrolliere und belade sie, um stärker zu werden. *Beladen* meint nicht zwangsweise mit Gewichten, sondern auch mit Körpergewicht und mehreren Wiederholungen, die bis an eine gewisse muskuläre Erschöpfungsgrenze heranreichen.

4.2.2 WIE OFT MUSS ICH TRAINIEREN, UM BEWEGLICHER ZU WERDEN?

Die Einteilung, die ich im Moving Monkey®-Mobility-System getroffen habe, beantwortet vor allem die am häufigsten gestellte Frage von allen: Wie oft und wie lange muss ich trainieren, um beweglicher zu werden?!

Wenn du dich an die beschriebenen Einteilungen hältst und sie deinen Anforderungen gemäß anpasst, wirst du mehr Klarheit und Struktur in deinem Mobilitytraining haben. Viele Trainierende machen aus zwei Gründen keine Fortschritte beim Mobilitytraining:

1. fehlende Intensität sowie
2. fehlende Konstanz.

Letzteres kommt daher, weil Ersteres nicht beachtet wird. Wenn die Intensität fehlt, du dich also kaum in der roten Zone „Supple and Strong" befindest, wirst du keine Fortschritte machen. Das führt zum Motivationsverlust und somit zu fehlender Regelmäßigkeit.

Achte also darauf, dass du Zeit dafür findest, die Gewohnheiten einzurichten, das zuvor beschriebene Konzept in deinen Alltag und dein Training zu integrieren und hoffe nicht, dass eine magische App dir einen pseudoindividuellen Trainingsplan ausspuckt. Nur du kannst testen, wie schwer oder leicht dir bestimmte Übungen fallen. Und wenn du Hilfe brauchst, schaue einfach auf movingmonkey.de vorbei und schreibe mir. Dafür bin ich schließlich da.

5

Keep Moving, Stay Sexy

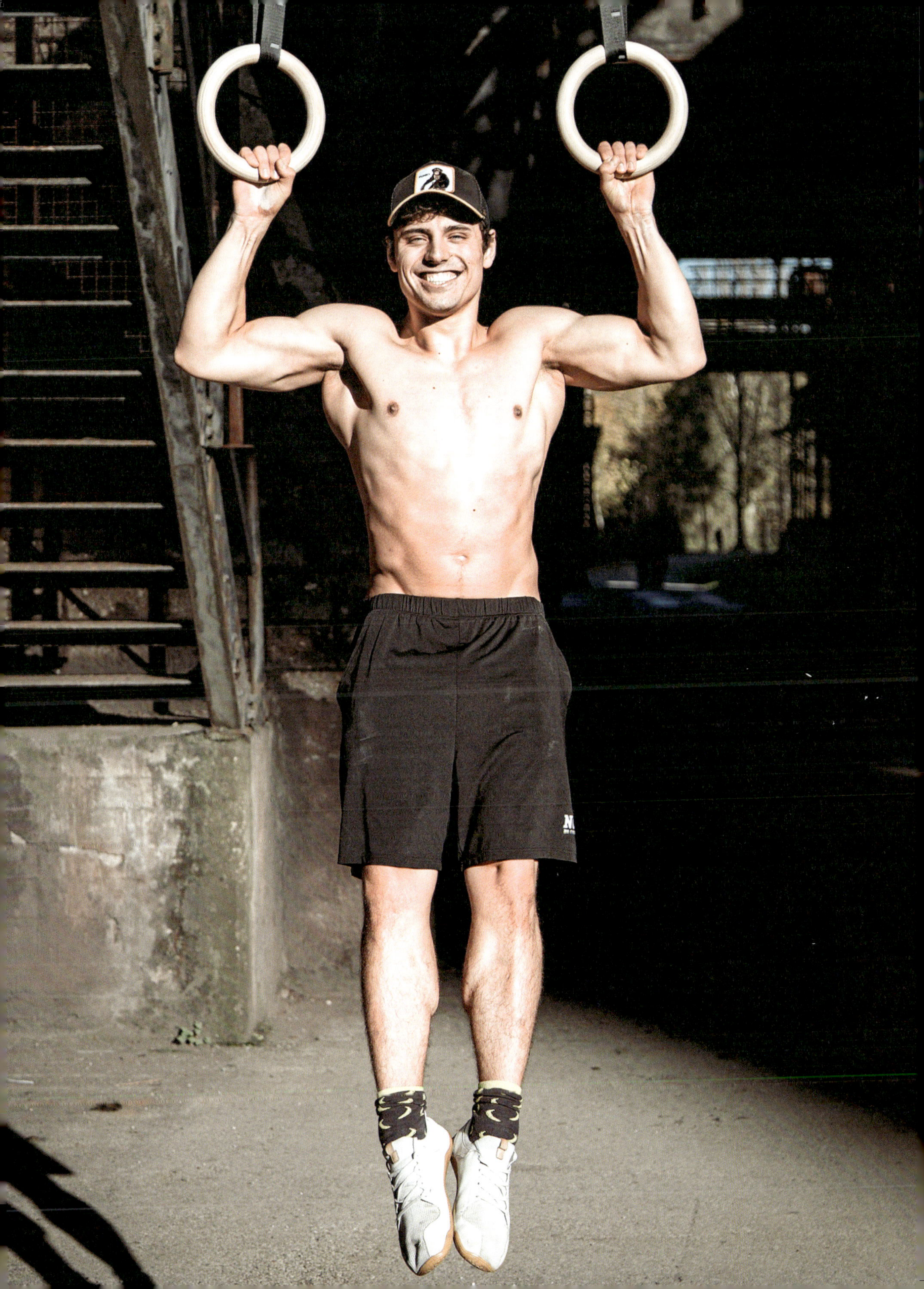

5 Keep Moving, Stay Sexy

Wie der Rahmen der Leinwand die Grenzen des Gemäldes vorgibt, so ist unser alleiniger Fokus auf Training die Grenze für unseren Körper.

Unser Leben besteht zu 90 % aus Alltag und vielleicht zu 5-10 % aus Training. Da wir Sport lieben, wollen wir alles dafür tun, dass wir Leistung erbringen und uns weiterentwickeln. Im Grunde bleiben aber viele Dinge, die wir durch Training an unserem und von unserem Körper lernen, im Gym, ohne dass wir lernen, den Übertrag zu sehen.

Ich möchte dir dazu eine kurze Geschichte eines Yogaschülers erzählen:

‚Ein Yogaschüler geht zu seinem Meister und fragt ihn, was Erleuchtung ist. Der Meister antwortet ihm daraufhin: ‚Gehe und meditiere für eine Stunde.'

Der Schüler tat, wie ihm aufgetragen wurde und nach einer Stunde kommt er wieder und fragt ihn: ‚Warum sollte ich für eine Stunde meditieren, so, wie ich es immer mache? Ich habe immer noch keine Erleuchtung gefunden.' Der Meister antwortete ihm daraufhin: ‚Gehe und meditiere nochmals für eine Stunde und achte besonders auf deine Haltung.' So ging der Schüler wieder zu seiner Yogamatte, meditierte und achtete darauf, jede seiner Posen mit der aufrechtesten Haltung und der feinsinnigsten Balance zu üben.

Nach einer Stunde kam er zum Meister zurück und dieser fragte ihn: ‚Und, was hast du gelernt?' Der Schüler antwortet etwas verärgert: ‚Ich habe gar nichts gelernt, ich habe mich noch mehr in den Posen angestrengt, doch das Einzige, was ich gemerkt habe, war die Anstrengung und der Schweiß.' Der Meister riet ihm nochmals, für eine Stunde zu meditieren und dieses Mal auf seine Atmung zu achten.

Schon fast protestierend wollte der Schüler kehrtmachen und nach Hause gehen, als er sich doch dazu entschied, es noch einmal zu versuchen. Er ging zu seiner Matte, wischte den Schweiß von ihr und begann mit seiner Meditation. Er achtete auf seine Posen. Er achtete auf seine Atmung. Und doch trotz größter Bemühungen fand er sich nach einer Stunde leer auf der Matte liegend wieder.

Er beschloss, zum Meister zu gehen und ihm zu sagen, dass er es aufgeben würde mit der Suche nach Erleuchtung. Dieser empfing ihn lachend und kichernd. Der Schüler war komplett verdutzt und ein Gefühl von Scham kam in ihm auf. Er fühlte sich elend. Fühlte sich wie ein Versager, wieder ohne Erkenntnis vor den Meister treten zu müssen.

Als dieser nicht mehr lachte, sprach er mit einem leichten Grinsen im Mundwinkel: ‚Schaue dich an. Du hast alles gegeben. Du hast drei Stunden meditiert, hast deine Posen geübt wie nie zuvor. Hast auf deine Atmung geachtet und tief geatmet. Du hast das Blut in deinen Adern, die Luft in deiner Lunge, den Wind auf deiner Haut und die Sonne in deinem Gesicht gespürt. Hast Schweiß und Muskelkraft gegeben und deinen Körper und Geist an seine Grenzen gebracht. Und doch stehst du vor mir, als hättest du die letzten Stunden nur an deine vergangenen Liebschaften gedacht. Voller Frust und Bitterkeit. Das, was du auf der Matte gelernt und gespürt hast, kannst du in jedem Moment spüren. Was du auf der Matte lernst, macht dich klar und aufmerksam für die wesentlichen Dinge im Leben, die Einheit deines Körpers und deines Geistes. Solange du dir erlaubst, alles, was du erfahren und geübt hast, über die Grenzen der Matte hinaus in dein Leben zu tragen, wirst du auf dem Weg der Erleuchtung sein.'

Ich weiß, dass diese Form von Erzählung nicht jedem zusagen wird und manch einer sie für esoterisch hält. Dennoch finde ich, dass sie deutlich macht, dass wir uns sehr häufig auf die externen Ziele fokussieren. Darauf, irgendwann ein bestimmtes Ziel zu erreichen und diesem immer hinterherzueifern. Doch wenn wir dieses Ziel dann erreicht haben, realisieren wir, dass dieser Moment doch nicht so glorreich ist, wie er aus der Ferne noch erschien.

Es ist die klassische Metapher, dass das Gras auf der anderen Seite grüner wirkt. Mein Vater hat mir vor vielen Jahren erklärt, warum dies so ist. Wenn du auf einer Wiese stehst und nach unten schaust, erkennst du die Erde unter deinen Schuhen, die Steine und die plattgetretenen Grashalme von dem Weg, den du gegangen bist. Aus der Ferne mag das Gras grüner wirken, weil die Perspektive deine Sicht täuscht. Sobald du zu dem Fleck kommst, wo du das grünere Gras vermutest, merkst du, dass dort genauso Steine und Erde zwischen den Halmen liegen.

Es ist alles eine Frage der Perspektive. Und wenn wir es schaffen, dass wir bei all dem Eifern nach Fortschritt, ob körperlich, geistig oder emotional, anfangen, den Weg zu genießen, werden wir reich an Erfahrungen und Erkenntnissen an unserem Ziel ankommen. Es ist sinnvoll, weniger in den Extremen zwischen Hardcoretraining und kompletter Demotivation zu schwanken, weil das Ziel so weit weg zu sein scheint. Wichtiger ist, mehr die „goldene Mitte" zwischen Ambition, Ehrgeiz und Gelassenheit zu finden, um erfüllter auf unserer Reise der Bewegung zu sein (Danke, Mum, dass du mich immer wieder daran erinnerst!).

Isaac Newton sagte einmal: „I am standing on the shoulders of giants!" Ich kann dem nur zustimmen. Als ich mich vor fünf Jahren auf den Weg gemacht habe, um das Potenzial meines Körpers zu entdecken und zu kultivieren, wäre ich niemals so weit gekommen ohne die Hilfe meiner Mentoren.

Die Reise geht weiter, für dich und für mich. Ich hoffe, dass ich auf diesem Abschnitt deiner Reise ein guter Wegbegleiter war und du nun mit neuer Energie und Inspiration weitergehen kannst.

Keep Moving, Stay Sexy!

6

Mobility-Übungskatalog

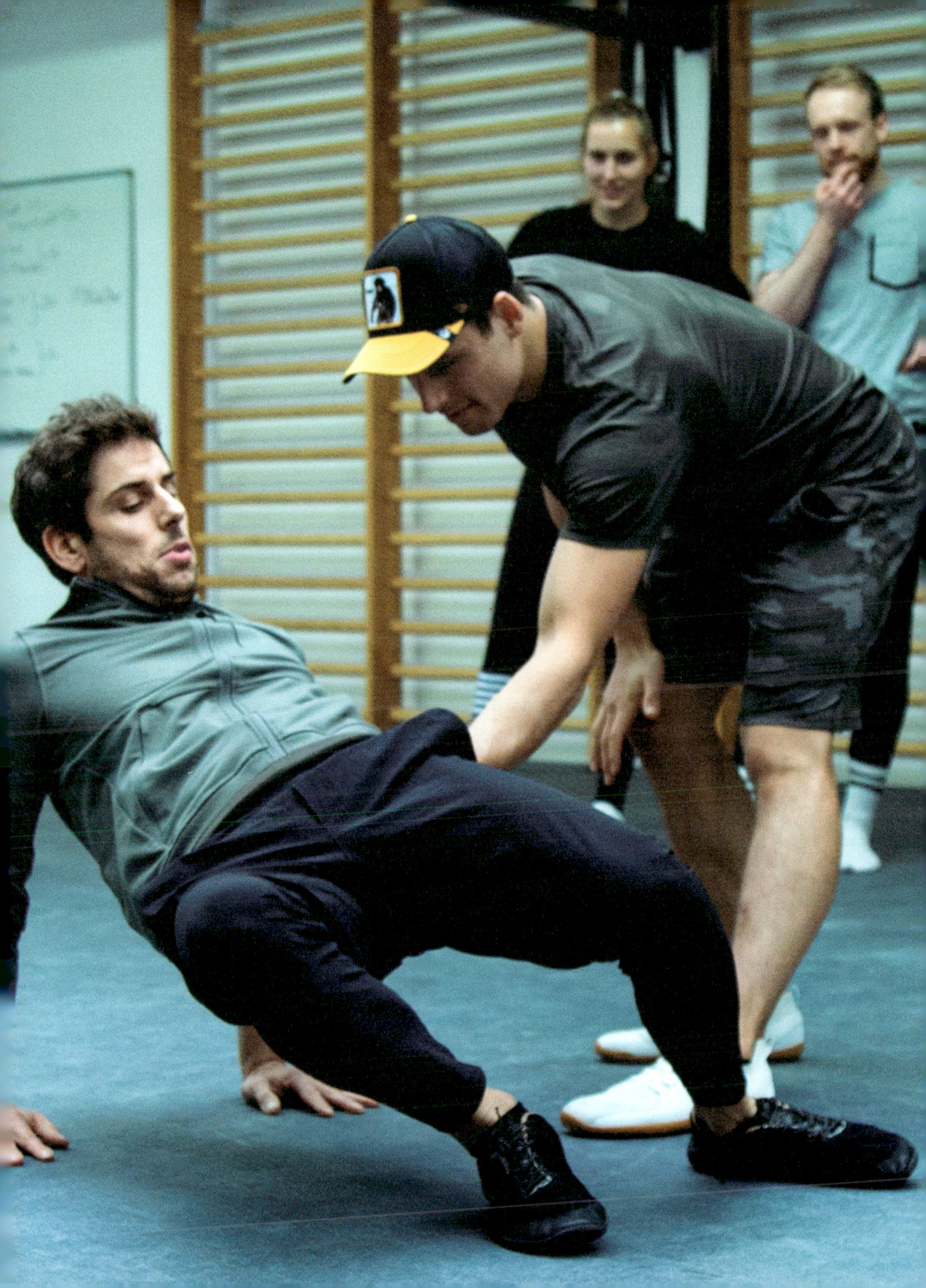

6.1 HANDGELENKE

6.1.1 HANDGELENK-CARS 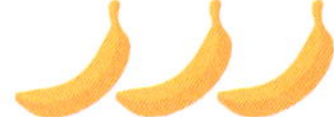

Allgemeine Hinweise:

Die Handgelenk-CARs sind eine Grundlagenübung, um die Propriozeption (Bewegungswahrnehmung) der Handgelenke zu verbessern. Hierbei ist vor allem darauf zu achten, dass die Bewegung nur aus dem Handgelenk, nicht aus der Schulter oder aus der Hand, kommt.

Ausführung:

1. ASTE: Stelle dich aufrecht hin, halte deinen Unterarm auf 90° neben dem Körper, wobei dein Handgelenk neutral bleibt.
2. Bewege abwechselnd deinen Handrücken nach oben, zur Seite und nach unten.
3. Wiederhole die Bewegungen so lange alleine, bis du deine Hand nur noch minimal bewegst.
4. Versuche, daraufhin die einzelnen Schritte kreisförmig miteinander zu verbinden.

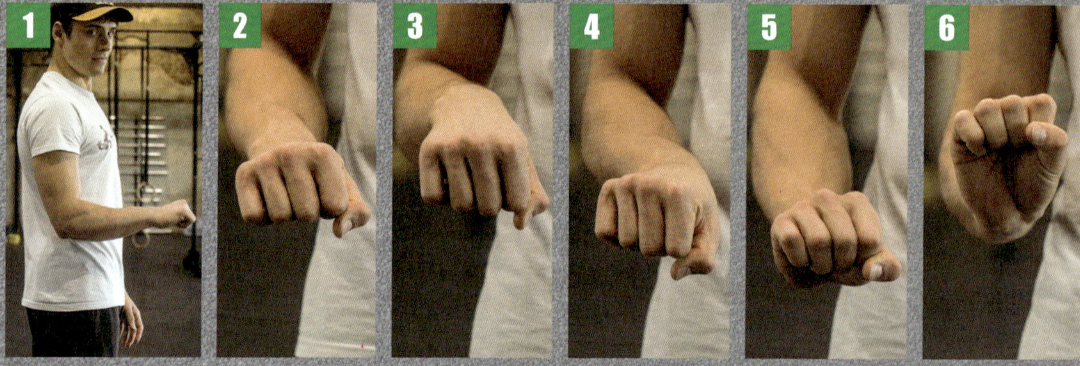

- Der Unterarm wird angewinkelt.
- Die Schulter wird krampfhaft angespannt.
- Die Hand dreht sich im Kreis, ohne dass sich das Handgelenk bewegt.

Skalierung:

- (−) Stelle dich vor eine Wand (oder nutze die freie Hand), um die Hand des arbeitenden Handgelenks zu blockieren und die Bewegung auf das Handgelenk umzuleiten.
- (−) Nimm einen Turnring oder die Hände eines Partners, als Kreis um das arbeitende Handgelenk geformt, als externes Ziel für die CARs-Bewegung.
- (+) Übe die Handgelenk-CARs in diversen Positionen (über Kopf, am ausgestreckten Arm etc.).

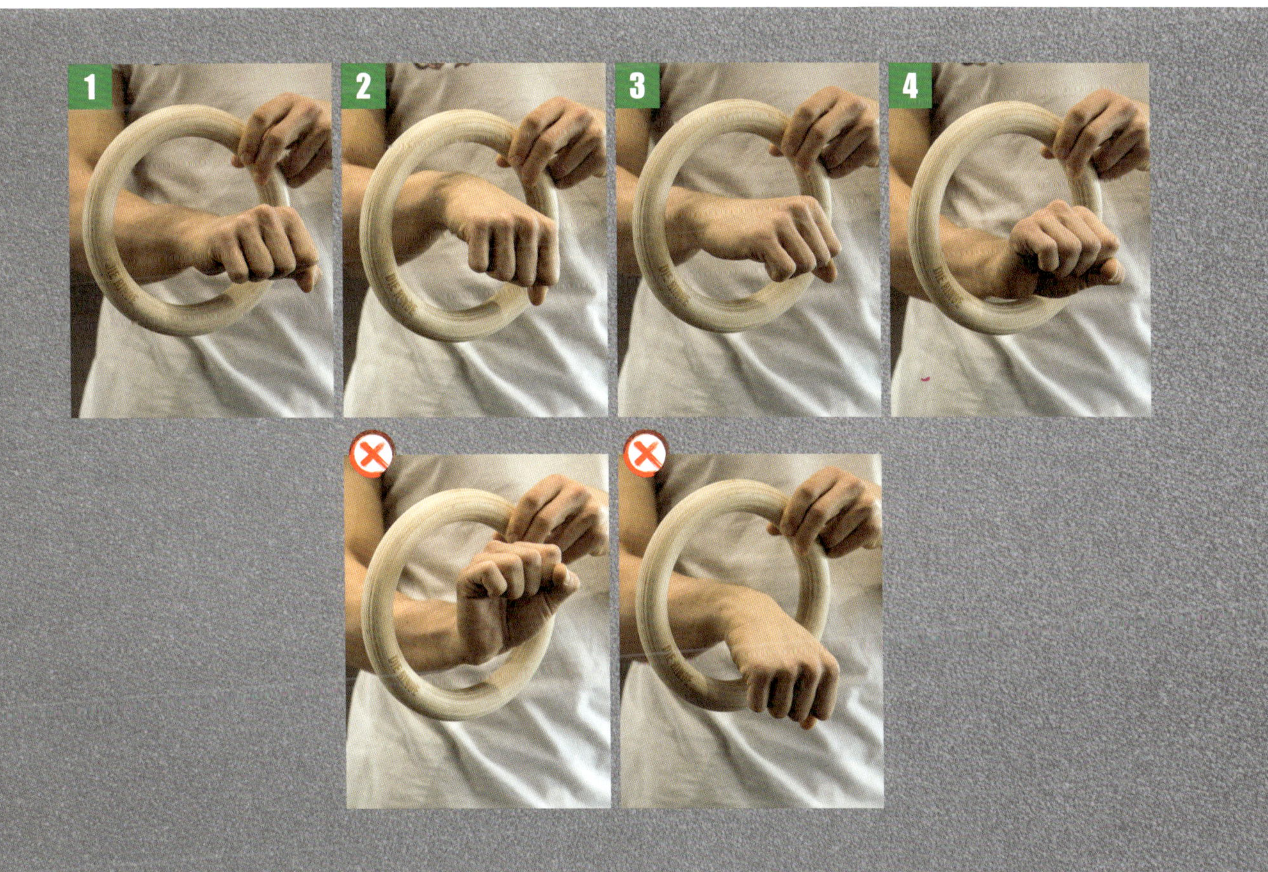

6.1.2 BANDED HANDGELENKANSTEUERUNG IN AUSSENROTATION (AROT)

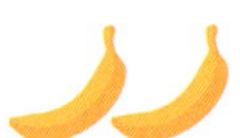

Allgemeine Hinweise:

Die Banded Handgelenkansteuerung in Außenrotation (AROT) bringt das Handgelenk dazu, sich in einer Position bewegen zu können, in der Last auf die Schulter wirkt. Dies ist besonders wichtig, um eine Überlastung für das Handgelenk zu vermeiden.

Ausführung:

1. ASTE: Stelle dich seitlich zum Widerstandsband, der Arm ist in 90°-Abduktion-Außenrotation, der Unterarm ist ebenfalls auf 90° in Flexion. Das Widerstandsband wird in der Hand gehalten.
2. Bewege dein Handgelenk wie bei den seitlichen Bewegungen der Handgelenk-CARs.
3. Der Unterarm bewegt sich dabei auch ein wenig nach rechts und links mit.

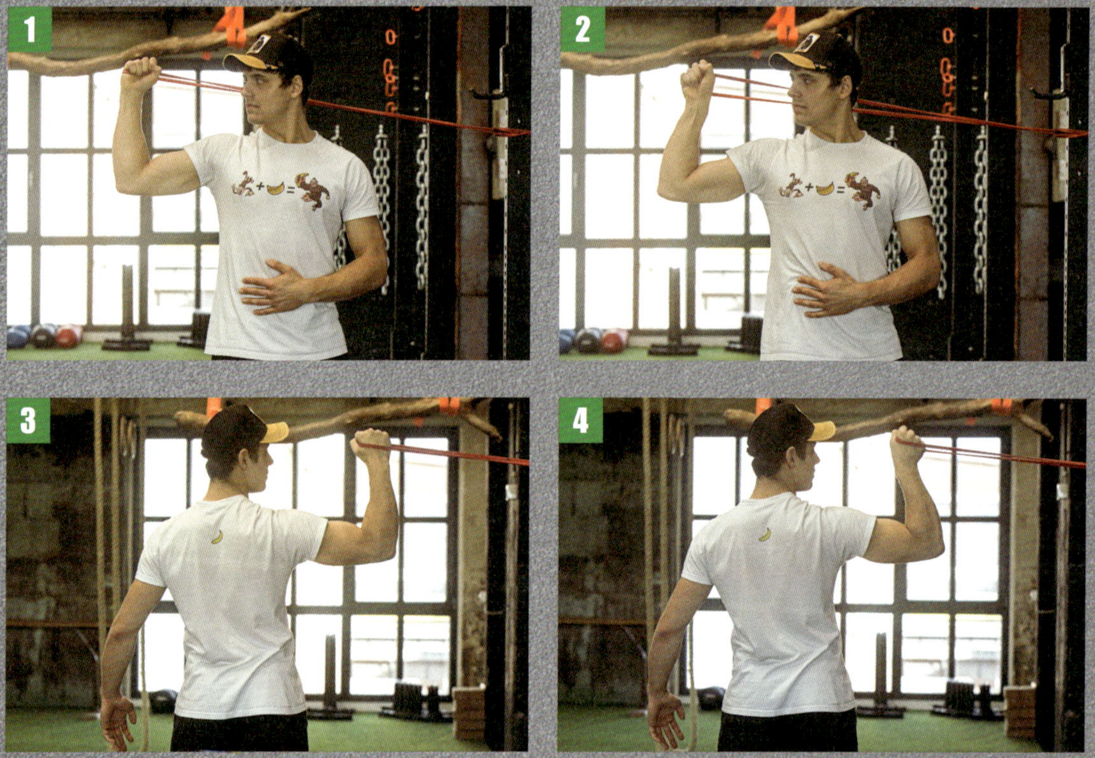

1

2

3

4

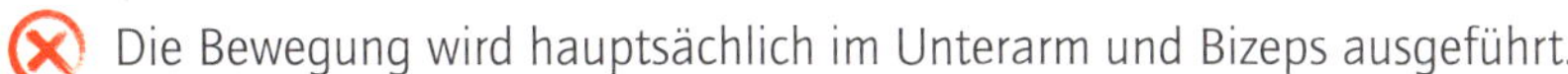
Die Bewegung wird hauptsächlich im Unterarm und Bizeps ausgeführt.

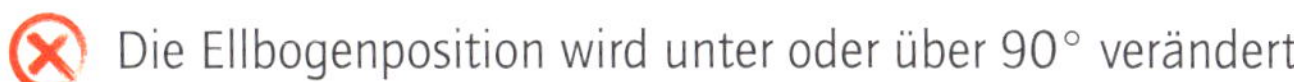
Die Ellbogenposition wird unter oder über 90° verändert.

Skalierung:

- (−) Nimm ein leichteres Widerstandsband.
- (−) Stelle dich näher zum Widerstandsband.
- (+) Übe vor deinem Körper oder über Kopf.

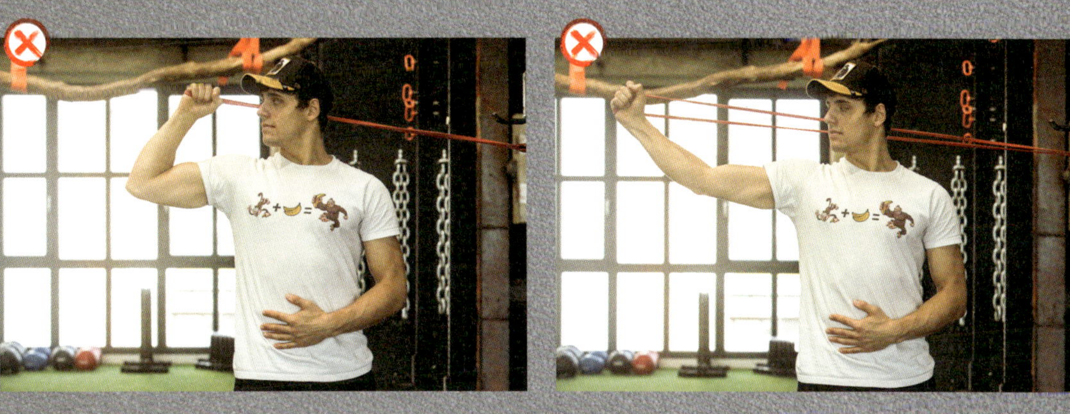

6.1.3 FINGER CIRCLES 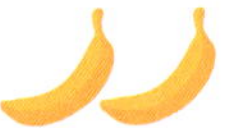

Allgemeine Hinweise:

Mit den Finger Circles übst du die Ansteuerung der einzelnen Finger. Die Wirkung dieser Übung geht zurück auf das Konzept des Bodymappings, welches ich im ersten Buch erklärt habe. Wir machen den Bereich der Finger sensorisch schärfer, sodass wir ein verbessertes Gefühl für unsere Finger bekommen. Da die Hände eine große Rolle in unserem motorischen Kortex spielen, können wir mit einer verbesserten Wahrnehmung für diesen Bereich ein gewisses Maß an Kraftsteigerung erreichen.

Ausführung:

1. ASTE: Strecke deine Hand vor deinem Körper aus, dein Handrücken zeigt zur Decke.
2. Bewege nur einen Finger deiner Hand im Kreis, ohne die anderen Finger mitzubewegen.
3. Wechsle sowohl die Finger als auch die Richtung des Kreises.

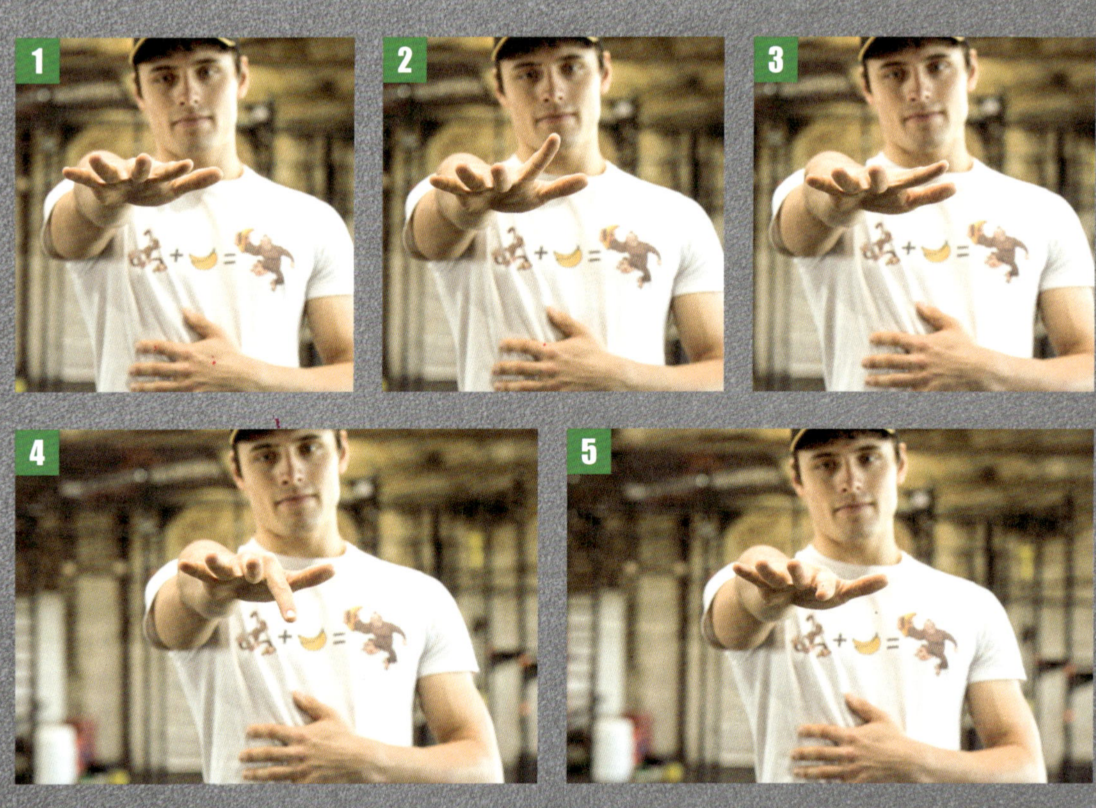

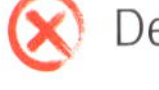 Deine Hand und die Schulter verkrampfen sich.

Skalierung:

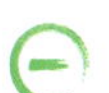 Alle Finger festhalten (lassen), außer den zu bewegenden Finger.

 Wechsle deine Finger in schneller Abfolge nacheinander ab.

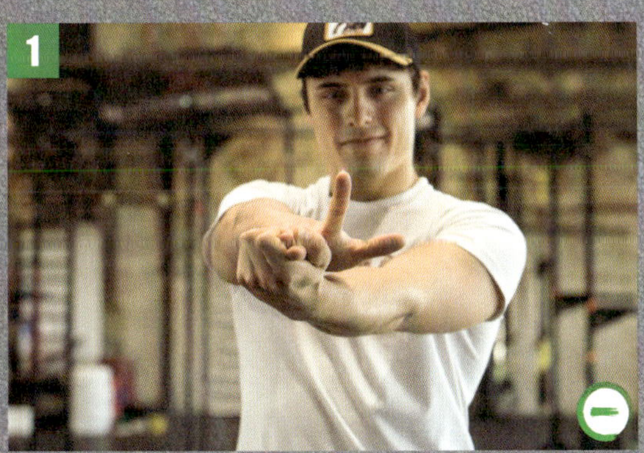

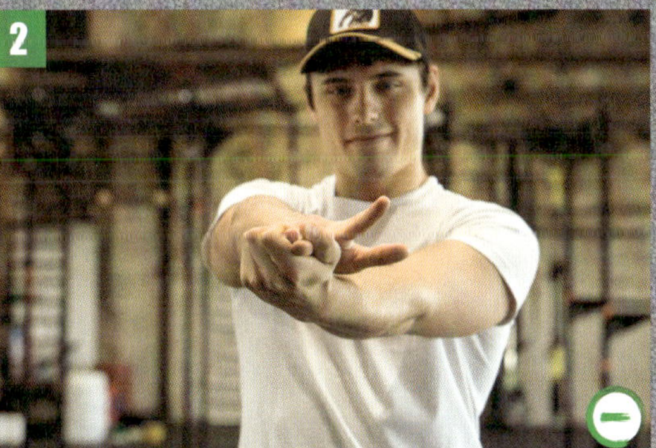

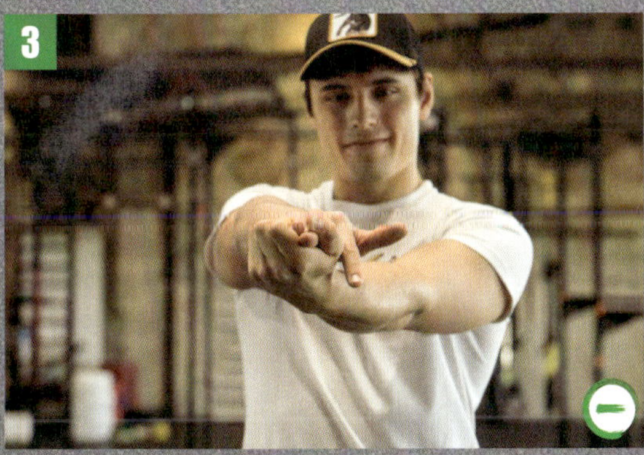

6.1.4 FINGERKRAFTDRILL

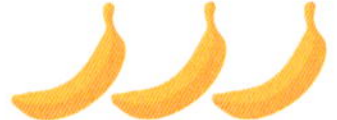

Allgemeine Hinweise:

Die Kraft der Finger wird oft unterschätzt, wenn es um Griff- und Oberkörperkraft geht. Ein Blick in den Klettersport zeigt, dass du keine großen Muskelpakete brauchst, um stark im Oberkörper zu sein. Unsere Finger bilden oft das schwächste Glied in der Kette, weshalb gezieltes Training der Fingerkraft einen positiven Effekt auf deinen Oberkörper haben wird.

Kräftige Finger helfen dir, beim Handstand besser die Balance halten zu können (mehr dazu in Kap. 11.1).

Ausführung:

1. ASTE: Starte aus dem Vierfüßlerstand, stelle deine Finger gespreizt auf, die Hände befinden sich unter den Schultern.
2. Verlagere dein Körpergewicht langsam auf deine Hände und halte die Finger gestreckt und bogenförmig aufgestellt.
3. Schiebe dich über die Finger wieder in die Ausgangsstellung.
4. Verlagere dein Körpergewicht nach vorne und wieder zurück für eine bestimmte Wiederholungsanzahl oder versuche, ein paar Push-ups zu machen.

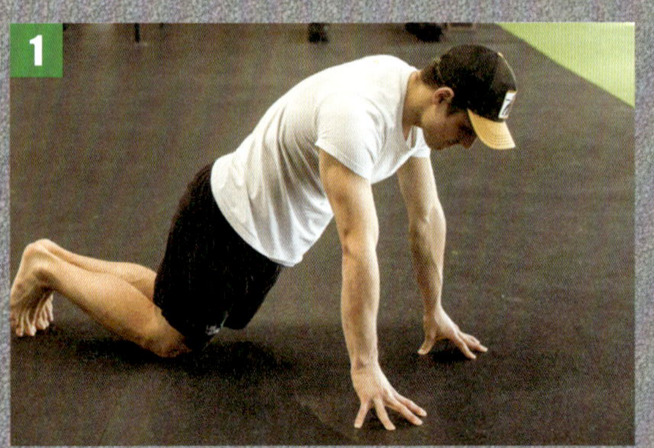

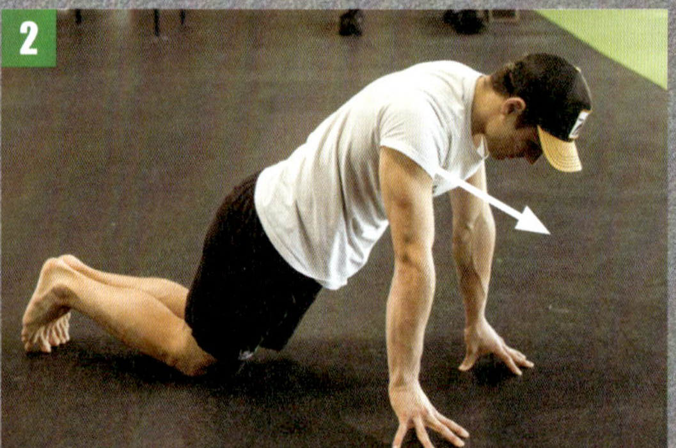

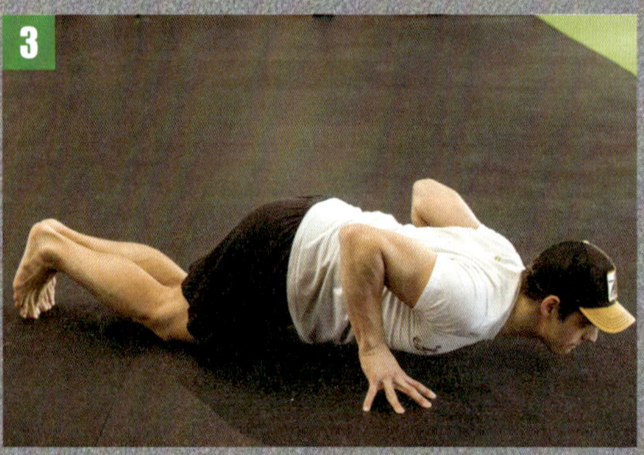

- ⊗ Die Fingergelenke knicken durch und die Bogenspannung kann nicht aufrecht gehalten werden.
- ⊗ Bei den Finger-Push-ups bewegen sich die Ellbogen nach außen.

Skalierung:

- ⊖ Verkleinere deinen Winkel zwischen den Armen und Beinen, indem du deine Knie näher zu deinen Händen setzt.
- ⊖ Bringe deinen Oberkörper in eine erhöhte Position, indem du den Finger-Kraft-Drill auf einer Box oder Hantelbank ausführst.
- ⊕ Vergrößere den Hebel, indem du die Übung in der vollen Streckung des Körpers ausführst (ASTE des Push-ups).

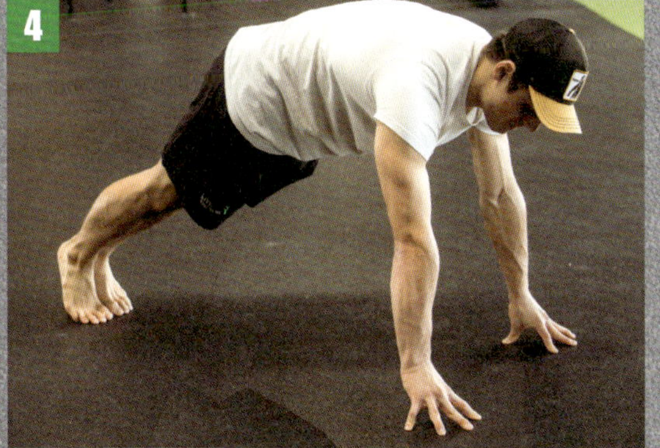

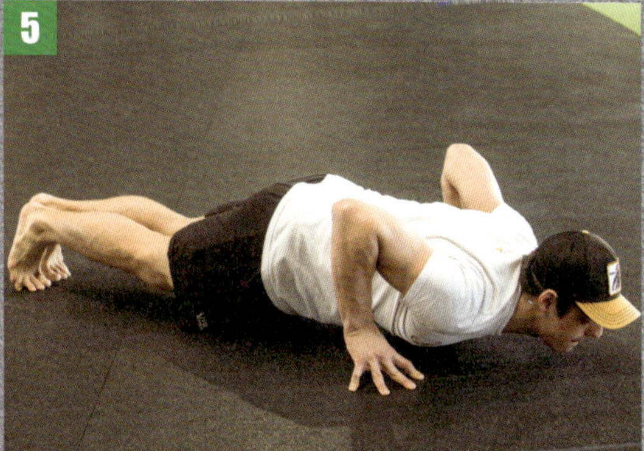

6.2 SCHULTER

6.2.1 END-RANGE-AUSSENROTATION (AROT)

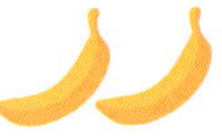

Allgemeine Hinweise:

Die End-Range-Außenrotation (AROT) oder auch Wall-Slide-Außenrotation bringt dir bei, im Winkel deine Arme in der Außenrotation (in der stabilen Gelenkposition der Schulter) halten zu können. Weiterhin lernst du gleichzeitig, deine Brustwirbelsäule neutral zu halten und Kompensationsbewegungen zu vermeiden, die wir häufiger bei der Ausführung der Basics des Calisthenics sehen.

Ausführung:

1. ASTE: Du sitzt im Wadensitz oder auf einer Box, deine Wirbelsäule ist lang, deine Ellbogen sind an der Seite deines Oberkörpers. Deine Unterarme hältst du auf 90° nach vorne gerichtet und deine Handflächen zeigen nach oben sowie deine Daumen zeigen nach außen.
2. Drehe deine Arme nach außen, so weit es geht (Außenrotation), während deine Ellbogen eng bleiben.
3. Bewege deine Arme in Richtung Decke und drehe deine Arme weiter in die Außenrotation.

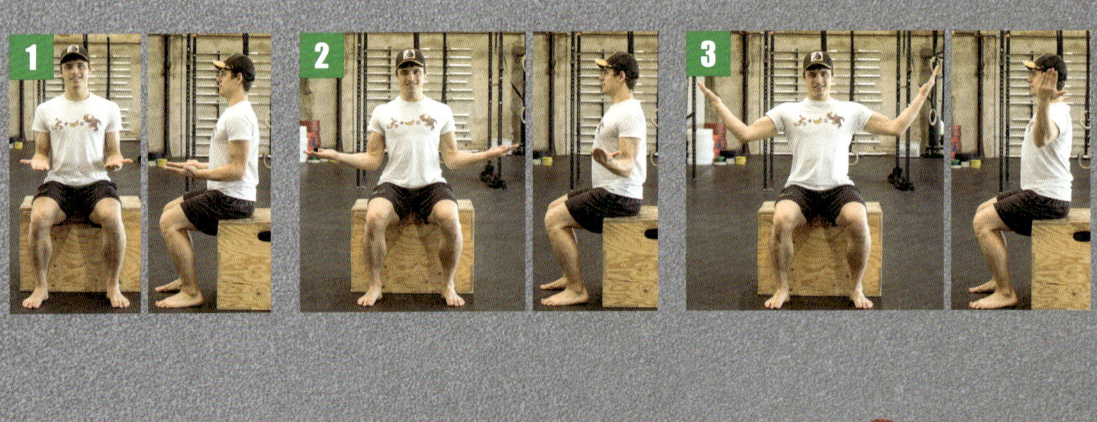

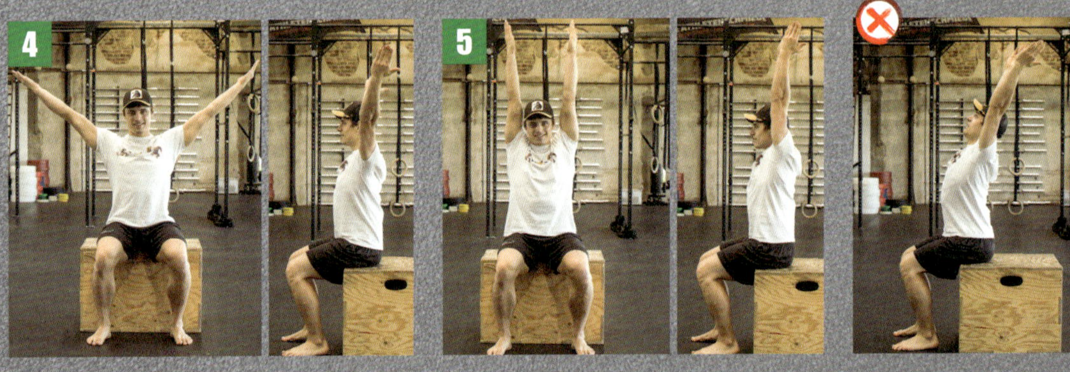

4. Die Ellbogen drehen etwas nach vorne, um die Außenrotation zu betonen.
5. Wenn du deine Arme komplett in die Über-Kopf-Position gebracht hast, drehe auch dort deine Daumen weiter nach außen.
6. Bringe deine Arme auf demselben Weg wieder zurück in die Ausgangsstellung (die Außenrotation wird die ganze Zeit beibehalten).

⊗ Die Brustwirbelsäule wird überstreckt und du lehnst dich nach vorne.

⊗ Die Arme sind nur leicht in der Außenrotation und die End Range wird nicht ausgenutzt.

Skalierung:

⊖ Lege dich auf den Rücken und führe die Bewegung mit weniger Spannung durch.

⊖ Lasse dir von deinem Trainingspartner dabei helfen, die Bewegung mit beiden Armen nachzuvollziehen, indem er deine Arme in die höchste Position an den Händen begleitet.

⊕ Nimm ein kleine Gewichtsscheibe oder ziehe von vorne ein Widerstandsband/einen Kabelzug während der gesamten Bewegung.

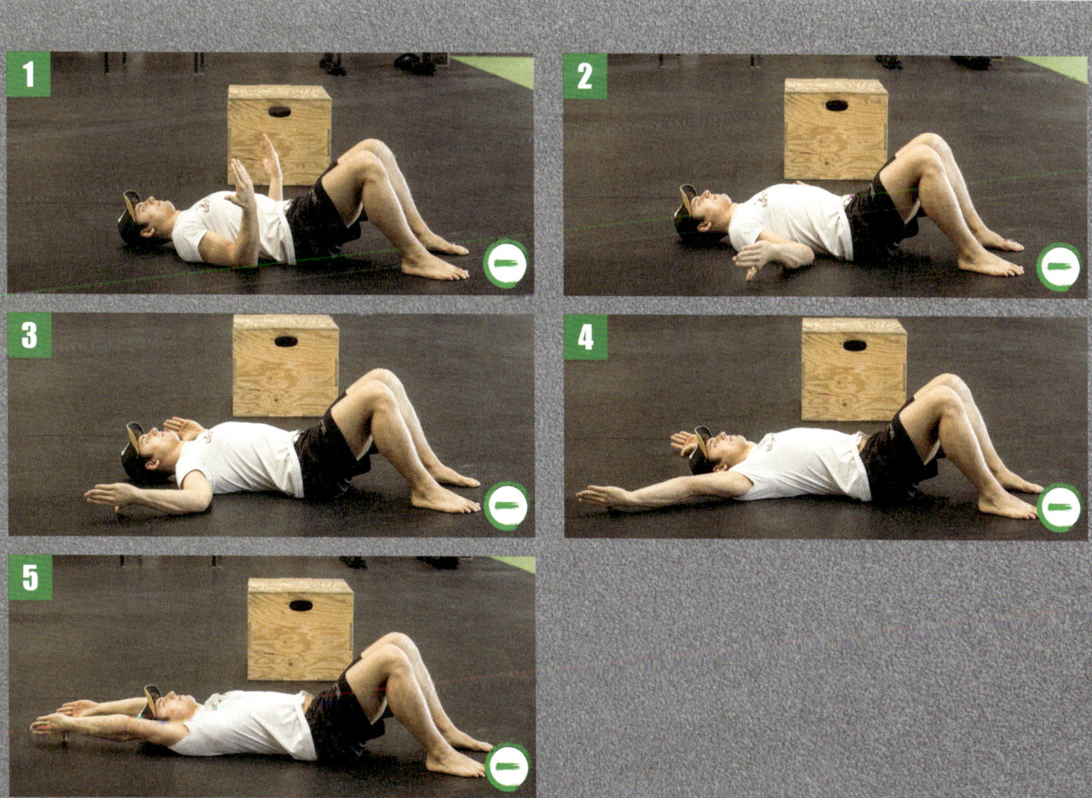

6.2.2 SCHULTEREXTENSIONS 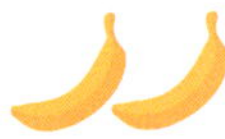

Allgemeine Hinweise:

Die Schulterextensions bauen Mobilität in der Rückführung (Extension) der Schulter auf. Diese Übung ist eine gute Vorübung zum Skin the Car und gehört zu den fundamentalen Straight-Arm-Strength-Übungen.

Ausführung:

1. ASTE: Du sitzt im Wadensitz oder auf einer Box, deine Wirbelsäule ist lang, deine Arme sind in Außenrotation aufgedreht und greifen einen Stock, den du hinter deinem Rücken hältst.
2. Ziehe deine Schulterblätter zurück und hebe deine Arme, so weit es geht, während du ausatmest.
3. Halte am höchsten Punkt für eine gewisse Zeit und lasse deine Arme in die Ausgangsstellung sinken.

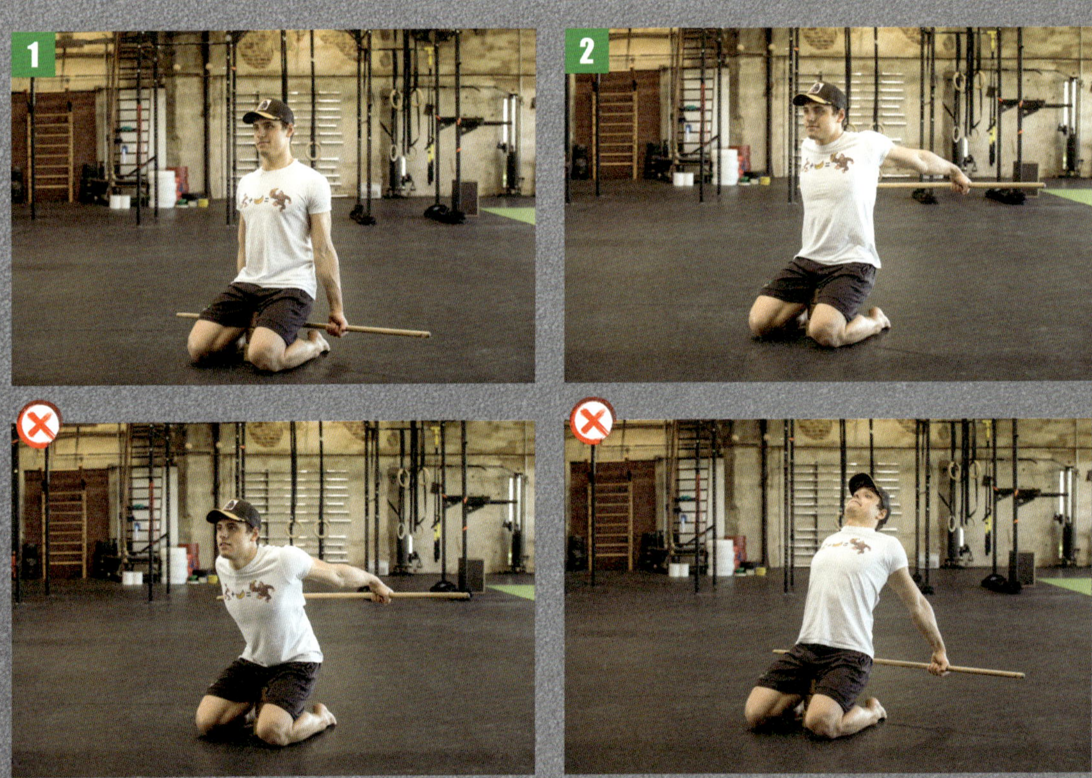

- Die Arme beugen und die Wirbelsäule wird überstreckt.
- Der Oberkörper wird nach vorne gelehnt.

Skalierung:

- Schulter-CARs an der Wand oder die Tischposition sind eine mögliche Regression, wenn die Schulterextensions zu schwierig sind.
- Ziehe ein Widerstandsband in die Extension der Schulter oder hänge an den Stock eine kleine Gewichtsscheibe.

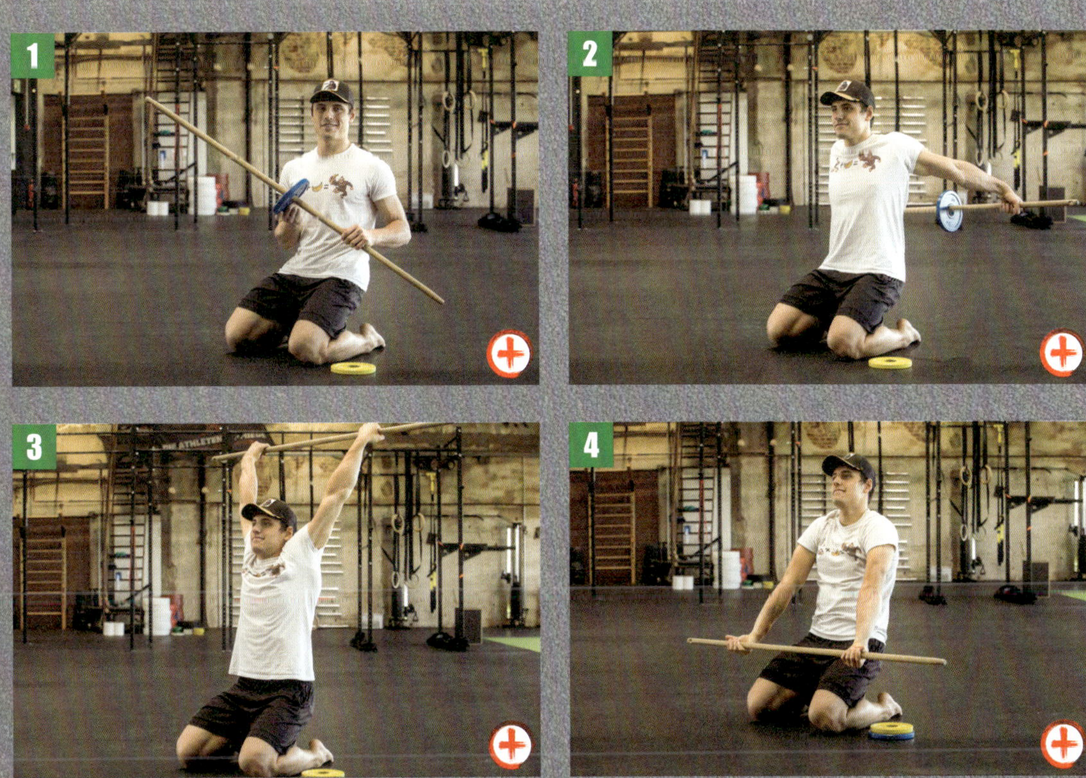

6.2.3 HANGING-CARS 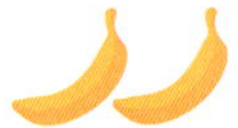

Allgemeine Hinweise:
Hanging-CARs sind eine fortgeschrittene Variante der Schulter-CARs. Hierbei geht es um die Kräftigung des Schultergürtels und der das Schulterblatt umgebenden Muskulatur in der hängenden Position als Vorbereitung für alle vertikalen Zugübungen.

Ausführung:

1. ASTE: Hänge dich im passiven Hang an eine Stange oder an die Ringe und nimm die Hollow-Body-Position ein.
2. Ziehe dich in den aktiven Hang (Depression).
3. Bringe am höchsten Punkt deine Schulterblätter hinten zusammen (Retraktion).
4. Lasse dich kontrolliert in den passiven Hang ab (Elevation).
5. Bringe deine Schultern nach vorne (Protraktion) und ziehe dich wieder in den aktiven Hang (Depression).
6. Wiederhole die Schritte auch in die andere Richtung, indem du zuerst in die Protraktion gehst und nach dem passiven Hang die Retraktion einnimmst.

FRONTANSICHT

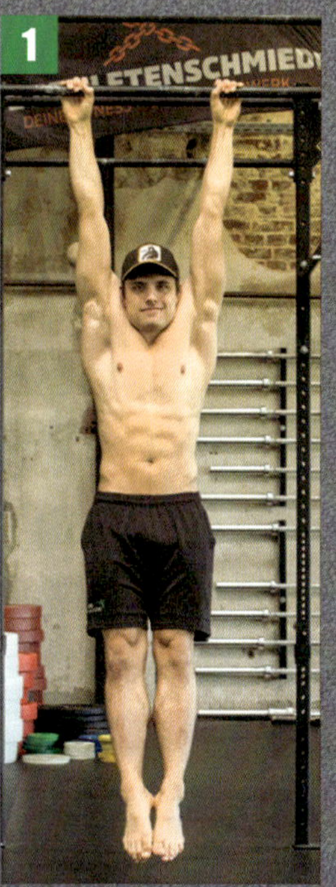

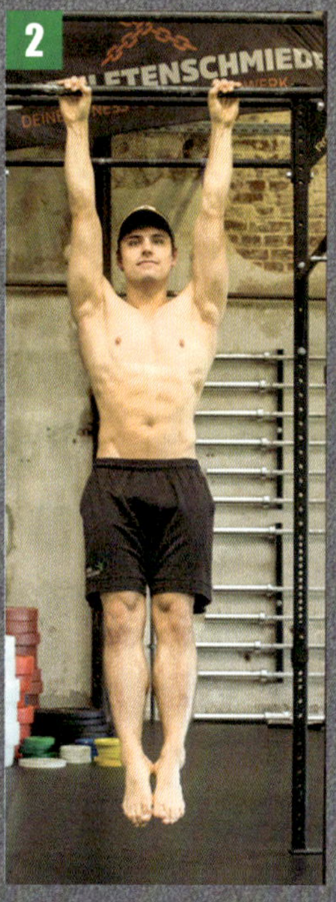

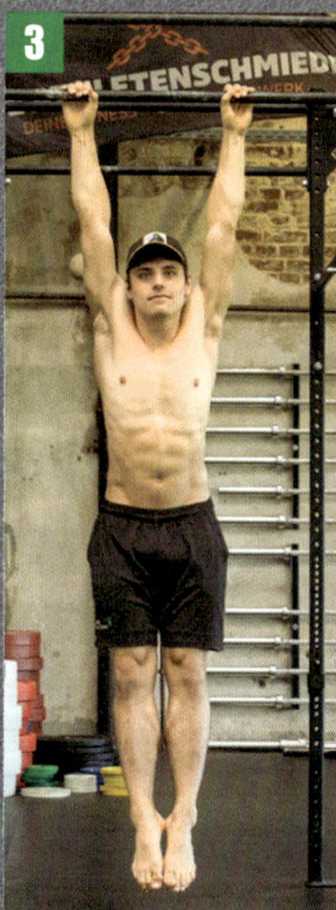

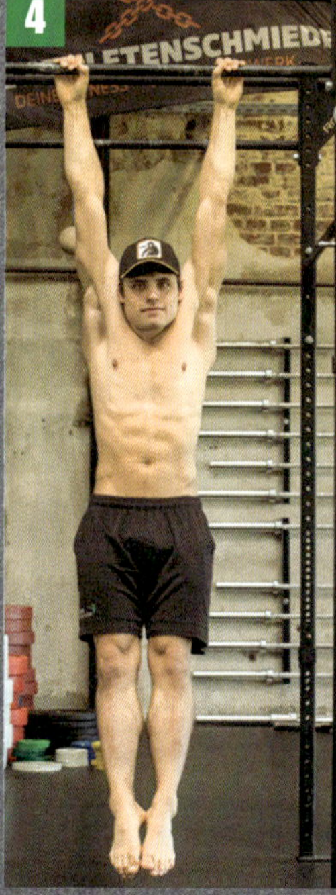

- Überstreckung des Nackens bei der Retraktion (Geierhals)
- Die Arme beugen sich bei der Bewegung in den aktiven Hang.
- Die Rumpfspannung wird aufgegeben (keine Hollow-Body-Position).

Skalierung:

- − Stütze dich mit den Füßen auf einer Hantelbank oder auf dem Boden ab.
- + Führe die Hanging-CARs im einarmigen Hang aus.

TIPP

Depression – die Schultern und die Ohren entfernen sich voneinander.
Retraktion – stelle dir vor, dass du einen Ball zwischen deinen Schulterblättern einklemmst.
Elevation – die Schultern und die Ohren berühren sich.
Protraktion – runde deinen oberen Rücken ein.

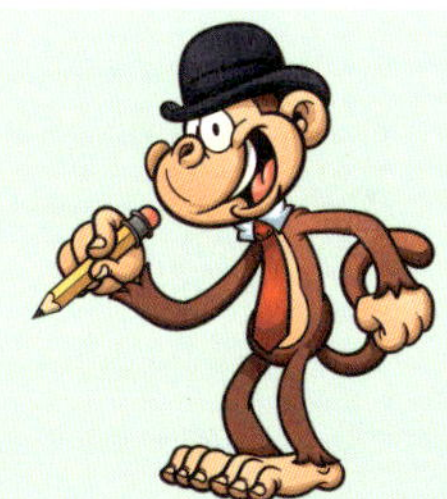

RÜCKANSICHT

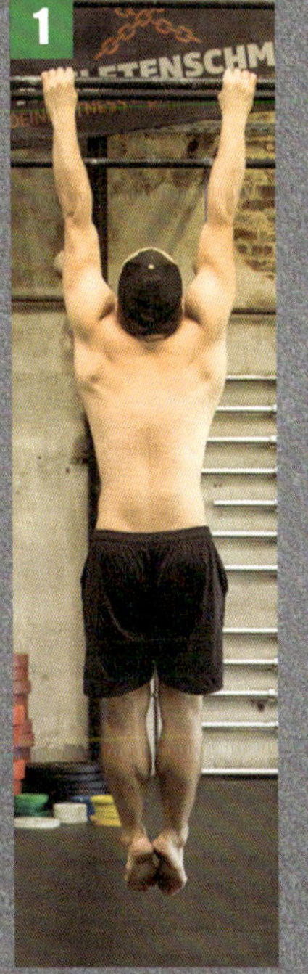

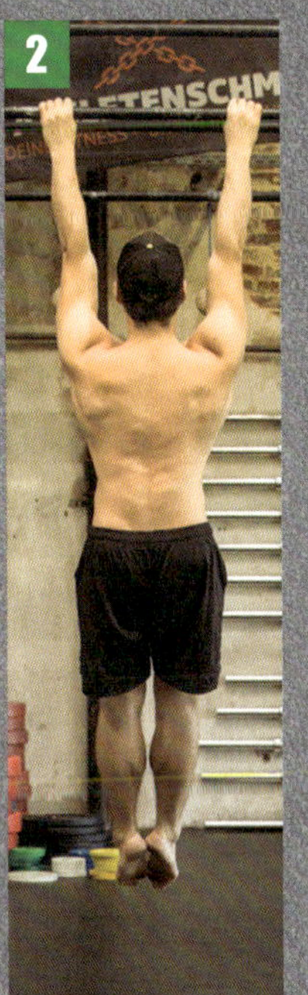

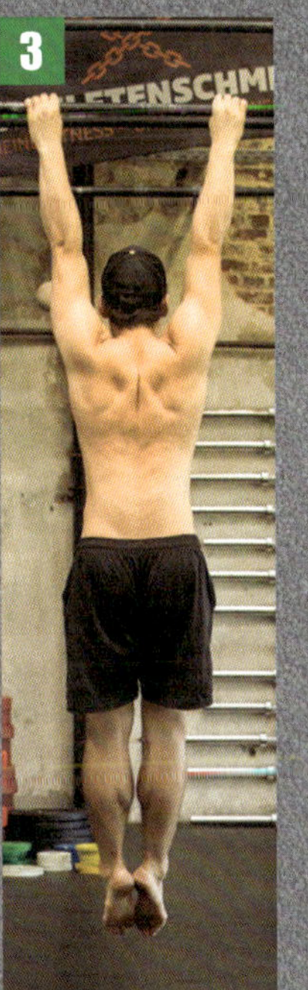

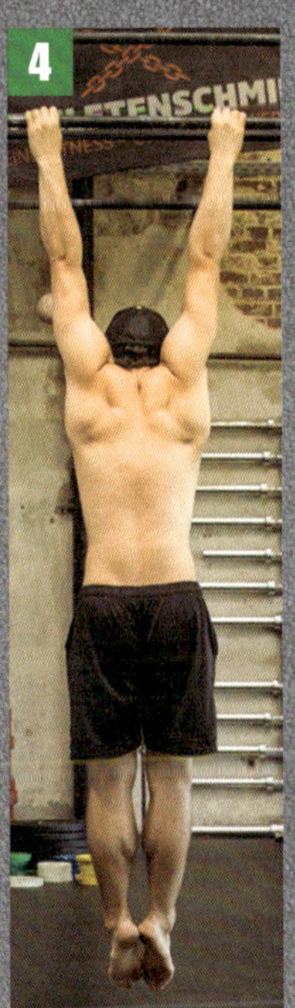

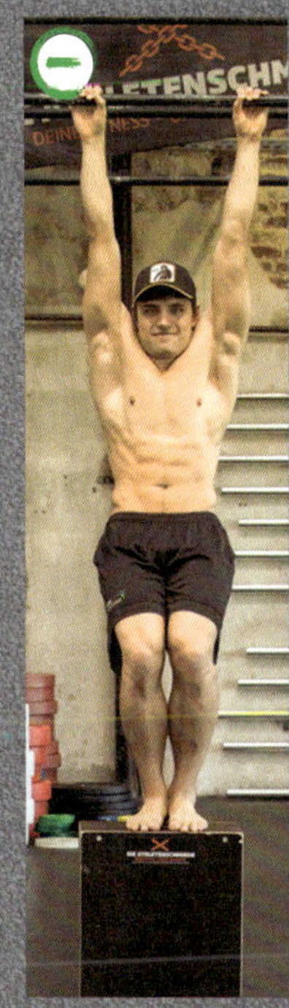

6.2.4 LIEGESTÜTZ-CARS

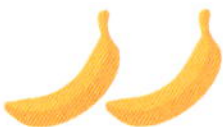

Allgemeine Hinweise:

Die Liegestütz-CARs stellen wie die Hanging-CARs eine Progression der Schulter-CARs dar und bilden die Grundlage für alle horizontalen Drückübungen zur Kräftigung des Schultergürtels und der das Schulterblatt umgebenden Muskulatur.

Ausführung:

1. ASTE: Nimm die Ausgangsstellung für einen Push-up ein, positioniere deine Schultern über deinen Handgelenken und halte deine Ellenbeuger die ganze Zeit über nach vorne gerichtet (Außenrotation im Schultergelenk).
2. Bringe deine Schulterblätter zusammen (Retraktion).
3. Ziehe deine Schultern gleichzeitig zu den Ohren (Elevation).
4. Drücke deine Schulterblätter auseinander (Protraktion) und atme aus.
5. Bringe deine Schultern weg von den Ohren (Depression).

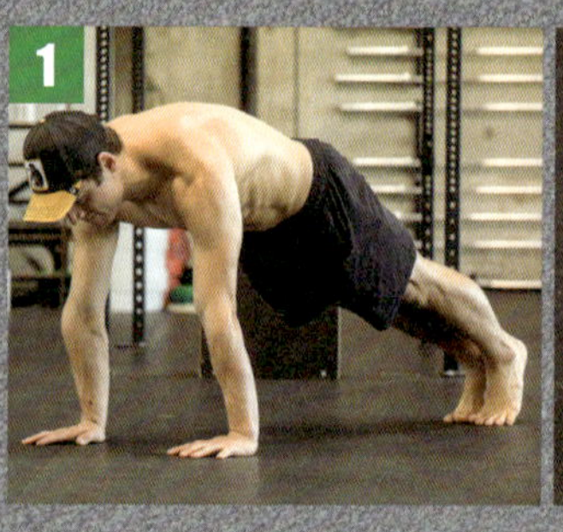

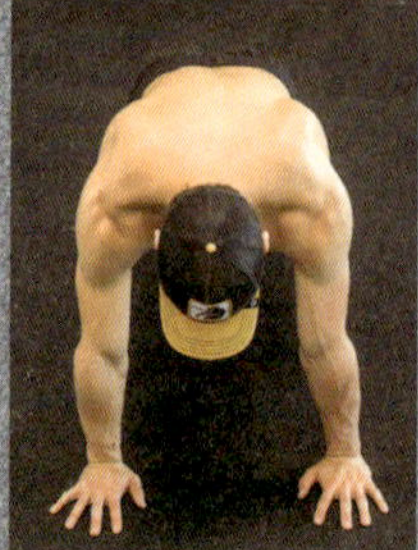

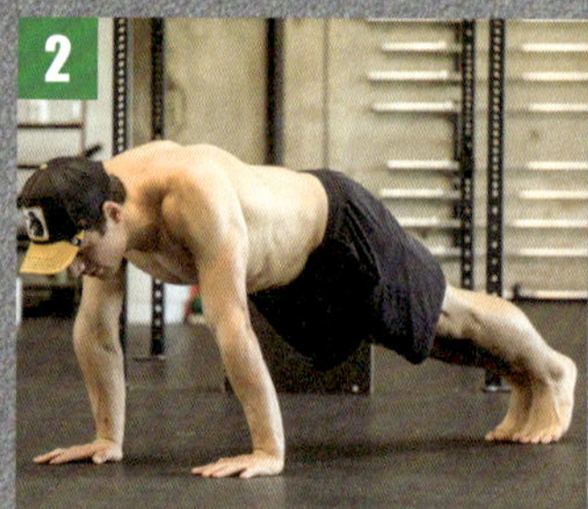

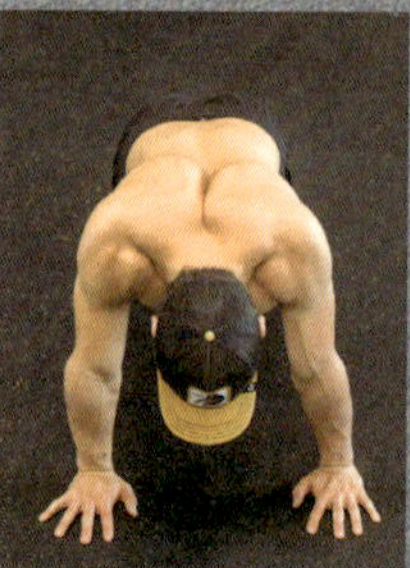

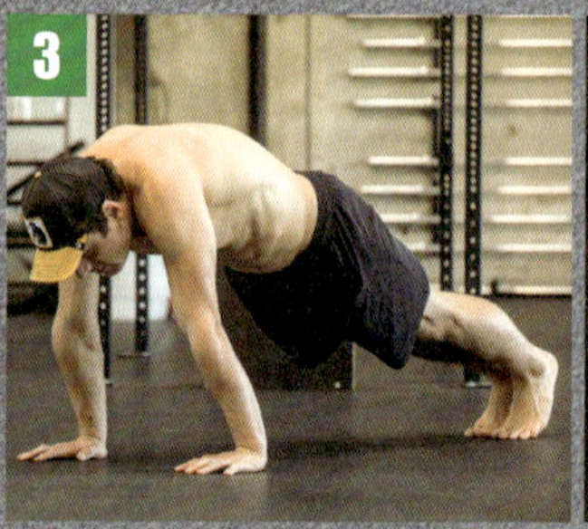

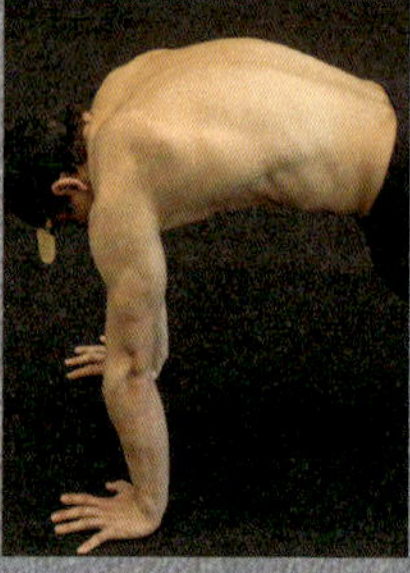

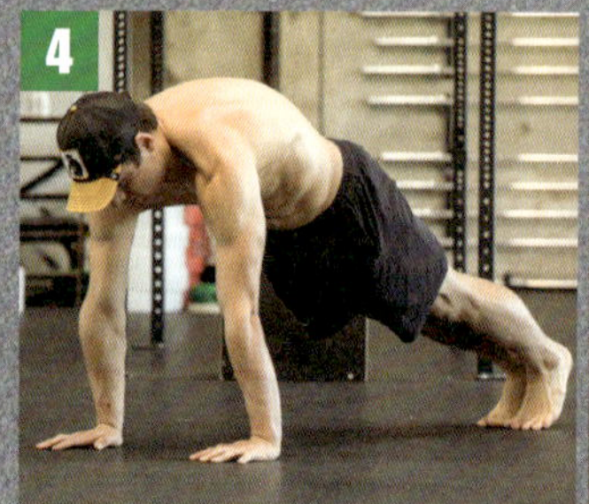

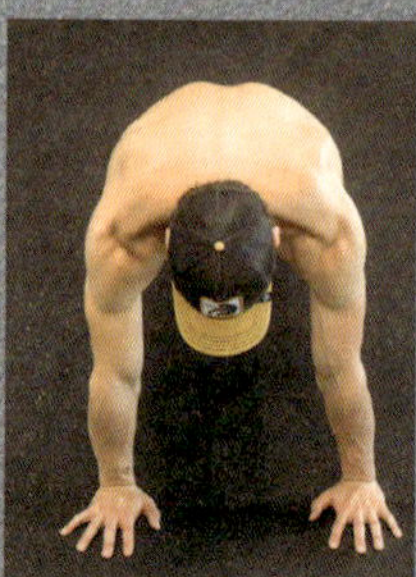

Skalierung:

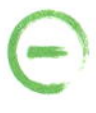 Verkleinere deinen Winkel zwischen den Armen und Beinen, indem du deine Knie näher zu deinen Händen setzt.

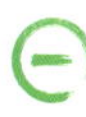 Bringe deinen Oberkörper in eine erhöhte Position, indem du die Liegestütz-CARs auf einer Box oder Hantelbank ausführst.

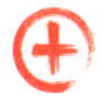 Stelle deine Füße auf eine Box oder eine Hantelbank oder versuche, die Liegestütz-CARs an den Ringen auszuführen (achte hierbei explizit auf die Außenrotation in deinen Armen).

TIPP

Retraktion – denke an den Ball zwischen deinen Schulterblättern.
Protraktion – drücke den Boden von dir weg.
Depression – stelle dir vor, dass du deine Schultern in deine Hosentaschen steckst.

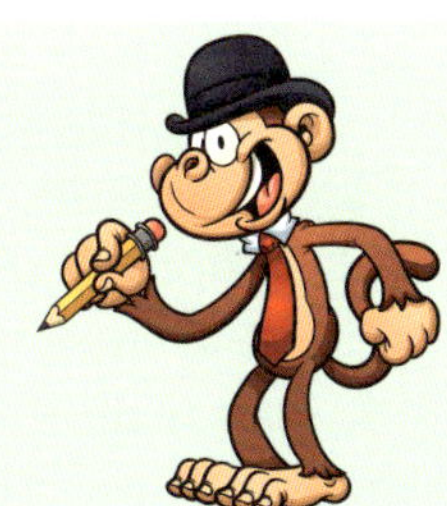

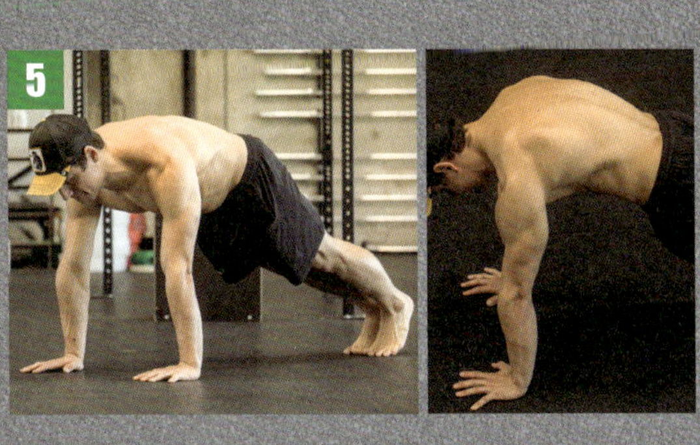

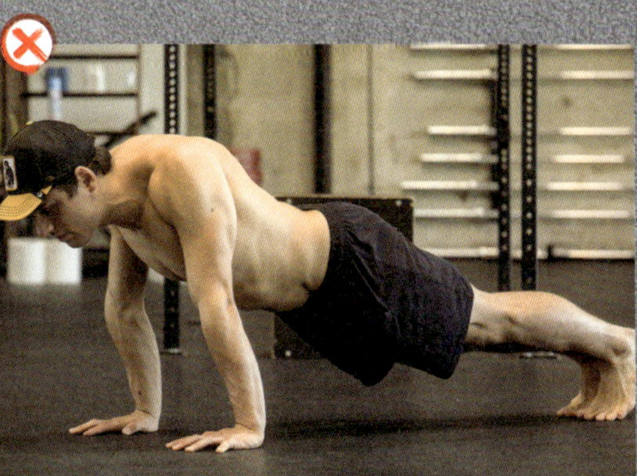

6.2.5 BANDED PRESS

Allgemeine Hinweise:

Diese Übung ist eine gute (lies: bessere) Alternative zur klassischen Physiotherapie-Außenrotation-am-Kabelzug-Handtuch-am-Ellbogen-eingeklemmt-Übung. Du trainierst deine Rotatorenmanschette in der Außenrotation und übst, die stabile Schulterposition über Kopf zu halten.

Ausführung:

1. ASTE: Stelle dich seitlich zu einem Widerstandsband, welche auf der Höhe deines Bauchnabels angebracht ist und halte das Band in der anderen Hand.
2. Halte deinen Arm seitlich am Körper und deinen Unterarm auf 90° abgewinkelt.
3. Hebe deinen Arm nach vorne und führe ihn kontrolliert über Kopf.
4. Halte die 90° von Unterarm zu Oberarm so lange bei, bis dein Oberarm parallel zum Boden ist.
5. Drücke dann deinen Arm gerade nach oben durch, sodass du in der Endposition deinen Arm ausgestreckt neben deinem Kopf hältst.
6. Führe deinen Arm auf demselben Weg wieder in die Ausgangsstellung zurück.

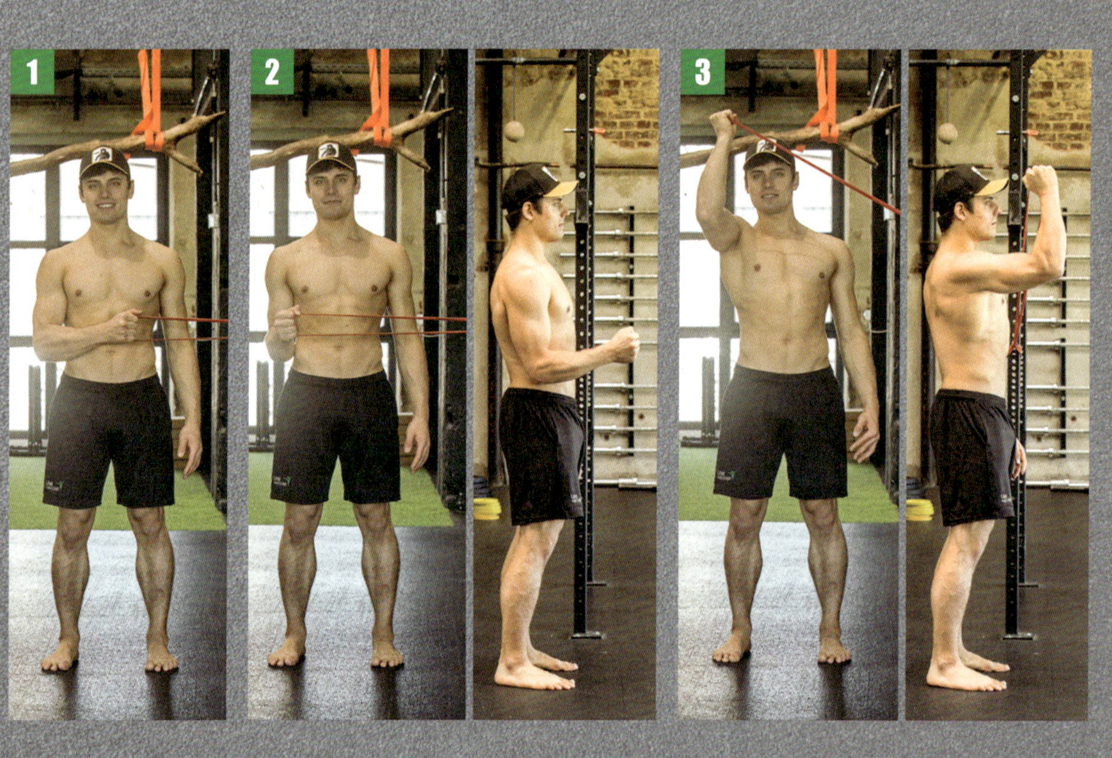

- ⊗ Dein Handgelenk knickt während der Bewegung über Kopf ab.
- ⊗ Der Unterarm kann nicht in einer Linie mit dem Oberarm gehalten werden und der Ellbogen driftet nach außen und die Hand nach innen weg.

Skalierung:

- ⊖ Bewege deinen Arm nur die halbe Strecke nach oben, sodass du deinen Oberarm parallel zum Boden hältst.
- ⊖ Nimm ein leichteres Widerstandsband.
- ⊕ Stelle dich weiter vom Ankerpunkt des Widerstandsbands weg.
- ⊕ Nimm ein stärkeres Widerstandsband.

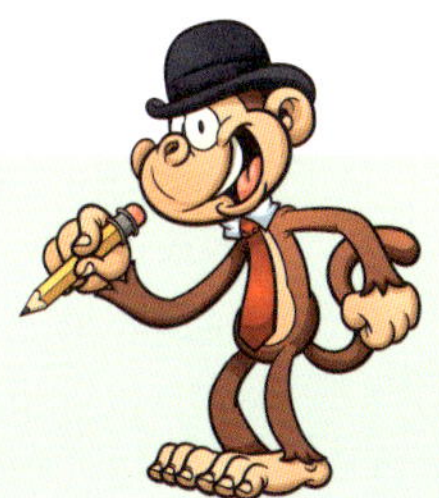

TIPP

Stelle dir beim Nachobendrücken vor, dass du deine Ellenbeuge hinter dich an die Wand drücken willst. Stelle dich außerdem nicht zu weit vom Widerstandsband weg. Die Übung ist schwerer, als sie aussieht.

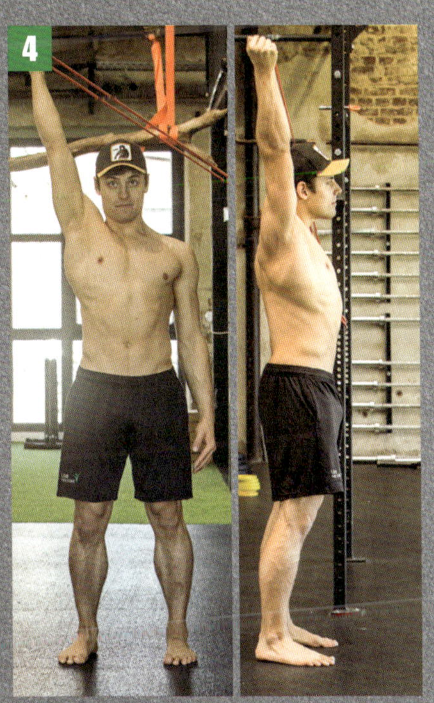

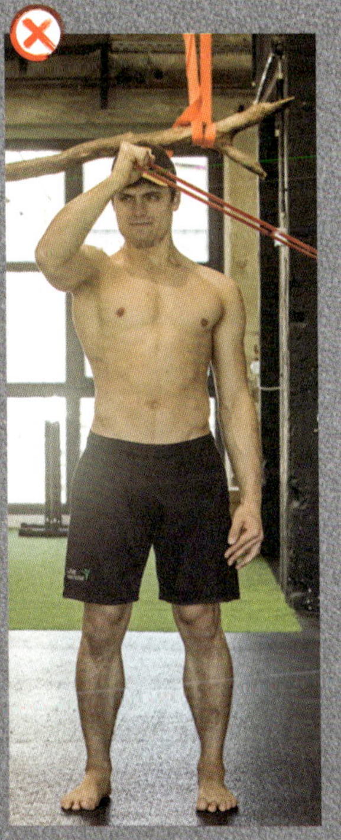

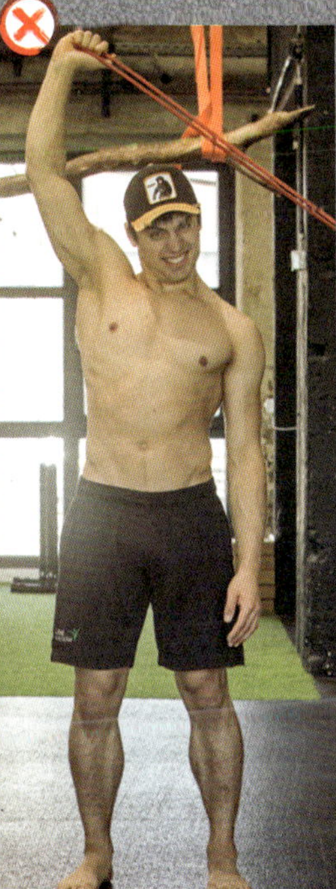

6.2.6 CUBAN ROTATIONS

Allgemeine Hinweise:

Die Cuban Rotations trainieren deine Rotatorenmanschette in der Außenrotation und sorgen für mehr Stabilität in beidarmigen Über-Kopf-Positionen.

Ausführung:

1. ASTE: Stelle dich aufrecht hin und halte das Widerstandsband oder die Langhantel in beiden Händen, sodass deine Oberarme um 90° vom Körper abgespreizt und deine Unterarme um 90° zu den Oberarmen gehalten werden.
2. Halte deine Schulterblätter in Depression und in leichter Retraktion.
3. Drehe deine Arme auf, sodass du das Band/die Hantel über deinen Kopf hinwegbewegst.
4. Wenn du das Band/die Stange hinter deinem Kopf hältst, lasse deine Arme langsam in die Ausgangsstellung ab.

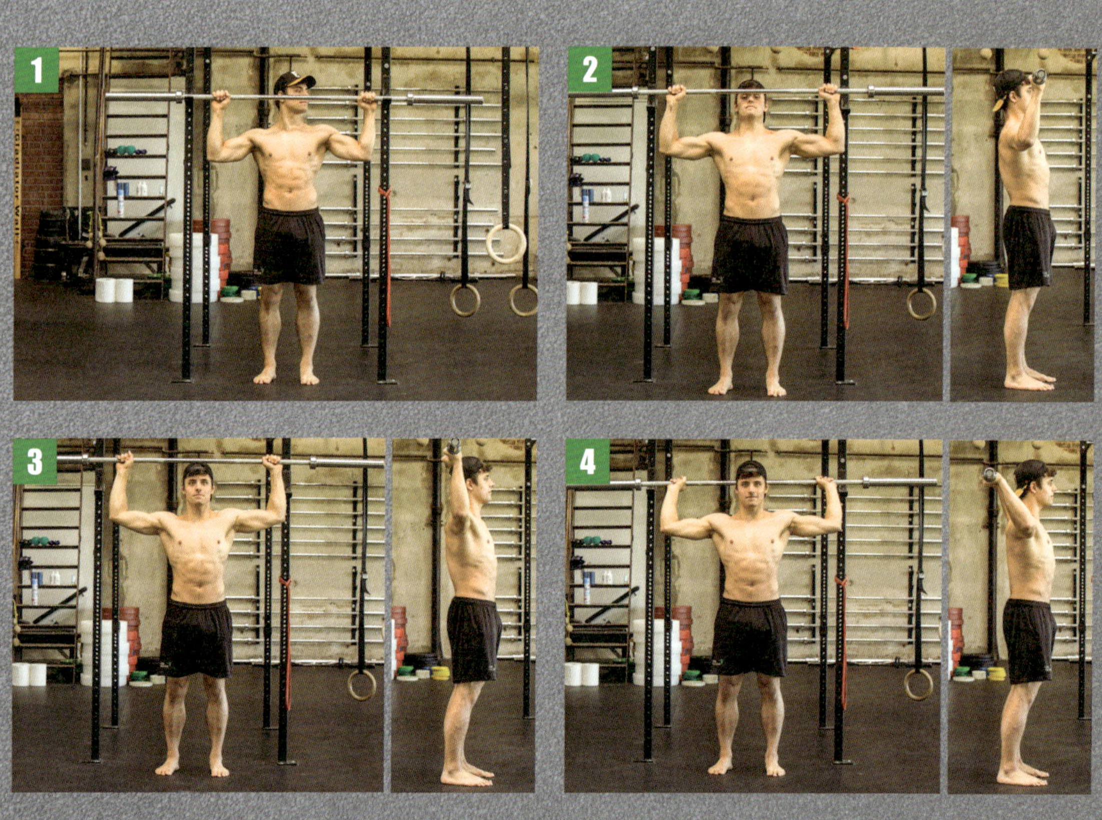

- ⊗ Wenn du deine Schultern nicht in Depression/Retraktion halten kannst, ist die Übung oder das gewählte Gewicht zu schwer für dich.
- ⊗ Deine Handgelenke knicken ab.
- ⊗ Die Brustwirbelsäule wird beim Aufdrehen überstreckt und kann während der Bewegung nicht fixiert gehalten werden.

Skalierung:

- ⊖ Verwende ein Widerstandsband oder einen Stock statt einer Langhantel.
- ⊖ Facepulls an den Ringen
- ⊕ Beschwere die Langhantel mit zusätzlichem Gewicht.

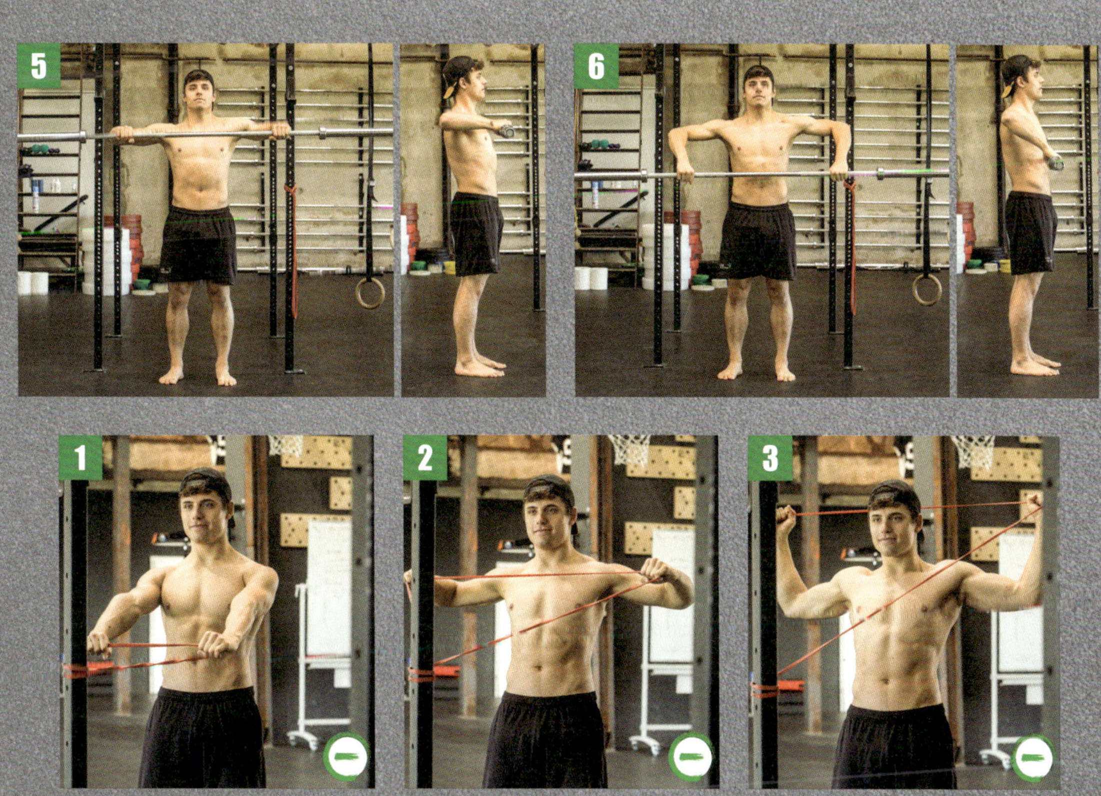

6.2.7 ONE ARM HANG

Allgemeine Hinweise:
Der One Arm Hang trainiert deine gerade Armkraft (Straight Arm Strength) und kräftigt deinen Schultergürtel und die das Schulterblatt stabilisierende Muskulatur. Er trainiert ebenso deine Griffkraft.

Ausführung:

1. ASTE: Hänge dich einarmig an eine Stange und nimm die Hollow-Body-Position ein.
2. Drehe deinen Arm in die Außenrotation, sodass dein Ellbogen nach vorne zeigt (Break-the-Bar-Prinzip).
3. Bleibe im passiven Hang oder im aktiven Hang hängen, ohne dich um deine Körperachse zu drehen.
4. Lasse nach einer gewissen Haltezeit die Stange oder den Ring los.

PASSIVER HANG

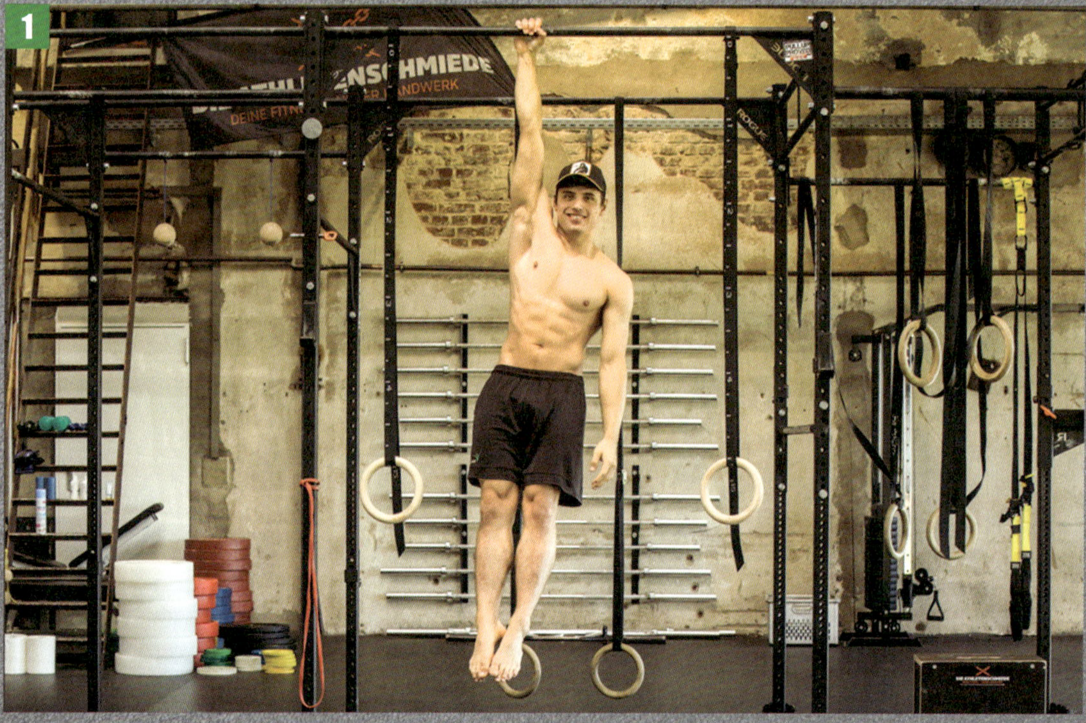

- ⊗ Die Füße sind hinter der Stange und so kann keine Hollow-Body-Spannung gehalten werden.
- ⊗ Der Arm wird gebeugt.
- ⊗ Der beidarmige Hang kann nicht für mindestens 60 Sekunden gehalten werden.

Skalierung:

- ⊖ Passiver/aktiver Hang mit beiden Armen
- ⊖ Stütze dich mit den Füßen auf einer Hantelbank oder auf dem Boden ab.
- ⊕ One Arm Scapula Pull-up
- ⊕ Shawarma-Drill
- ⊕ Integriere Holds in verschiedenen Positionen (z. B. im einarmigen Beugehang).

AKTIVER HANG

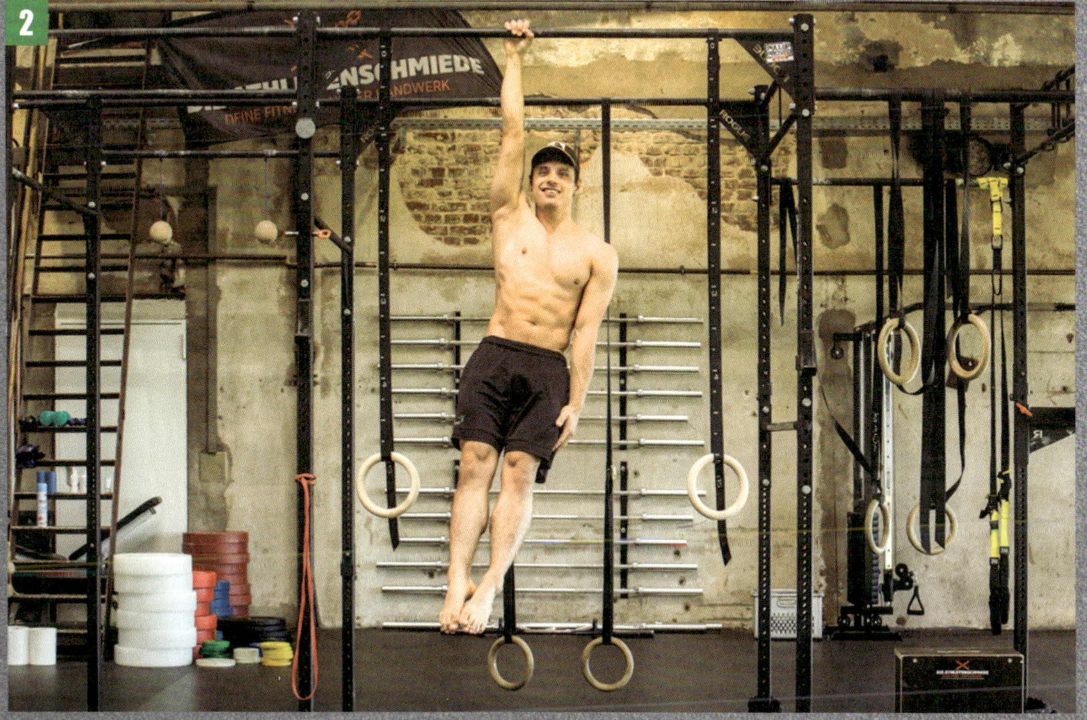

6.2.8 ONE ARM SCAPULA PULL-UP

Allgemeine Hinweise:

Der einarmige Scapula Pull-up trainiert wie auch der One Arm Hang deine gerade Armkraft (Straight Arm Strength) und kräftigt deinen Schultergürtel und die das Schulterblatt stabilisierende Muskulatur. Gemäß dem Prinzip „proximale Stabilität für distale Mobilität" sorgt eine starke Schulterblattanbindung für mehr Kontrolle. Zudem trainierst du deine Griffkraft.

Ausführung:

1. ASTE: Hänge dich einarmig an eine Stange und nimm die Hollow-Body-Position ein.
2. Drehe deinen Arm in die Außenrotation, sodass dein Ellbogen nach vorne zeigt (Break-the-Bar-Prinzip).
3. Ziehe dein Schulterblatt nach unten in die Depression (weg von den Ohren), während du deine Füße vor der Stange hältst.
4. Lasse dich nach einer gewissen Haltezeit in den passiven Hang ab und behalte die Außenrotation bei.

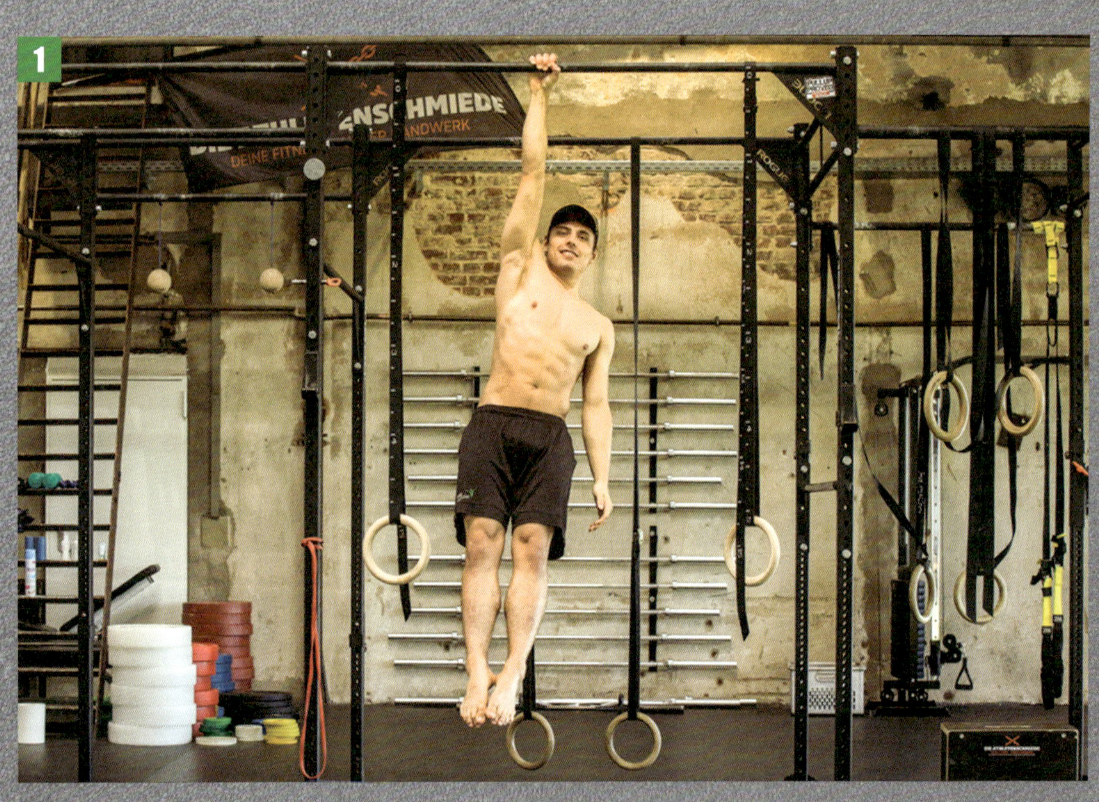

- ⊗ Die Füße sind hinter der Stange und damit kann keine Hollow-Body-Spannung gehalten werden.
- ⊗ Der Arm wird gebeugt.
- ⊗ Du kannst den One Arm Hang nicht für mindestens 30-60 Sekunden halten.

Skalierung:

- ⊖ One Arm Hang
- ⊖ Stütze dich mit den Füßen auf einer Hantelbank oder auf dem Boden ab.
- ⊕ Führe den One Arm Scapula Pull-up an den Ringen aus.
- ⊕ Shawarma-Drill

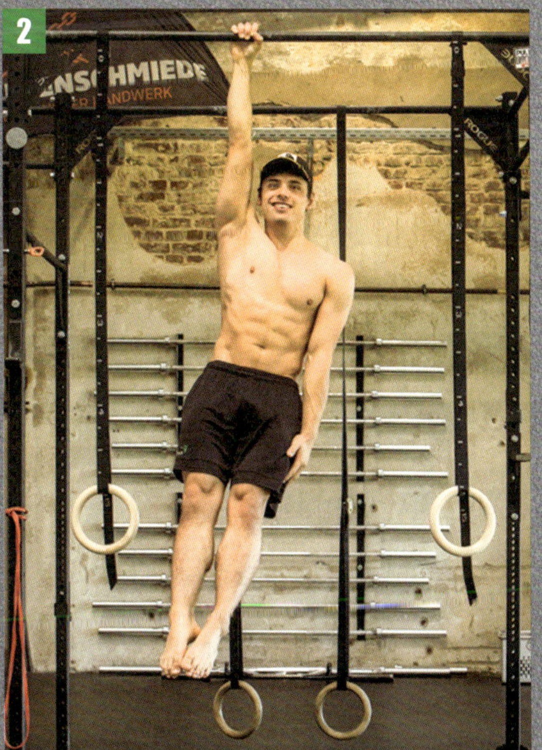

TIPP

Für einen sauber ausgeführten und kontrollierten Scapula Pull-up solltest du in der Lage sein, über mehrere Sätze hinweg mindestens 30 Sekunden lang an einem Arm hängen zu können.

Weiterhin ist hier ganz viel Kreide/Magnesium angeraten. Greife auch stets mit deiner wahrscheinlich bereits vorhandenen Hornhaut an den Fingergrundgelenken um die Stange. Wenn du nur deine Finger um die Stange legst, wirst du weniger Wiederholungen machen können und schnell abrutschen.

Es sei denn, du hast starke Finger wie ein Kletterer. Sollte dies der Fall sein, stellt diese Übung für dich wahrscheinlich keine so große Herausforderung dar. Dennoch kann sie dir helfen, deine schwache Zugseite der starken Seite ein wenig anzugleichen.

6.2.9 SHAWARMA-DRILL

Allgemeine Hinweise:

Der Shawarma-Drill ist eine der schwierigsten Übungen für deine Schulter. Der Drill trainiert deine Griffkraft und deinen Schultergürtel und stellt die schwierigste Steigerung für den One Arm Hang oder den One Arm Scapula Pull-up dar.

Ausführung:

1. ASTE: Hänge dich im einarmigen aktiven Hang an eine Stange und nimm die Hollow-Body-Position ein.
2. Lasse dich in den passiven Hang ab und drehe deinen Arm daumenwärts (nach innen) in die Stange, sodass du dich um deine eigene Körperachse drehst.
3. Du solltest nun mit deiner Schulter in Extension hängen und ziehst dich auch hier wieder in den aktiven Hang.
4. Lasse dich wieder in den passiven Hang ab und drehe deinen Arm andersherum, sodass du dich in die Ausgangsstellung zurückdrehst.

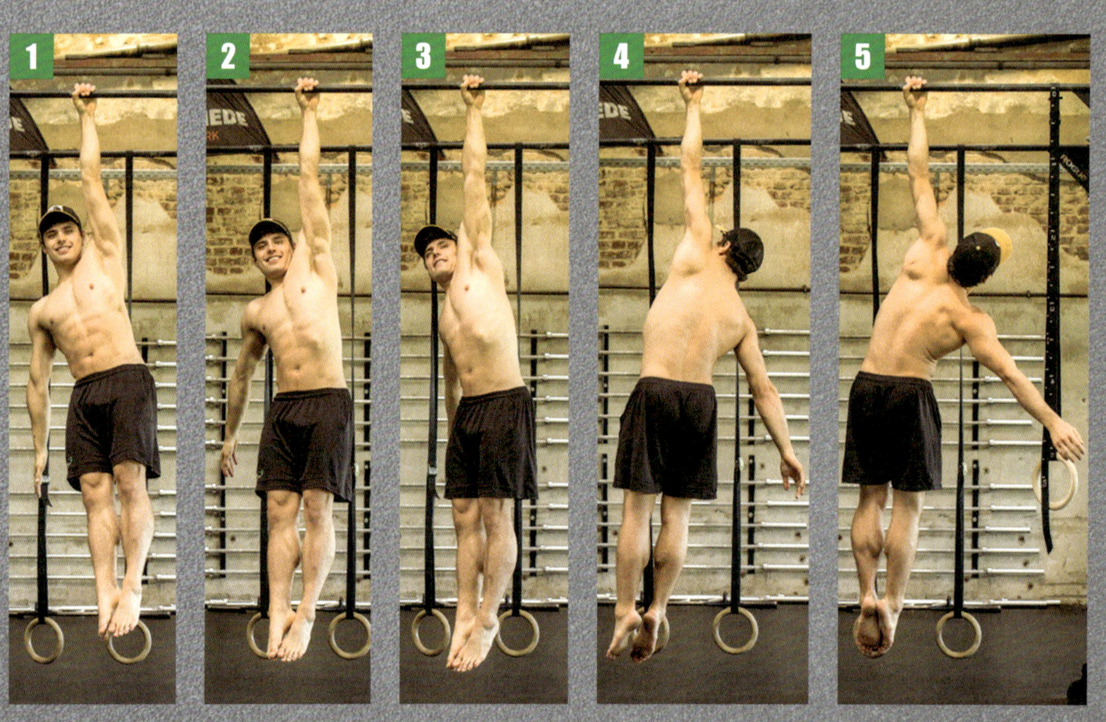

- ⊗ Die Arme beugen.
- ⊗ Du verlierst während der Drehung den Griff und hängst nur noch an den Fingern.

Skalierung:

- ⊖ One Arm Hang
- ⊖ One Arm Scapula Pull-up
- ⊕ (Reverse) Meathook (wird nicht thematisiert im Buch, lohnt sich aber, anzuschauen).

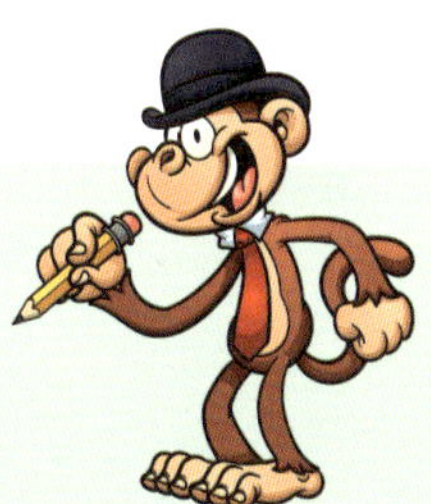

TIPP

Der Shawarma-Drill lässt sich nicht gut an Ringen ausführen, weil er zu instabil ist und kein Drehmoment in der Schulter zulässt, sodass du dich um deine Körperachse drehst.

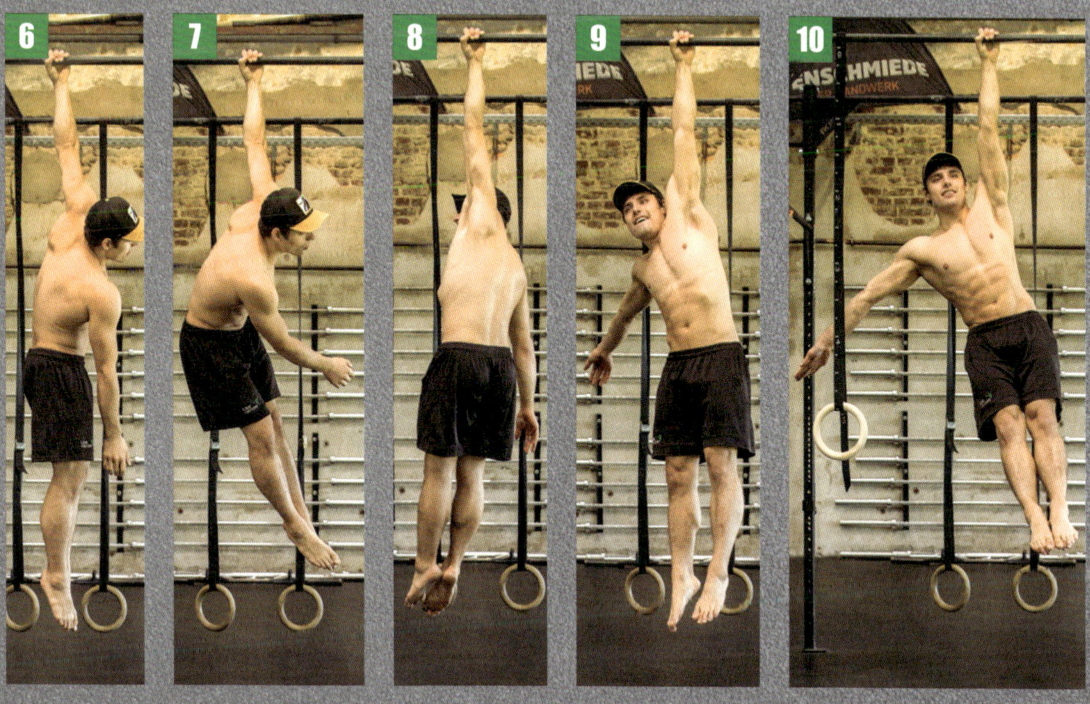

6.3 WIRBELSÄULE

6.3.1 3D-HWS-MOBILISATION 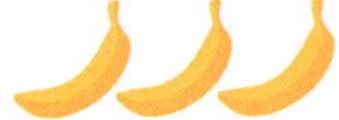

Allgemeine Hinweise:

Die 3D-HWS-Mobilisation sorgt für eine bessere Propriozeption (Bewegungswahrnehmung) der Halswirbelsäule. Du lernst, deine HWS in alle Richtungen anzusteuern, um deinem Nervensystem eine genauere Bewegungsvorstellung für verschiedene Positionen deiner HWS zu geben.

Ausführung:

1. ASTE: Starte aus einer langen Wirbelsäule (aufrecht) und schaue geradeaus.
2. Bewege deinen Kopf kreisförmig nach vorne, zur Seite, nach hinten, zur anderen Seite.
3. Schaue die ganze Zeit nach vorne.
4. Wechsle die Richtung.

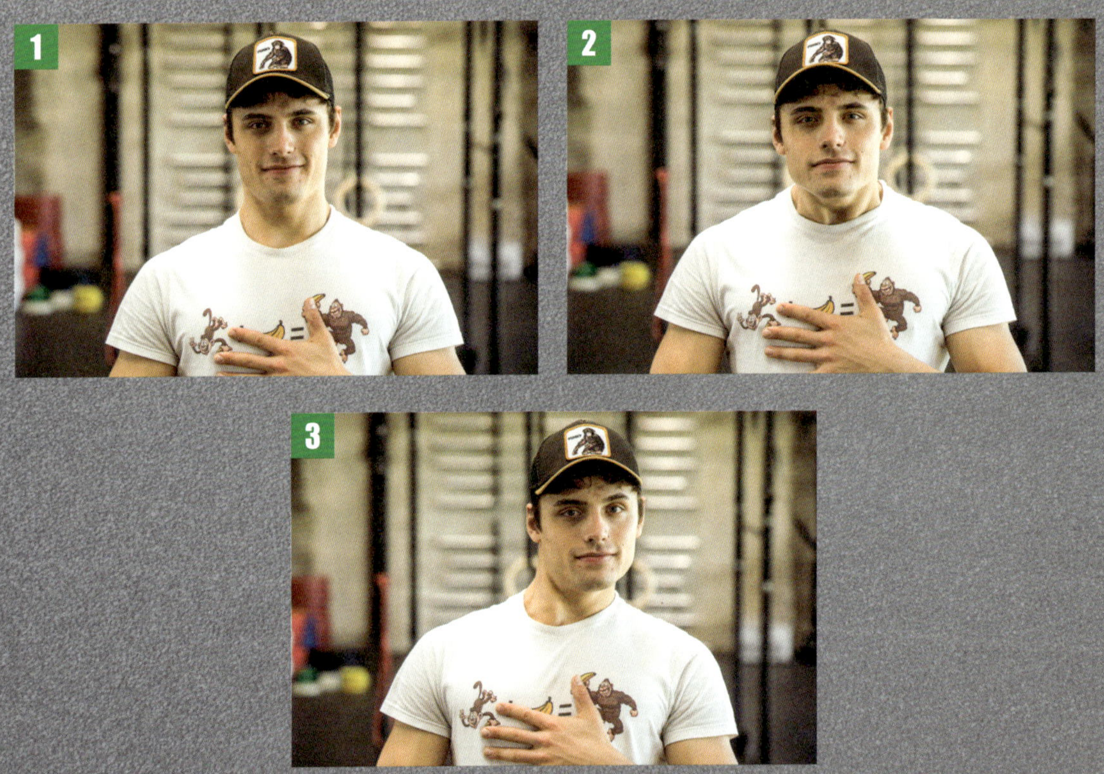

 Den Kopf neigen oder drehen.

Skalierung:

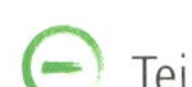 Teile die kreisförmige Bewegung auf und übe sie getrennt voneinander.

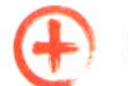 Übe, einen gewissen Rhythmus zu halten, indem du ein Metronom hinzunimmst.

 Bringe ein Widerstandsband an verschiedenen Positionen an.

TIPP

Stelle dir bei den einzelnen Bewegungen vor, dass dein Kopf auf einer Schiene hin- und hergleitet. Übe vor einem Spiegel! Der Spiegel ist ein guter Lehrer und hilft dir, die Bewegung und vor allem deine Ausweichbewegungen besser nachvollziehen und korrigieren zu können.

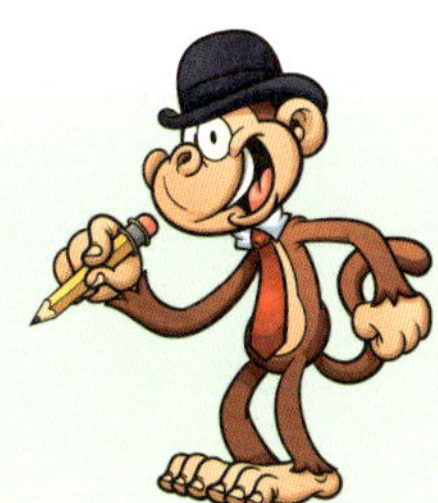

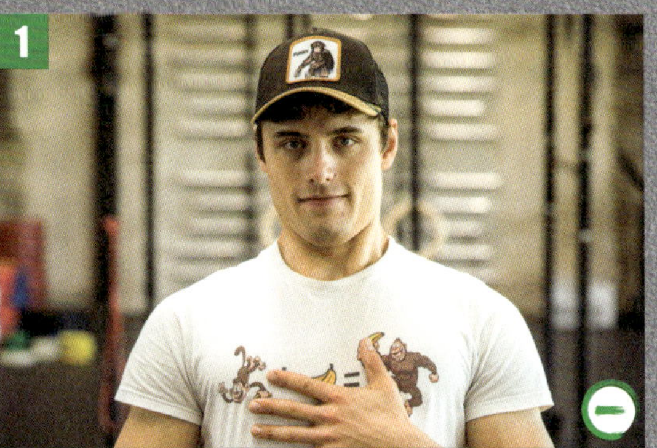

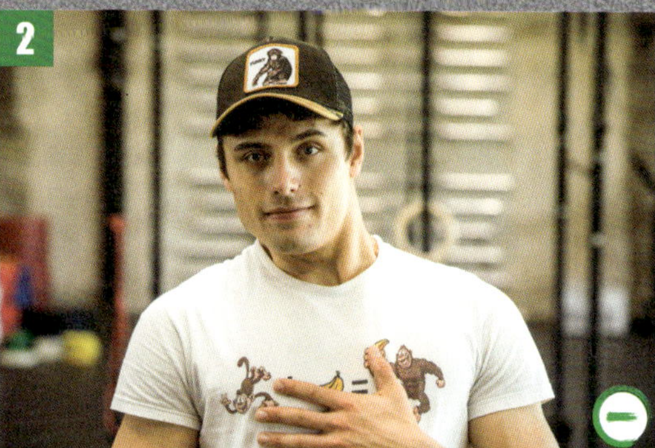

6.3.2 3D-BWS-MOBILISATION 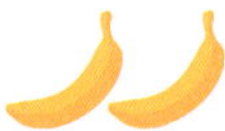

Allgemeine Hinweise:

Die 3D-BWS-Mobilisation sorgt für eine bessere Propriozeption (Bewegungswahrnehmung) der Brustwirbelsäule. Du lernst, deine BWS in alle Richtungen anzusteuern, um deinem Nervensystem eine genauere Bewegungsvorstellung für verschiedene Positionen deiner BWS zu geben.

Ausführung:

1. ASTE: Starte aus einer langen Wirbelsäule (aufrecht) und schaue geradeaus.
2. Bewege deine BWS im Kreis nach vorne (strecke deine Brust raus), zur Seite, nach hinten (beuge aus der BWS), zur anderen Seite.
3. Schaue die ganze Zeit nach vorne.
4. Wechsle die Richtung.

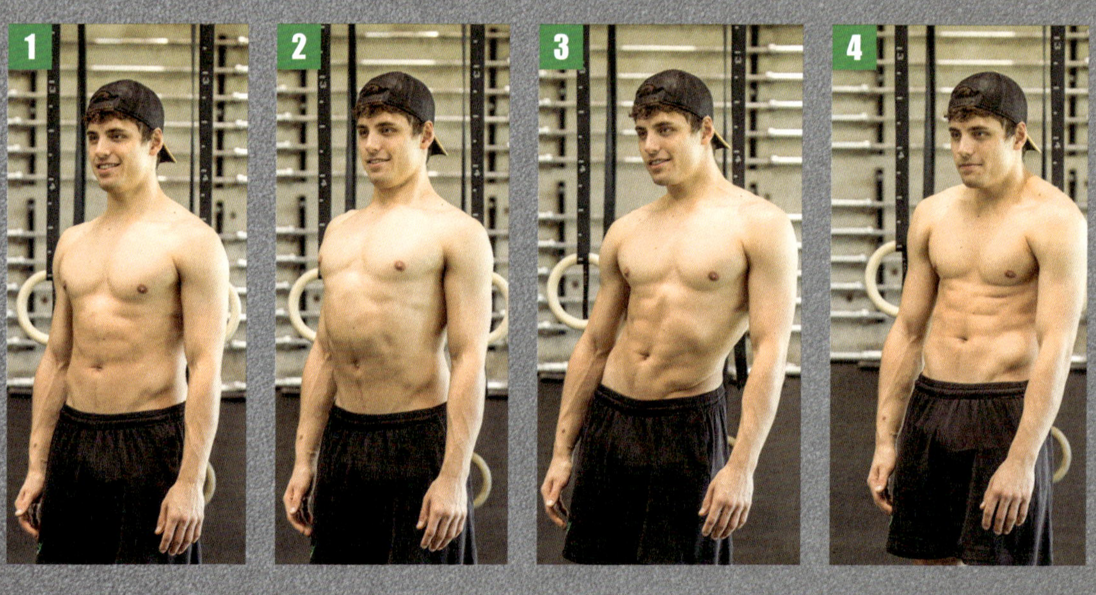

 Die BWS wird zur Seite geneigt oder rotiert.

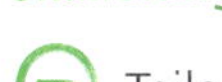

Skalierung:

 Teile die kreisförmige Bewegung auf und übe sie getrennt voneinander.

 Übe, einen gewissen Rhythmus zu halten, indem du ein Metronom hinzunimmst.

Bringe ein Widerstandsband an verschiedenen Positionen an.

TIPP

Auch hier hilft dir ein Spiegel. Zusätzlich kannst du dir vorstellen, dass der Kopf immer über dem Becken bleibt, als würde eine Stange diese beiden verbinden. Deine Aufgabe ist es, deine BWS um diese Stange herumzubewegen, ohne das sich Becken oder Kopf mitbewegen. Deine Arme bleiben einfach locker an der Seite deines Körpers hängen.

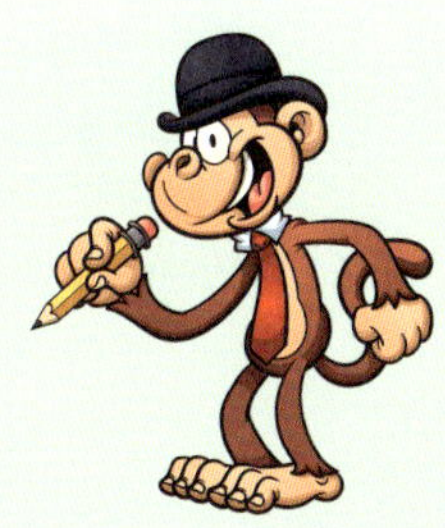

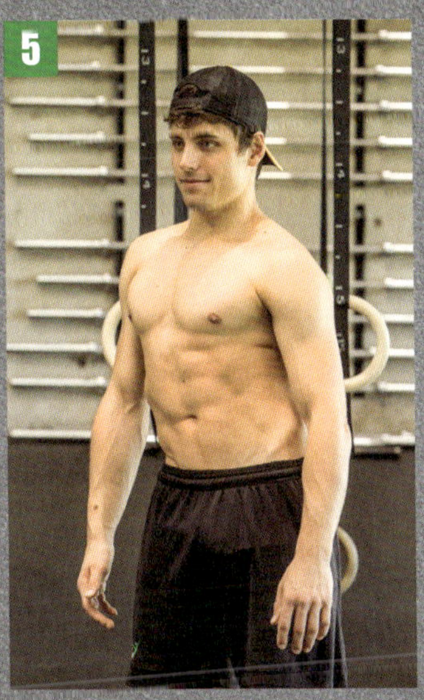

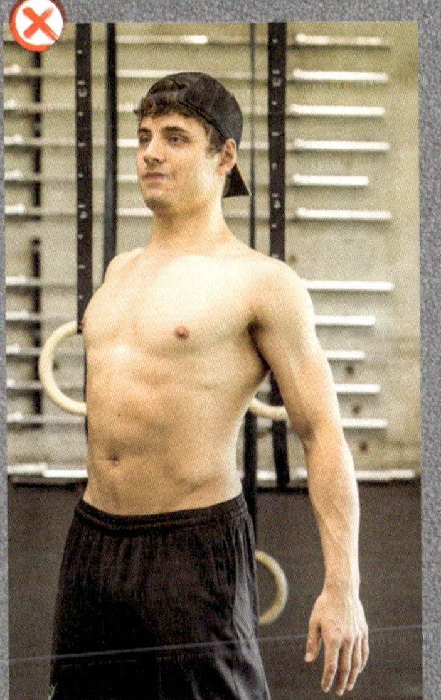

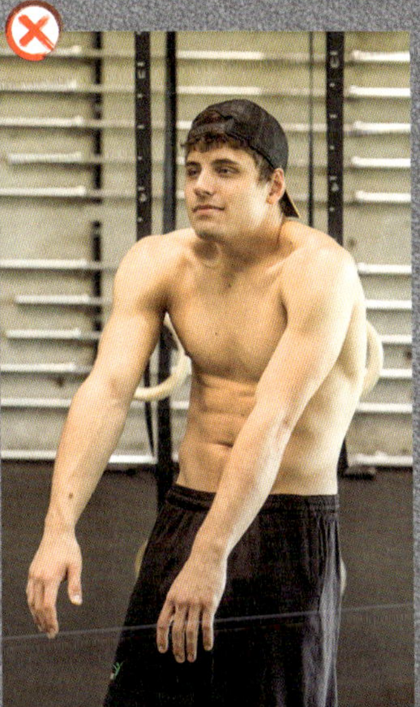

6.3.3 3D-LWS-MOBILISATION 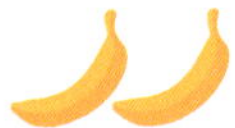

Allgemeine Hinweise:

Die 3D-LWS-Mobilisation sorgt für eine bessere Propriozeption (Bewegungswahrnehmung) der Lendenwirbelsäule. Du lernst, deine LWS in alle Richtungen anzusteuern, um deinem Nervensystem eine genauere Bewegungsvorstellung für verschiedene Positionen deiner LWS zu geben.

Ausführung:

1. ASTE: Stelle dich hüftbreit hin, starte aus einer langen Wirbelsäule (aufrecht) und beuge deine Knie ein wenig.
2. Kippe dein Becken im Kreis nach vorne, zur Seite, nach hinten, zur anderen Seite.
3. Halte deine BWS die ganze Zeit aufrecht.
4. Wechsle die Richtung.

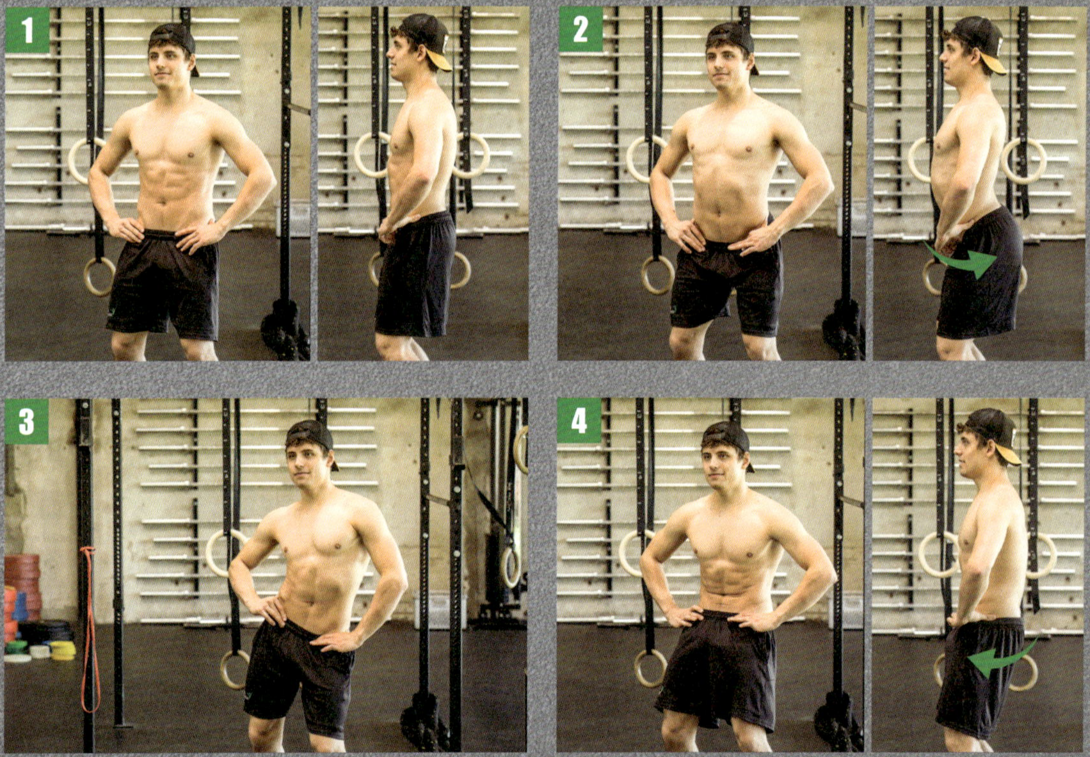

- ⊗ Aus der BWS beugen und strecken.
- ⊗ Die Seitkippung des Beckens über das vermehrte Beugen der Knie einleiten.

Skalierung:

- ⊖ Teile die kreisförmige Bewegung auf und übe sie getrennt voneinander.
- ⊕ Übe, einen gewissen Rhythmus zu halten, indem du ein Metronom hinzunimmst.
- ⊕ Bringe ein Widerstandsband an verschiedenen Positionen an.

TIPP

Siehe 3D-HWS-Mobilisation.

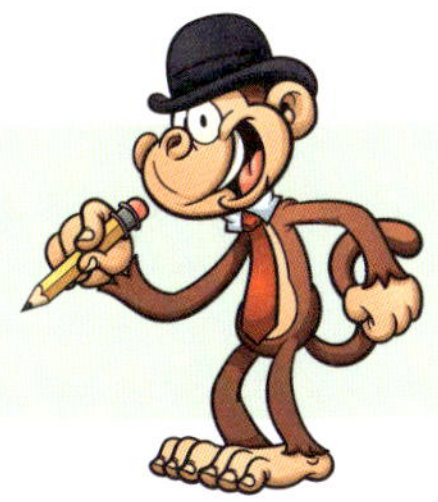

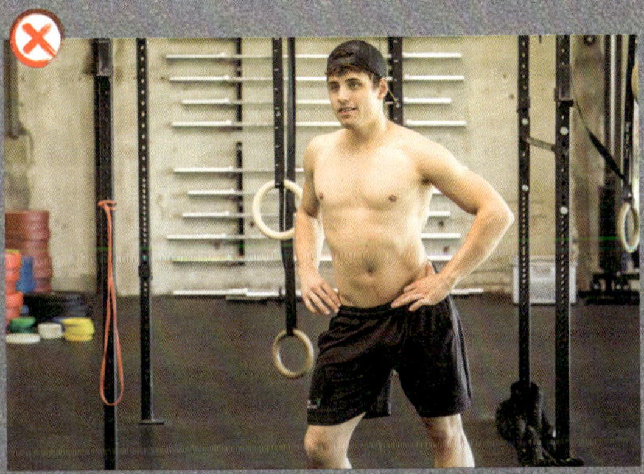

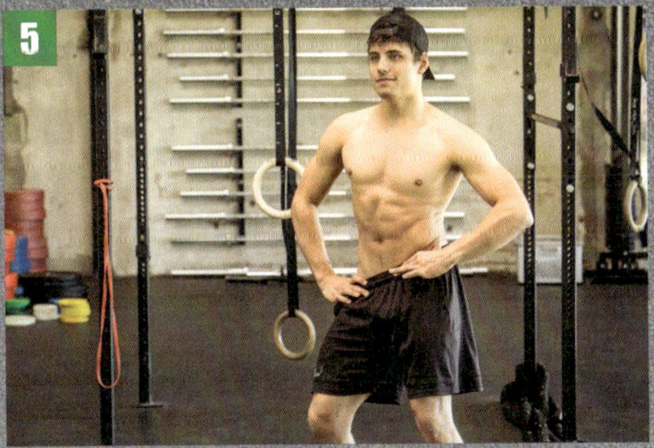

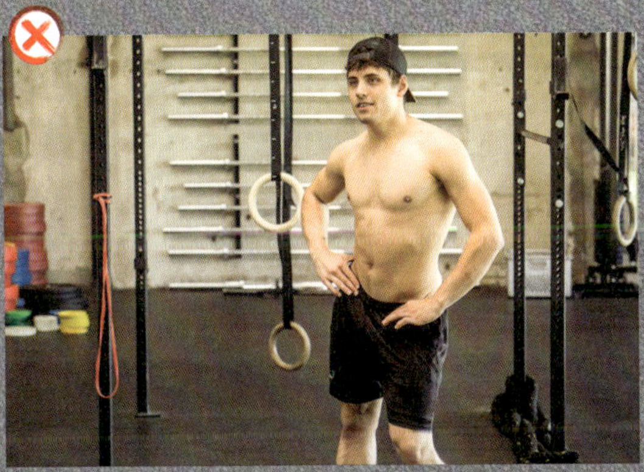

6.3.4 JEFFERSON CURL 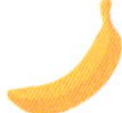

Ausführung:

1. ASTE: Stelle dich hüftbreit hin und starte aus der langen Wirbelsäule.
2. Atme in deinen Bauch ein, ziehe deinen Bauchnabel zur Wirbelsäule und spanne deinen Po an (Halte während der gesamten Bewegung die Spannung in Bauch und Gesäß bei!).
3. Runde nun deine Wirbelsäule Wirbel für Wirbel ein, angefangen mit der Halswirbelsäule, bis du dich komplett nach vorne gebeugt hast.
4. Während du dich wieder Wirbel für Wirbel aufrichtest, atme aus und bringe deine Rippen nach unten.

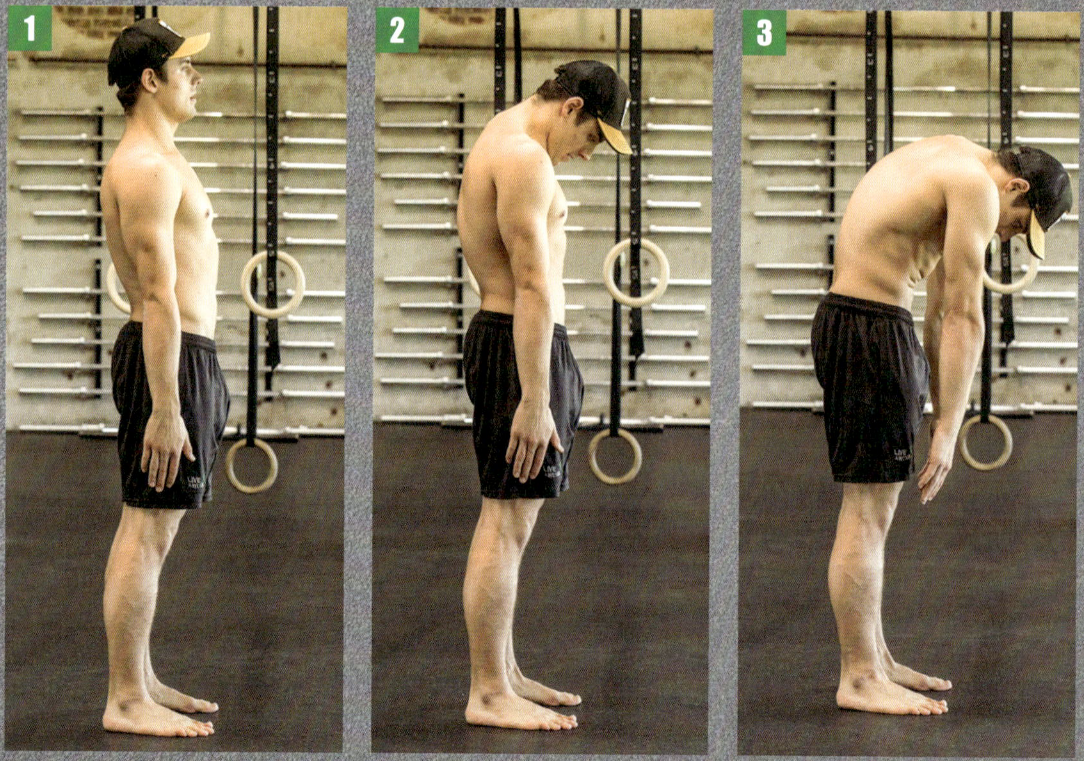

1

2

3

- ⊗ Die Spannung im Po und im Bauch nicht halten können.
- ⊗ Eine Form von Kreuzheben ausführen, statt Wirbel für Wirbel abzurollen.

Skalierung:

- ⊖ 3D-WS-Mobilisationen
- ⊖ Beuge deine Knie.
- ⊕ Loaded Jefferson Curl

TIPP

Die Aussage, dass du dich Wirbel für Wirbel einrunden sollst, ist nicht wortwörtlich zu nehmen, da ein Wirbelkörper immer zu einem Wirbelsegment (bestehend aus zwei Wirbelkörpern) gehört. Dennoch hilft dir diese Analogie, um dich von der HWS bis zur LWS zu beugen und die komplette ROM auszunutzen.

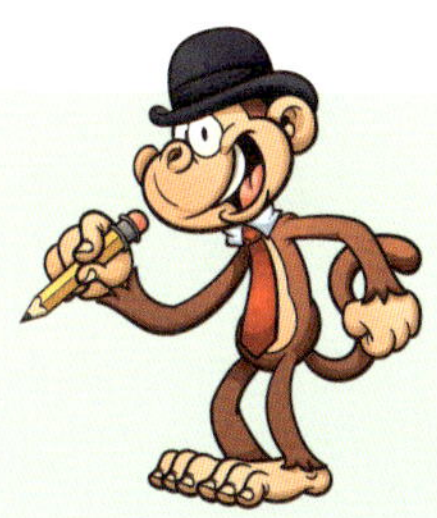

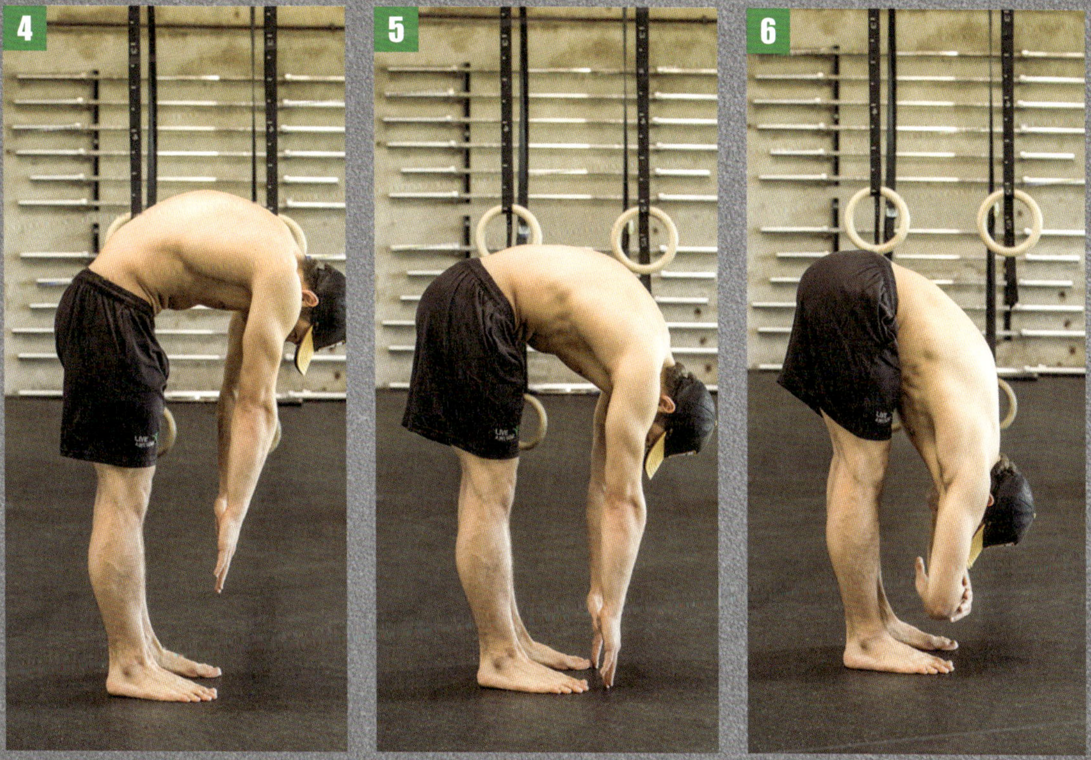

6.3.5 LOADED JEFFERSON CURL 

Allgemeine Hinweise:

Der Loaded Jefferson Curl sollte erst ausgeführt werden, wenn du die unbelastete Variante, die 3D-Wirbelsäulenmobilisation und die Hip Hinge Flex/Ex ein paar Wochen lang geübt hast.

Es ist ein hartnäckiger Mythos, dass die Wirbelsäule nie in gekrümmter Position belastet werden darf. Dabei ist es wie mit dem Rest des Körpers: *Specific Adaptation on Imposed Demand (SAID-Principle)*. Dies bedeutet, dass dein Körper sich an die Belastung gewöhnt, die du trainierst.

Ausführung:

1. Siehe Jefferson Curl und nimm eine Kurzhantel, eine Langhantel, eine Kettlebell oder eine Gewichtsscheibe zur Hand.

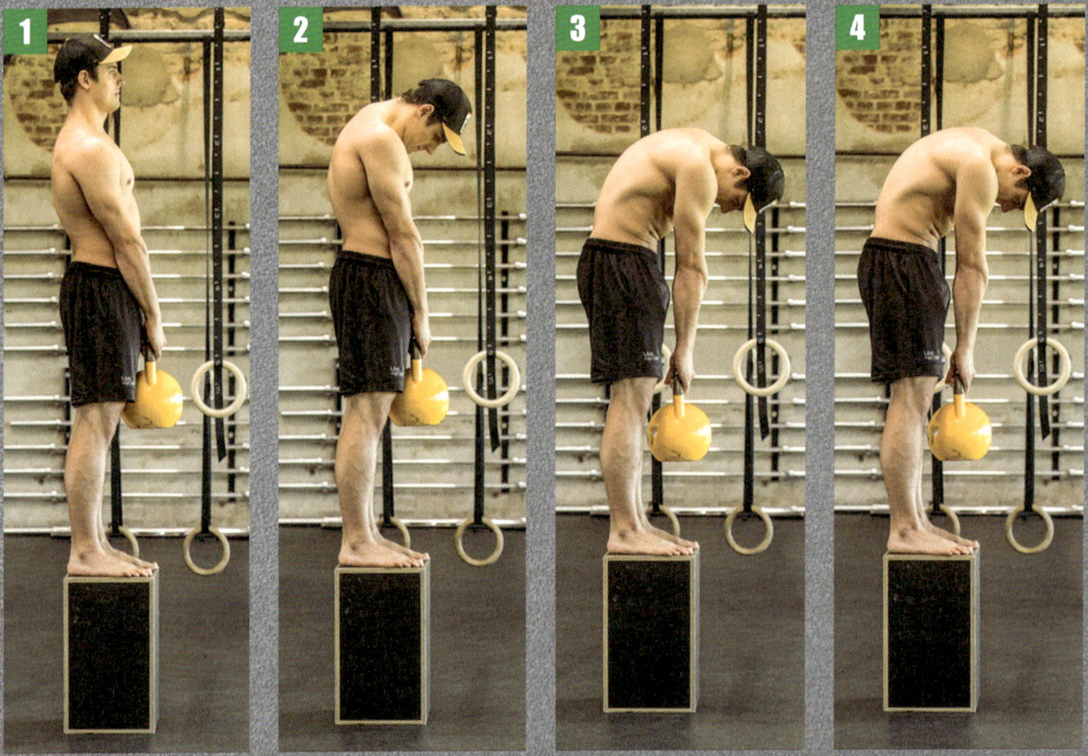

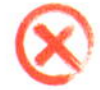 Die Hüfte wird zu weit nach hinten geschoben.

Skalierung:

- Jefferson Curl (unbelastet)
- 3D-WS-Mobilisationen
- Hip Hinge Flex/Ex

TIPP

Beginne mit sagen wir 5 kg. Es geht bei der Übung nicht um maximales Gewicht, sondern um die Fähigkeit, das Beugen und Strecken der Wirbelsäule kontrolliert mit angemessener Bauchspannung auszuführen.

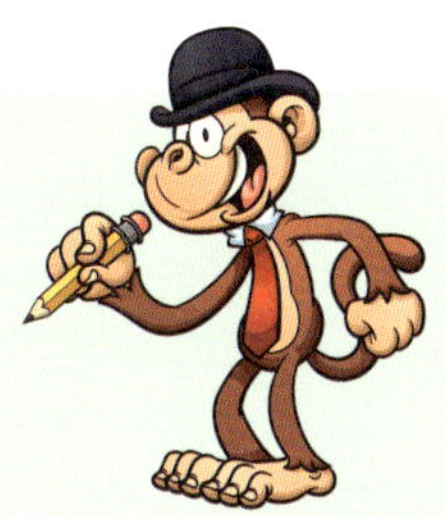

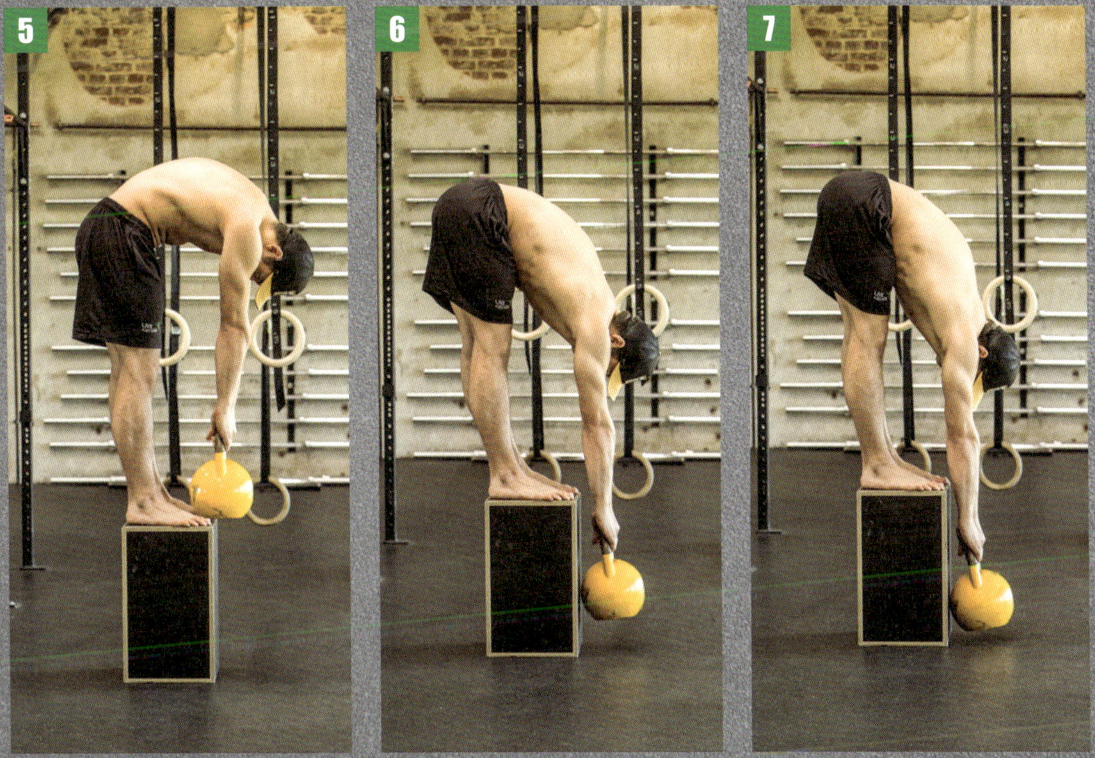

6.3.6 SPINE PISTOL 

Allgemeine Hinweise:

Die Spine Pistol verbessert die isolierte Streckung aus der Brustwirbelsäule. Du lernst, deine BWS ohne weiterlaufende Bewegungen in der LWS zu strecken und eine stabile Mitte zu halten. Die Spine Pistol eignet sich sehr gut, um die Brücke zu lernen.

Ausführung:

1. ASTE: Stelle dich gerade hin, die Wirbelsäule ist lang und dein Becken kippst du nach hinten *(Posterior Pelvic Tilt)*.
2. Nimm deine Arme über dem Kopf zusammen, strecke dich zur Decke und schaue zu deinen Händen.
3. Strecke deine Brustwirbelsäule nach hinten, während du deine Hüfte fixiert hältst.
4. Atme während der Streckung aus, bis du dich nicht mehr weiter strecken kannst.
5. Beuge dich wieder in die Ausgangsstellung zurück.

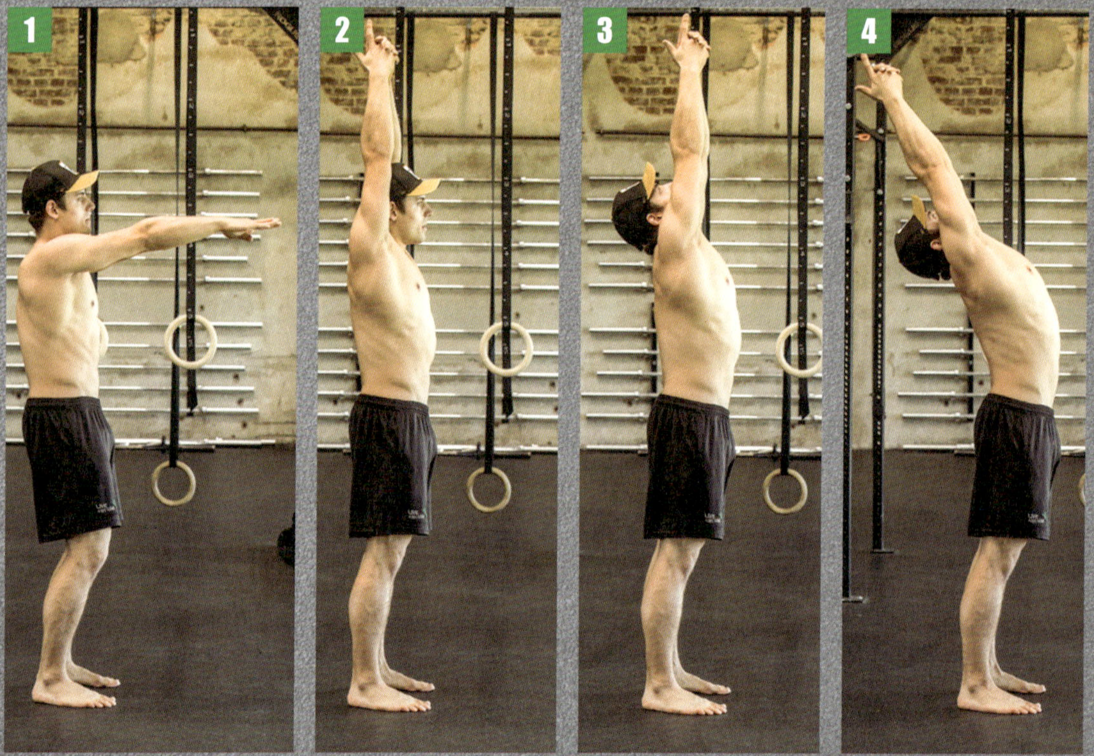

- Deine Hüfte schiebt nach vorne und du kannst die Rumpfspannung nicht halten.
- Du beugst deine Knie.

Skalierung:

- Übe die Spine Pistol im Sitzen.
- 3D-BWS-Mobilisation
- Wirbelsäulen-CARs
- Bridging an der Wand
- Bridge-ups

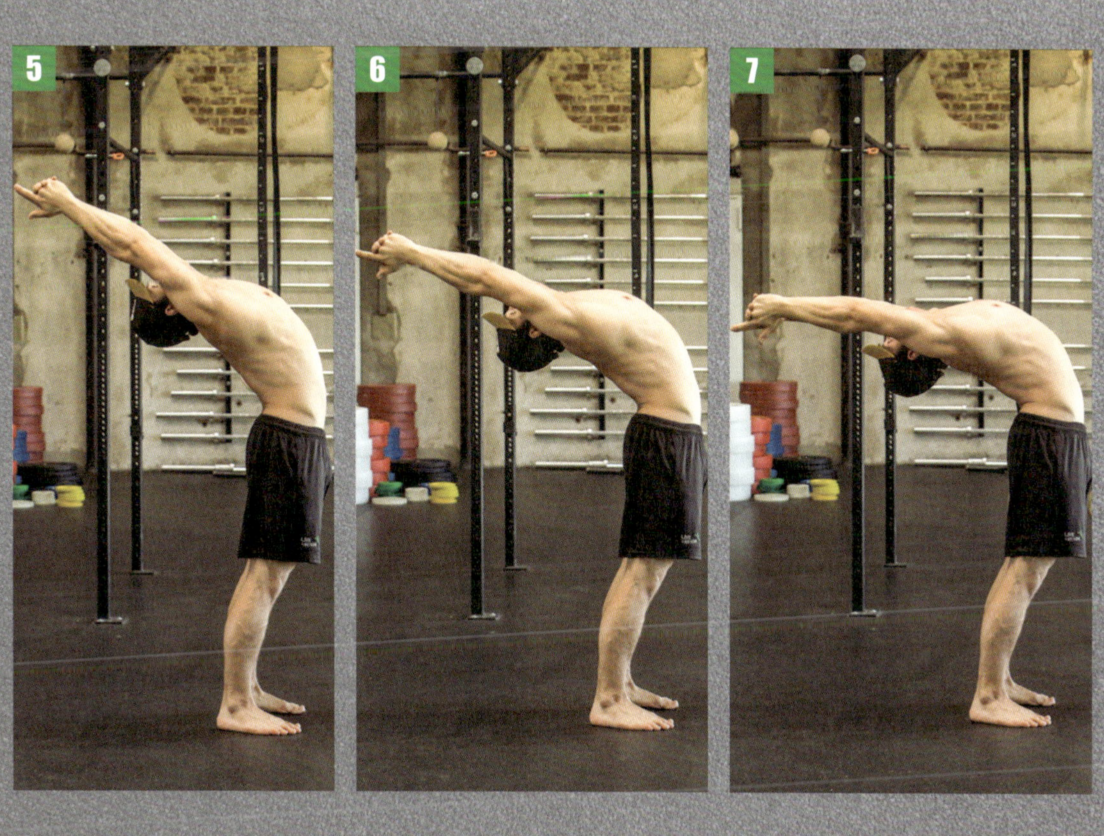

6.3.7 HIP HINGE FLEX/EX

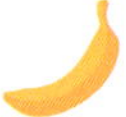

Allgemeine Hinweise:
Die Hip Hinge Flex/Ex (Flexion/Extension) trainiert die Streckung und Beugung in der Wirbelsäule. Du stärkst deine Rückenstrecker und mobilisierst deine Wirbelsäulengelenke. Der Hip Hinge Flex/Ex dient dazu, um deine Wirbelsäule auf Hebebewegungen und Übungen wie den Backlever vorzubereiten.

Ausführung:
1. ASTE: Stelle dich hüftbreit hin und behalte eine leichte Kniebeugung. Lehne dich nach vorne, indem du deine Hüfte nach hinten schiebst und halte deine Wirbelsäule lang.
2. Halte deine Arme um ca. 90° vom Körper weggestreckt und leite die Beugung aus der gesamte Wirbelsäule nach vorne ein, indem du deine Arme in Richtung Boden bewegst.
3. Achte darauf, dass du dich auch in der LWS beugst (kippe dein Becken nach hinten).
4. Wenn du komplett gebeugt bist, beginne, dein Becken wieder nach vorne zu kippen und strecke dich Stück für Stück aus der Wirbelsäule.
5. Wiederhole die Schritte mehrmals und achte darauf, dass deine Hüfte stets an derselben Stelle bleibt.

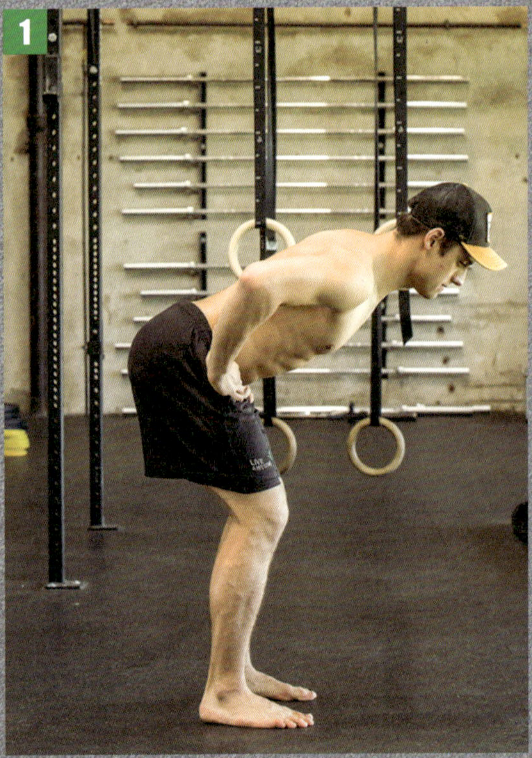

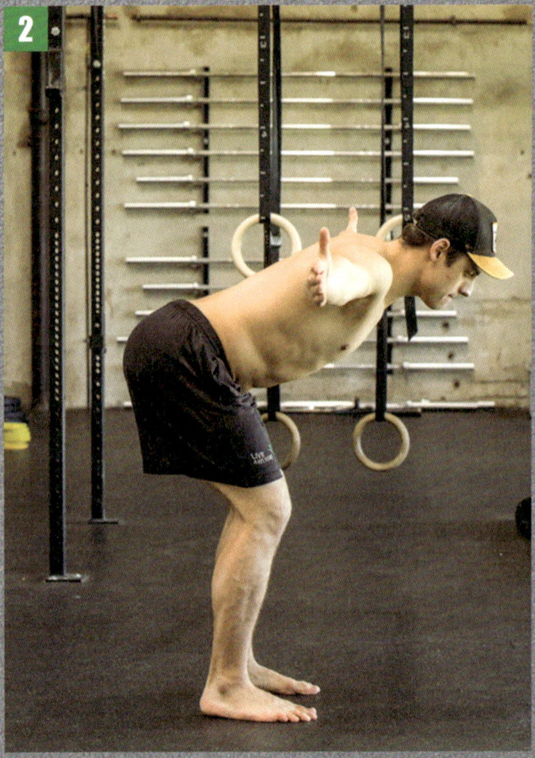

- ⊗ Strecken und Beugen nur aus der BWS, ohne die Hüfte mitzunehmen.
- ⊗ Deinen Oberkörper während der Bewegung aufrichten.

Skalierung:

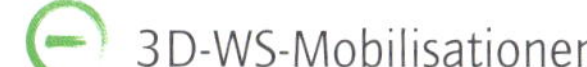

- ⊖ 3D-WS-Mobilisationen
- ⊖ Neige dich weniger weit nach vorne.
- ⊕ Nimm kleine Gewichtsscheiben hinzu.

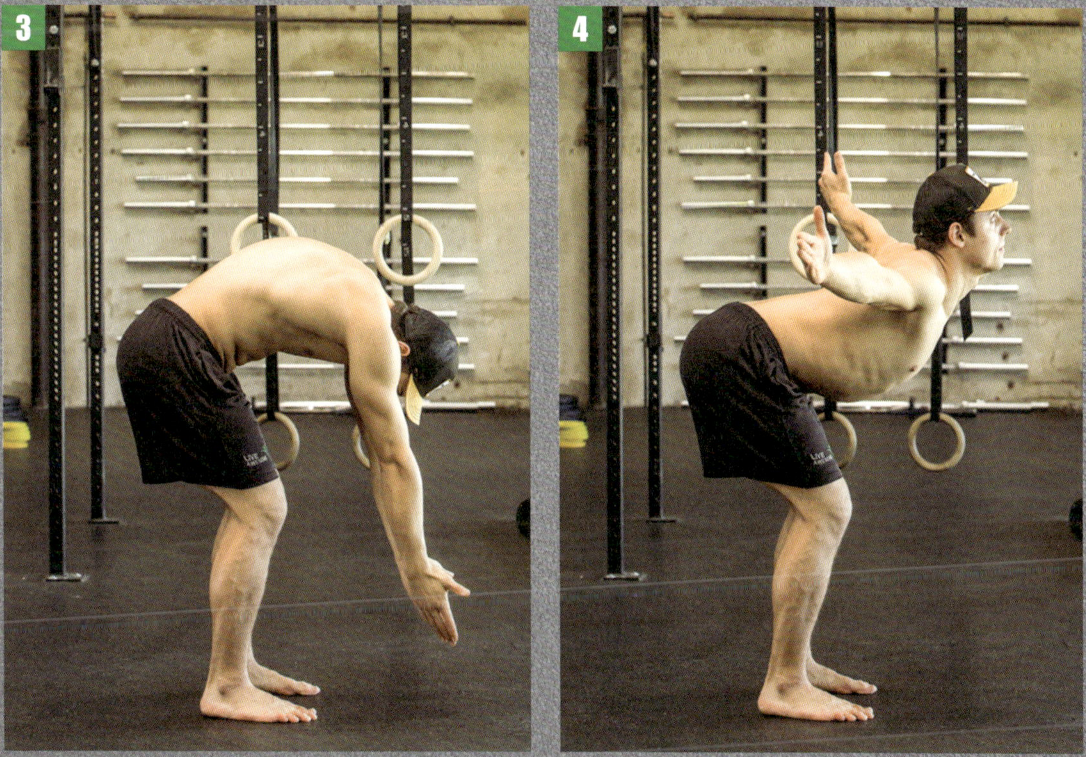

6.3.8 BRIDGING AN DER WAND 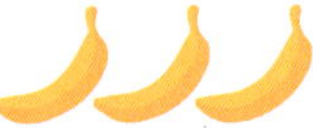

Allgemeine Hinweise:
Mit dem Bridging an der Wand übst du die Streckung in der Brustwirbelsäule. Die Übung hilft dabei, um die Brücke am Boden zu lernen.

Ausführung:

1. ASTE: Du stehst mit dem Rücken zur Wand, etwa einen halben Meter von ihr entfernt.
2. Spanne deinen Po an und strecke dich langsam nach hinten, während du ausatmest.
3. Die Arme suchen die Wand hinter dir, indem du deine Arme über Kopf nimmst (die Finger zeigen in Richtung Boden).
4. Du setzt deine Arme abwechselnd Stück für Stück nach unten, um die Streckung in der BWS zu betonen.
5. Gehe nur so weit nach unten, wie du auch kontrolliert die Spannung in deinem Po halten kannst und auf demselben Weg wieder zurückkommst.

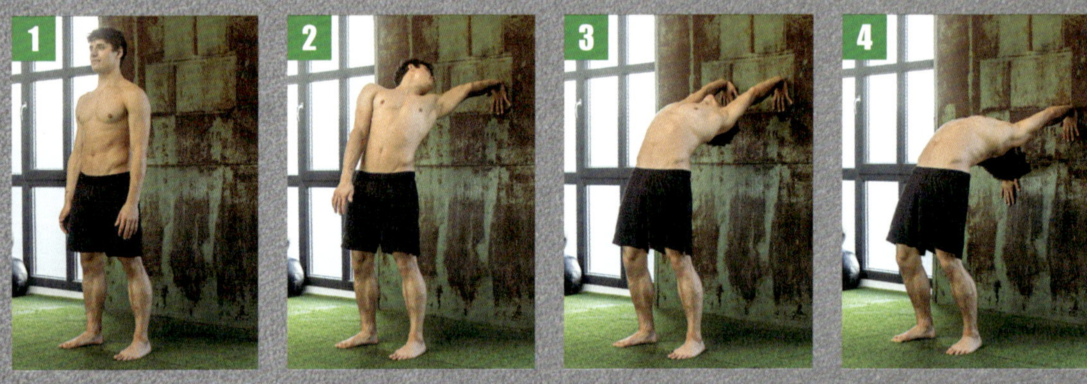

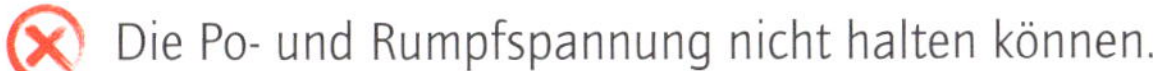

- Die Po- und Rumpfspannung nicht halten können.
- Sich in der LWS strecken und somit ins Hohlkreuz fallen.

Skalierung:

- − Spine Pistol
- − Jefferson Curl
- + Rotate into Bridge
- + Bridge-ups

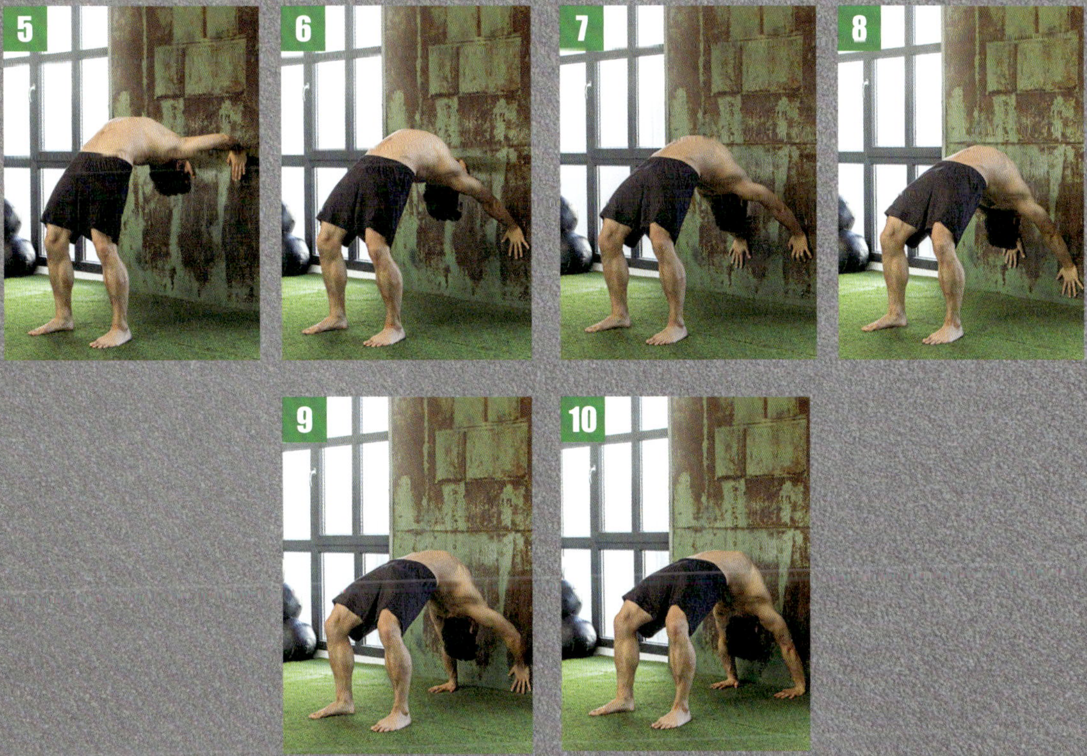

6.3.9 BRIDGE-UPS

Allgemeine Hinweise:

Die Bridge-ups sorgen für mehr Kraft in den Schultern und trainieren die Brücke. Hierbei sollte ein gewisses Maß an Brustwirbelsäulenmobilität und vor allem Handgelenkkraft vorhanden sein, da diese Übung sonst schnell zu Überlastungen führen kann.

Ausführung:

1. ASTE: Lege dich mit dem Rücken auf den Boden und stelle deine Füße auf. Positioniere deine Hände neben deinem Kopf, deine Finger zeigen in Richtung deiner Schultern.
2. Hebe dein Becken und baue Rumpfspannung auf.
3. Drücke dann mit den Armen gerade nach unten in den Boden (nicht von dir wegdrücken, um das Rutschen der Hände zu vermeiden).
4. Hebe deinen Oberkörper vom Boden ab und drücke deine Arme in die komplette Streckung (atme dabei aus und bringe deine Rippen nach unten).
5. Halte an der höchsten Position und lasse dich langsam auf demselben Weg in die Ausgangsstellung ab.

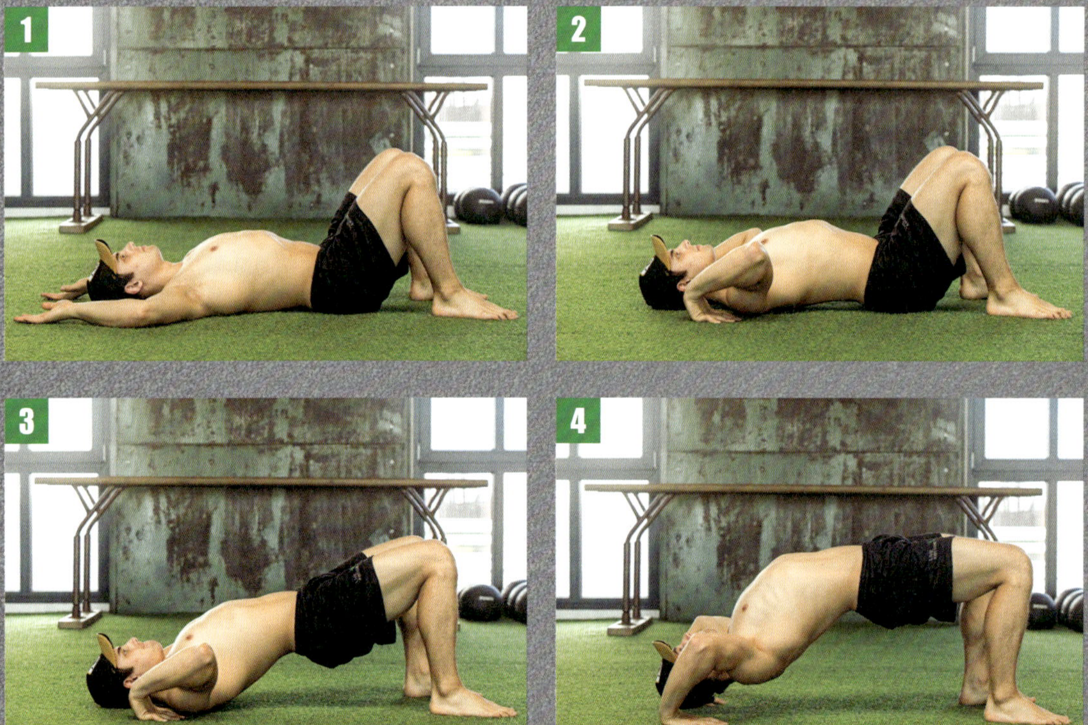

1

2

3

4

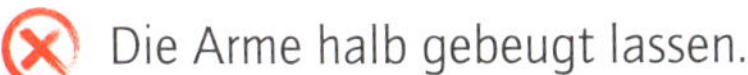

- ⊗ Die Arme halb gebeugt lassen.
- ⊗ Den Oberkörper beim Nachobendrücken zu den Füßen schieben.

Skalierung:

- ⊖ Spine Pistol
- ⊖ Jefferson Curl
- ⊖ Skin the Cat
- ⊖ Bridging an der Wand
- ⊖ Back Bend
- ⊕ Rotate into Bridge

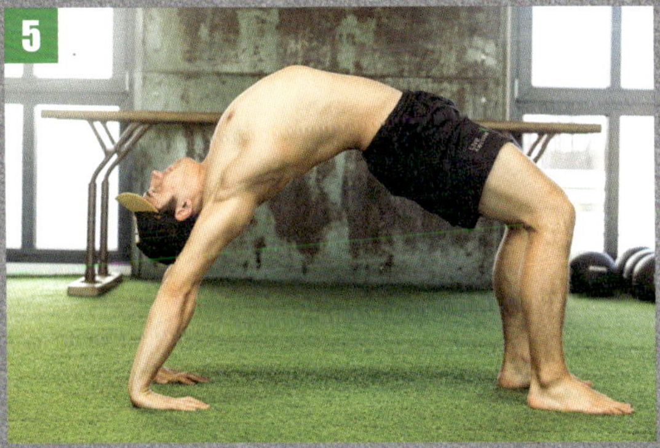

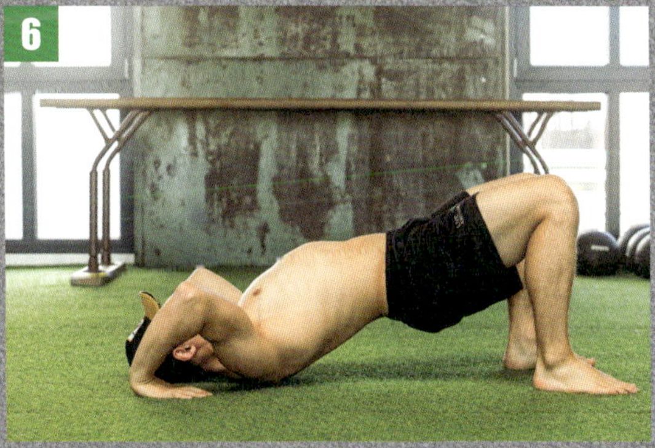

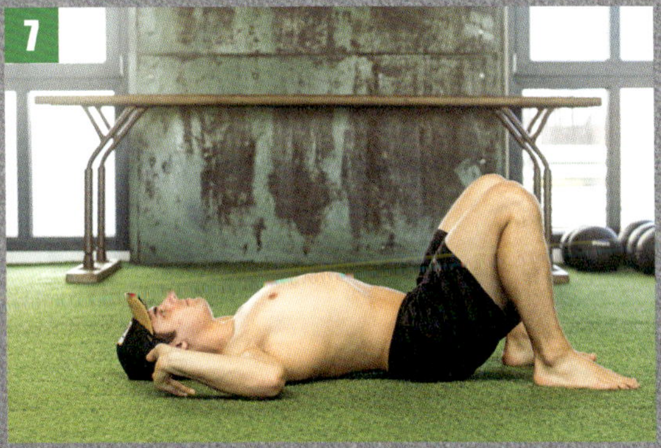

6.3.10 ROTATE INTO BRIDGE

Allgemeine Hinweise:
Mit dieser Übung trainierst du die Streckung in der Brustwirbelsäule, während du rotierst. Die Übung hilft dabei, die Brücke am Boden zu verbessern und bietet eine gute Vorbereitung, um Flow-Mobility-Konzepte umsetzen zu können.

Diese Aufgabe erfordert ein großes Maß an Straight Arm Strength sowie Handgelenk-, Schulter-, Brustwirbelsäulen- und Hüftmobilität und ist nicht geeignet, wenn du die Brücke noch nicht beherrschst.

Ausführung:
1. ASTE: Starte in der Tischposition (die Füße und die Hände stützen auf dem Boden, dein Bauch ist zur Decke gewandt, die Fingerspitzen zeigen von dir weg).
2. Hebe dein Becken zur Decke und halte deinen Po angespannt.
3. Stütze dich auf einen Arm und drehe über den äußeren Handballen zur Seite des stützenden Arms.
4. Halte den Arm die ganze Zeit gestreckt und drücke ihn in den Boden, während du deine Fingerspitzen weiter in Richtung deiner Füße drehst.

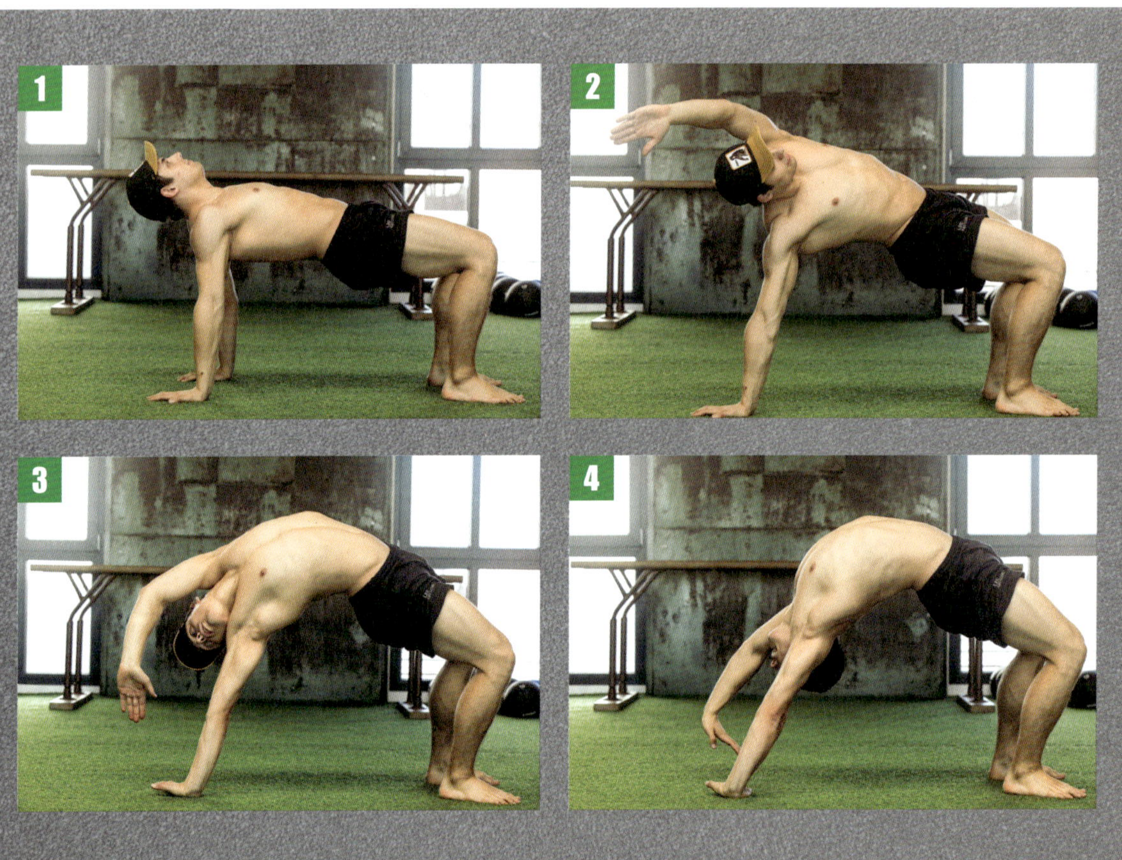

5. Drehe so lange weiter, bis deine Fingerspitzen zu deinen Füßen zeigen.
6. Setze nun den anderen Arm auf und beginne, dich über den äußeren Handballen dieses Arms weiter in deine Bewegungsrichtung zu drehen.
7. Drehe so lange deinen Arm und deine Finger, bis du die Ausgangsstellung erreicht hast.

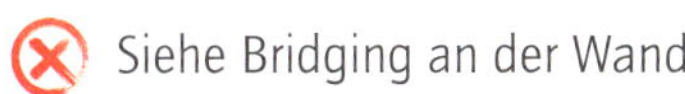
Siehe Bridging an der Wand.

Skalierung:

- (−) Bridging an der Wand
- (−) Bridge-ups
- (−) Schiebe deine Knie nach vorne über die Zehen raus und hebe deine Fersen ab.
- (+) Du startest von einer Erhöhung, um weiter in die Streckung zu kommen.

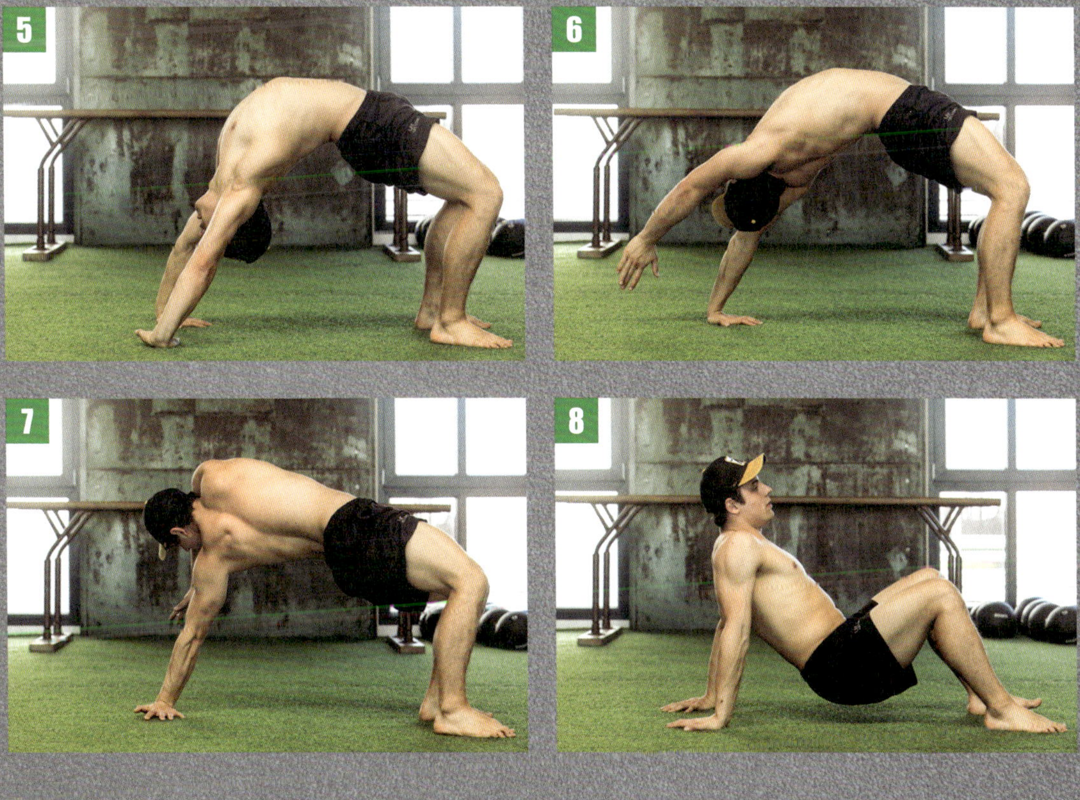

6.4 SPRUNGGELENKE/KNIE

6.4.1 FUSS-CARS 

Allgemeine Hinweise:

Die Fuß-CARs schulen die Propriozeption (Bewegungswahrnehmung) deiner Sprunggelenke. Du lernst, deine Sprunggelenke isoliert anzusteuern und Bewegungen im Knie und der Hüfte zu entkoppeln. Die Bewegung sollte nur im Sprunggelenk ausgeführt werden und es sollte keine weitere Bewegung in der Hüfte, in den Knien oder in den Zehen folgen.

Ausführung:

1. ASTE: Stelle dich aufrecht hin, strecke ein Bein nach vorne aus und halte dich an einer Stange oder an der Wand fest.
2. Ziehe deinen Fuß maximal an (die Fußspitze zum Schienbein ziehen).
3. Bewege den Fuß zur Seite in einer Halbkreisbewegung in die komplette Streckung, sodass deine Wade anspannt.

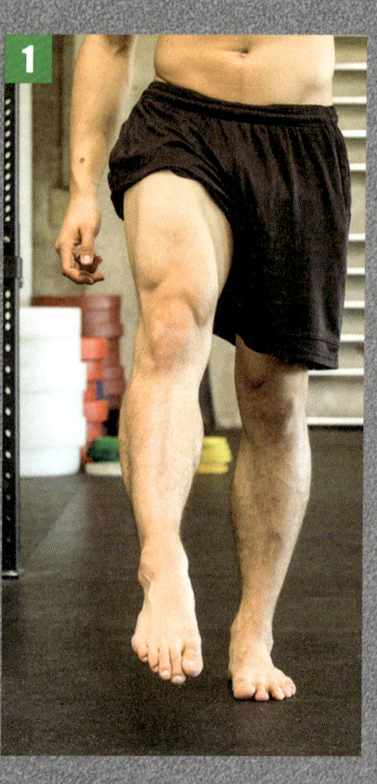

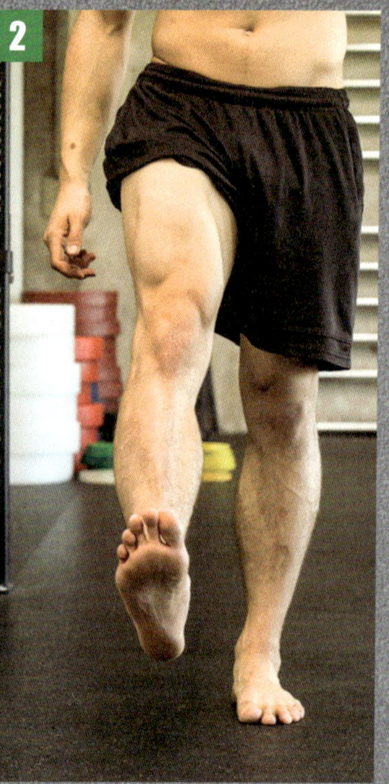

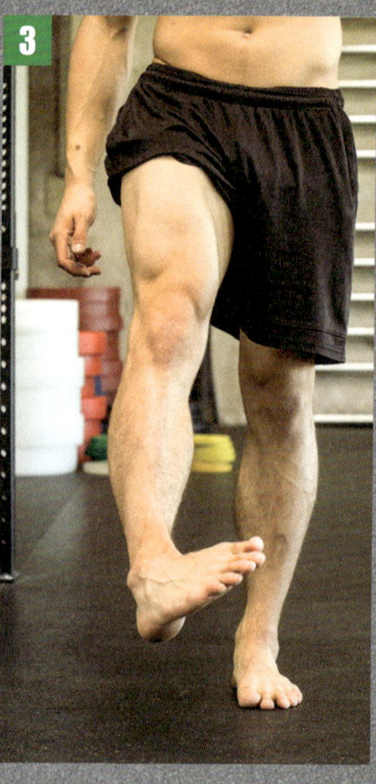

4. Beende die kreisförmige Bewegung, bis du den Fuß wieder komplett angezogen hast.
5. Wechsle nach ein paar Wiederholungen die Richtung.

- ⊗ Im Knie beugen und die Hüfte drehen, während der Fuß rotiert.
- ⊗ Die Zehen krampfen oder werden gekrallt.
- ⊗ Aus dem Kreis wird ein Vieleck.

Skalierung:

- ⊖ Fuß-CARs im Sitzen ausführen.
- ⊖ Den Kreis verkleinern.
- ⊕ Nimm ein Widerstandsband hinzu.

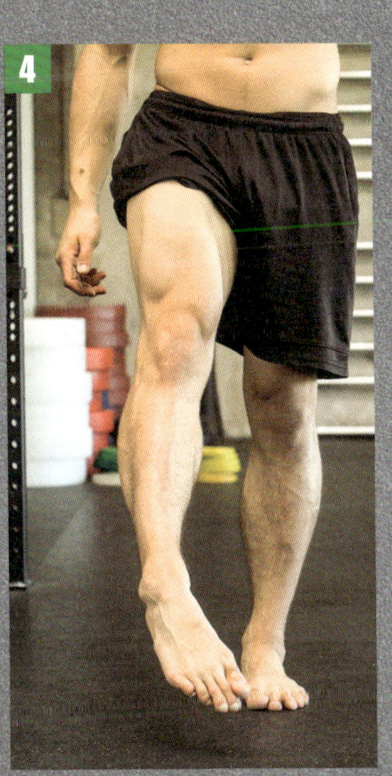

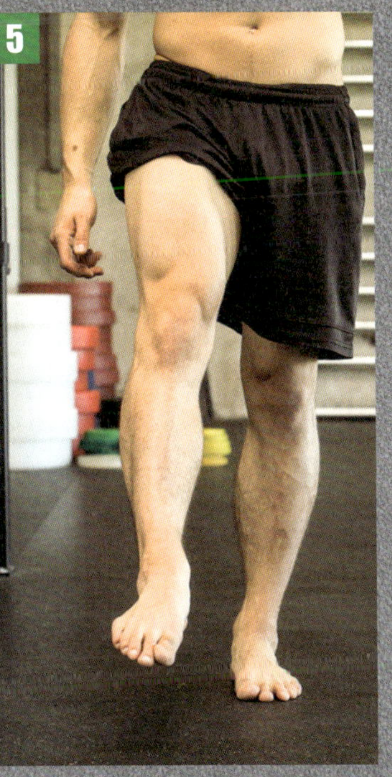

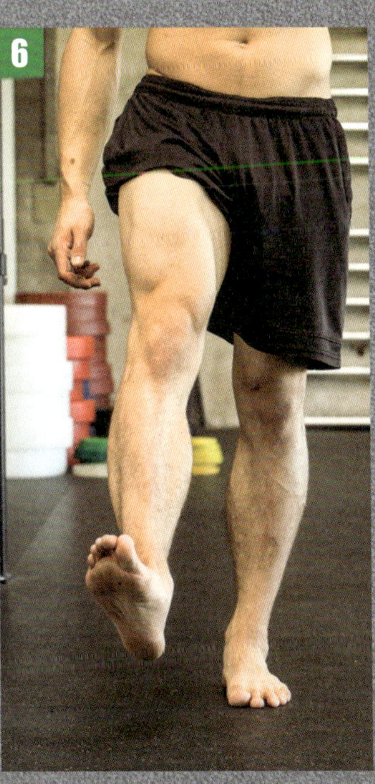

6.4.2 TOE PULL 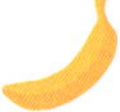

Allgemeine Hinweise:
Die meisten Sprunggelenkübungen fokussieren sich auf die Verbesserung der Dorsalextensions (Knievorschub), indem versucht wird, das Knie immer wieder vor die Fußspitzen zu drücken. Ich rate von dieser Methode eher ab, da ich wenige Trainierende kenne, die damit signifikante Verbesserungen in ihrer Sprunggelenkmobilität erreicht haben.

Der Toe Pull stellt dabei eine gute Alternative dar, weil du dein Sprunggelenk in die entgegengesetzte Position bringst und damit das Sprunggelenk mobilisierst, statt es gewaltsam in die Endstellung zu drücken.

Ausführung:
1. ASTE: Bringe im Stand einen Fuß nach hinten, etwa 1-2 Fußlängen entfernt, und setze die Vorderseite deines Fußes auf den Boden.
2. Beuge im vorderen Knie leicht, während du deinen Fuß der Länge nach in den Boden drückst.
3. Dabei solltest du einen leichten Zug in der Vorderseite deines Sprunggelenks merken.
4. Strecke deinen Fuß aktiv und bewege ihn somit vor und zurück.

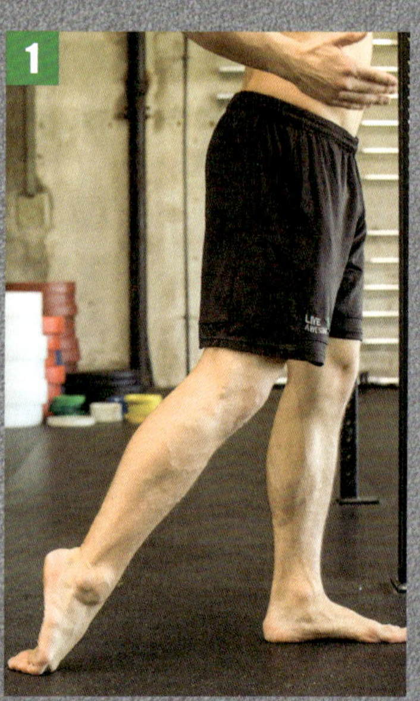

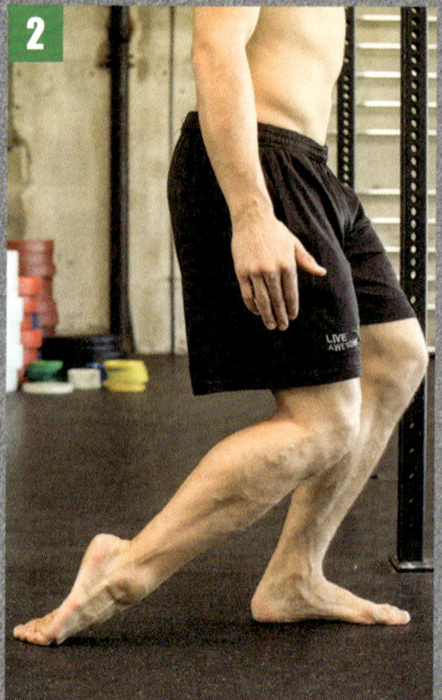

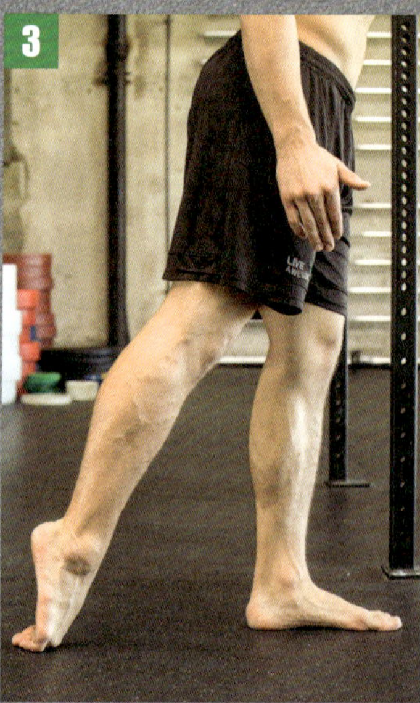

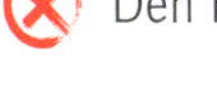

Den Fuß passiv in den Boden drücken und die Dehnposition halten.

Skalierung:

Halte dich an der Wand oder an einer Stange fest.

Drehe deinen Fuß nach innen (Outside Toe Pull).

Drehe deinen Fuß nach außen (Inside Toe Pull).

TIPP

Viele Trainierende bekommen bei den Übungen Krämpfe in der Fußsohle und in den Zehen, weil diese Position sehr ungewohnt für die Zehen ist. Es ist hilfreich, mit Lateral Ankle Tilts und gezielter Zehenmobilisation die Zehengelenke auf diese Belastung vorzubereiten.

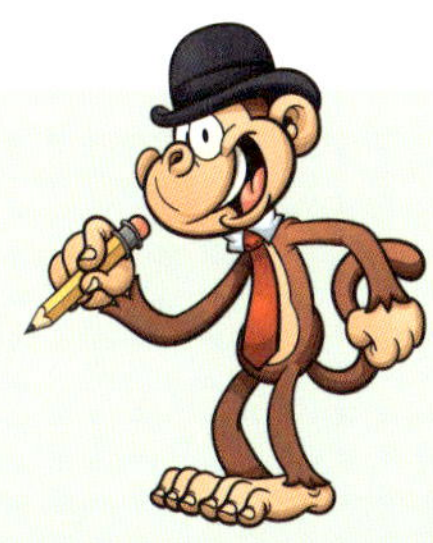

INSIDE

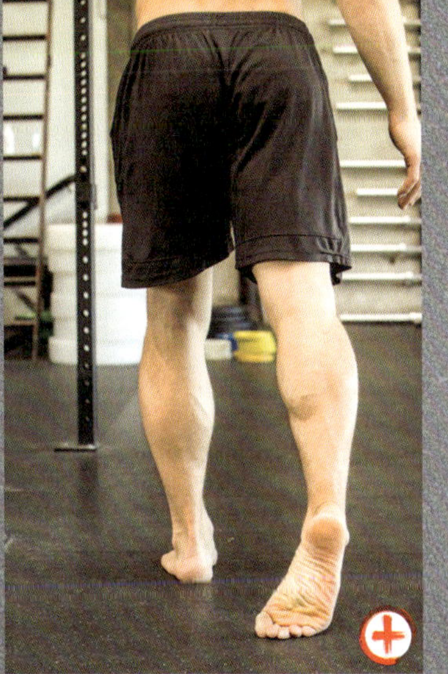

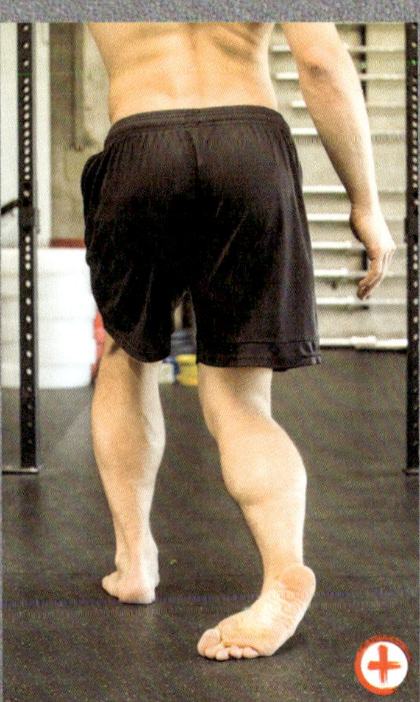

OUTSIDE

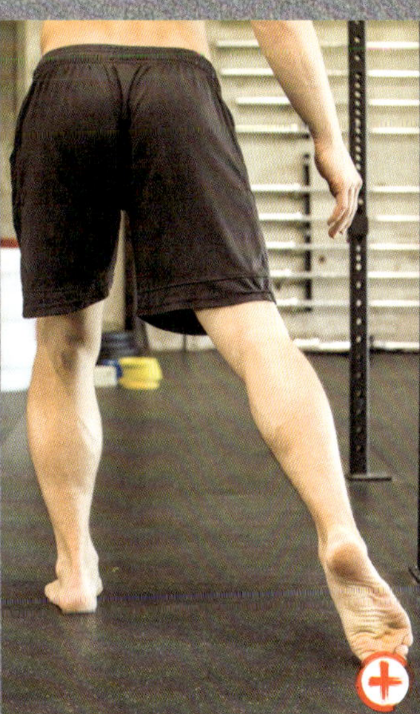

6.4.3 LATERAL ANKLE TILTS 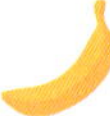

Allgemeine Hinweise:

Mit den Lateral Ankle Tilts mobilisierst du dein Sprunggelenk in Supination und Pronation, also in der Seitkippung. Diese Übung ist gut, um die Mobilität im Sprunggelenk zu verbessern und präventiv gegen einen umgeknickten Fuß zu wirken.

Kleine Anekdote an dieser Stelle. Seitdem ich die Lateral Ankle Tilts mache, bin ich mit dem Fuß nicht mehr umgeknickt, was früher zu Fußballzeiten des Öfteren passiert ist. Man muss vorsichtig sein, eine direkte Kausalität herzustellen.

Allerdings kann ich aus Erfahrung sagen, dass ich in den Situationen, in denen ich mich früher verletzt hätte (den Bordstein übersehen, schneller Richtungswechsel beim Fußballspielen mit Freunden etc.), heute nur einen kurzen Moment der Instabilität verspüre, diese aber sofort wieder auszugleichen vermag.

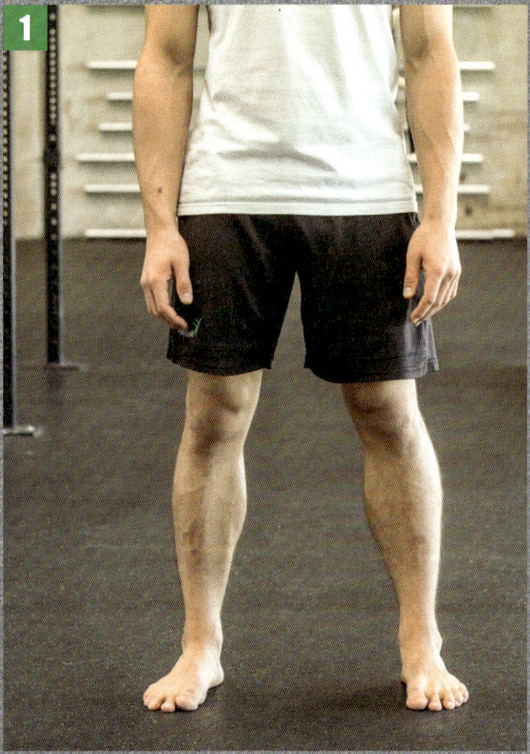

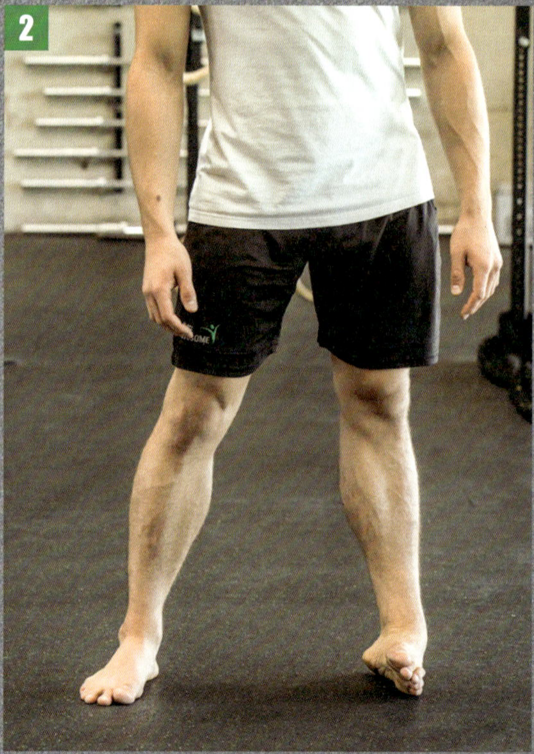

Ausführung:

1. ASTE: Stelle dich hüftbreit hin und verlagere dein Körpergewicht auf ein Bein.
2. Kippe deinen Fuß abwechselnd nach außen und innen, während du die Belastung auf demselben Bein hältst.
3. Die Belastung solltest du jeweils außen und innen am Sprunggelenk spüren, während du dich zur jeweiligen Seite bewegst (innen spüren die meisten Trainierenden nicht so viel wie außen).
4. Wenn du nach innen kippst, bewegt sich dein Knie ebenfalls über die Beinachse zur Mitte hin.

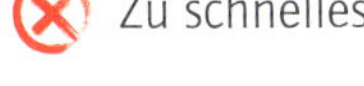 Zu schnelles, unkontrolliertes Kippen des Fußes.

Skalierung:

 Verlagere dein Gewicht auf das Standbein und führe den Lateral Ankle Tilt unbelastet aus.

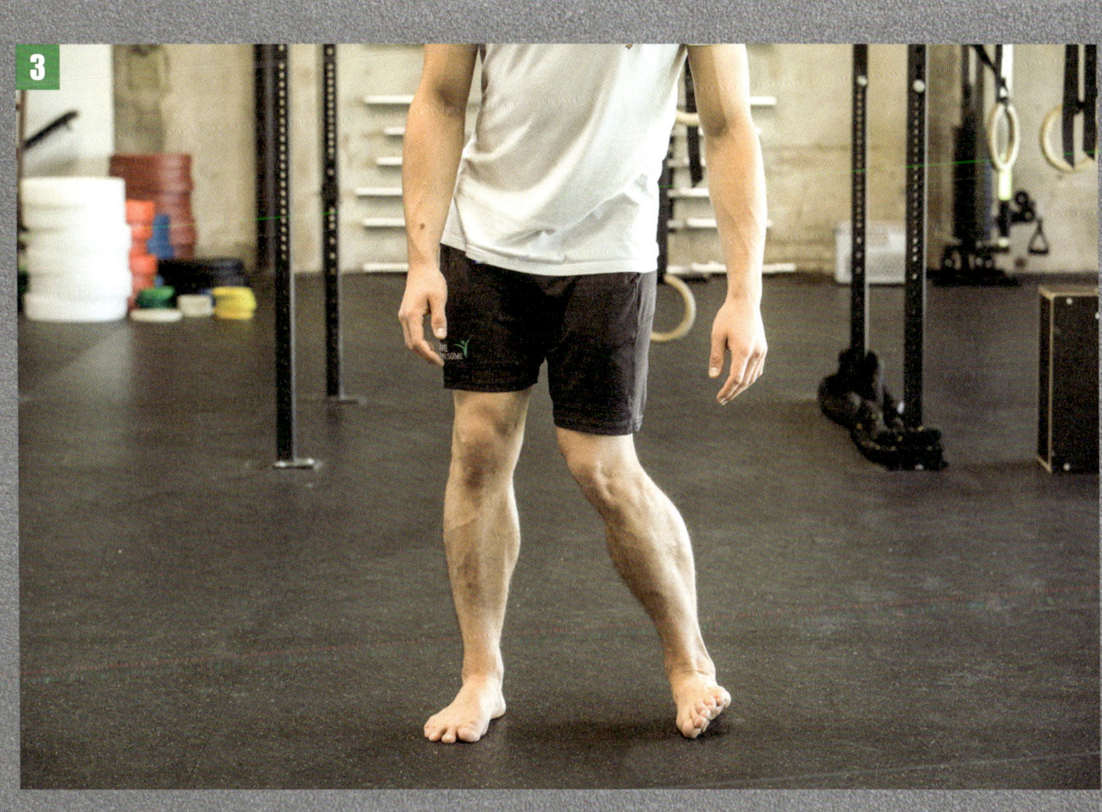

6.4.4 LOADED-OSG-MOBILISATION (BW) 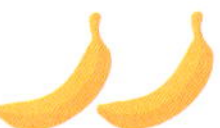

Allgemeine Hinweise:

OSG steht für „oberes Sprunggelenk". Die Loaded-OSG-Mobilisation (BW = Bodyweight; mit dem eigenen Körpergewicht) ist eine Alternativübung zu der bereits beschriebenen „Ich-drücke-mein-Gelenk-bis-an-die-Grenze-Mobilisation". Hierbei liegt der Fokus auf der Kontrolle der aktiven Fußstreckung.

Ausführung:

1. ASTE: Setze dich auf ein Bein, während das andere Bein aufgestellt ist, dein Oberkörper lehnt auf das aufgestellte Bein.
2. Strecke nun den Fuß deines aufgestellten Beins und bewege dein Sprunggelenk nach vorne.
3. Lasse deinen Fuß kontrolliert in die Ausgangsposition absinken und verlagere dein Körpergewicht mit deinem Oberkörper auf das arbeitende Bein.
4. Während du den Fuß aktiv in die Ausgangsstellung absinken lässt, lehnst du gegen deinen Oberschenkel und drückst ihn aktiv nach vorne.

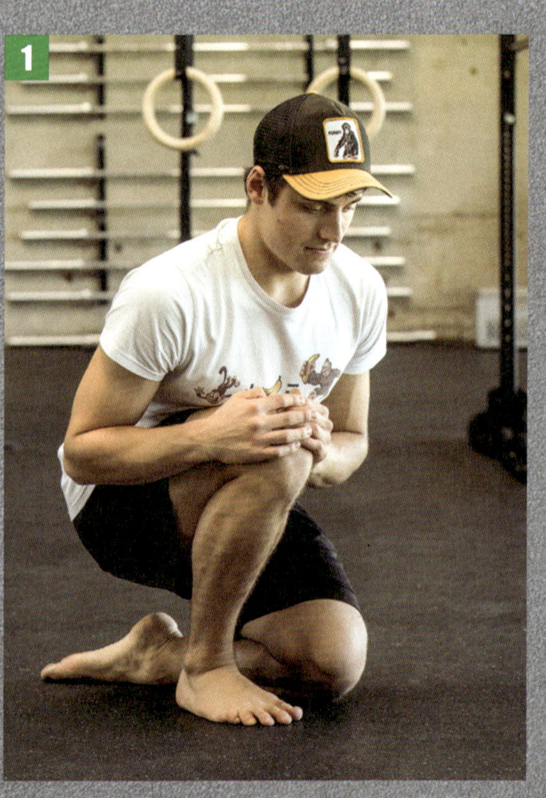

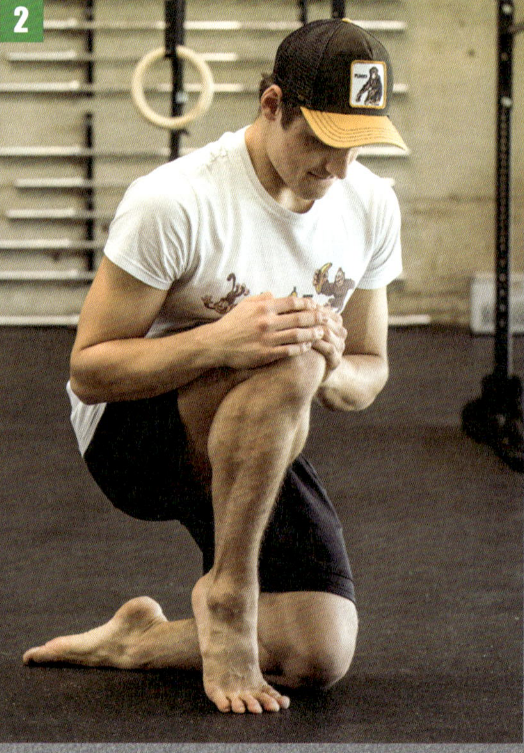

5. In der tiefsten Position hältst du die Dehnung deiner Wadenmuskulatur, während du gleichzeitig deinen Fuß anziehst, um deine Schienbeinmuskulatur zu aktivieren. Stelle dir also vor, du ziehst deinen Fuß zum Schienbein.
6. Wiederhole die oben genannten Schritte mehrmals.

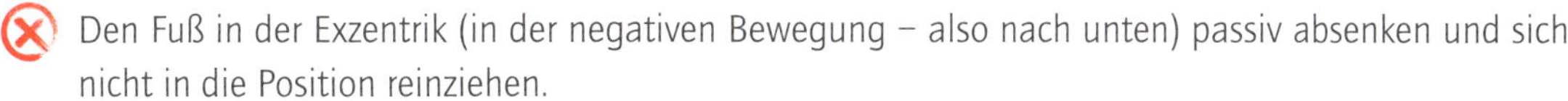

Den Fuß in der Exzentrik (in der negativen Bewegung – also nach unten) passiv absenken und sich nicht in die Position reinziehen.

Skalierung:

- Fuß-CARs
- Toe Pulls
- Lege ein Zusatzgewicht auf dein Knie, z. B. eine Kettlebell, um den Widerstand in der Fußstreckung zu erhöhen.
- Spanne ein Widerstandsband um dein Sprunggelenk.

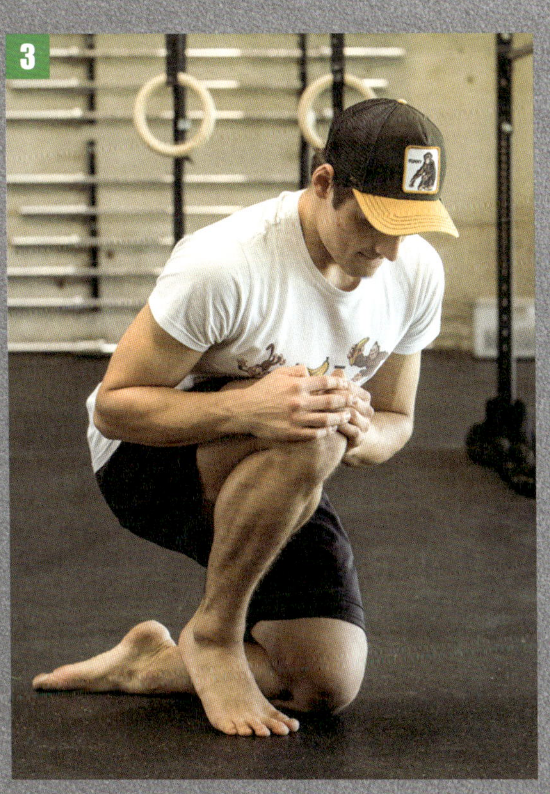

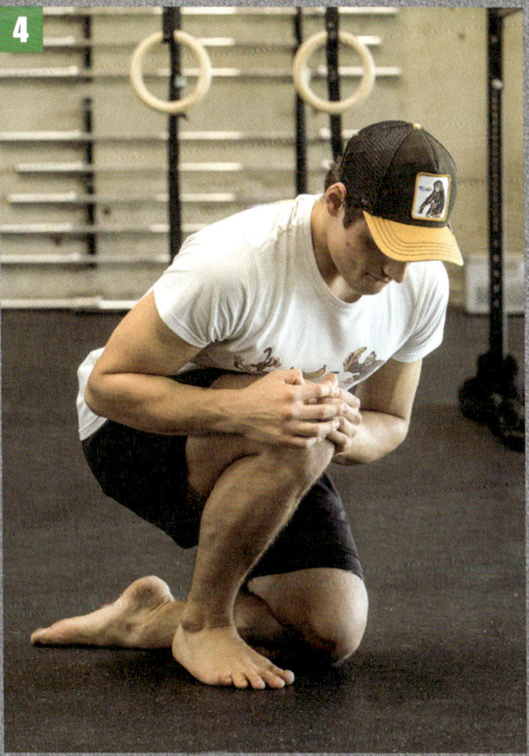

6.4.5 DEMI-PLIÉ-MARCH

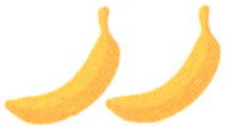

Allgemeine Hinweise:

Der seltsame Name dieser Übung ist eine Anspielung auf die erste Grundposition im Ballett, da diese Mobilisation dem Halten der halb gebeugten Beine in der ersten Grundposition ähnelt. Sie dient zur Mobilisation des Sprunggelenks und ist ein gutes Training für die Beinachsenstabilität, die man für unilaterale (einbeinige) Übungen wie den Pistol Squat benötigt.

Ausführung:

1. ASTE: Stelle dich hüftschmal hin (deine Füße stehen direkt unter deinem Becken) und beuge in beiden Beinen, sodass du deine Knie maximal nach vorne schiebst (deine Hüfte bleibt gerade).
2. Drehe deine Knie leicht nach außen, sodass deine Kniespitzen in Verlängerung über deinen dritten und vierten Zeh zeigen.
3. Verlagere dein Körpergewicht auf ein Bein, während deine Wirbelsäule lang bleibt und du nach vorne schaust.
4. Hebe das andere Bein vom Boden ab und halte dein Becken parallel (nicht zur Seite rausschieben oder abkippen).

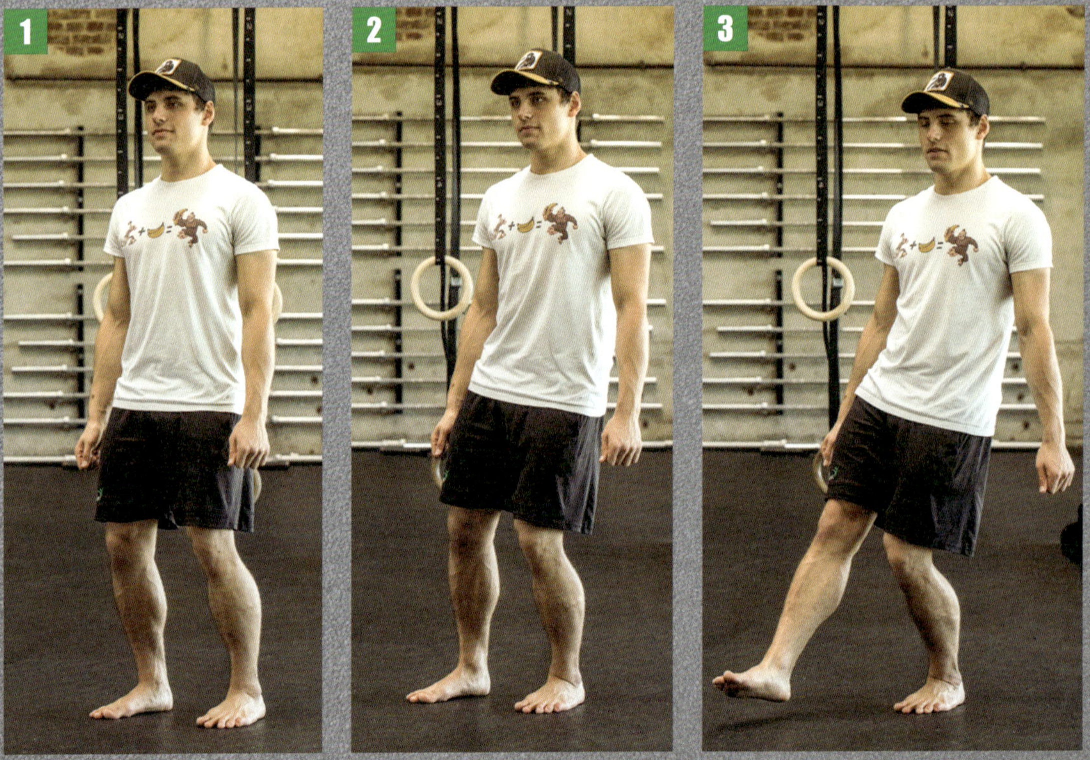

5. Knie, Becken und Kopf sollten an derselben Position bleiben.
6. Setze das Bein wieder ab und verlagere dein Körpergewicht zur anderen Seite.
7. Wiederhole das Abheben und „marschiere" so mit dem rechten und linken Bein.

⊗ Du beugst in der Ausgangsstellung deine Hüfte nach hinten.

⊗ Dein Knie kollabiert nach innen und deine Hüfte nach außen.

⊗ Du krallst mit deinen Füßen.

Skalierung:

⊖ Halte dich an einer Wand oder Stange fest.

⊖ Bringe ein Widerstandsband an der Außenseite des Knies an, um die Außenrotation besser halten zu können.

⊕ Du kannst die Übung schwerer machen, indem du Kettlebells oder Kurzhanteln hinzunimmst. Jedoch ist bei der Übung eher angeraten, als Steigerung die Zielbewegung (die Kniebeuge) in ihrer Gesamtheit auszuführen.

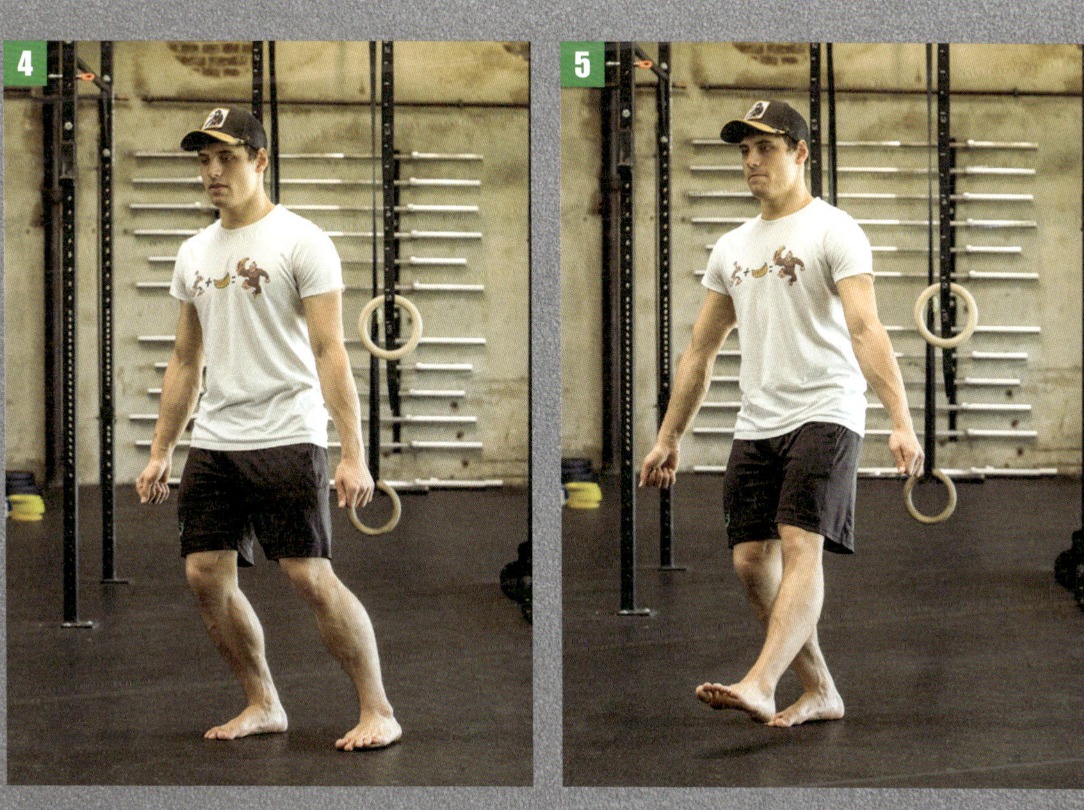

6.4.6 KNIE-CARS 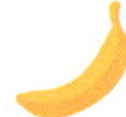

Allgemeine Hinweise:
Die Knie-CARs schulen die Propriozeption (Bewegungswahrnehmung) deiner Knie. Du lernst, deine Knie isoliert anzusteuern und Bewegungen im Sprunggelenk und in der Hüfte zu entkoppeln. Die Bewegung sollte hauptsächlich im Knie ausgeführt werden und nur minimal in der Hüfte.

Ausführung:
1. ASTE: Stelle dich in einen leichten Ausfallschritt, beide Füße zeigen nach vorne, deine Hüfte ist parallel und gerade.
2. Beuge dein Knie nach vorne, so weit es geht (dabei verlagerst du dein Körpergewicht ein wenig mit nach vorne).
3. Drehe dich zu einer Seite (die Bewegung kommt vor allem aus der Hüfte).
4. Wenn du die maximale seitliche Position erreicht hast, strecke dich komplett im Knie.
5. Drehe, wieder aus der Hüfte, weiter zur anderen Seite und beuge von dort, um zur Ausgangsstellung zurückzukommen.
6. Die Bewegung verläuft kreisförmig, nicht abgehackt und zerstückelt.

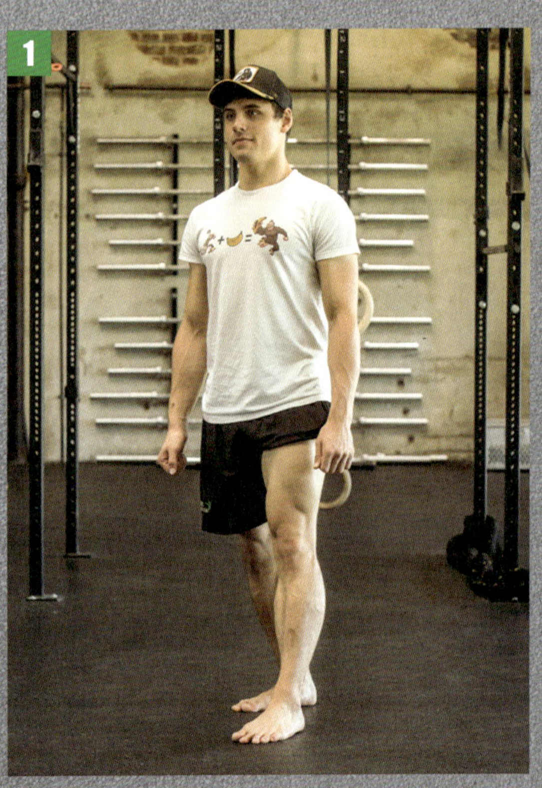

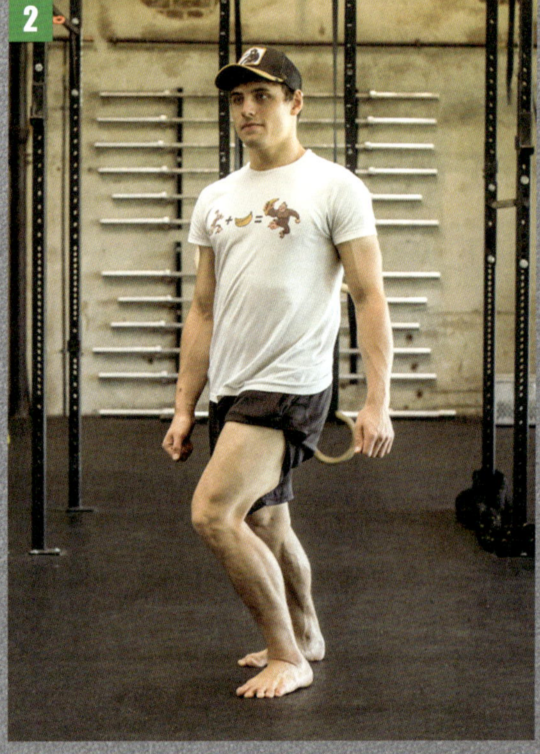

- ⊗ Das Becken kreist mit.
- ⊗ Du streckst dein Knie beim Weg zurück nicht komplett.
- ⊗ Die Zehen krallen.

Skalierung:

- ⊖ Halte dich an einer Wand oder an einer Stange fest.
- ⊕ Bringe ein Widerstandsband an verschiedenen Positionen an deinem Knie an.

TIPP

Führe die Bewegung erst einmal mit weniger Belastung auf dem Knie aus (indem du dich weniger nach vorne lehnst). Dein Trainingspartner oder Trainer kann mit seinen Händen um dein Knie fassen und dabei helfen, die Kreisbewegung besser nachzuvollziehen, indem er das Knie mitführt.

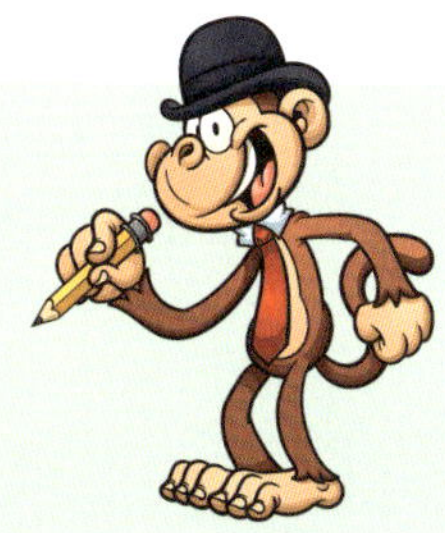

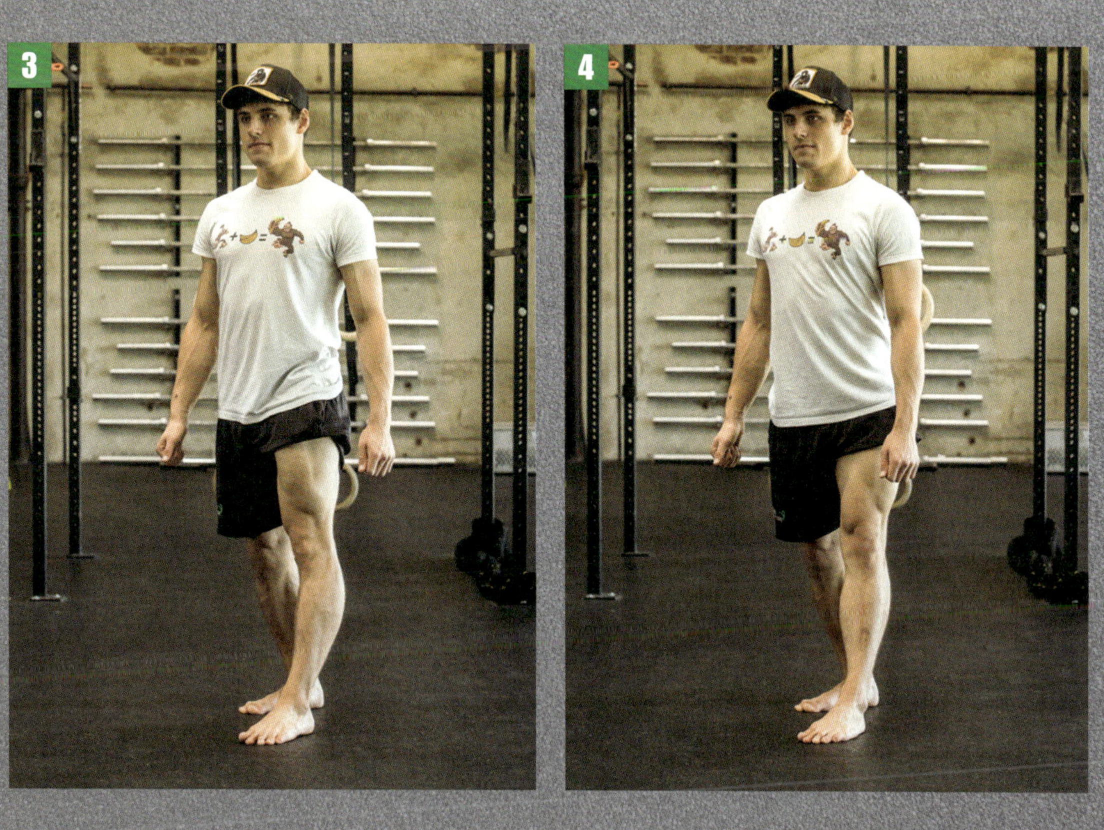

6.5 HÜFTE

6.5.1 90/90-HÜFTROTATION 

Allgemeine Hinweise:

Die 90/90-Position (oder auch Z-Sitz genannt) ist eine Basisposition für die Mobilisation der Hüfte. Das vordere Bein liegt in Außenrotation und das hintere Bein in Innenrotation. Einschränkungen in eine der Richtungen können dazu führen, dass du nicht aufrecht (ohne Unterstützung der Hände) in der 90/90-Position sitzen kannst.

Für die Ausführung der nachfolgenden Übungen ist das nicht entscheidend. Jedoch sollte es dein Ziel sein, irgendwann aufrecht in der 90/90-Position sitzen zu können.

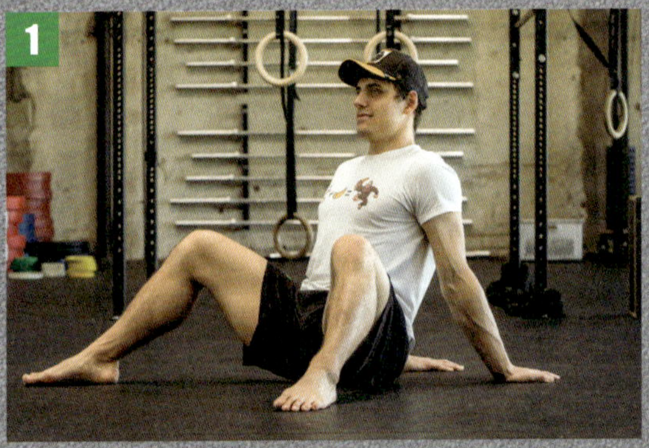

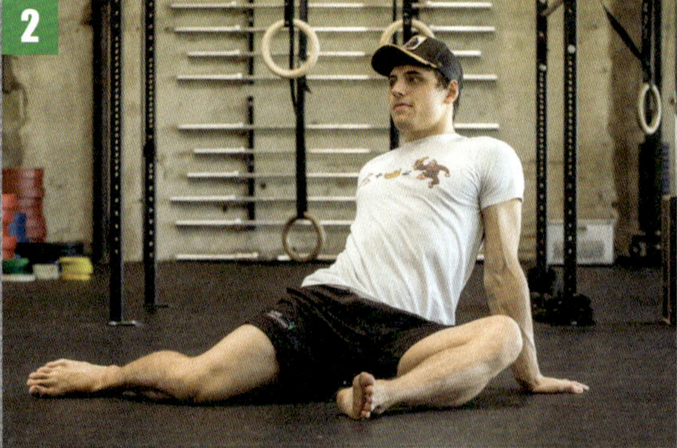

Ausführung:

1. ASTE: Setze dich aufrecht hin, beide Beine sind vor dir aufgestellt (ca. 90°-Kniewinkel), deine Hände stützen hinter deinem Körper. Die Wirbelsäule ist lang.
2. Kippe beide Beine zur Seite, sodass du in der 90/90-Position auf einer Seite sitzt.
3. Bleibe mit dem Oberkörper geradeaus ausgerichtet.
4. Kippe die Beine zur anderen Seite, das Becken auf der äußeren innenrotierten Beinseite darf ein wenig abheben.

Skalierung:

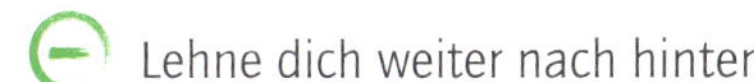
Lehne dich weiter nach hinten.

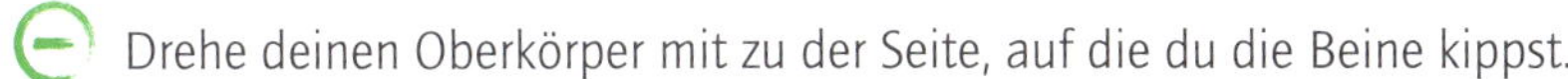
Drehe deinen Oberkörper mit zu der Seite, auf die du die Beine kippst.

(+) Halte deine Arme gestreckt vor dem Körper nach vorne, während deine Beine zur Seite kippen.

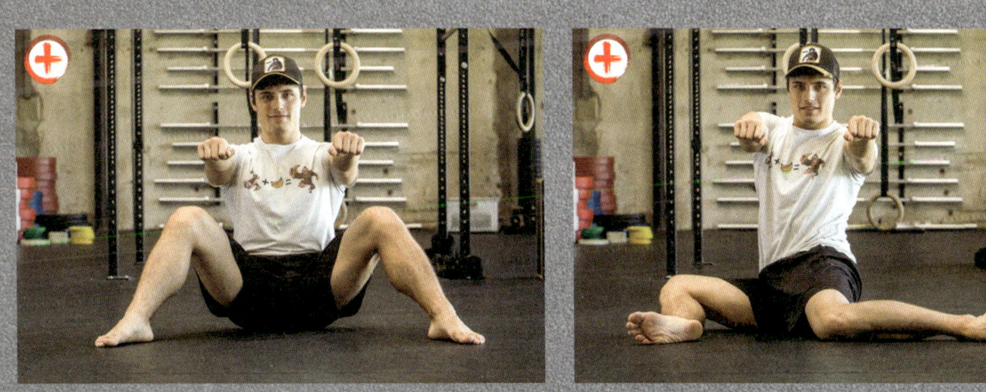

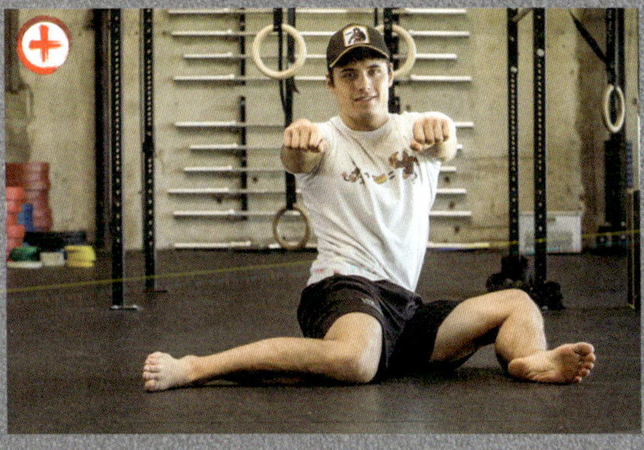

6.5.2 90/90-AUSSENROTATION 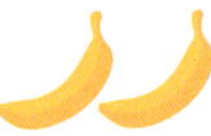

Allgemeine Hinweise:

Wenn du Schwierigkeiten hast, im Schneidersitz zu sitzen oder dir deine Pomuskeln des vorderen Beins beim 90/90-Sitz wegbrennen, wird deine Außenrotation der limitierende Faktor sein. Mit der 90/90-Außenrotationsübung lernst du, wie der Name schon sagt, die Außenrotation anzusteuern und zu verbessern.

Ausführung:

1. ASTE: Setze dich in die 90/90-Position und drehe deinen Oberkörper zum vorderen Bein. Stelle deine Arme neben dem Bein auf und halte deine Wirbelsäule lang.
2. Ziehe das Knie deines hinteren Beins etwas näher heran.
3. Hebe das Knie des hinteren Beins, so weit es geht, vom Boden ab und stelle deinen Fuß auf.
4. Halte an der höchsten Position und lasse dein Bein langsam wieder in die Ausgangsstellung ab.

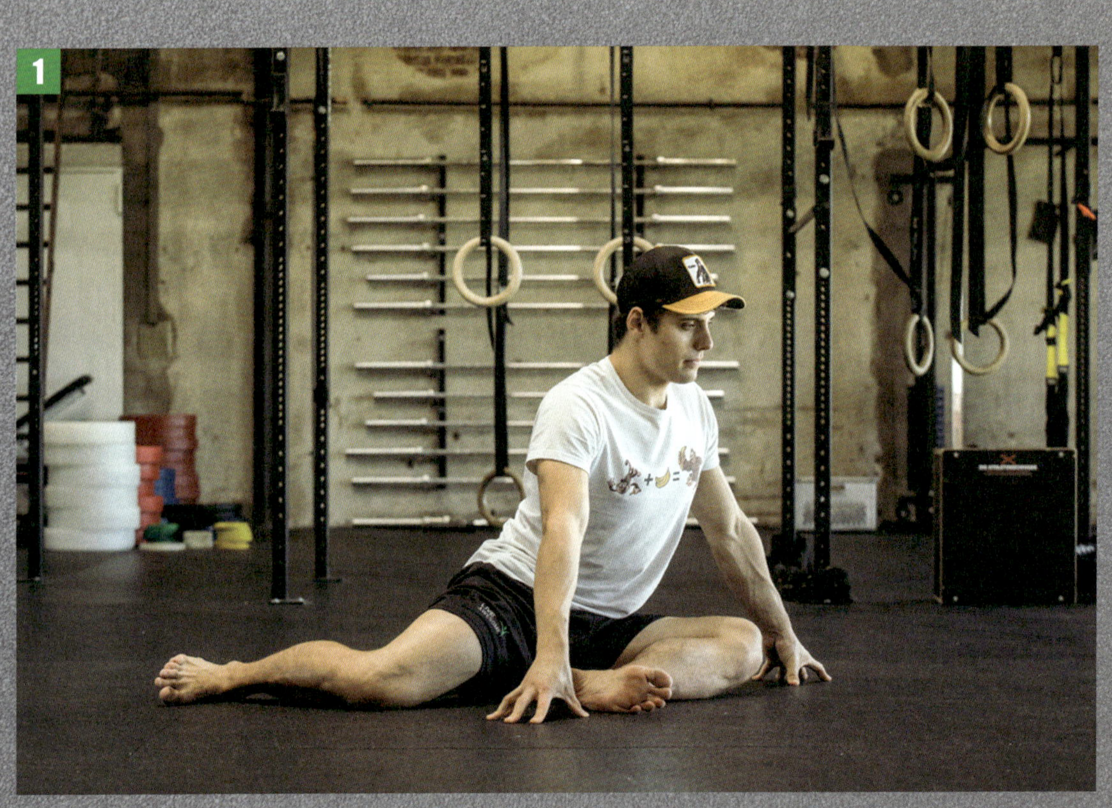

Skalierung:

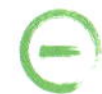 Lehne und stütze dich zur Seite.

 90/90-Bend

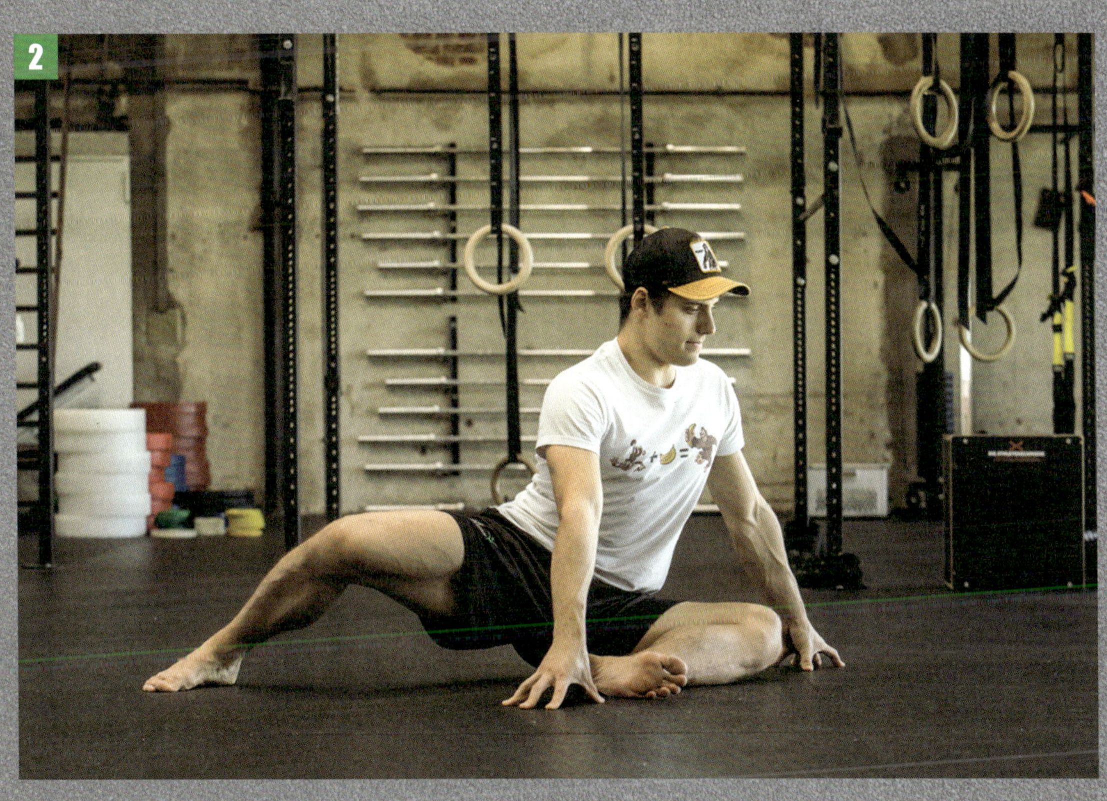

6.5.3 90/90-BEND 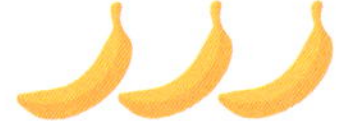

Allgemeine Hinweise:

Wie auch die 90/90-Außenrotation mobilisiert der 90/90-Bend die Außenrotation, jedoch liegt die Betonung auf der Exzentrik (negative Bewegung).

Ausführung:

1. ASTE: Setze dich in die 90/90-Position und drehe deinen Oberkörper zum vorderen Bein. Halte deine Arme überkreuzt vor der Brust und deine Wirbelsäule ist lang.
2. Drücke dein vorderes Bein in den Boden.
3. Lehne dich nun über das Bein, indem du deinen Oberkörper nach vorne neigst.
4. Halte kurz in der tiefsten Position.
5. Drücke dich aus dem vorderen Bein wieder nach oben in die Ausgangsstellung.

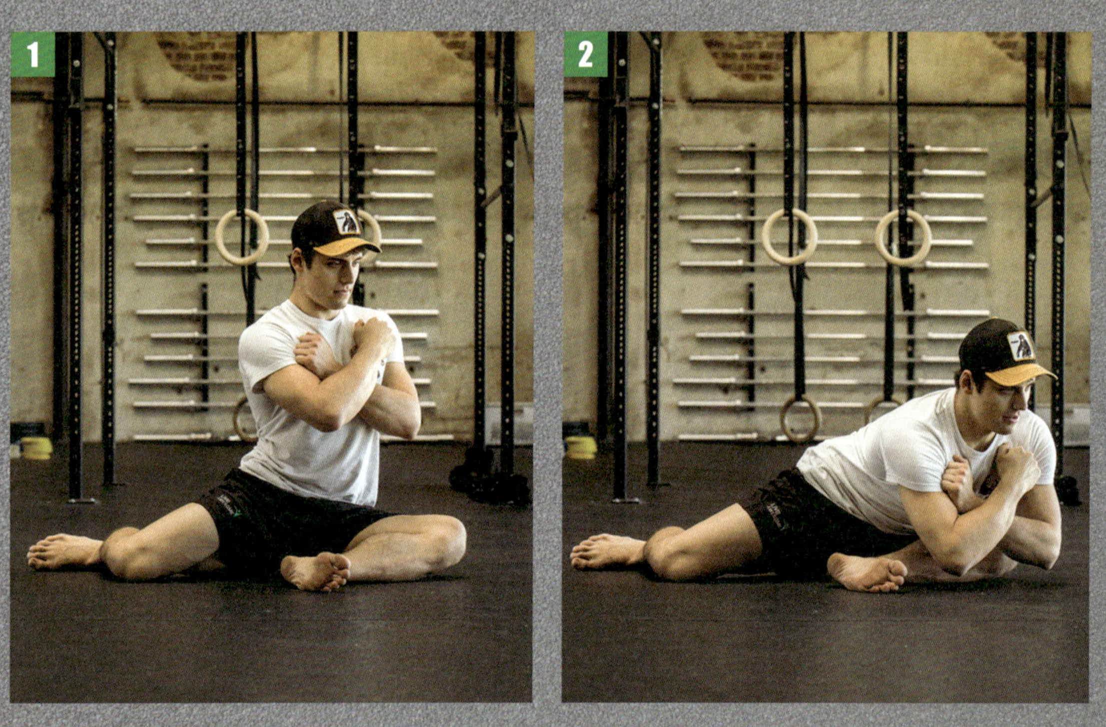

Skalierung:

 Lehne und stütze dich zur Seite.

 90/90-Außenrotation

 Halte eine kleine Gewichtsscheibe vor der Brust.

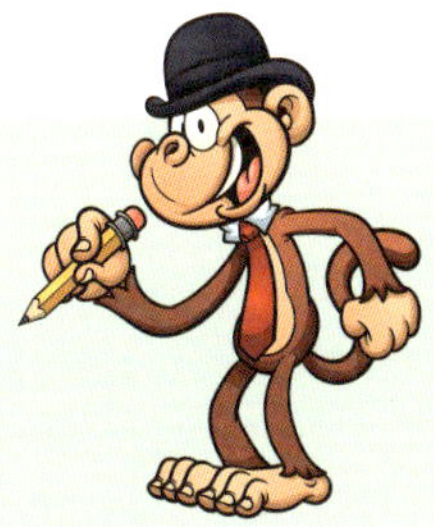

TIPP

Wenn du bei der Übung Schmerzen im Knie bekommst, versuche erst mal, mit den vorhergehenden Übungen deine Hüfte zu mobilisieren. Denke an die goldenen Regeln fürs Mobilitytraining (Keine Schmerzen provozieren!).

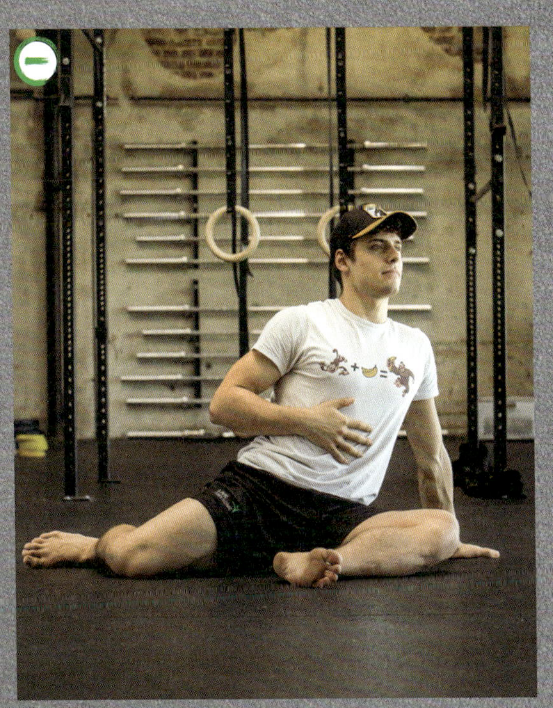

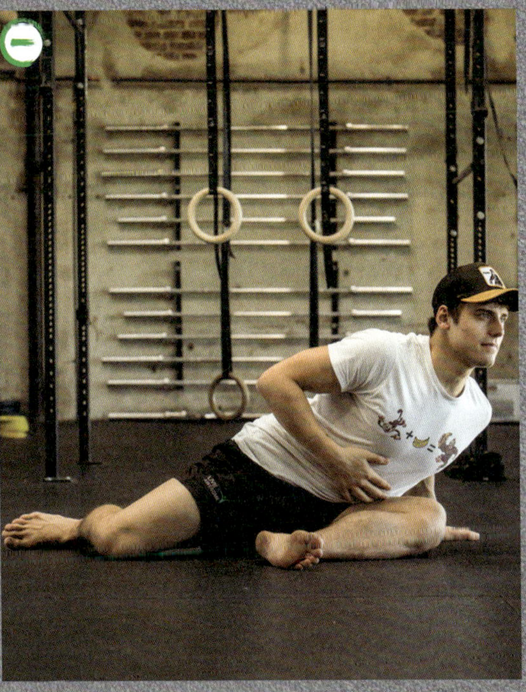

6.5.4 90/90-INNENROTATION 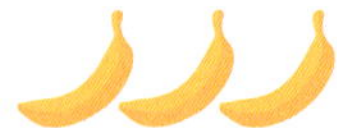

Allgemeine Hinweise:
Wenn du Probleme hast, aufrecht im 90/90 zu sitzen oder nicht tief in der Hocke/Kniebeuge sitzen kannst, dann kann deine Innenrotation ein Problem darstellen. Die 90/90-Innenrotation bringt dir bei, deine Innenrotation anzusteuern und besser kontrollieren zu können. Hierbei liegt der Fokus mehr auf der Innenrotation bei gestreckter Hüfte.

Ausführung:
1. ASTE: Setze dich in die 90/90-Position und drehe deinen Oberkörper zum vorderen Bein. Stelle deine Arme neben dem Bein auf und halte deine Wirbelsäule lang.
2. Hebe den Fuß des hinteren Beins, so weit es geht, vom Boden ab und drücke dabei dein Knie in den Boden.
3. Halte an der höchsten Position und lasse dein Bein langsam wieder in die Ausgangsstellung ab.

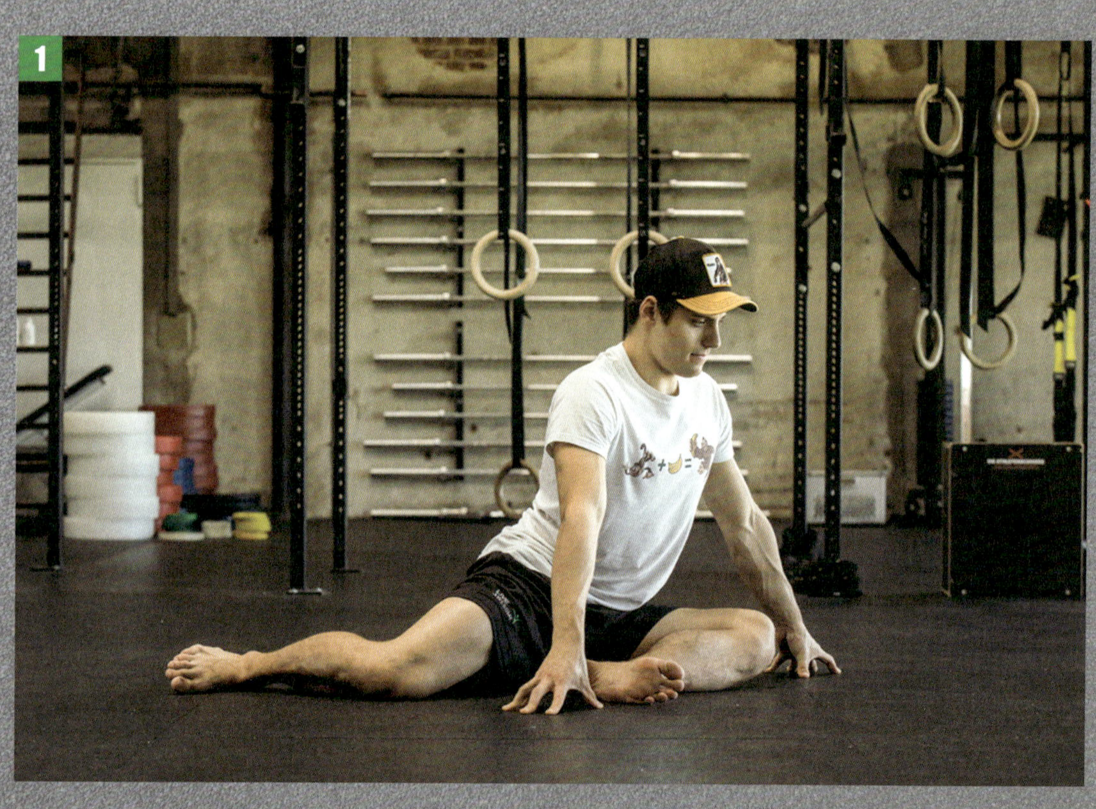

Skalierung:

 Lehne weiter nach vorne oder stütze dich zur Seite ab.

 Je aufrechter du deinen Oberkörper positionierst, desto schwieriger machst du die Übung.

 Du kannst hierbei auch mit einer kleinen Gewichtsmanschette an deinem Sprunggelenk arbeiten. Jedoch solltest du, wenn du die Kontrolle für die Innenrotation in der Position erlangt hast, eher die Zielbewegung (z. B. die Kniebeuge) üben und nicht mehr Zeit für solche sehr spezifischen Übungen verwenden (mehr dazu in Kap. 2).

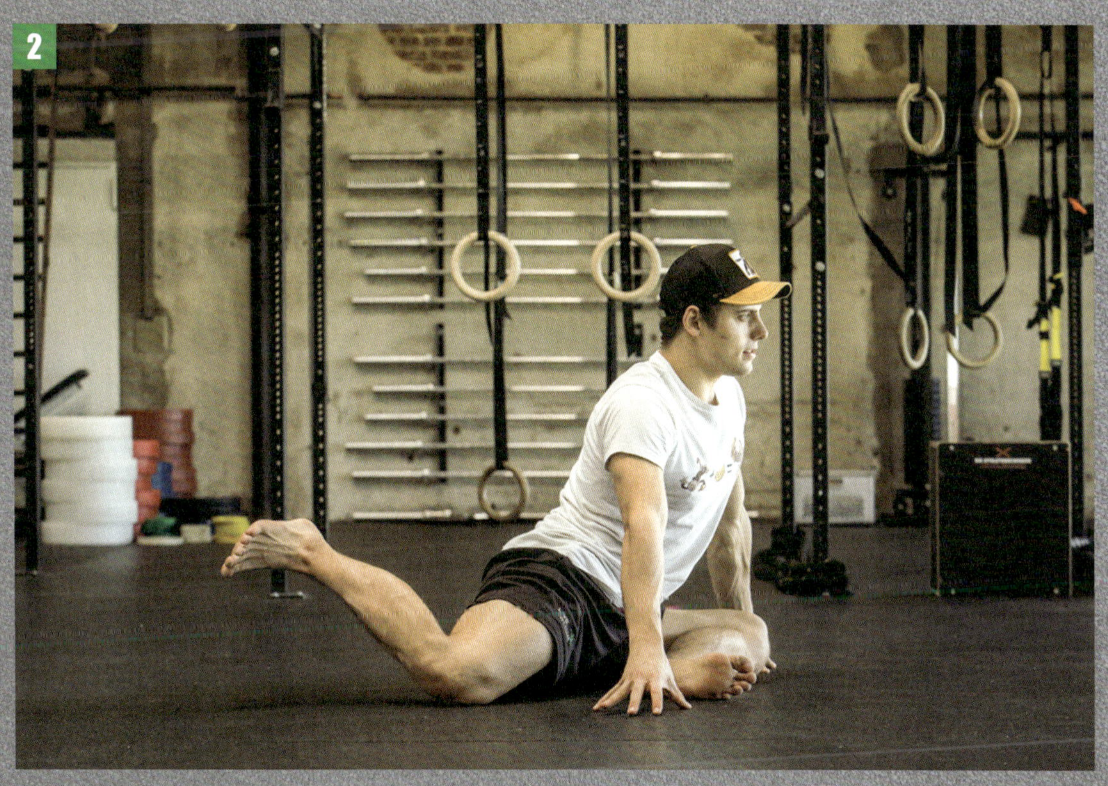

6.5.5 SITZENDE INNENROTATION 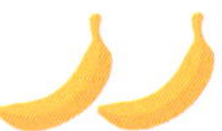

Allgemeine Hinweise:

Die sitzende Innenrotation ist ebenfalls eine gute Übung, um die Innenrotation zu mobilisieren und zu kräftigen. Hierbei liegt der Fokus mehr auf der Innenrotation bei gebeugter Hüfte.

Ausführung:

1. ASTE: Setze dich auf eine Box, die hoch genug ist, dass deine Unterschenkel frei hängen können. Halte deine Wirbelsäule lang und dein Becken nach vorne gekippt.
2. Klemme eine Faszienrolle zwischen deinen Knien ein.
3. Drücke mit beiden Knien die Faszienrolle zusammen und bewege beide Füße nach außen.
4. Halte am äußersten Punkt in der Innenrotation, bevor du dich kontrolliert in die Ausgangsstellung zurückbewegst.

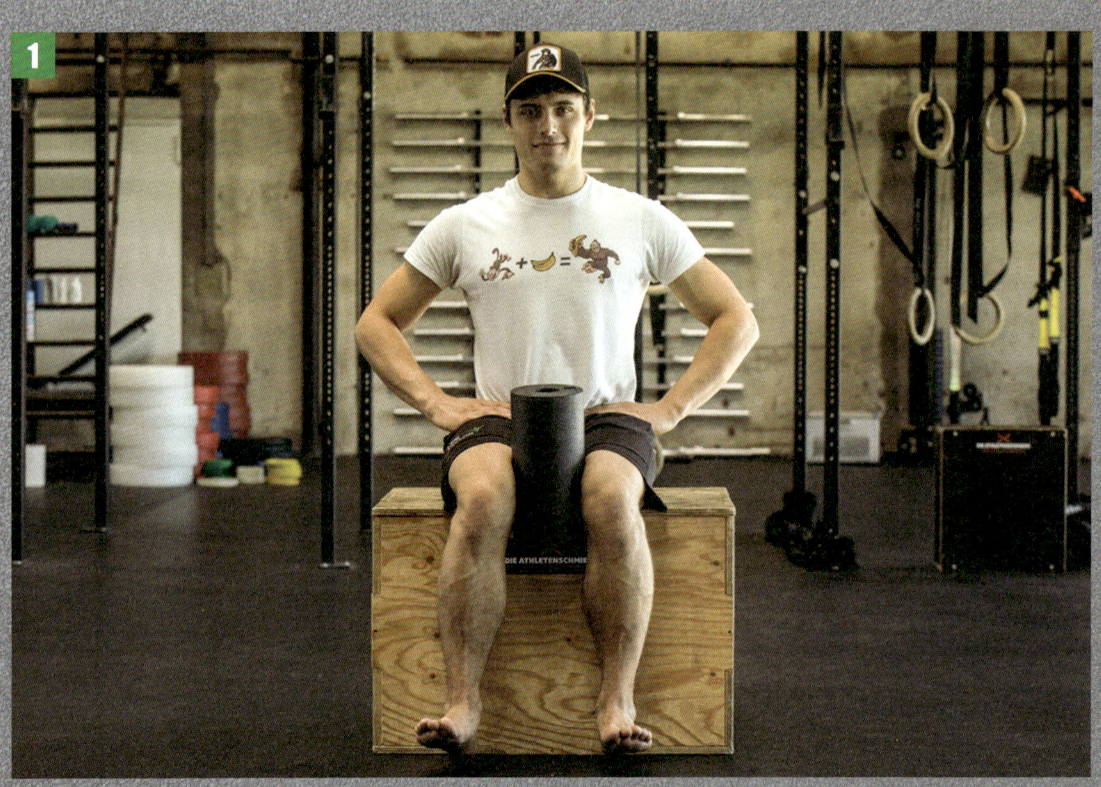

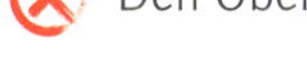

❌ Den Oberkörper nach hinten lehnen.

Skalierung:

➕ Spanne um deine Sprunggelenke ein Miniband für mehr Widerstand.

➕ Lege dich auf deinen Bauch und mache aus der sitzenden Innenrotation die liegende Innenrotation.

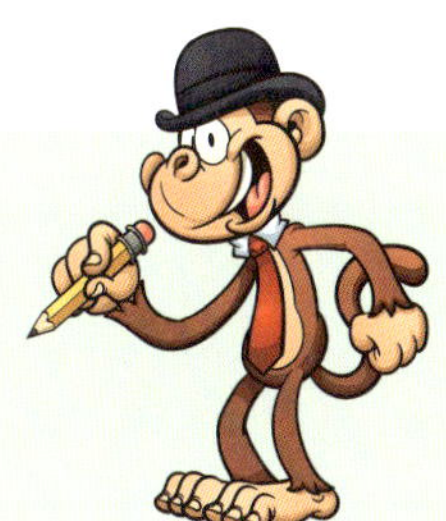

TIPP

Die Übung führt bei den meisten Trainierenden zu Krämpfen. Starte langsam und arbeite dich vor an die Grenze des Krampfs. Du wirst merken, je mehr Wiederholungen du machst, desto einfacher wird es. Gesetz der Anpassung…

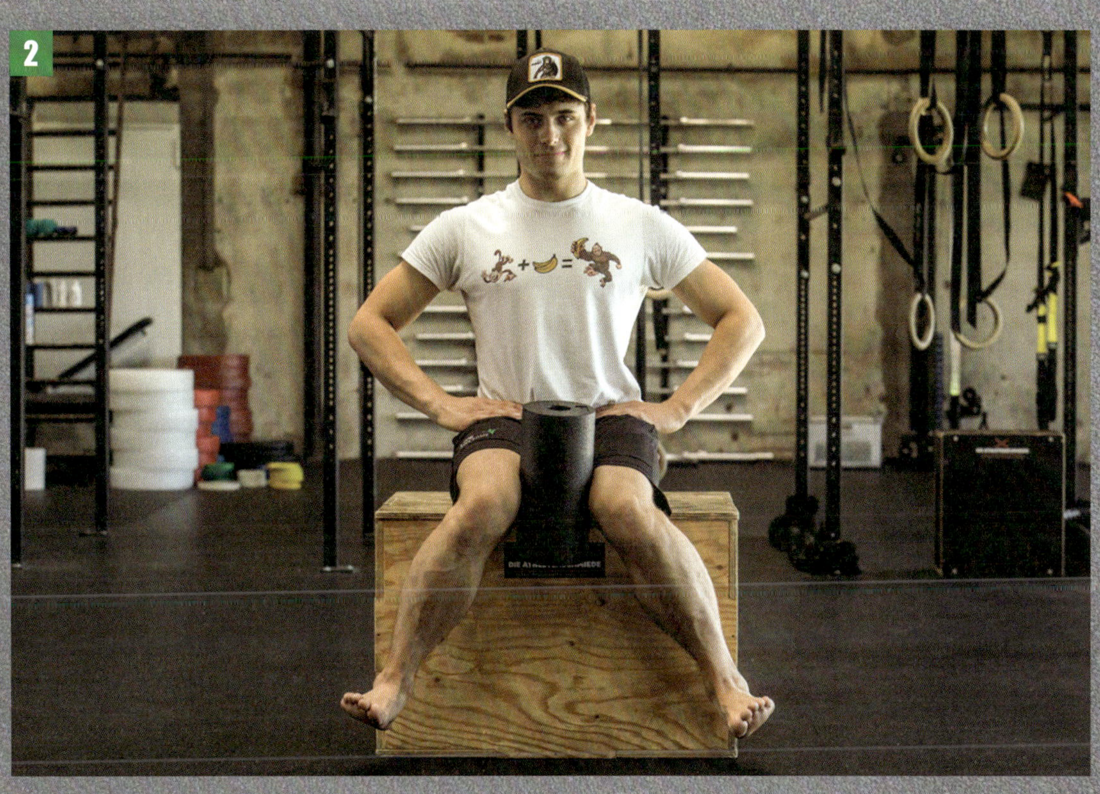

6.5.6 HÜFT-CARS

Allgemeine Hinweise:

Die Hüft-CARs sind eine komplexe Übung, die dir beibringt, alle Bewegungsrichtungen der Hüfte isoliert zu kontrollieren. Wie bereits im ersten Buch beschrieben, stellt die Isolation die Grundlage für die Gelenkkontrolle dar.

Ausführung:

1. ASTE: Stelle dich mit einer Körperseite vor eine Stange, ein Stankett oder ein Rack, halte dich daran fest und behalte diese Position, während du die Hüft-CARs ausführst, die ganze Zeit bei.
2. Hebe das freie, nicht blockierte Bein, so hoch es geht, in die Hüftbeugung.
3. Halte die Beugung und spreize das Bein nach außen, sodass du das arbeitende Bein neben deinem Körper hältst.
4. Kippe das Bein nach vorne, indem du deinen Fuß anhebst, behalte aber die Höhe des Beins so gut bei wie möglich.
5. Führe das gekippte Bein in einem Halbbogen nach hinten in die Streckung (Kein Hohlkreuz!).
6. Und schließe den Bogen ab, indem du das Knie neben das andere Knie bewegst.

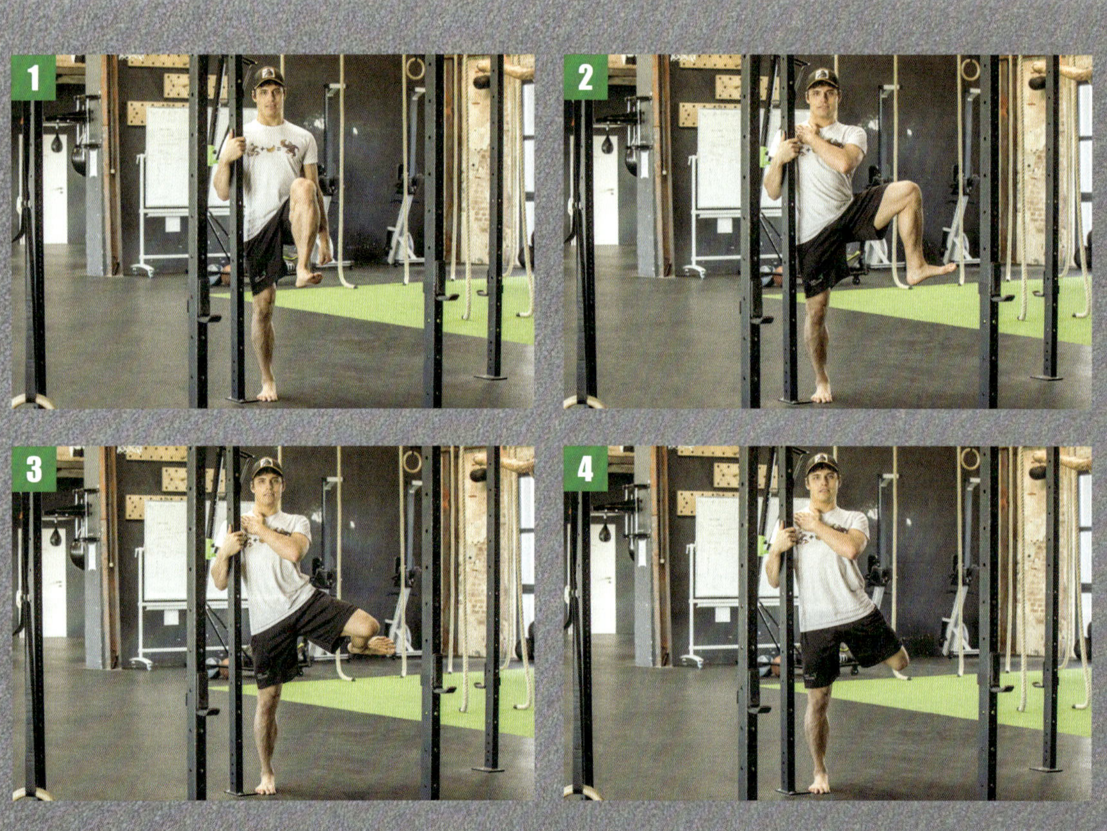

7. Auf demselben Weg bewegst du das Bein wieder zurück, mit dem einzigen Unterschied, dass du, nachdem du das Bein nach hinten gestreckt hast, aufdrehst, als würdest du über eine Hürde steigen und dich wieder in die Ausgangsstellung zurückbewegst.

- Ins Hohlkreuz fallen.
- Den Oberkörper zur Seite wegdrehen.
- Das Standbein beugen.

Skalierung:

- Es gibt wenige Möglichkeiten, die Basisübung leichter zu machen, außer, die Range of Motion zu verringern. Da aber der Anspruch ist, dich in dem für dich größtmöglichen Bewegungsausmaß zu bewegen, solltest du es dir nicht zu einfach machen!
- Hüft-CARs (Vierfüßlerstand)

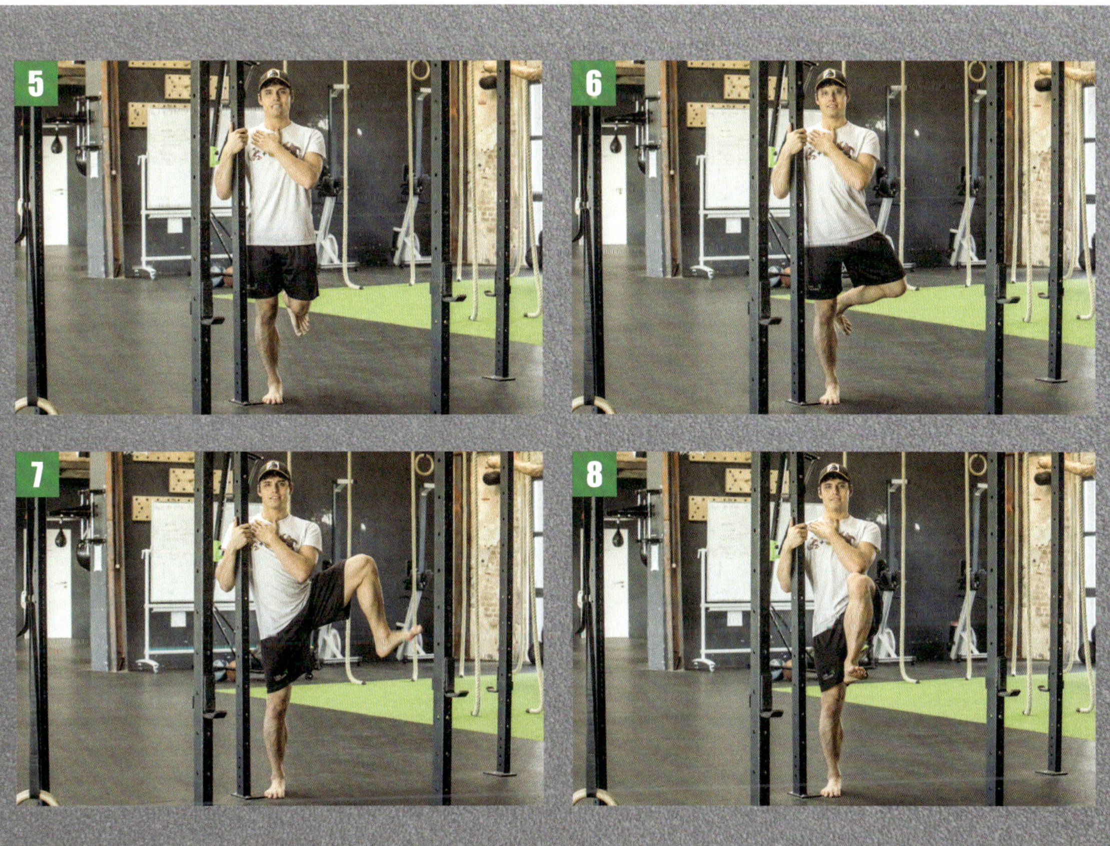

6.5.7 HÜFT-CARS (VIERFÜSSLERSTAND) 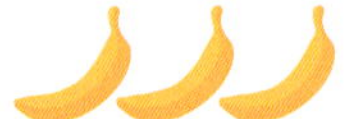

Allgemeine Hinweise:

Hierbei gilt dasselbe wie bei der Standardversion der Hüft-CARs, allerdings wird die Übung durch die veränderte Ausgangsstellung schwerer.

Ausführung:

1. ASTE: Begib dich in den Vierfüßlerstand (die Hände sind unter den Schultern, die Knie sind unter den Hüften).
2. Ziehe ein Knie maximal zur Brust.
3. Spreize das Bein nach außen ab (the Pissing Dog).
4. Kippe dein Bein, indem du deinen Fuß zur Decke bringst.
5. Führe das Knie in einem Halbkreis nach hinten.
6. Führe das Knie in die Ausgangsstellung zurück (Knie an Knie).
7. Führe es auf demselben Weg wieder zurück, um die Bewegung zu vervollständigen.

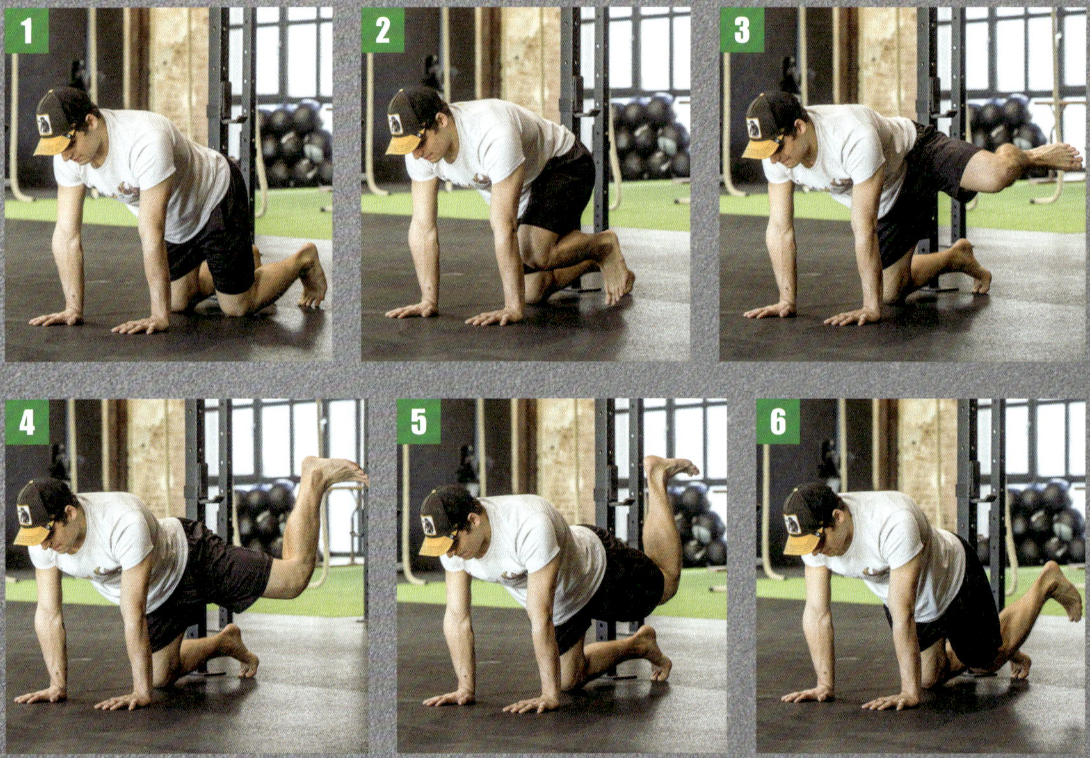

- ⊗ Ins Hohlkreuz fallen.
- ⊗ Den Oberkörper zur Seite lehnen.
- ⊗ In den Armen beugen.

Skalierung:

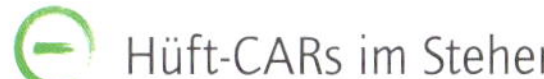

- ⊖ Hüft-CARs im Stehen
- ⊕ Lehne dich mit der stabilisierenden Seite an eine Wand und blockiere somit deine Ausweichbewegungen.

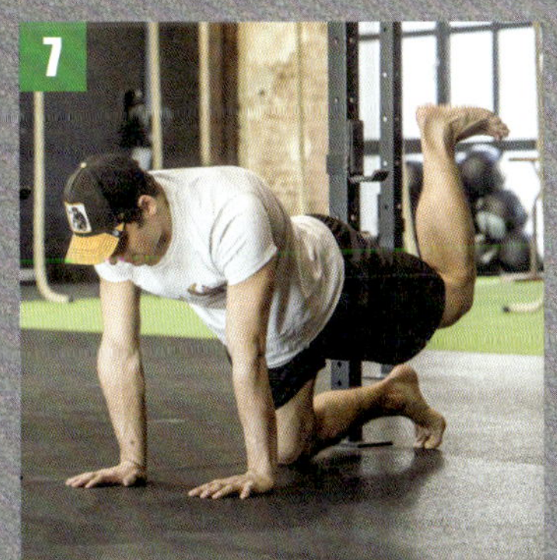

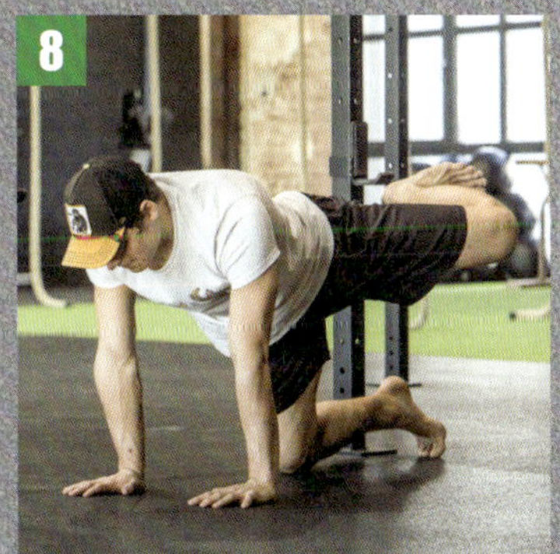

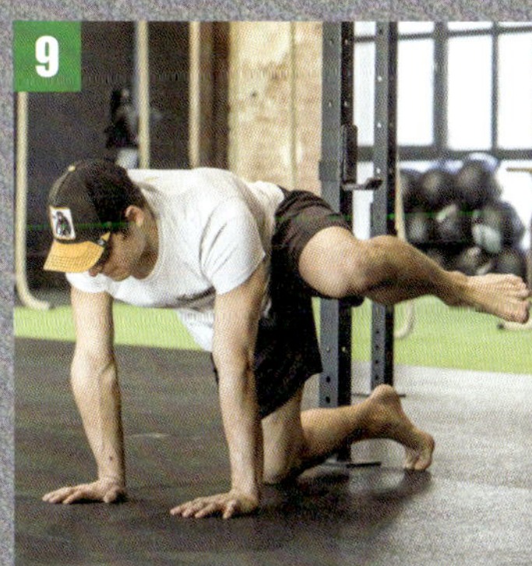

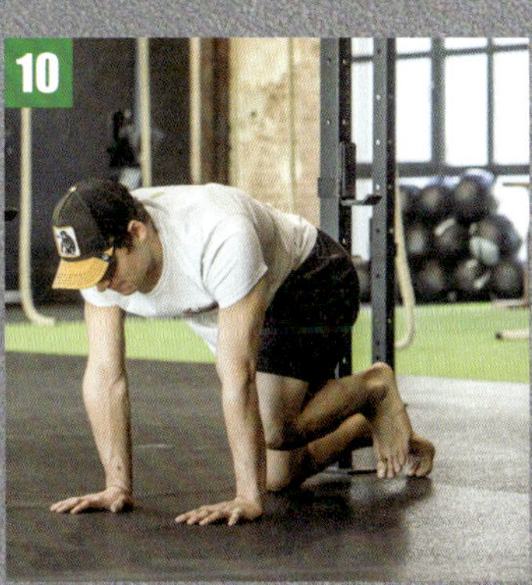

6.5.8 DIAGONALSTRETCH KLEIN/GROSS

Allgemeine Hinweise:

Der Diagonalstretch ist eine Übung, die in vielen verschiedenen Variationen ausgeführt werden kann. Im Folgenden beschreibe ich eine einfache und eine schwierigere Variante. Der Diagonalstretch mobilisiert deine vordere Kette und sorgt für mehr Kniestabilität, Hüftmobilität und Rumpfstabilität.

Wenn es überhaupt so etwas wie eine Anti-Sitz-Übung gibt, wenngleich ich nicht das Sitzen allgemein als schlecht bezeichnen will, dann ist es der Diagonalstretch.

Ausführung:

Kleiner Diagonalstretch

1. ASTE: Stelle dich in den Kniestand. Das Becken ist nach hinten gekippt *(Posterior Pelvic Tilt)*, der hintere Fuß ist aufgestellt.
2. Drehe dich im Oberkörper zum aufgestellten Bein.
3. Lehne dich zurück, deine Hüfte bleibt die ganze Zeit gestreckt.
4. Halte in der tieferen Position für eine gewisse Zeit und drücke dich mit dem hinteren Fuß wieder in die Ausgangsstellung zurück.

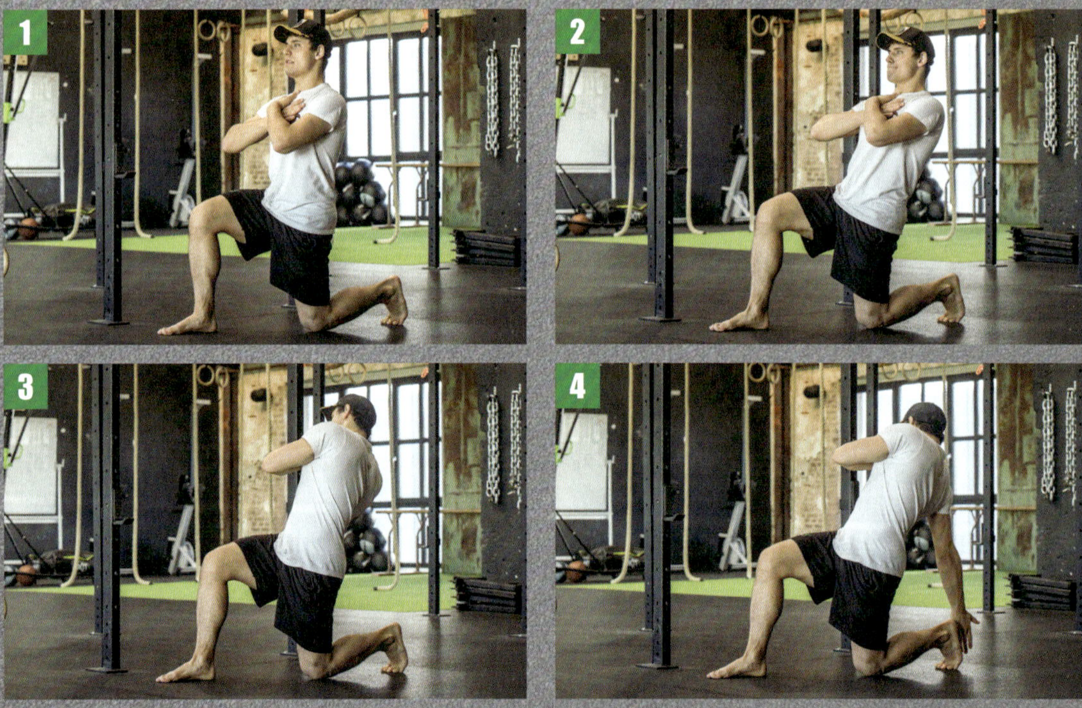

 Die Pospannung nicht halten können und ins Hohlkreuz fallen.

Großer Diagonalstretch

1. ASTE: Du kannst mit deinen Füßen deine Ausgangsstellung messen: Stelle deine Füße direkt nebeneinander, drehe einen Fuß um 90° auf, stelle das Bein in einen Ausfallschritt nach hinten und drehe den hinteren Fuß gerade, sodass beide Füße nach vorne zeigen.
2. Halte dein Becken nach hinten gekippt und deinen Po angespannt. Lehne dich zurück, indem du dein hinteres Bein beugst, dein vorderes Bein bleibt gestreckt.
3. Strecke den Arm auf der Seite des gestreckten Beins aus und drehe dich zu jener Seite.
4. Versuche, mit dem Arm die Ferse des hinteren Beins zu erreichen.
5. Drücke dich aus der Kraft des hinteren Beins in die Ausgangsstellung zurück.

 Siehe kleiner Diagonalstretch

GROSSER DIAGONALSTRETCH

1

2

3

4

5

6

6.5.9 BACK BEND

Allgemeine Hinweise:

Der Back Bend trainiert die Kraft in den Oberschenkeln und sorgt für mehr Mobilität. Er ist die bessere Alternative zum Couch Stretch oder zum klassischen „Ich-ziehe-meine-Ferse-zum-Po-vor-dem-Joggen-Stretch", bei denen die Oberschenkelvorderseite passiv gedehnt wird. Der Back Bend ist eine gute Vorübung, um die notwendige Hüftbeweglichkeit für die Brücke zu entwickeln.

Ausführung:

1. ASTE: Setze dich in den Wadensitz, deine Füße sind lang, deine Beine bilden ein „V" (die Füße bilden die Spitze). Strecke deine Hüfte, sodass sich deine Oberschenkel und dein Oberkörper 90° zu deinen Unterschenkeln befinden.
2. Nimm einen *Posterior Pelvic Tilt* ein, halte deine Arme vor deinem Körper.
3. Atme ein und halte Spannung im Rumpf, lehne dich nach hinten und lasse dich langsam nach unten ab (dein Oberkörper bleibt gestreckt).
4. Lasse dich nur so weit nach unten ab, dass du in der kompletten Streckung des Körpers bleiben kannst und bewege dich in die Ausgangsstellung, während du ausatmest.

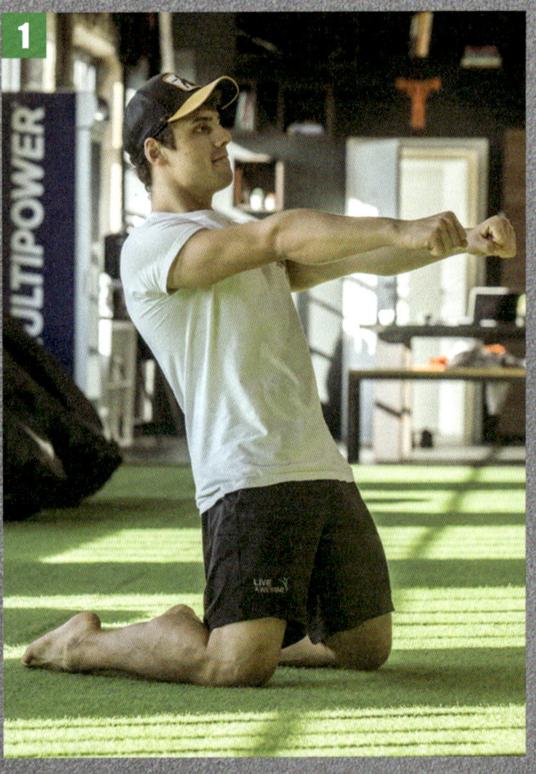

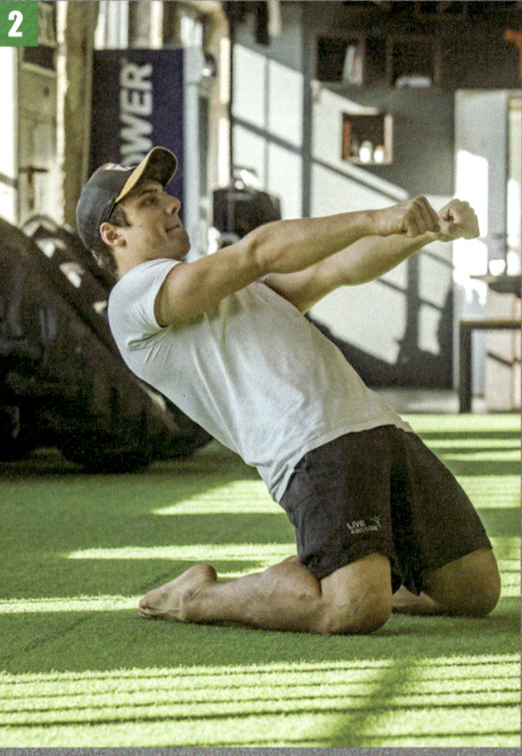

- ⊗ Ins Hohlkreuz fallen und die Rumpfspannung aufgeben.
- ⊗ In der Konzentrik (dem Weg nach oben) die Hüfte einknicken.

Skalierung:

- ⊖ Kleiner Diagonalstretch
- ⊖ Halte ein Widerstandsband in deinen Händen, welches vor dir befestigt ist.
- ⊖ Führe erst mal nur die Exzentrik aus.
- ⊕ Halte eine kleine Gewichtsscheibe vor der Brust.

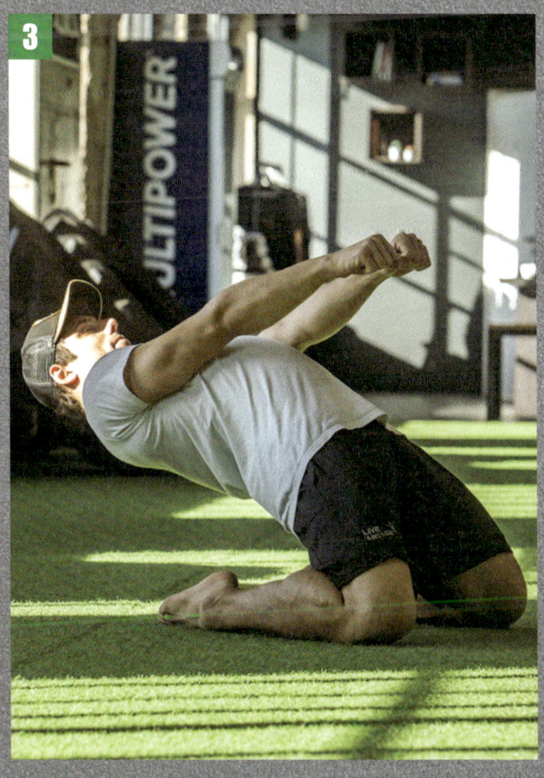

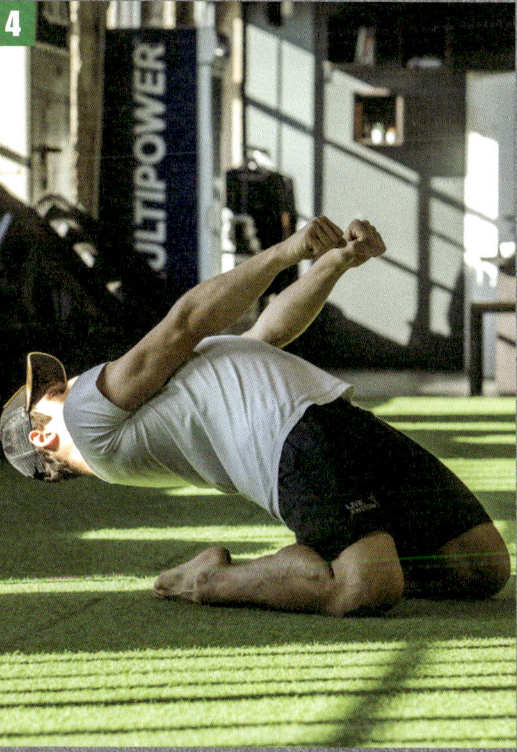

6.6 HAMSTRINGS

6.6.1 HIP HINGE 

Allgemeine Hinweise:

Der Hip Hinge bringt dir bei, dass du lernst, deine Wirbelsäule lang zu halten, während du aktiv aus deiner Hüfte beugst und streckst. Das Bewegungsmuster des Hip Hinges sollte jeder beherrschen, da es die komplette Rückseite trainiert und die Basis für Bewegungen wie das Kreuzheben bildet.

Die rückwärtige Muskulatur richtet uns auf und ist wichtig, um unseren eher flexorisch geprägten Alltag zu komplementieren. Weiterhin ist der Hip Hinge die Basis für rückengerechtes Heben und für die folgenden Übungen zur Mobilisation der Hamstrings. Mehr dazu in Kap. 2.

Ausführung:

1. ASTE: Stelle dich hüftbreit hin und führe einen Stock zu deinem Rücken, den du mit beiden Händen festhältst (eine Hand ist über deinem Kopf, eine Hand ist an deiner LWS).
2. Der Stock sollte deinen Hinterkopf, deine BWS und dein Steißbein berühren.

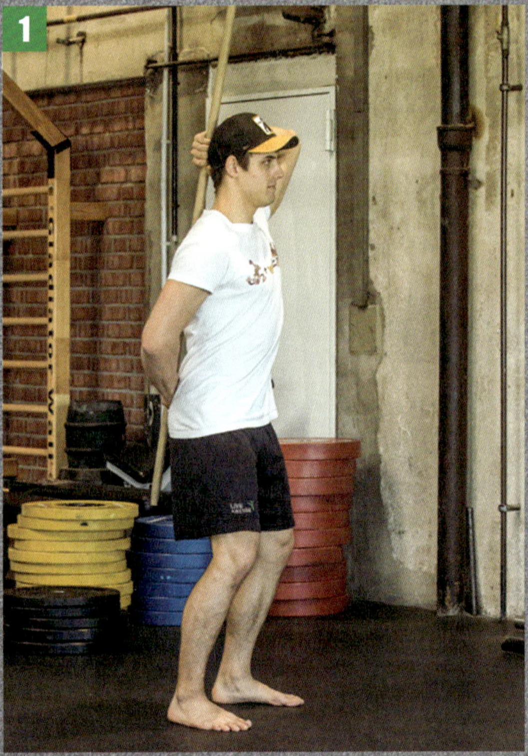

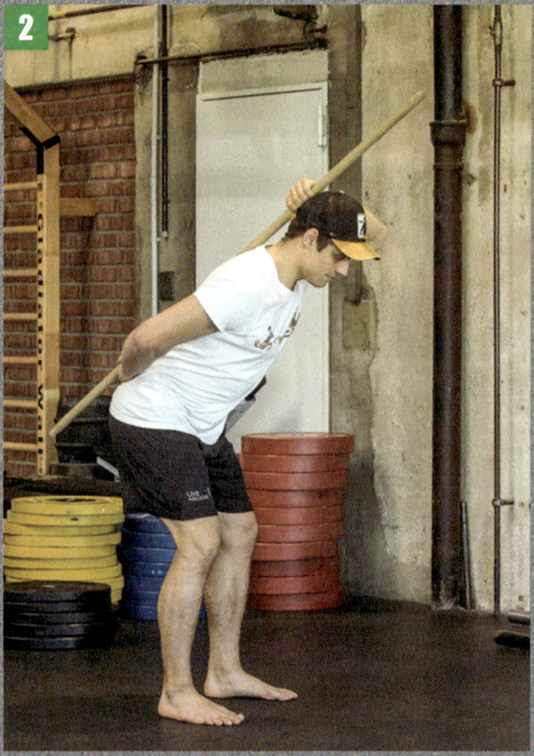

3. Beuge dich nach vorne, die drei Punkte werden mit dem Stock am Rücken gehalten. Schiebe deine Hüfte nach hinten.
4. Deine Knie können leicht gebeugt sein, wichtiger ist allerdings, dass du die physiologische Krümmung deiner LWS beibehältst und deinen Rücken nicht komplett gerade machst (dazu ist es notwendig, dass du dein Becken aktiv in der Ausgangsposition hältst und nicht einrundest).
5. Dein Ziel sollte sein, auf 90°-Vorbeuge zu kommen. Strecke dich dann wieder in die Ausgangsstellung.

⊗ Deine LWS rundet ein.

⊗ Du verlierst einen der Kontaktpunkte am Rücken.

Skalierung:

⊖ Hip Hinge Flex/Ex

⊕ Standwaage

⊕ Kickstand Deadlift

⊕ Kreuzheben

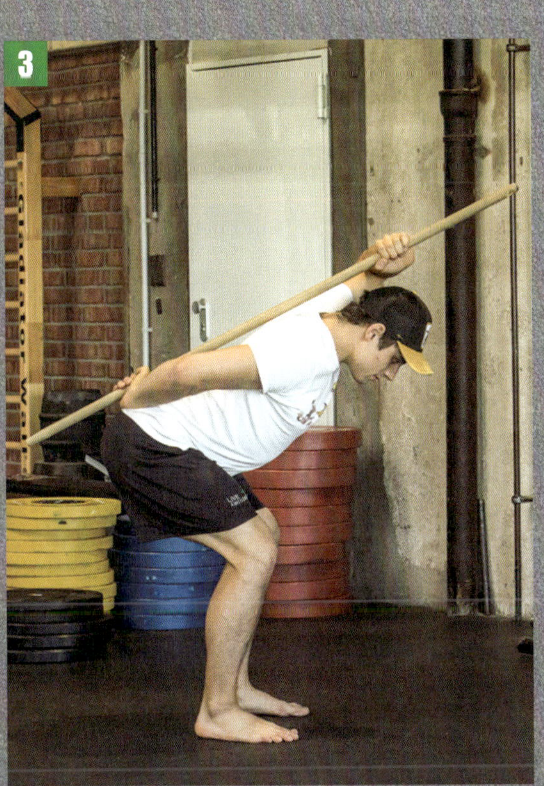

3

TIPP

Wenn es dir schwerfällt, alle drei Punkte aufgrund mangelnder Beweglichkeit oder einer im BWS-Bereich stark gekrümmten Wirbelsäule mit dem Stock zu berühren, arbeite an der Beweglichkeit deiner BWS und deiner Hamstrings.

6.6.2 SQUAT TO STAND 

Allgemeine Hinweise:

Der Squat to Stand beinhaltet eine Mobilisation für deine Hamstrings und bringt dir bei, deine Kniebeuge zu verbessern.

Ausführung:

1. ASTE: Setze dich in die Hocke, halte deine Ellbogen innen am Oberschenkel und greife deine Füße von außen.
2. Ziehe dich aktiv in die Position und hebe deine Hüfte, so weit es geht.
3. Strecke deine Oberschenkel aktiv durch und spanne sie an.
4. Ziehe dich wieder aktiv in den Squat (stelle dir vor, dass dich ein Gewicht an der Hüfte nach unten in den Squat drückt, du aber dagegenhältst).
5. Dein Oberkörper beziehungsweise Kopf bleibt die ganze Zeit in etwa auf derselben Höhe.

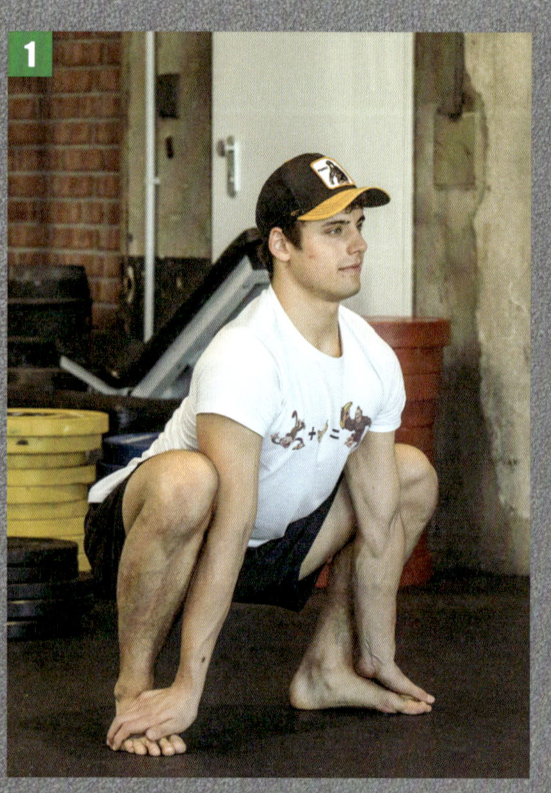

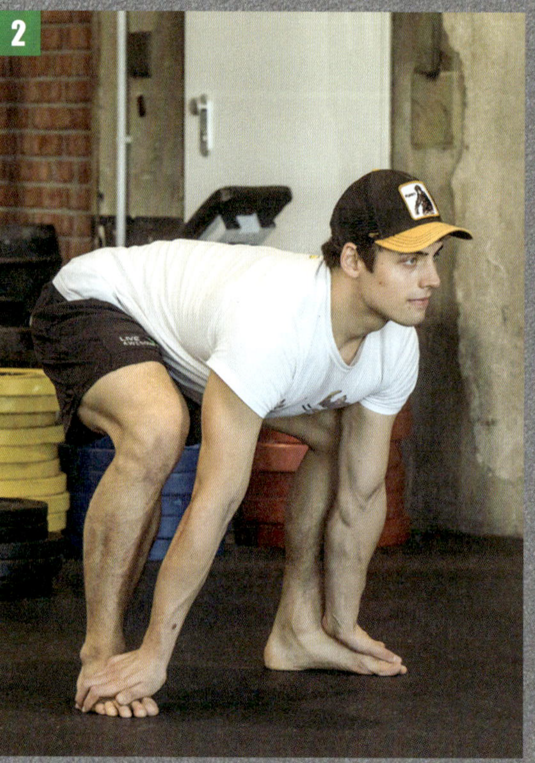

Skalierung:

 Erhöhe deine Fersen mit Gewichtheberschuhen oder stelle deine Füße auf zwei Bücher.

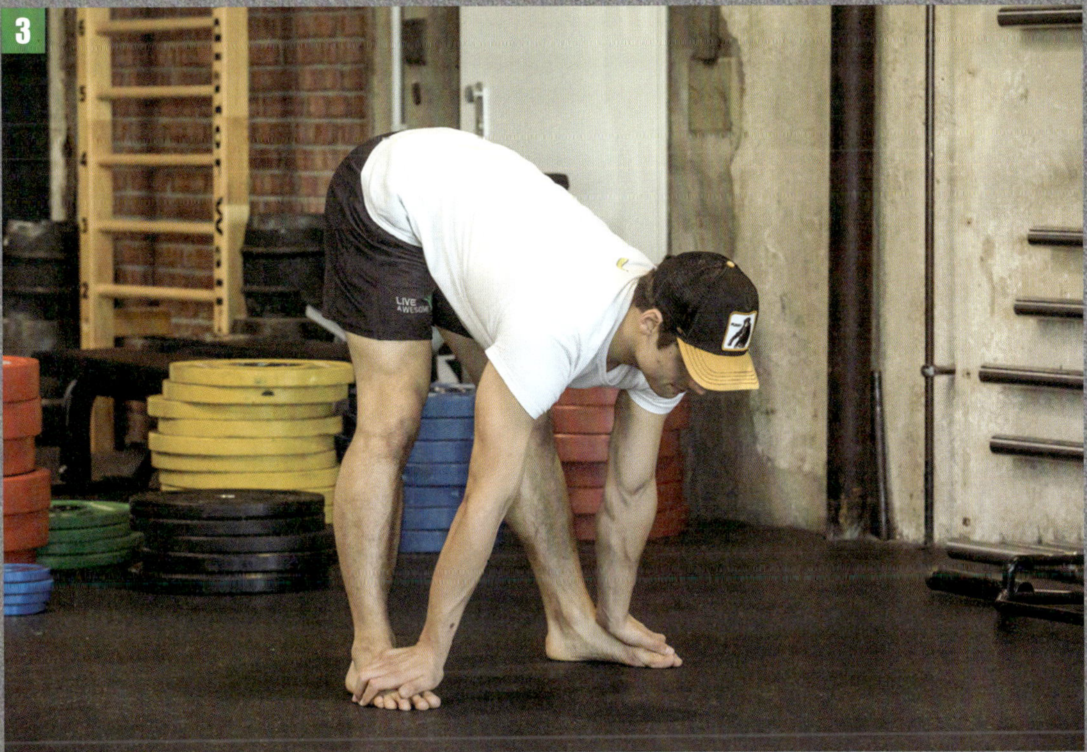

3

6.6.3 SITZENDER GOOD MORNING 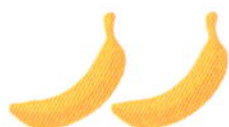

Allgemeine Hinweise:
Der sitzende Good Morning kräftigt deinen unteren Rücken und mobilisiert deine Hamstrings. Er bildet eine Vorübung für den Spagat, da der breite Sitz deine Hüftmobilität schult.

Ausführung:
1. ASTE: Setze dich breitbeinig auf einen Stuhl oder auf eine Hantelbank (die Beine sind rechts und links neben der Bank aufgestellt).
2. Halte deine Wirbelsäule lang und lehne dich wie beim Hip Hinge nach vorne.
3. Drücke deine Füße in den Boden und lehne dich wieder zurück.

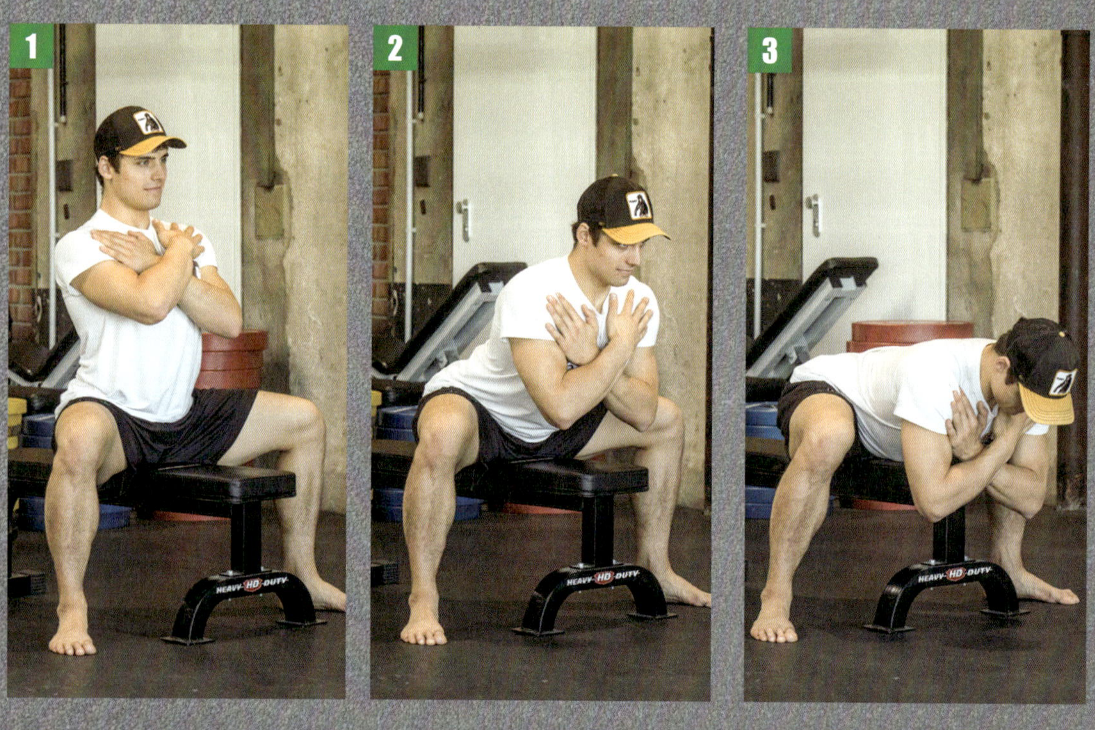

- ⊗ Deine LWS oder BWS rundet ein.
- ⊗ Du überstreckst beim Nachobenkommen deine Wirbelsäule.

Skalierung:

- ⊖ Hip Hinge Flex/Ex
- ⊕ Strecke deine Beine aus.
- ⊕ Nimm ein Gewicht vor die Brust oder lege dir eine Langhantel auf deine Schultern.
- ⊕ Führe den Good Morning im Stehen aus.

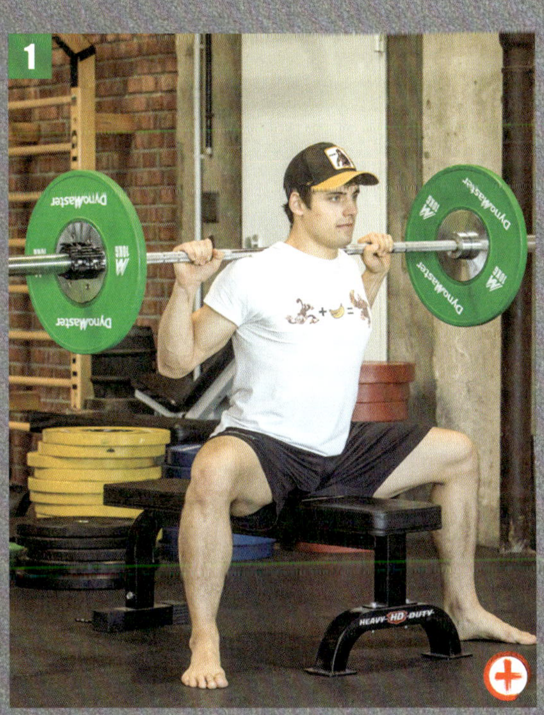

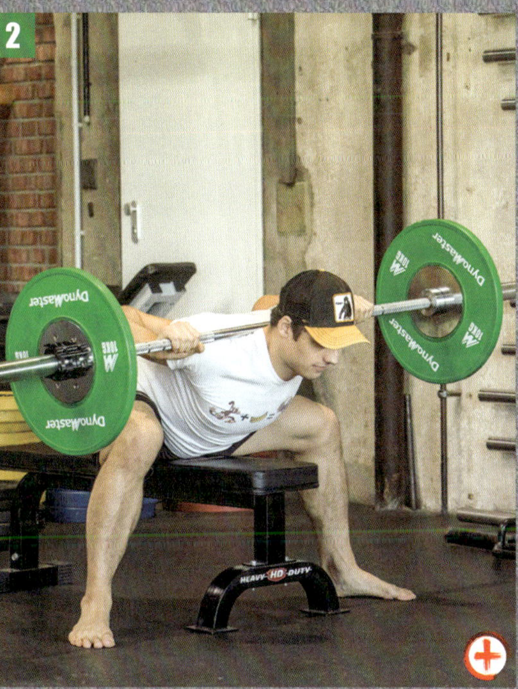

6.6.4 KICKSTAND DEADLIFT 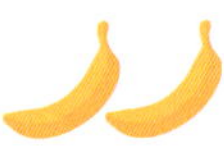

Allgemeine Hinweise:

Der Kickstand Deadlift ist eine unilaterale Beinübung, die sowohl die Kraft als auch die Mobilität deiner Hamstrings schult. Ich benutze diese Übung häufiger als Transferübung in meinem Coaching, um meinen Klienten einbeiniges Kreuzheben beizubringen. Der Kickstand Deadlift ist ebenso eine gute Übung für die Beinachsenstabilität und eher anzuraten, als die ganzen Wackelbrett- und -kissenübungen, die dir in keiner Weise helfen, stabile Knie zu bekommen. Mehr zum Thema Wackelbretter findest du in den Kapiteln zur Kniebeuge.

Ausführung:

1. ASTE: Stelle deine Füße direkt nebeneinander, drehe einen Fuß um ca. 90° auf, und drehe um weitere 90°, sodass beide Füße in eine Richtung zeigen (die Fußspitze des hinteren Fußes sollte auf Höhe der Ferse des vorderen Fußes sein).
2. Das hintere Bein ist leicht gebeugt und beide Knie sollten die ganze Zeit auf derselben Höhe bleiben.
3. Beuge dich nun wie beim Hip Hinge nach vorne und richte dich wieder auf.

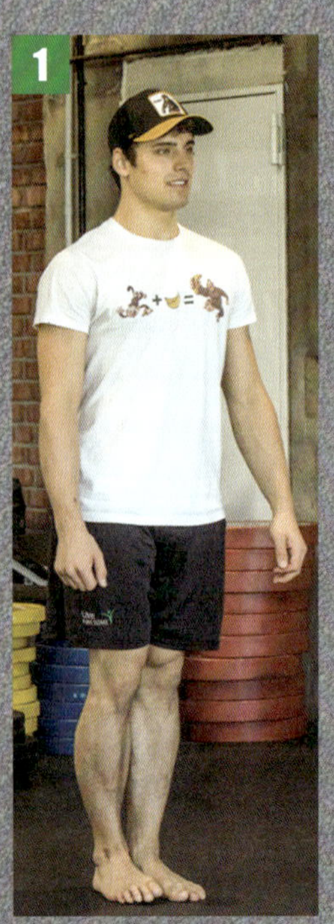

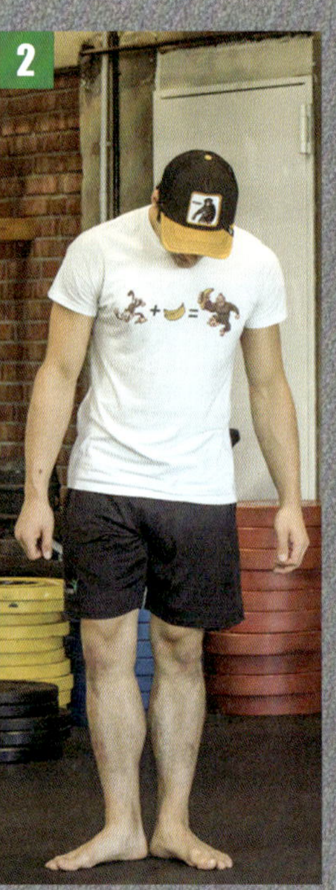

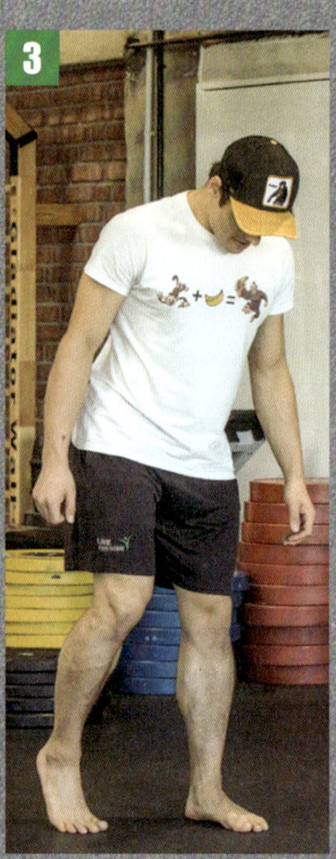

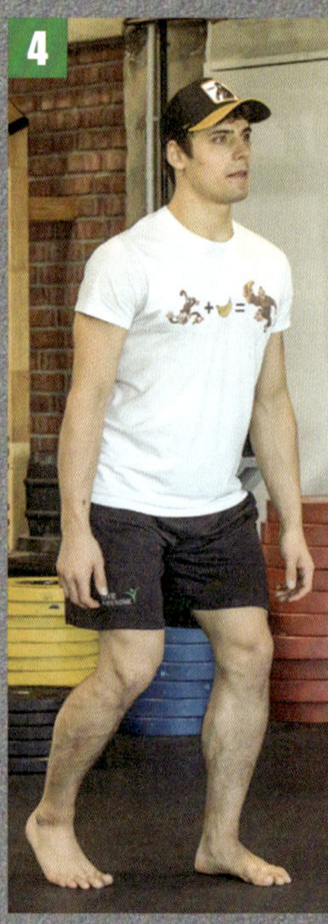

4. Die Belastung sollte zu 80-90 % auf dem vorderen Bein sein, wohingegen das hintere Bein „nur dafür da ist, dass du nicht umfällst“ (als Stabilisation).

Du drückst mit dem stabilisierenden Bein ebenso stark.

Siehe Hip Hinge

Skalierung:

Hip Hinge

 Mache die Übung durch Hanteln schwerer.

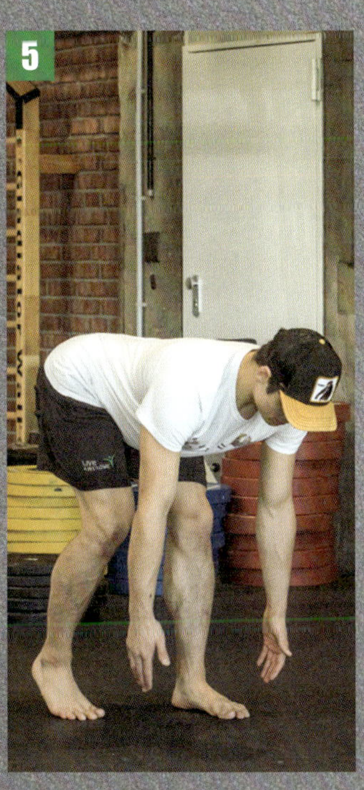

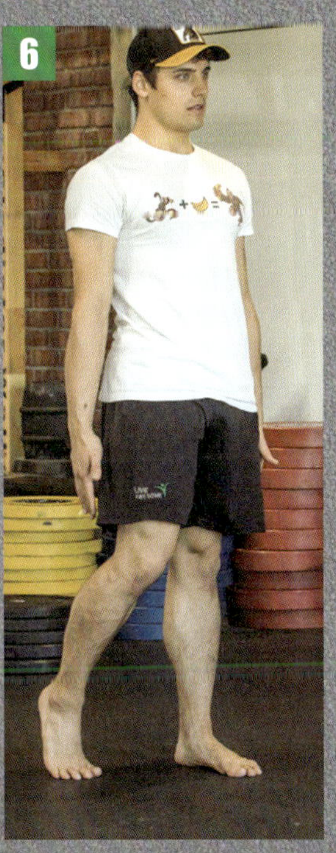

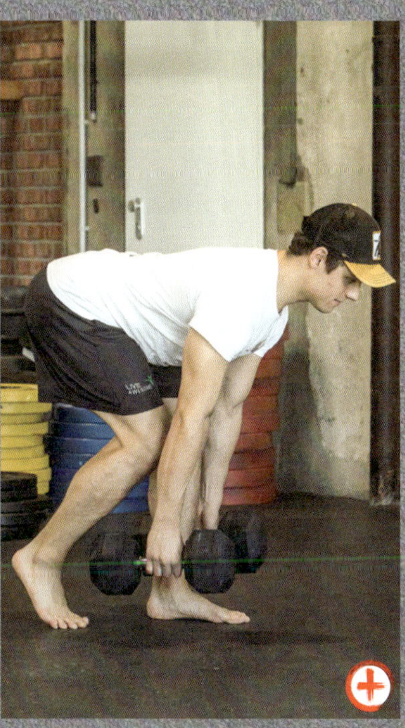

6.6.5 STANDWAAGE

Allgemeine Hinweise:
Die Standwaage mobilisiert und kräftigt, wie bereits der Kickstand Deadlift, deine Hamstrings.

Ausführung:
1. ASTE: Stelle dich hüftbreit hin, die Wirbelsäule ist lang.
2. Führe einen Hip Hinge aus, mit dem Unterschied, dass du nun ein Bein mit abhebst und in Verlängerung deiner Wirbelsäule hältst.

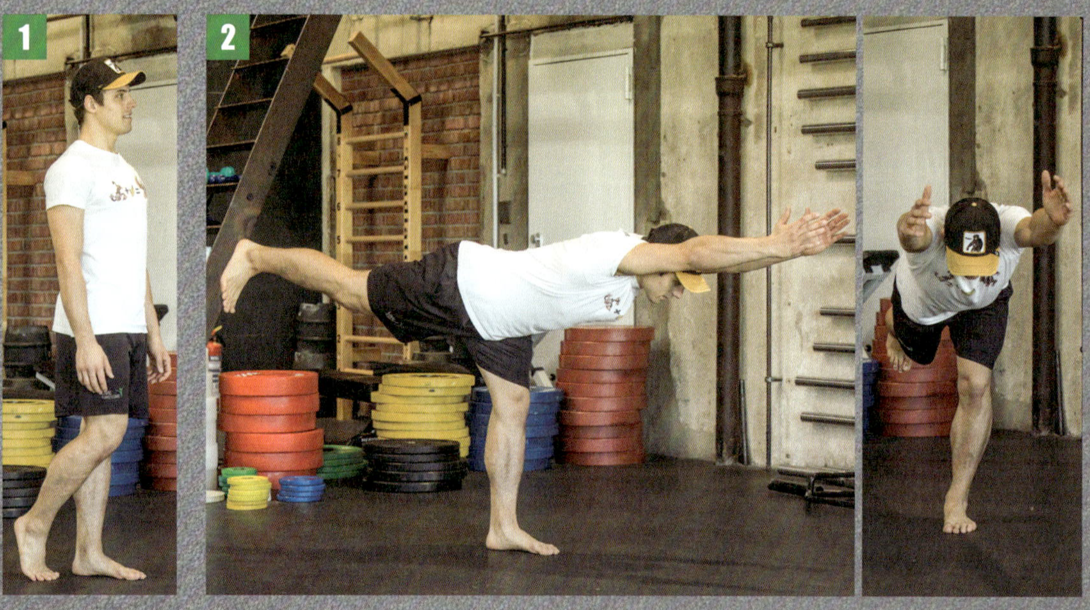

- ⊗ Dein Becken kippt auf.
- ⊗ Dein Knie kollabiert nach innen.
- ⊗ Dein Rücken rundet ein.

Skalierung:

- ⊖ Hip Hinge
- ⊖ Kickstand Deadlift
- ⊕ Hamstring Touch and Go
- ⊕ Mache die Übung mit einem Gewicht schwerer.

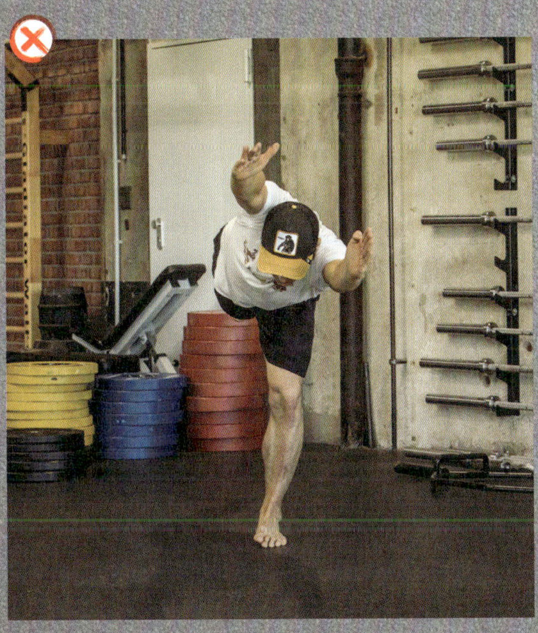

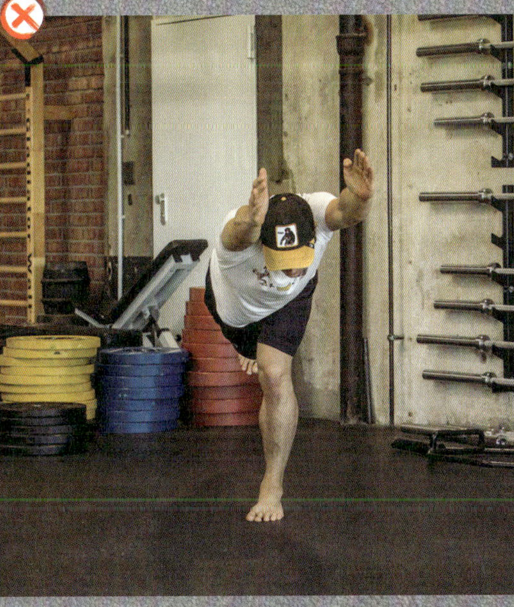

6.6.6 HAMSTRING TOUCH AND GO

Allgemeine Hinweise:

Der Hamstring Touch and Go ist eine spielerische Art und Weise, die Standwaage schwieriger und dynamischer zu gestalten. Da wir im Alltag nie die „perfekte" Gelenkposition einnehmen und unser Körper nicht linear ist, sollten wir ebenso üben, unsere gewonnene ROM in verschiedenen Winkeln auszunutzen.

Ausführung:

1. ASTE: Du führst die Bewegung wie eine Standwaage durch.
2. Der Unterschied besteht darin, dass du drei oder mehr Punkte vor dir hast, die du dabei nacheinander mit jeder Wiederholung berührst.

Skalierung:

Siehe Standwaage

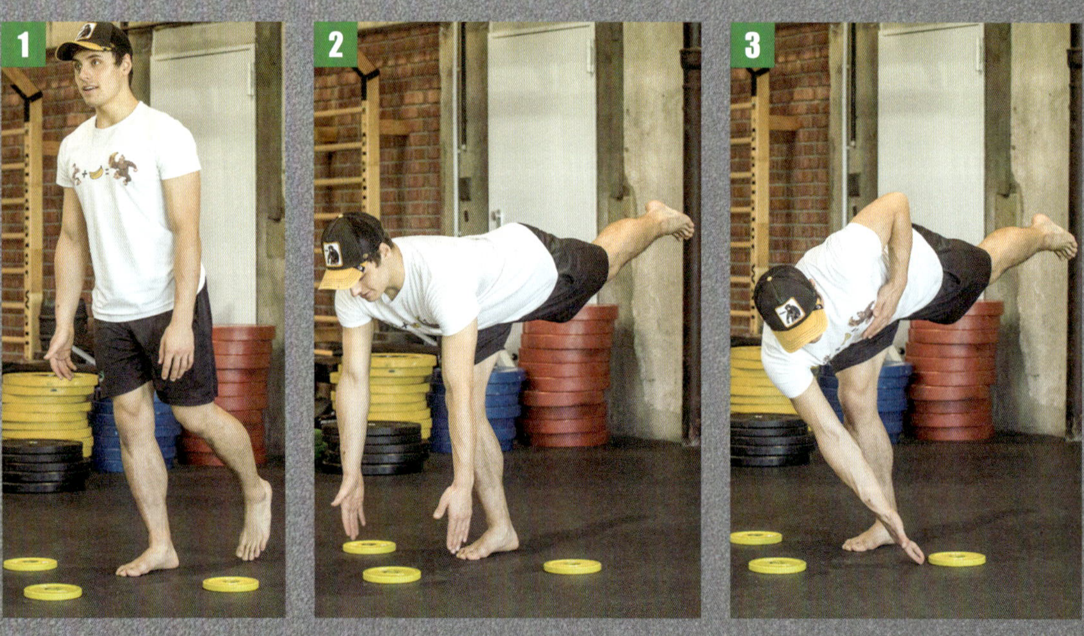

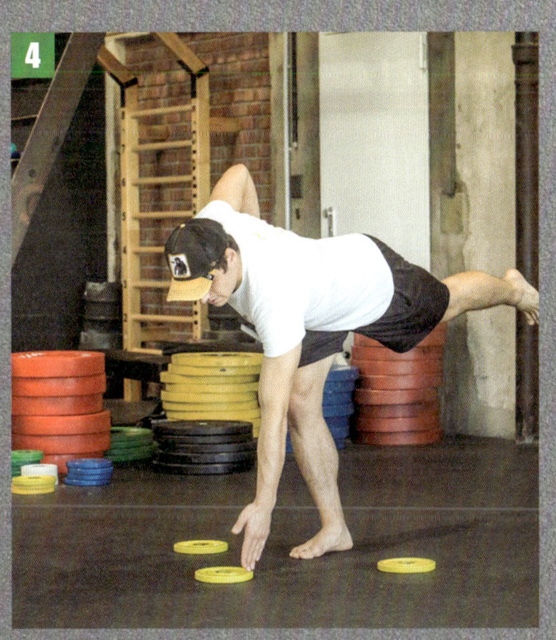
4

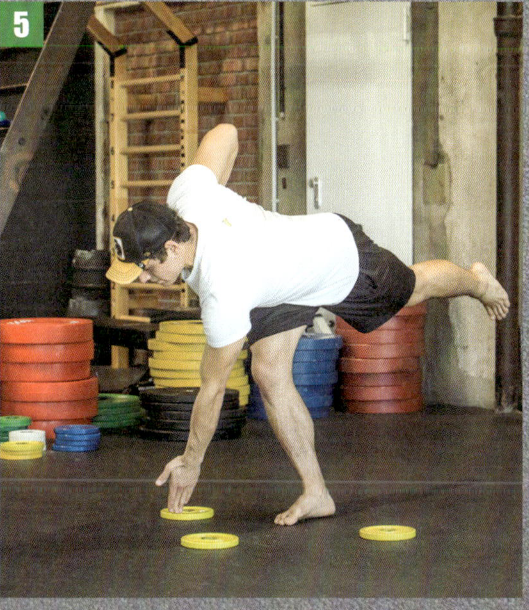
5

6.7 KNIEBEUGE

6.7.1 SQUAT ROUTINE (EINFACH) 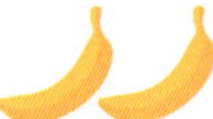

Allgemeine Hinweise:

Die Squat Routine mobilisiert deine Hüfte in allen Gelenkwinkeln und in alle Richtungen, die für eine Kniebeuge wichtig sind. Sie besteht aus mehreren Bewegungen. Diese Routine ist für Trainierende geeignet, die die Kniebeuge noch nicht einwandfrei beherrschen, also dabei umfallen oder nicht sehr tief kommen.

Ausführung:

1. Position 1 (Innenrotation): Begib dich in die Table-Top-Position (die Arme stützen hinten auf) und bringe deine Knie abwechselnd nach innen zum Boden.
2. Position 2 (Außenrotation): Setze dich in einen halben Wadensitz, das andere Bein ist vor dir aufgestellt und du drückst dein Knie mithilfe des Arms nach außen (dein Fuß kippt mit nach außen).

POSITION 1

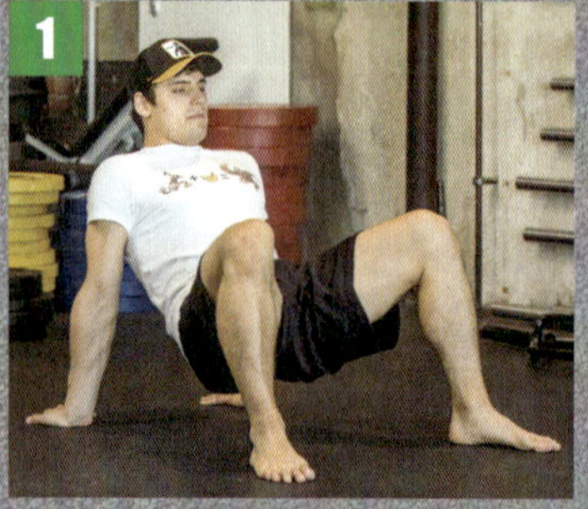

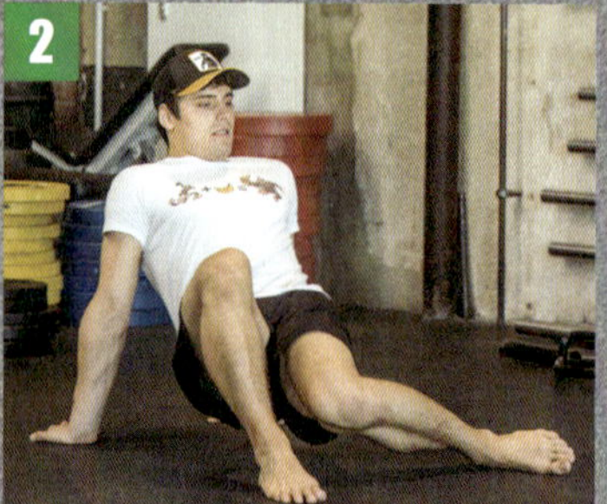

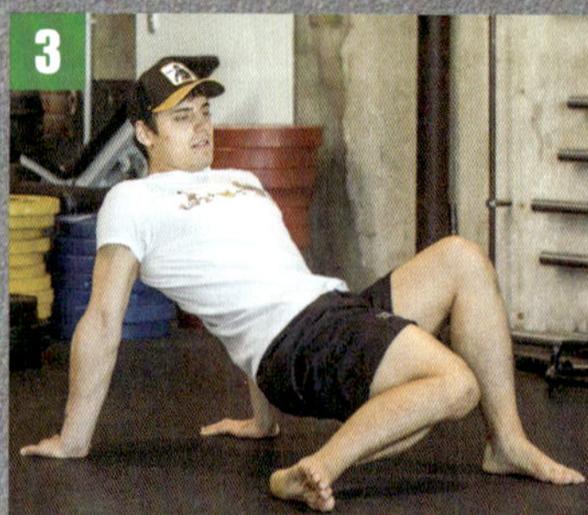

POSITION 2

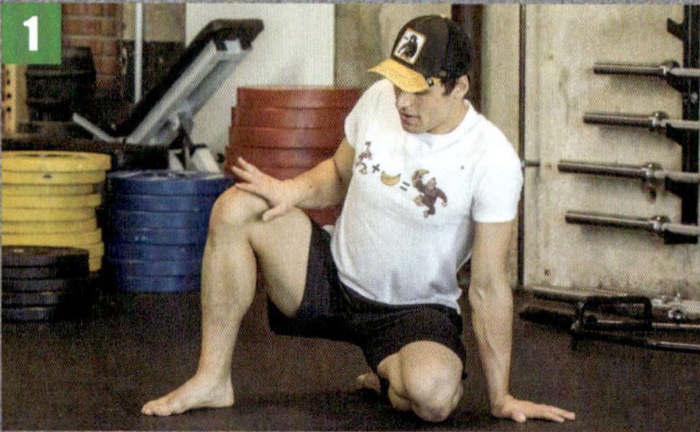

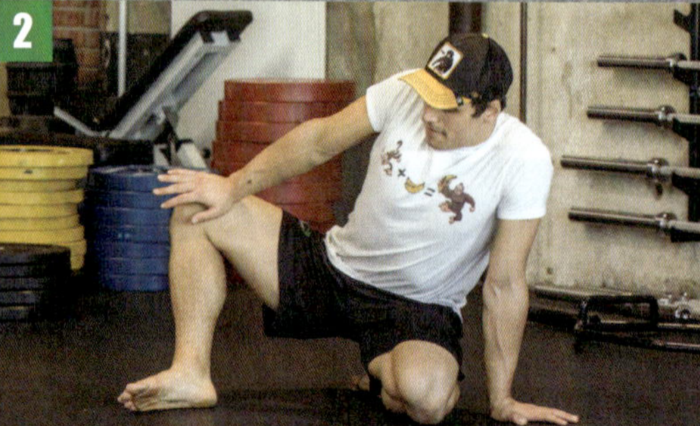

3. Position 3 (Wirbelsäulenrotation): Nimm den Frog Sit ein (s. Kap. 6.8.2), stütze mit einem Arm lang am Boden, spanne deinen Po an und drehe dich mit der Ausatmung in der Brustwirbelsäule zur Decke auf.
4. Position 4 (Hamstringmobilisation): Squat to Stand, fasse an deine Schienbeine (s. Kap. 6.6.2).

Skalierung:

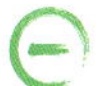
Wenn Schmerzen bei der Außen- oder Innenrotationsmobilisation im Knie auftreten, öffne den Kniewinkel.

POSITION 3

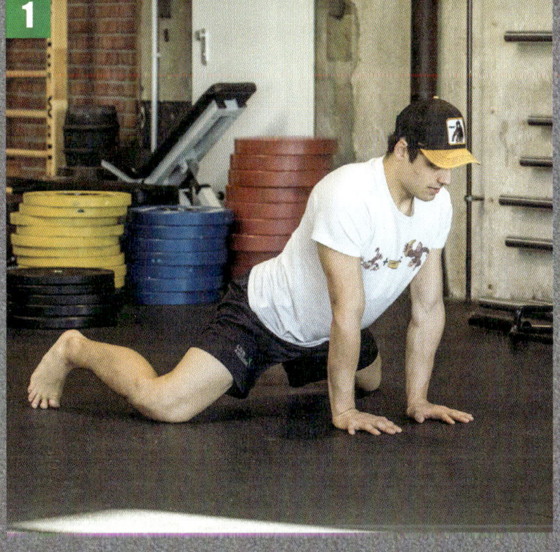

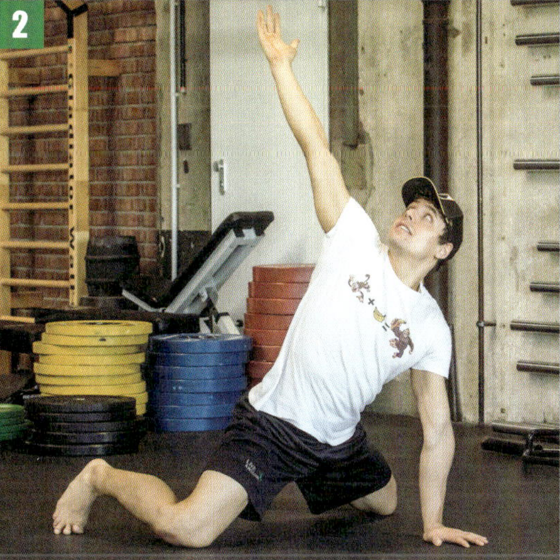

POSITION 4

Siehe Frog Sit

6.7.2 SQUAT ROUTINE

Allgemeine Hinweise:
Die Squat Routine mobilisiert deine Hüfte in allen Gelenkwinkeln und in alle Richtungen, die für eine Kniebeuge von Bedeutung sind. Sie besteht aus mehreren Bewegungen.

Ausführung:
1. Die ASTE für jede Position ist der Squat in der tiefsten Position und sollte über die ganze Zeit gehalten werden.
2. Position 1 (Innenrotation): Bringe deine Knie abwechselnd nach innen zum Boden.
3. Position 2 (Außenrotation): Lehne dich zu einem Bein (Schulter und gleichseitiges Knie lehnen aneinander), ziehe dein anderes Knie aus der Hüfte nach außen und drücke mithilfe des Arms noch etwas weiter (dein Fuß kippt mit nach außen).

POSITION 1

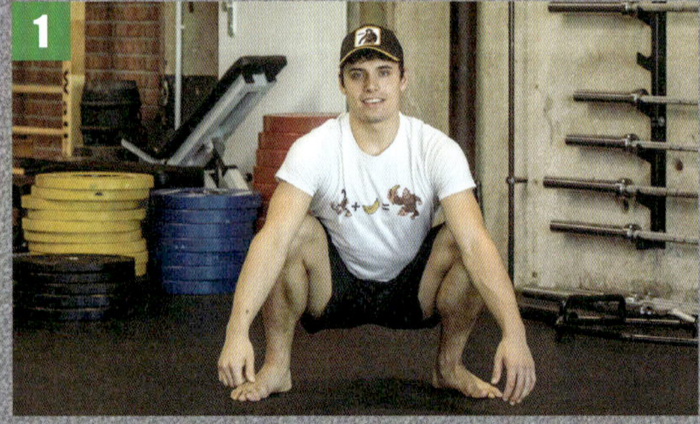

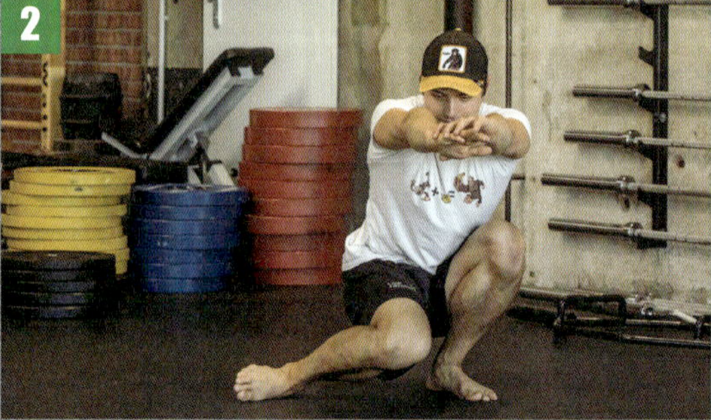

POSITION 2

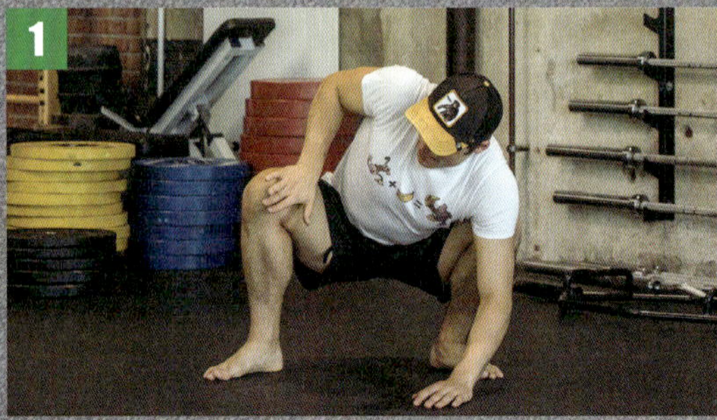

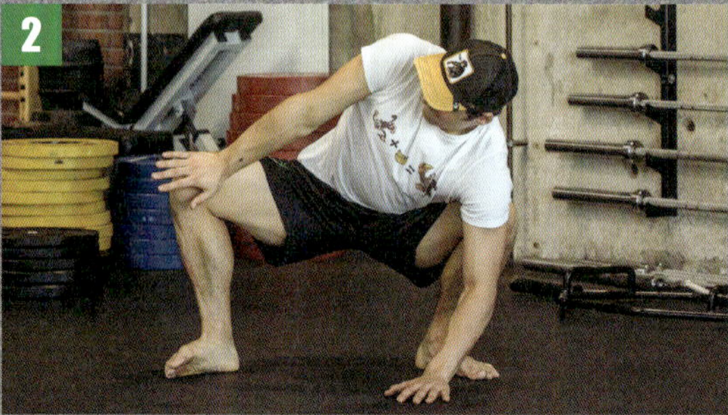

4. Position 3 (Wirbelsäulenrotation): Lehne dich zu einem Bein (Schulter und gleichseitiges Knie lehnen aneinander), greife dein gegenüberliegendes Sprunggelenk und drehe dich mit der Ausatmung in der Brustwirbelsäule zur Decke auf. Drehe mit der Einatmung nach unten und versuche, mit dem freien Arm den Boden mit deinem Ellbogen zu berühren.
5. Position 4 (Hamstringmobilisation): Squat to Stand (s. Kap. 6.6.2).

Skalierung:

- Squat Routine (einfach)
- Erhöhe deine Fersen mit Gewichtheberschuhen oder Büchern.

TIPP

Ein Highlight unseres *Calisthenics X Mobility*-Workshops ist, die Squat Routine am Stück durchzuführen. Die meisten Trainierenden bleiben nur so lange in der Kniebeuge, wie es dauert, um ihren Arbeitssatz von dreimal 10 Einheiten auszuführen. Die Squat Routine dauert, wenn sie am Stück ausgeführt wird, 7-10 Minuten. Wer besser werden will in der Kniebeuge, sollte kniebeugen. Mehr dazu in Kap.2.

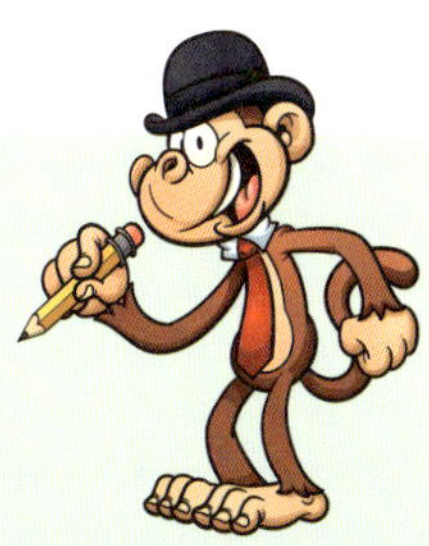

POSITION 3

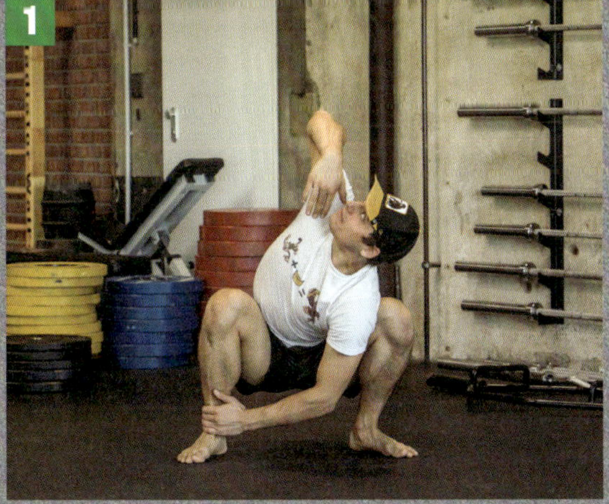

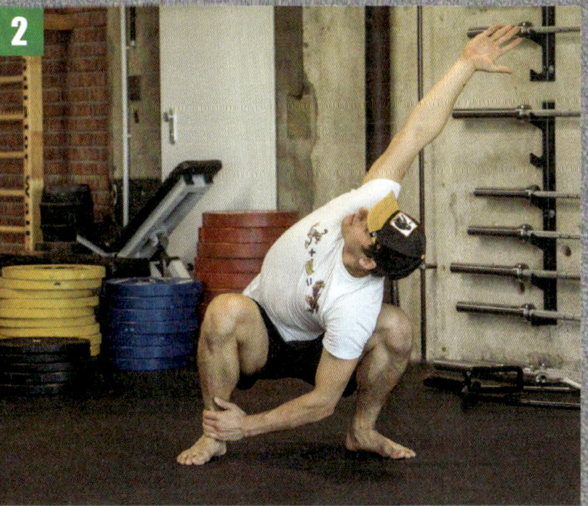

POSITION 4

Siehe Squat to Stand

6.7.3 GOBLET SQUATS

Allgemeine Hinweise:

Der Goblet Squat ist eine Form der Kniebeuge, bei der ein Gewicht vor der Brust gehalten wird. Durch die Gewichtslast vor dem Körper verlagert sich der Körperschwerpunkt nach vorne, sodass die Kniebeuge besser ausgeführt werden kann.

Ausführung:

1. ASTE: Stelle dich in deine Kniebeugenbreite (siehe Kap. 2.3) und halte ein Gewicht (eine Kettlebell oder eine Kurzhantel) eng vor der Brust.
2. Führe eine Kniebeuge durch, indem du deine Hüfte leicht nach hinten schiebst und dich nach unten setzt (mehr zur Ausführung der Kniebeuge siehe Kap. 2.3).

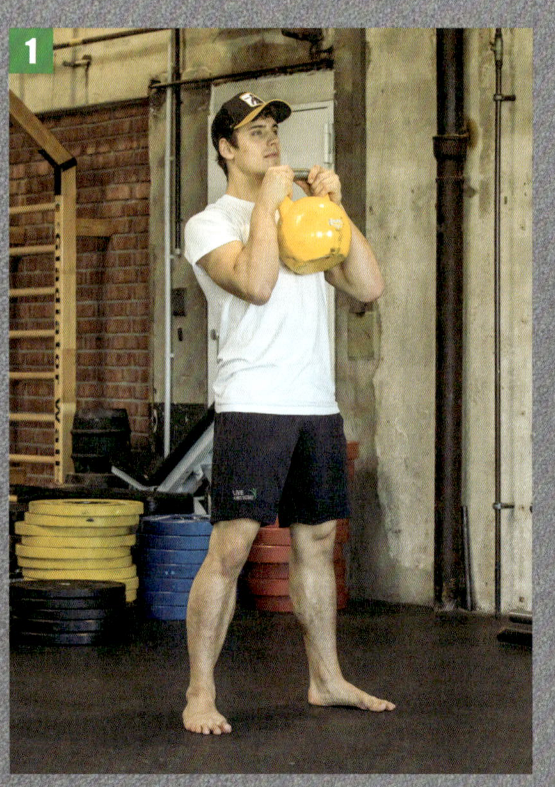

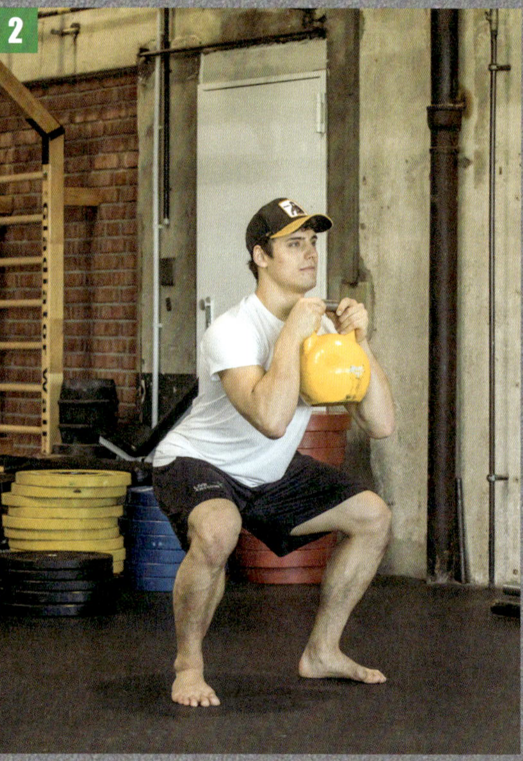

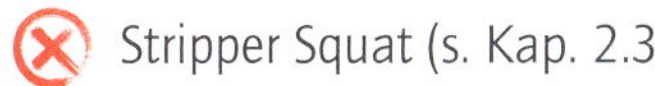
Stripper Squat (s. Kap. 2.3)

Skalierung:

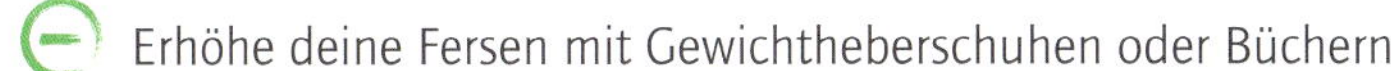
Erhöhe deine Fersen mit Gewichtheberschuhen oder Büchern.

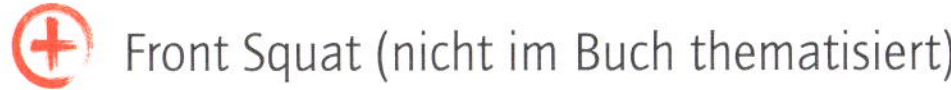
Front Squat (nicht im Buch thematisiert).

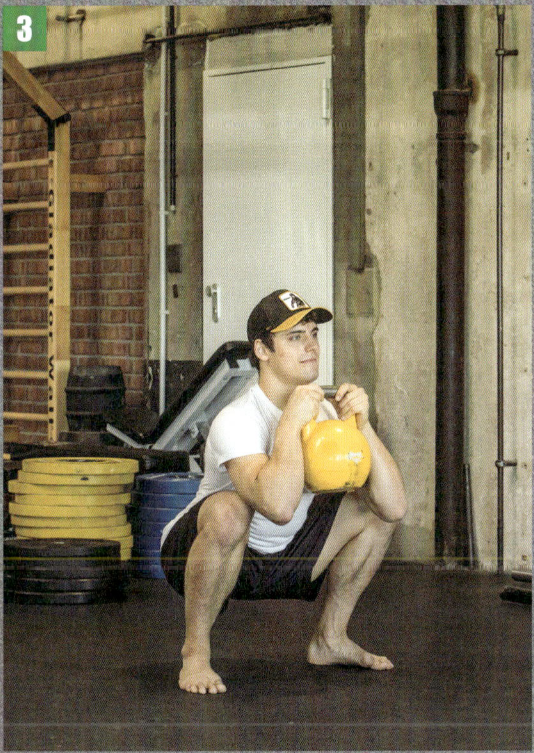

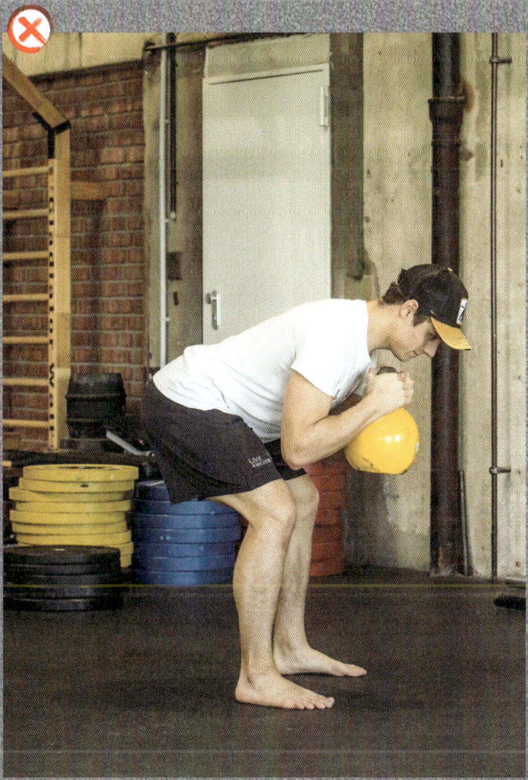

6.7.4 DUCK WALK

Allgemeine Hinweise:
Der Duck Walk ist eine dynamische und spielerische Art und Weise, um die Hüftmobilität zu verbessern.

Ausführung:

1. ASTE: Setze dich in die tiefe Hocke.
2. Kippe ein Knie nach vorne zum Boden und drehe dein Becken mit.
3. Setze das andere Bein nach vorne (ungefähr auf Höhe des gegenüberliegenden Knies).
4. Wiederhole die Schritte 2 und 3 nun auf der anderen Seite.
5. Gehe so eine gewisse Strecke nach vorne.

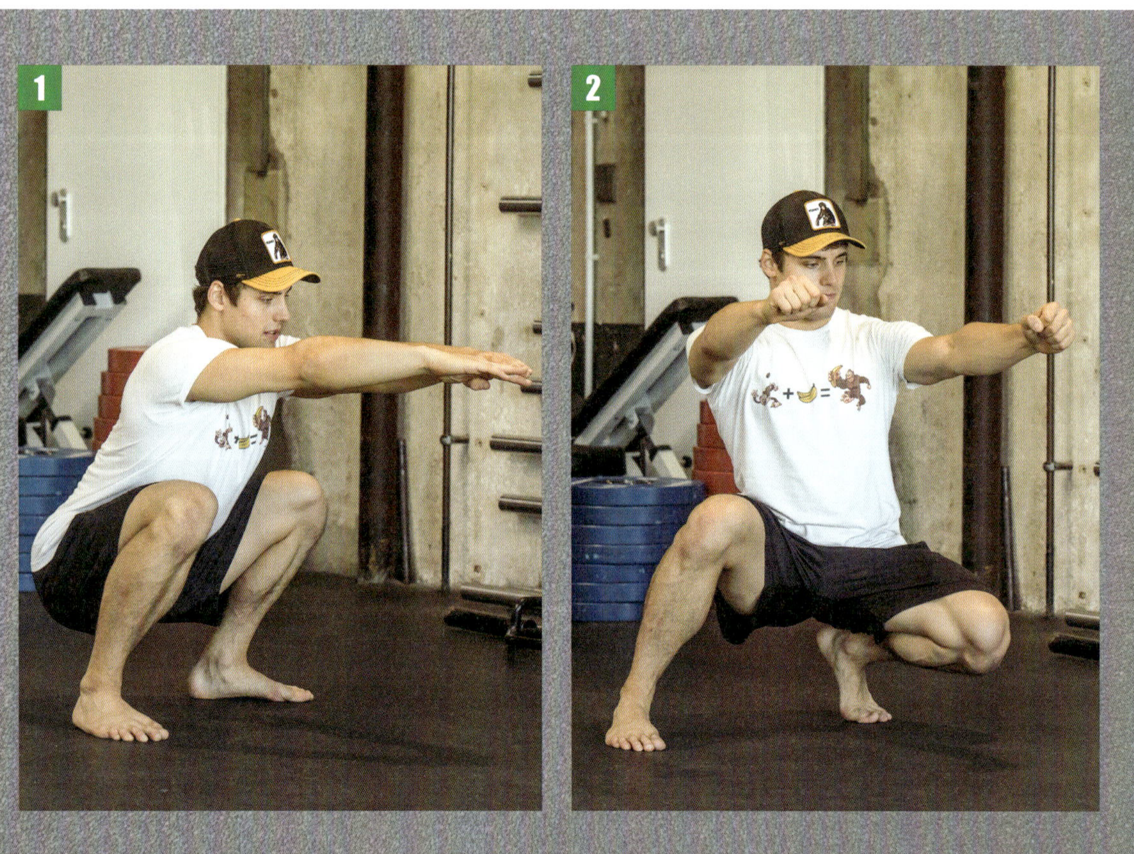

Skalierung:

 Squat Routine (einfach)

 Halte ein Gewicht vor deiner Brust oder über dem Kopf (sehr gut auch geeignet, um deine Über-Kopf-Beweglichkeit zu verbessern).

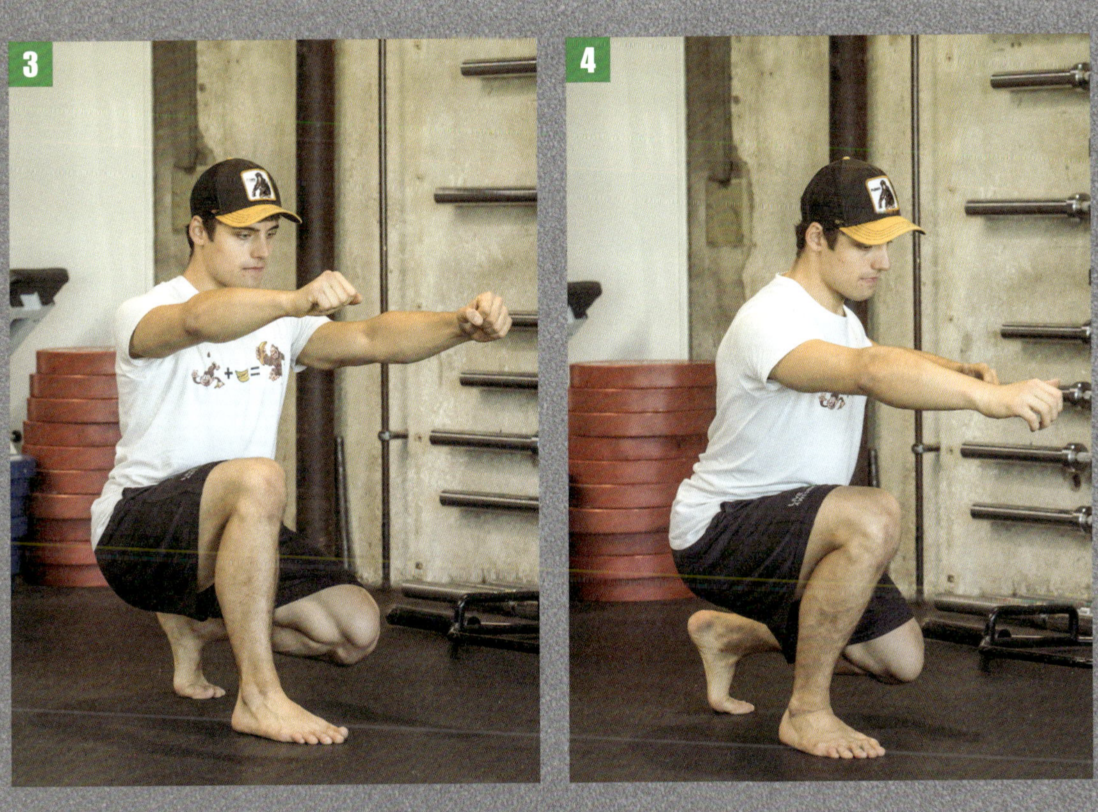

6.7.5 DRAGON SQUATS 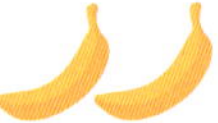

Allgemeine Hinweise:

Der Dragon Squat ist eine Variante der Kniebeuge, die, ähnlich wie der Hamstring Touch and Go, Variabilität in die geradlinigen Bewegungen bringt.

Ausführung:

1. ASTE: Stelle dich hüftbreit hin, die Wirbelsäule ist lang. Überkreuze mit einem Bein hinterrücks das andere Bein, dein Oberkörper bleibt nach vorne gerichtet.
2. Beuge nun in beiden Knien, sodass du auf beiden Beinen ungefähr 90° einnimmst.
3. Richte dich wieder auf.
4. Wiederhole die Beugung und Streckung mehrmals oder wechsle die Seiten nacheinander ab.

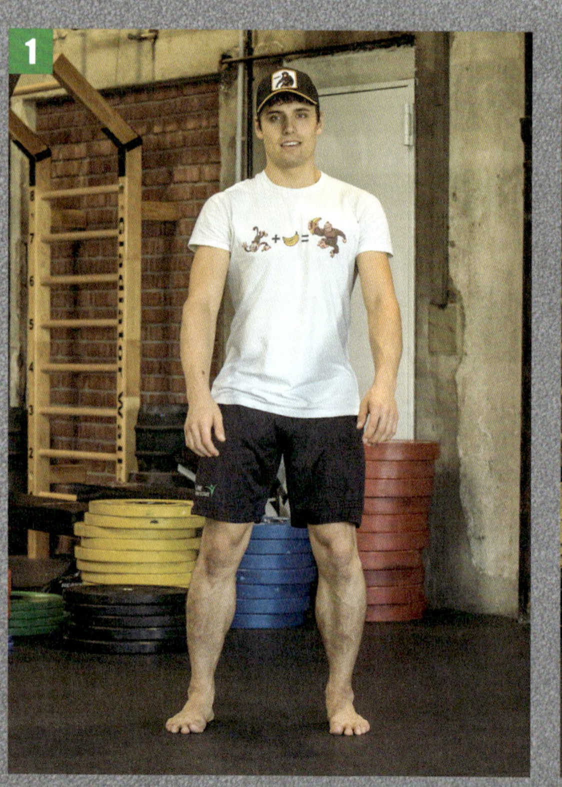

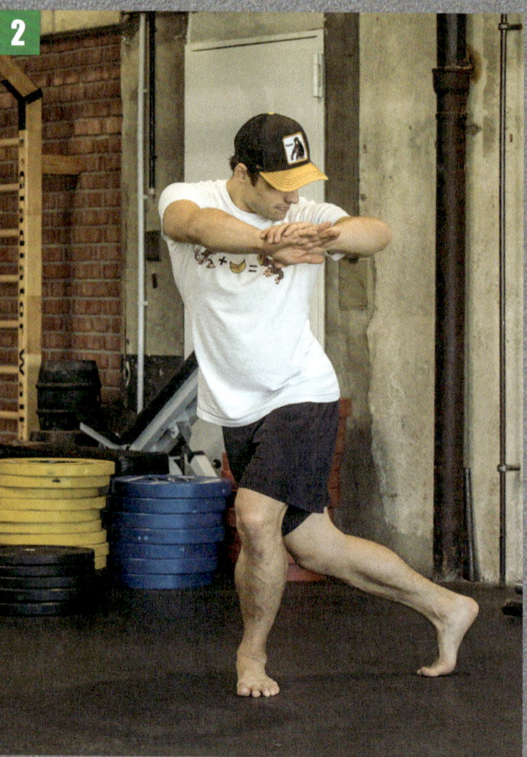

Skalierung:

 Halte dich an einer Stange oder an einem Stuhl fest.

 Halte eine Gewichtsscheibe vor der Brust.

 Wenn du an der tiefsten Position bist, löse die Verknotung in deinen Beinen auf, indem du über deine Fußballen in die Bewegungsrichtung (die Richtung, zu der du das Bein aufgesetzt hast) aufdrehst.

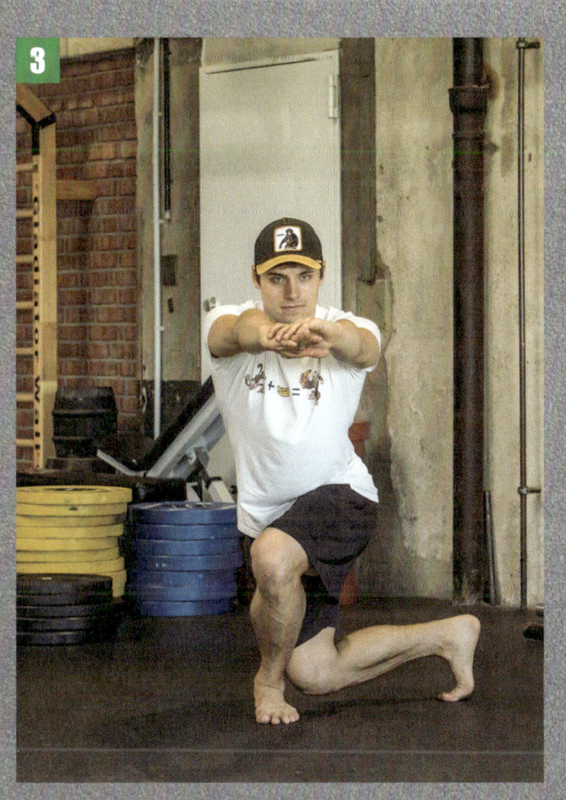

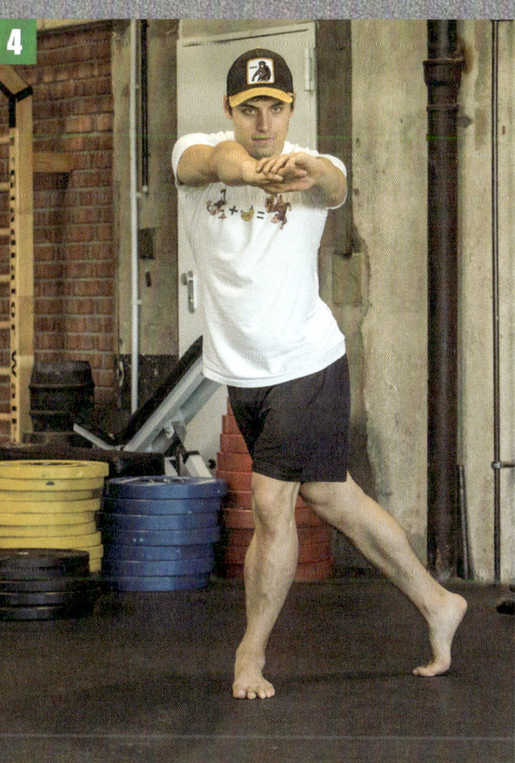

6.7.6 COSSACK SQUATS

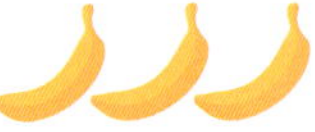

Allgemeine Hinweise:

Der Cossack Squat ist eine Vorübung für den Spagat und dient der Kräftigung deiner Adduktoren.

Ausführung:

1. ASTE: Stelle deine Füße im Five-Foot-Stance auf (siehe Horse Stance, S. 180).
2. Beuge nun über ein Bein und setze dich in die tiefste Position (bleibe aktiv in der Position, indem du dein Knie nach außen ziehst und deine Wirbelsäule lang lässt).
3. Drücke dich wieder in die Ausgangsstellung zurück.

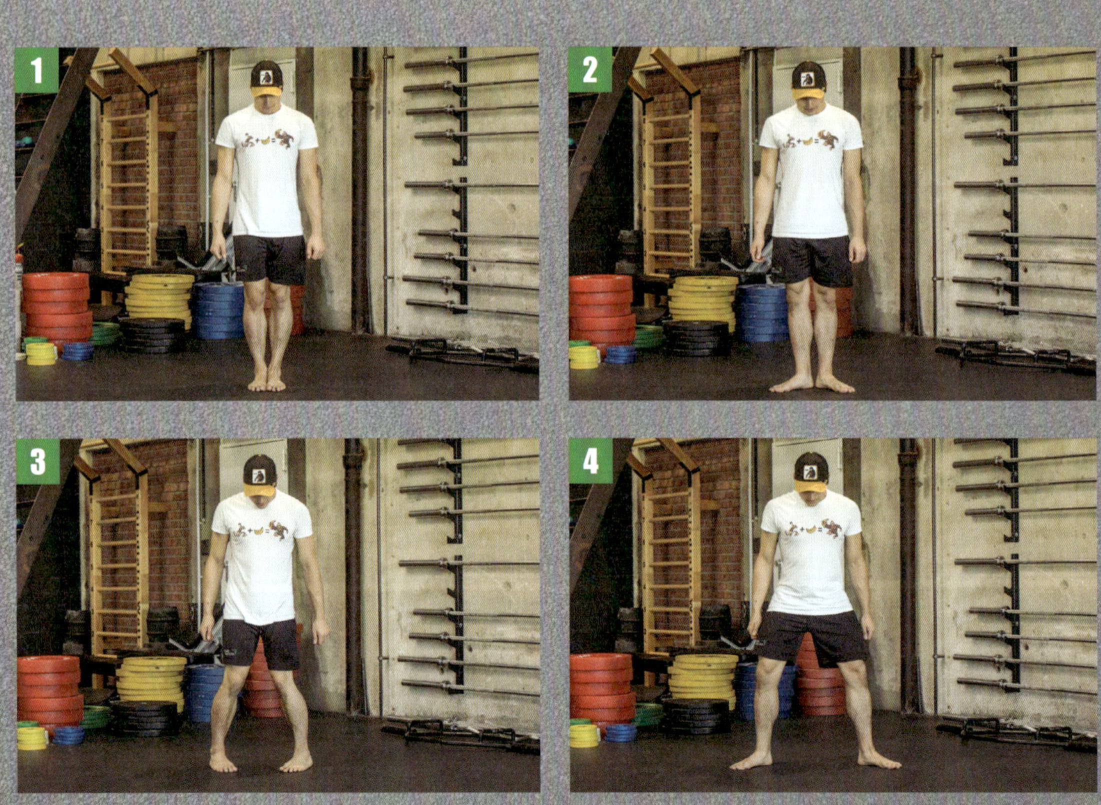

- Starkes Nachvornelehnen im Oberkörper
- Das Knie kollabiert nach innen.

Skalierung:

- Halte ein Gewicht vor deiner Brust (dies ist sowohl eine Re- als auch eine Progression, je nachdem, wie schwer das Gewicht ist. Dies hilft dir, aufrechter zu bleiben, oder macht die Übung wesentlich schwerer durch die zusätzliche Last).

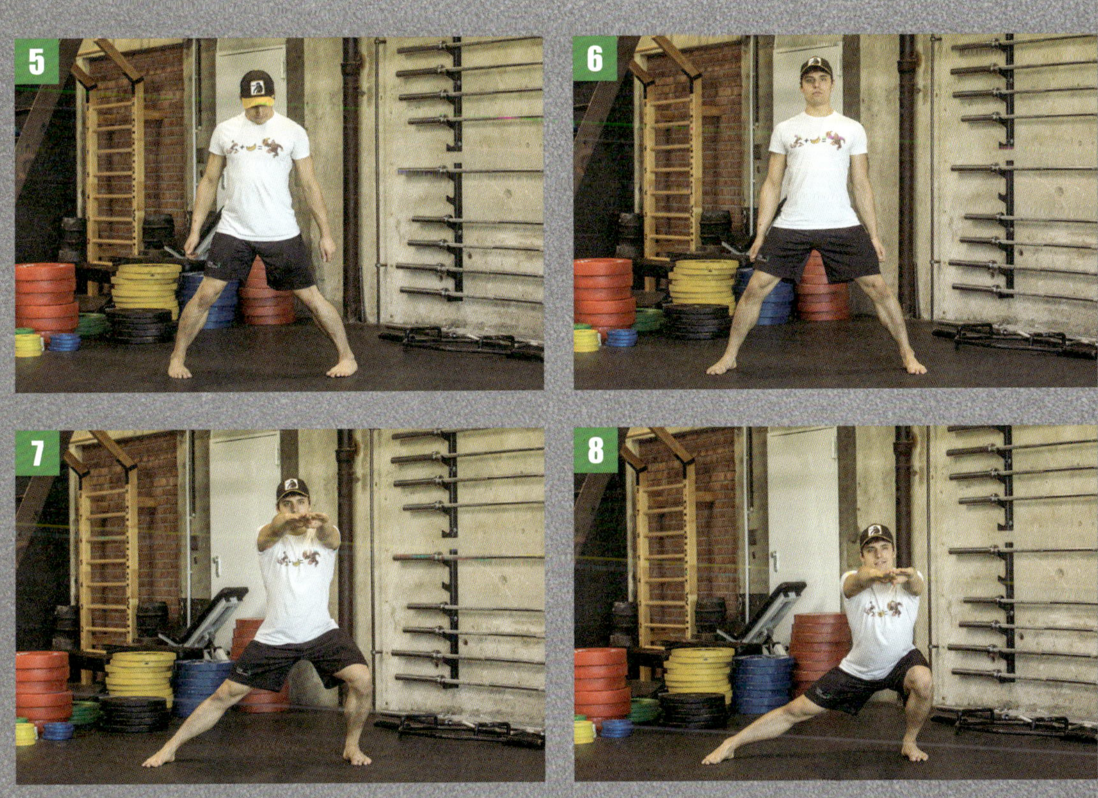

6.7.7 SHRIMP SQUATS

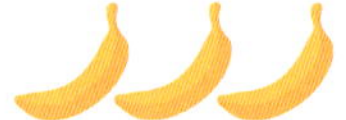

Allgemeine Hinweise:

Der Shrimp Squat ist eine unilaterale Kraftübung, die deine Oberschenkelvorderseite und deine Adduktoren kräftigt. Du fragst dich vielleicht, warum deine Adduktoren dadurch kräftiger werden. Da die Adduktoren nicht nur für das Heranziehen des Beins zur Körpermitte dienen, sondern auch eine wichtige kniestabilisierende Funktion haben und der Shrimp Squat die Kniestabilität fordert und fördert, werden eben jene auch gestärkt.

Ausführung:

1. ASTE: Die Füße stehen nebeneinander zusammen, die Wirbelsäule ist lang. Nun bringe ein Knie auf 90° nach hinten.
2. Führe eine Kniebeuge durch (den Po leicht nach hinten bewegen und im Knie durchbeugen), halte deinen Oberkörper in leichter Vorlage.
3. Setze das freie Knie neben dem Fuß auf, berühre kurz den Boden.
4. Strecke das Bein wieder und komme in die Ausgangsstellung zurück.

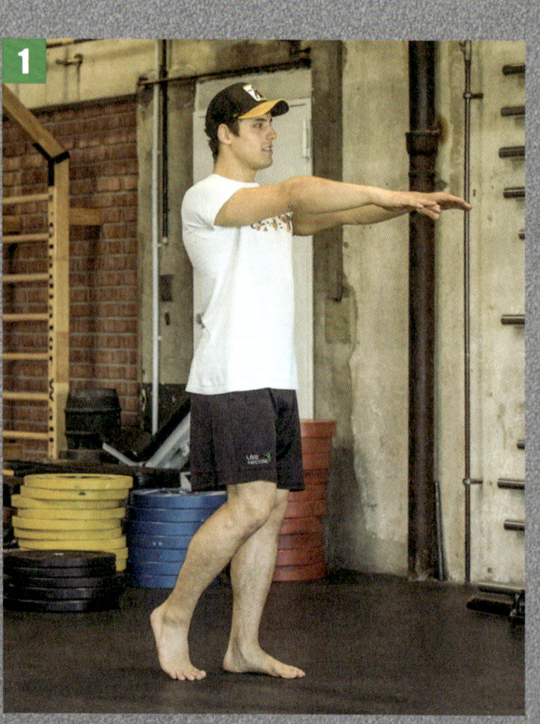

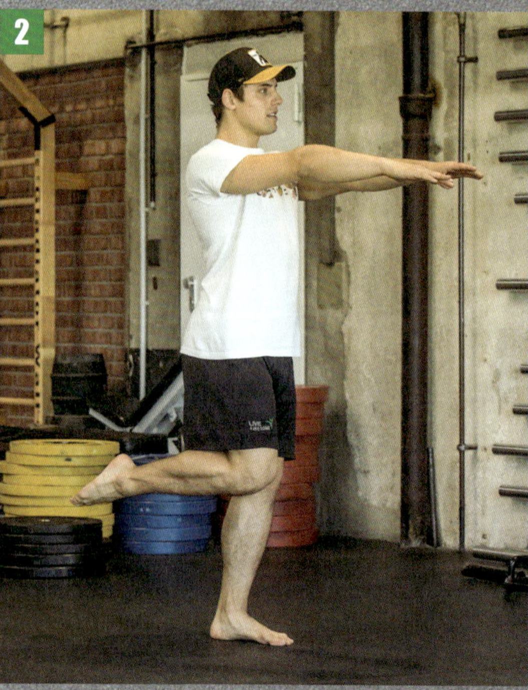

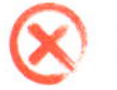 Der Fuß kollabiert, das Knie wandert nach innen und die Hüfte nach außen.

Skalierung:

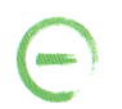 Lege eine Erhöhung unter das angebeugte Knie (Stepper, Gewichtsscheiben oder Bücher), um die ROM zu verringern.

 Nimm Kurzhanteln oder eine mit Gewichtsscheiben bestückte Langhantel hinzu.

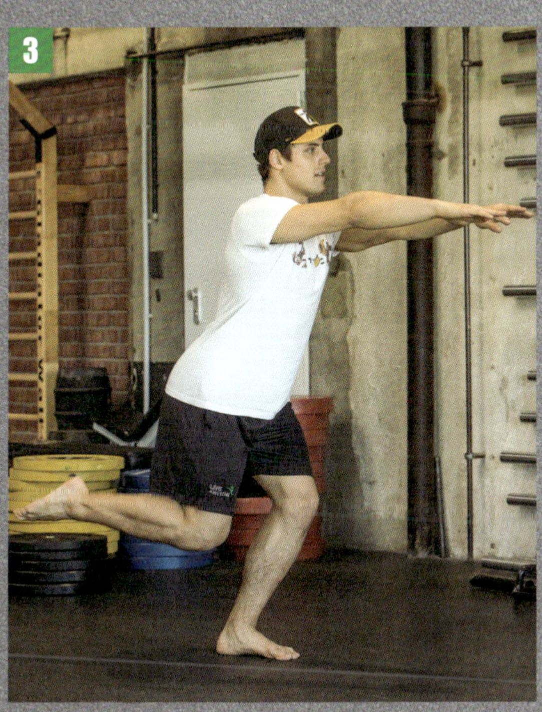

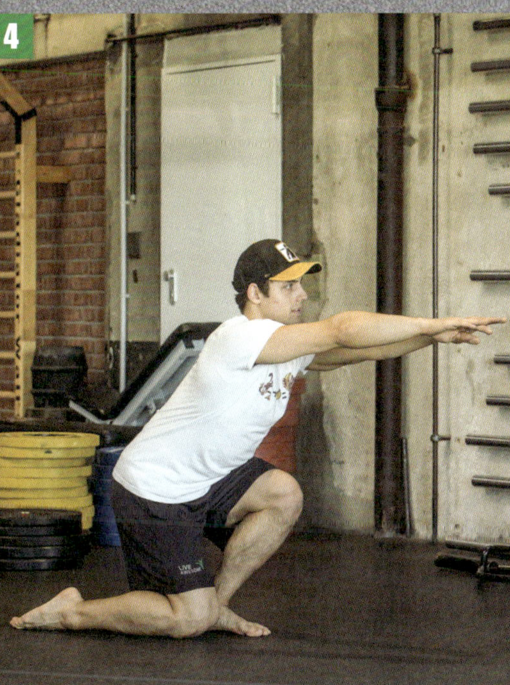

6.7.8 PISTOL SQUAT

Allgemeine Hinweise:

Ähnlich wie der Shrimp Squat kräftigt der Pistol Squat deine Oberschenkelvorderseite und deine Adduktoren.

Ausführung:

1. ASTE: Die Füße stehen nebeneinander zusammen, die Wirbelsäule ist lang. Nun bringe ein Bein gestreckt nach vorne und halte es auf 90°-Hüftbeugung.
2. Führe eine Kniebeuge durch (den Po leicht nach hinten bewegen und im Knie durchbeugen), halte deinen Oberkörper in leichter Vorlage und deine Arme nach vorne gestreckt.
3. Halte das gestreckte Bein in der Luft.
4. Strecke das arbeitende Bein wieder und komme in die Ausgangsstellung zurück.

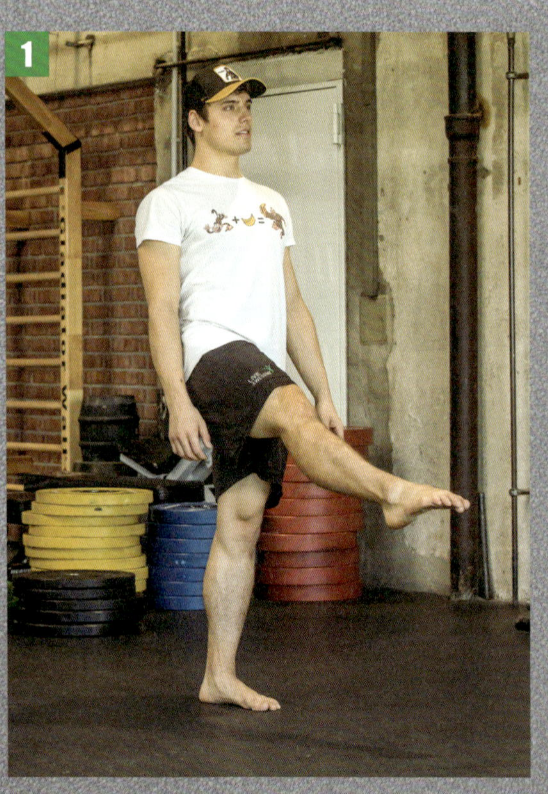

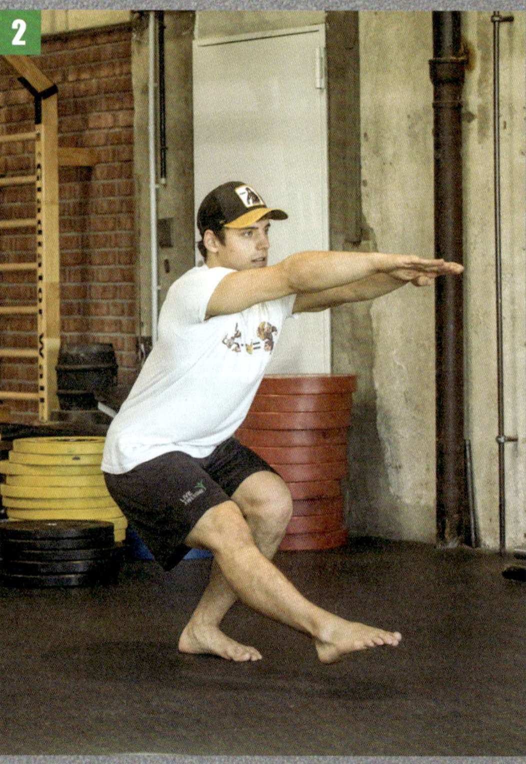

- Der Fuß kollabiert, das Knie wandert nach innen und die Hüfte nach außen.
- Das gestreckte Bein berührt den Boden und hilft mit in der Aufwärtsbewegung.

Skalierung:

- Pike Compressions und Leg Hover, um die Kraft im Oberschenkel aufzubauen und diesen gestreckt bei gebeugter Hüfte halten zu können.
- Stelle eine Box oder Hantelbank hinter dich, um die ROM zu verringern.
- Nimm Kurzhanteln oder eine mit Gewichtsscheiben bestückte Langhantel hinzu.

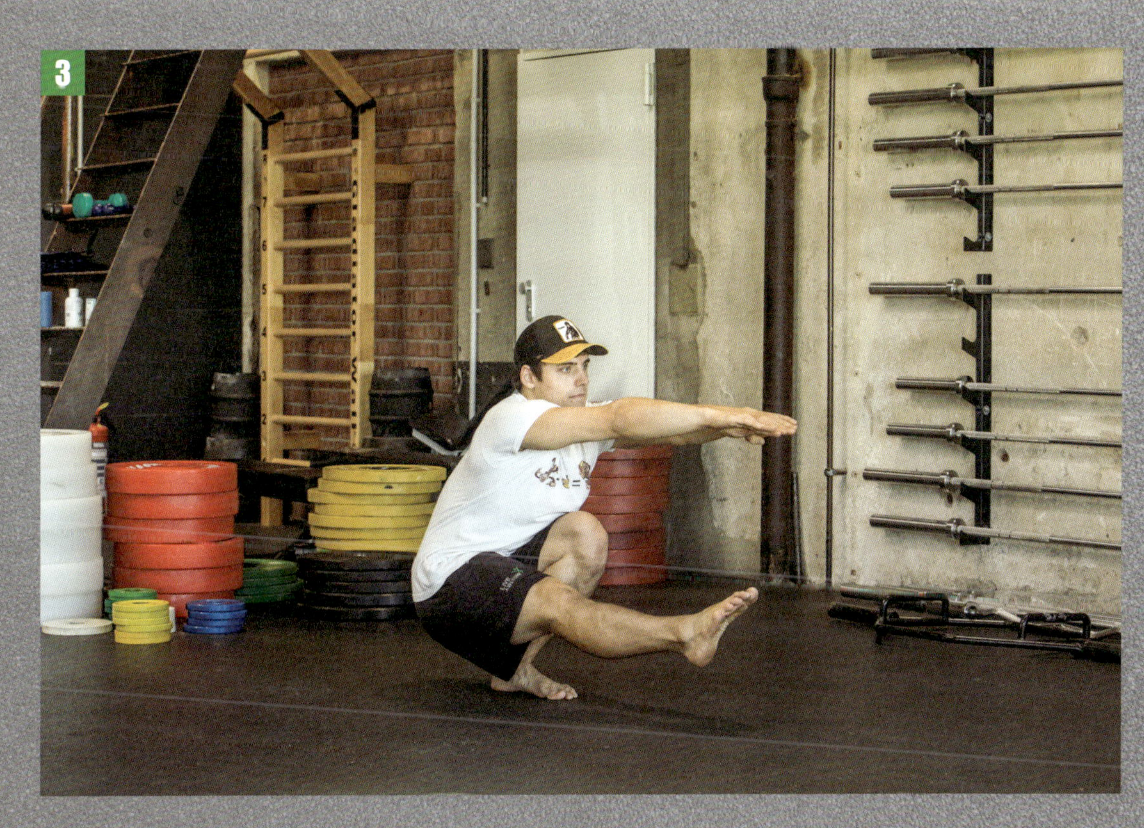

6.8 SPAGAT

6.8.1 LIEGENDE STRADDLES 

Allgemeine Hinweise:
Mit den liegenden Straddles übst du aktiv das Abspreizen der Beine. Da wir beim Spagat Fokus auf die aktive Beweglichkeit legen, ist hierbei die konstante Spannung in den Beinen wichtig. Diese Übung dient dazu, dem ZNS eine Bewegungsvorstellung für den Spagat zu geben.

Ausführung:

1. ASTE: Lege dich auf den Rücken in die Hollow-Body-Position und halte deine Arme über deinem Bauch.
2. Spreize beide Beine zur Seite ab und komme im größtmöglichen Bogen über deinem Bauch zusammen.
3. Achte auf dem Weg zurück darauf, dass du deine Beine die ganze Zeit gestreckt und deinen Rumpf unten hältst.

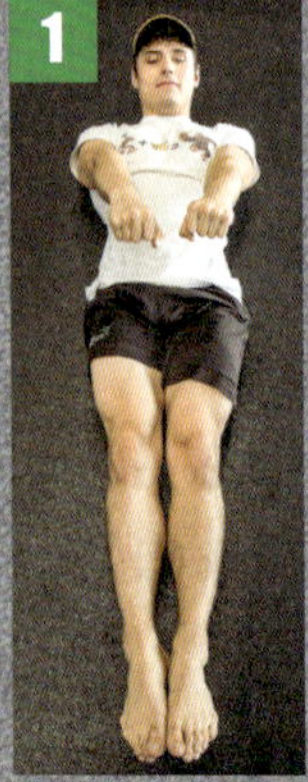

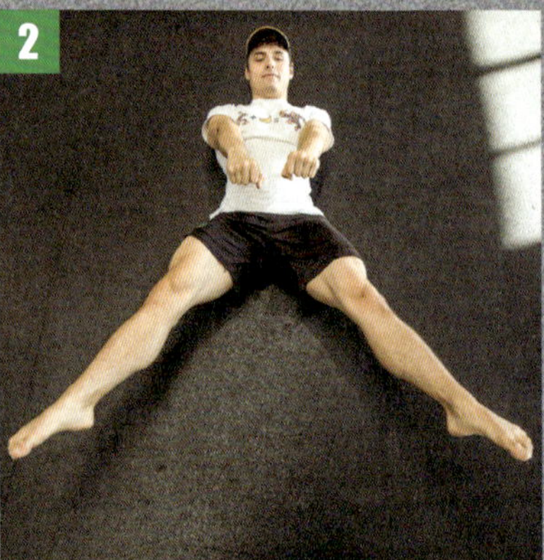

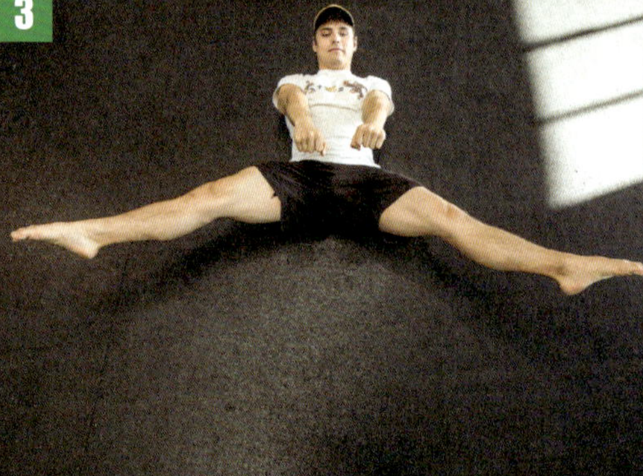

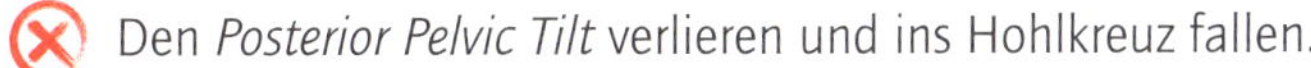

Den *Posterior Pelvic Tilt* verlieren und ins Hohlkreuz fallen.

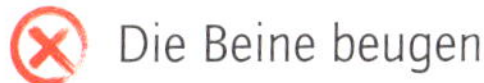

Die Beine beugen.

Skalierung:

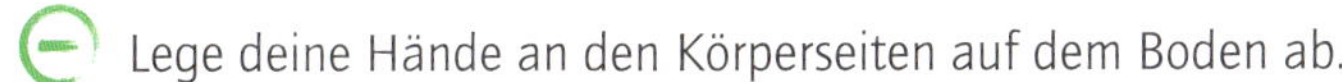

Lege deine Hände an den Körperseiten auf dem Boden ab.

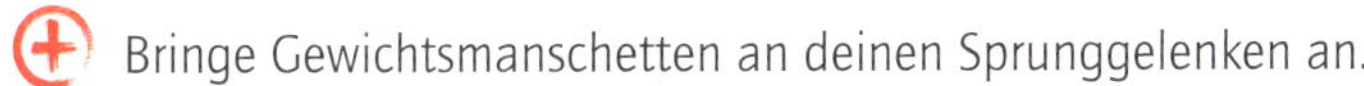

Bringe Gewichtsmanschetten an deinen Sprunggelenken an.

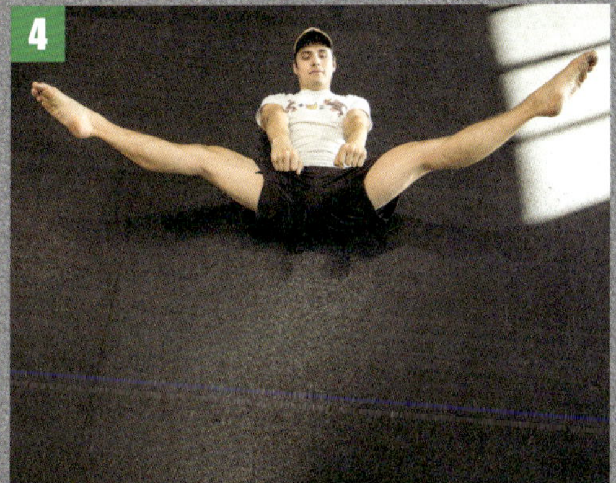

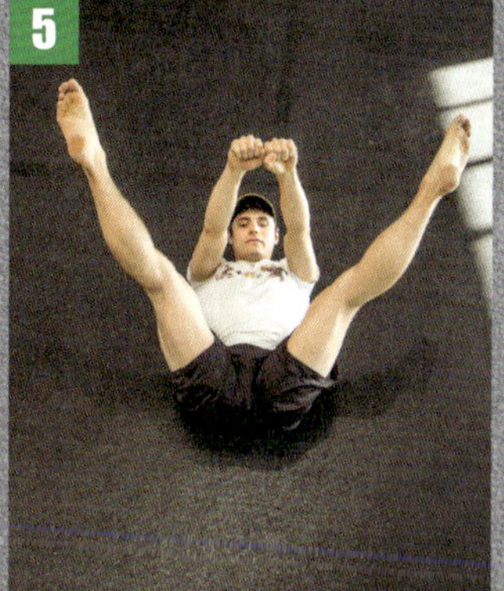

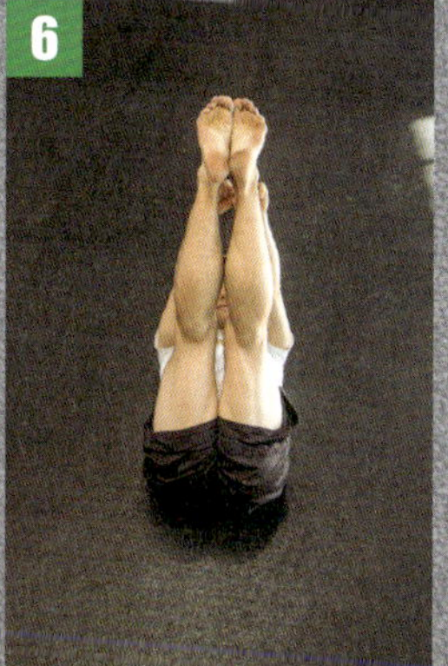

6.8.2 FROG SIT

Allgemeine Hinweise:

Da manche Adduktoren (die Muskeln auf der Innenseite der Oberschenkel) nicht übers Knie laufen und somit vor allem beim gebeugten Knie auf Spannung kommen, wollen wir auch diese mobilisieren mithilfe des Frog Sits.

Ausführung:

1. ASTE: Nimm die Froschposition ein, indem du deine Knie aus dem Vierfüßlerstand in Abduktion bewegst (abspreizen), dein Po ist angespannt.
2. Bewege nun dein Becken vor und zurück.
3. Drücke dabei deine Knie in den Boden.

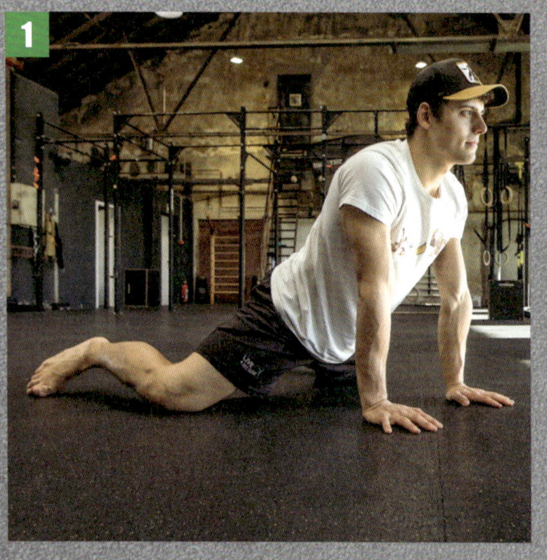

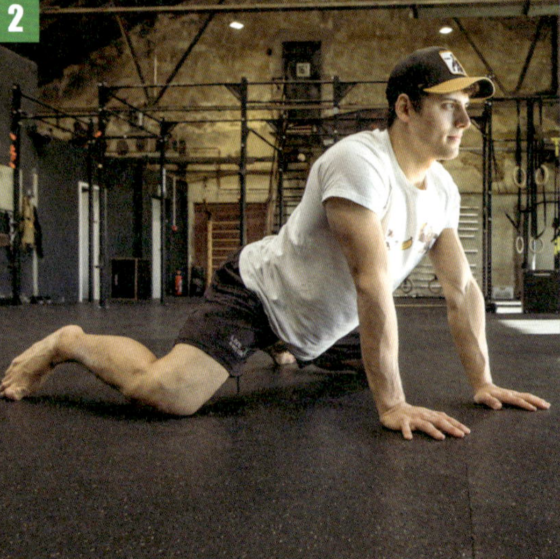

- Keine Pospannung halten können.
- Passiv auf die Dehnung warten.

Skalierung:

- Je aufrechter du deinen Oberkörper hältst, desto einfacher ist die Übung.
- Je flacher du dich hinlegst, desto schwieriger wird die Übung.

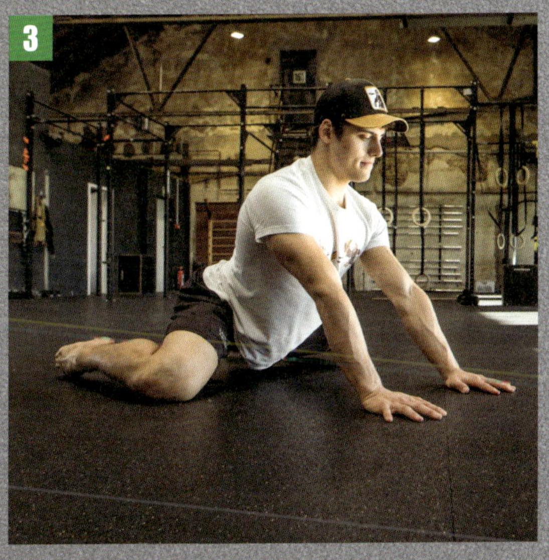

TIPP

Du kannst bei dieser Übung sehr gut die Dehnmethode „Contract-Relax" anwenden. Dabei setzt du dich in die tiefste Dehnposition, drückst deine Knie stark in den Boden (die Adduktoren anspannen), hältst die Spannung für circa 10 Sekunden und lässt danach locker.

Nachdem du locker gelassen hast, versuchst du, die sogenannte *postisometrische Relaxation* (eine kurzzeitige Entspannungsreaktion des Nervensystems nach gehaltenen Spannungszuständen) auszunutzen, indem du die Dehnung erweiterst. Den Anspannen-Entspannen-Ablauf wiederholst du mehrmals.

6.8.3 HORSE STANCE 

Allgemeine Hinweise:

Der Horse Stance sorgt für Kraft, vor allem in den Adduktoren, in der Gesäßmuskulatur und in deinen Oberschenkeln. Wie du in Kap. 3 gelesen hast, ist es wichtig, für den Spagat in den Oberschenkeln und in der Glutealmuskulatur kräftiger zu werden.

Ausführung:

Es gibt zwei Varianten für die ASTE: den Five-Foot-Stance und den Seven-Foot-Stance. Natürlich ist dies nur ein Konzept und du kannst auch versuchen, den 9 ¾ Stance einzunehmen, da diese Übung aus dem Martial Arts kommt (dies wird dort als eine Grundpose verwendet), lehnen wir uns an dieses Konzept.

1. ASTE: Stelle beide Füße geschlossen zusammen und bewege nun abwechselnd die Fersen und die Zehen in V-Form fünf- beziehungsweise siebenmal auseinander.
2. Drehe deine Füße nach vorne, beuge so weit nach unten, wie es geht, und ziehe deine Knie nach außen.
3. Halte diese Position (minimale Zielgrenze: 60 Sekunden).

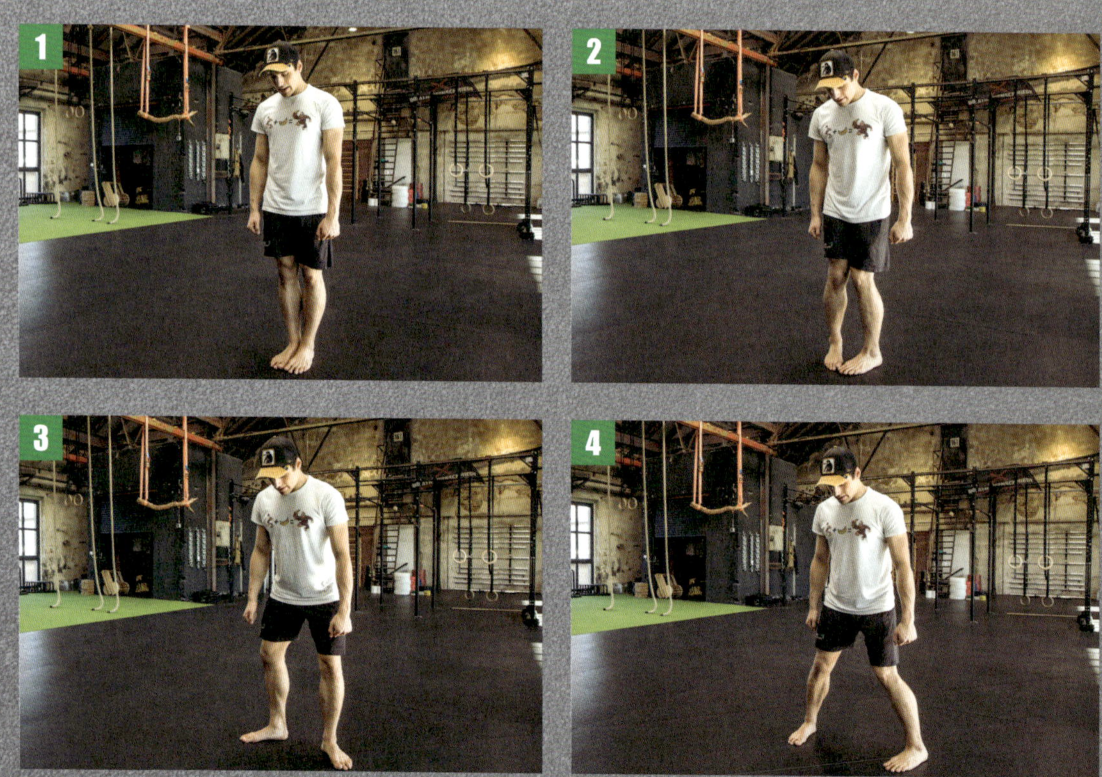

- ⊗ Abstützen mit den Händen auf den Oberschenkeln
- ⊗ Den Oberkörper nach vorne lehnen.
- ⊗ Den Po nach hinten rausstrecken.

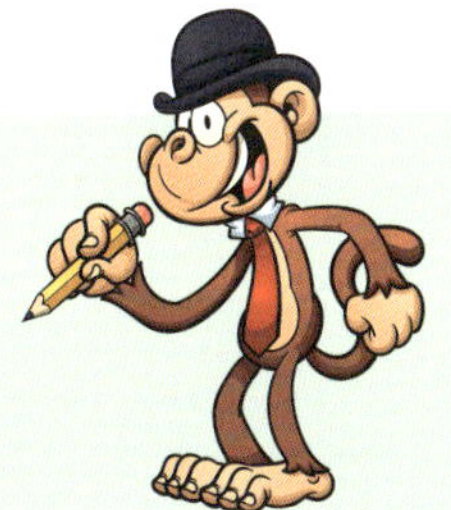

TIPP

Der Horse Stance ist neben der Squat Routine die zweite Übung, die 90 % der Workshopteilnehmer zum Verzweifeln bringt. Wie in Kap. 3 beschrieben, ist unser Ziel ein starker Spagat. Diese Übung trainiert Körper und Geist, weil dein Durchhaltevermögen sehr stark auf die Probe gestellt wird. Glaube mir, du wirst immer länger halten können, als du glaubst. Dein Kopf ist dir dabei häufig nur im Weg.

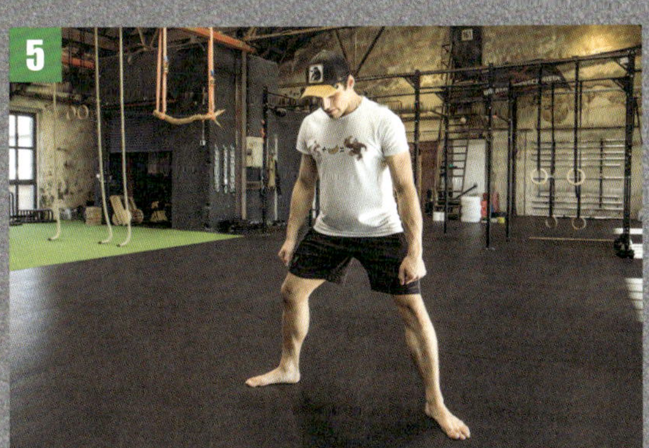

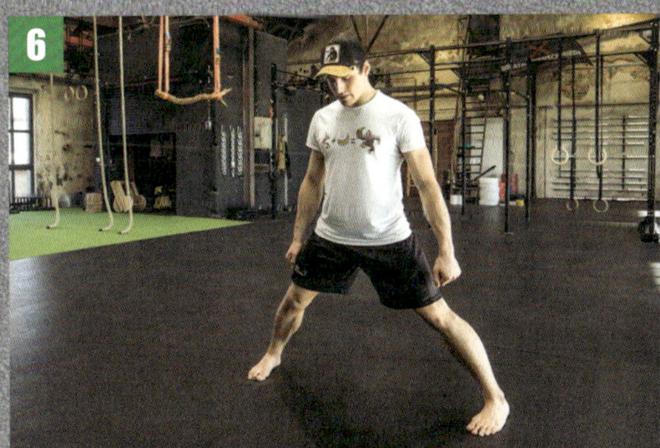

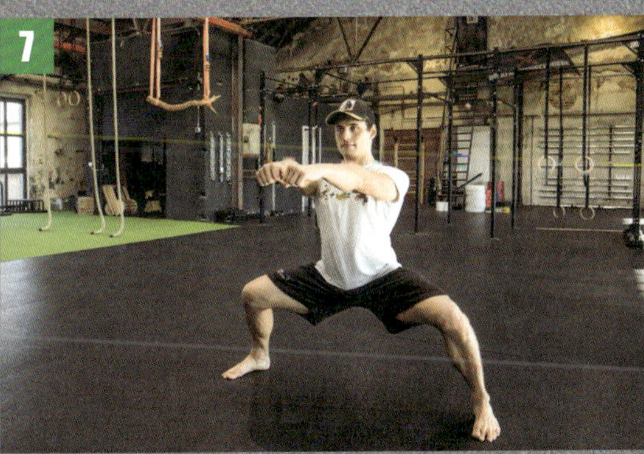

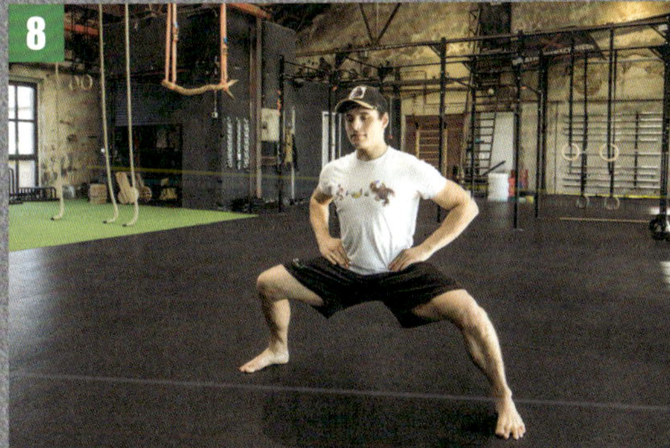

6.8.4 SPLIT STANCE

Allgemeine Hinweise:
Der Split Stance fokussiert vor allem die langen Adduktoren und hat ähnliche Effekte wie der Horse Stance. Dein Nervensystem registriert, dass du die Position kontrollieren kannst.

Ausführung:

1. ASTE: Starte mit dem Seven-Foot-Stance (wenn du stärker wirst, kannst du immer noch weitergehen, die Übung wird bis kurz vor dem Boden durchgeführt).
2. Lasse deine Beine gestreckt, spanne deinen Po und deine Oberschenkel komplett an.
3. Halte diese Position (minimale Zielgrenze: 60 Sekunden).

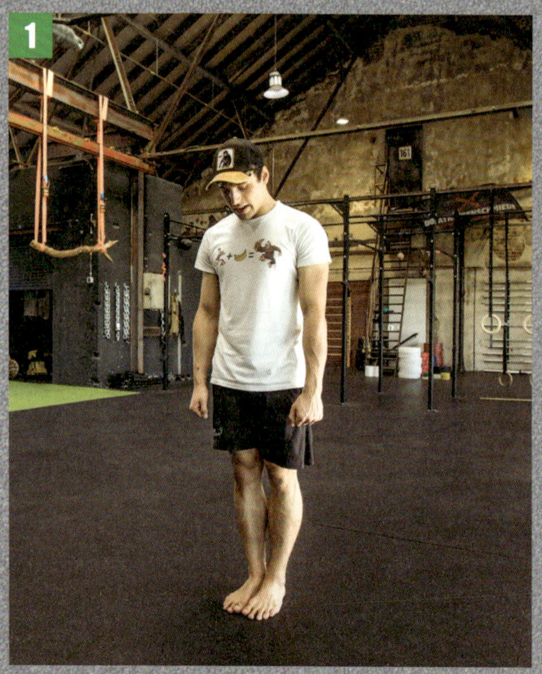

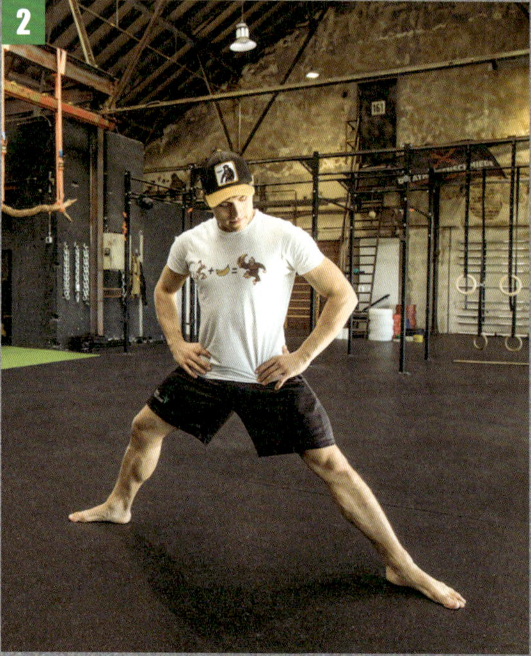

 Siehe Horse Stance

Skalierung:

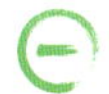 Horse Stance

 Je weiter du mit deinen Beinen auseinandergehst, desto schwieriger wird die Übung.

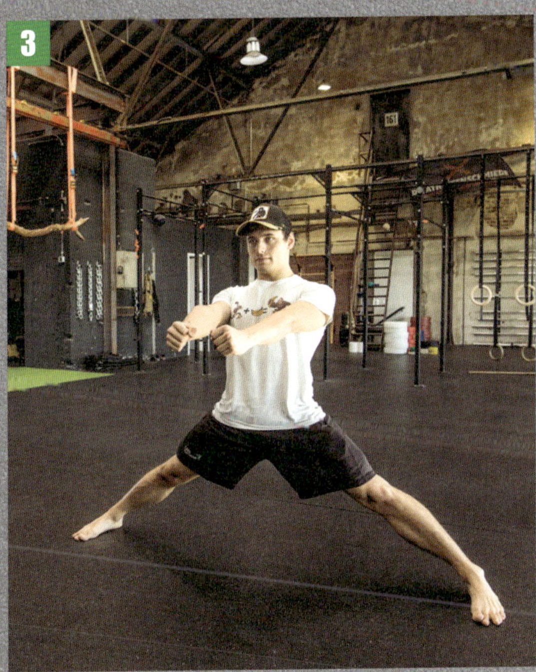

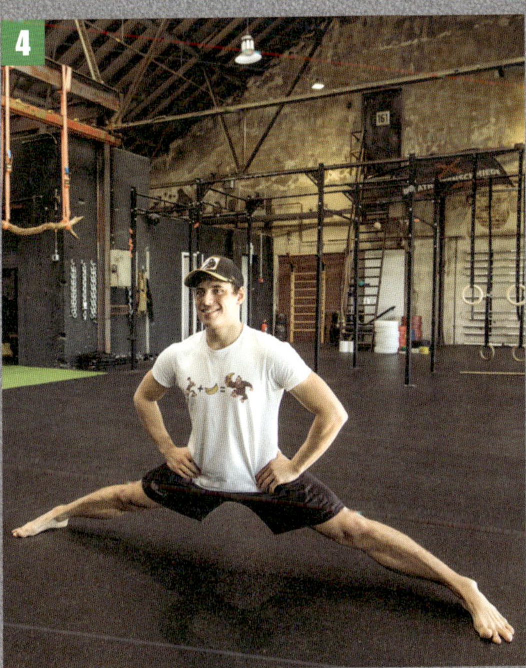

6.8.5 LEG HOVER 

Allgemeine Hinweise:
Der Leg Hover trainiert deine Abduktoren. Die Übung ist sinnvoll, um ein Kräftegleichgewicht zwischen der Adduktoren- und Abduktorenmuskulatur herzustellen. Wie bereits erwähnt, strebt der Körper stets nach Homöostase.

Ausführung:
1. ASTE: Begib dich in den Vierfüßlerstand und spreize ein Bein zur Seite ab.
2. Hebe nun das Bein zur Seite hoch, so weit es geht, und halte am höchsten Punkt für einige Zeit.
3. Lasse dein Bein wieder in die Ausgangsstellung absinken.

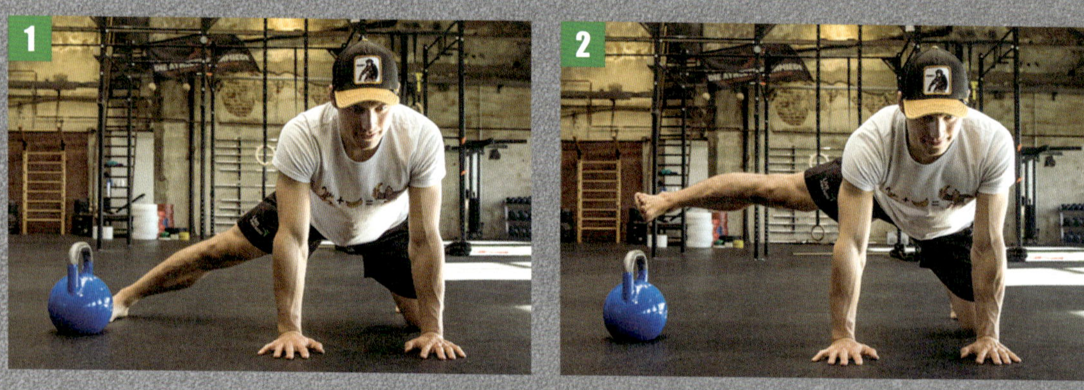

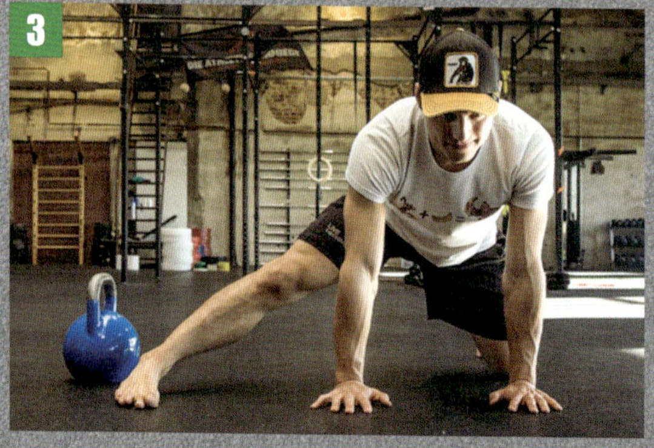

Skalierung:

 Frog Sit

 Stelle dein Bein auf eine Erhöhung (Stepper, Box o. Ä.) oder nimm Gewichtsmanschetten zu Hilfe.

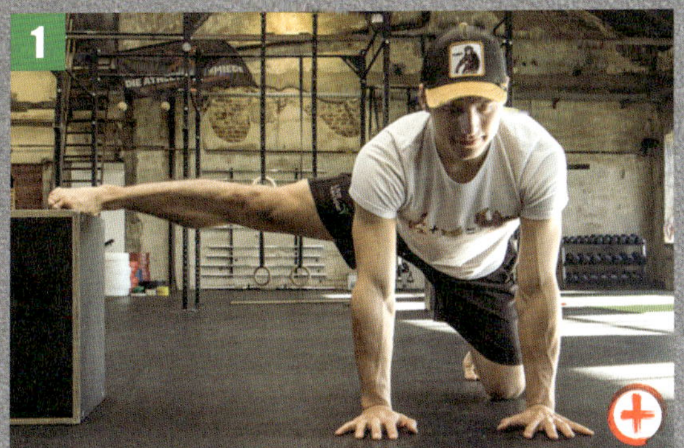

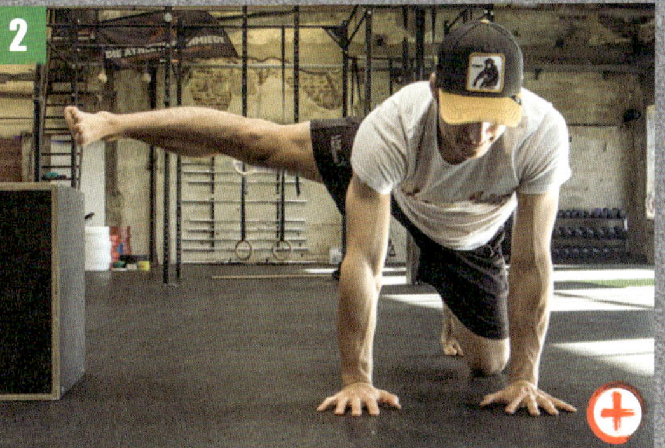

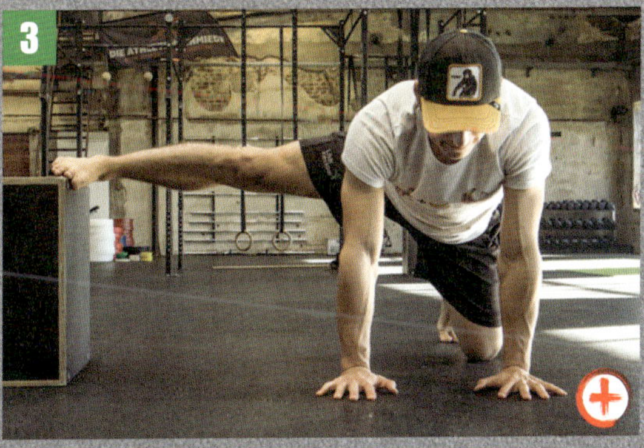

6.8.6 COSSACK TRANSITION

Allgemeine Hinweise:

Die Cossack Transition ist eine Vorübung für den Spagat und kräftigt deine Adduktoren. Sie ist weiterhin dafür gut, die ROM, die beim Horse Stance und Spagatstand gekräftigt wurde, zu erweitern.

Ausführung:

1. ASTE: Stelle deine Füße im Five-Foot-Stance auf (siehe Horse Stance).
2. Beuge nun über ein Bein und setze dich in die tiefste Position.
3. Ziehe dich vom gegenüberliegenden Bein rüber und versuche, mit der Hüfte so tief wie möglich zu bleiben.

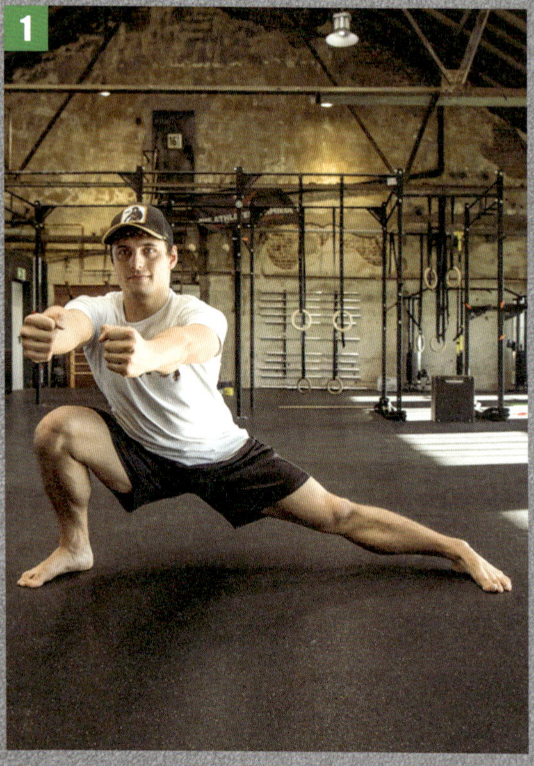

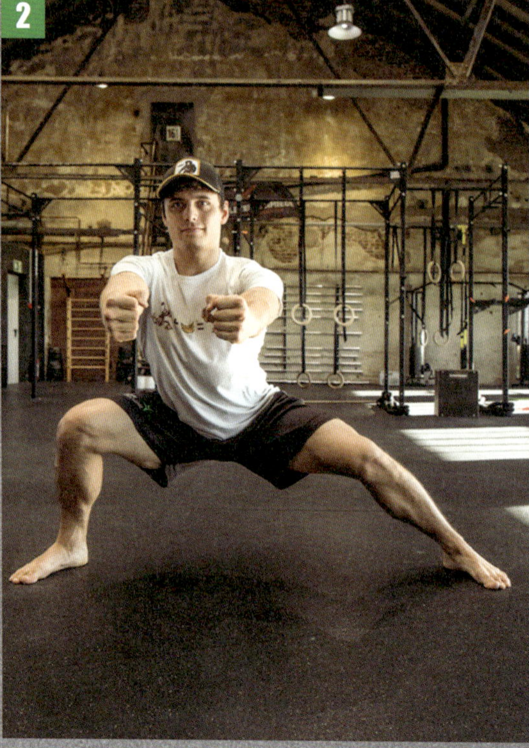

- ⊗ Starkes Nachvornelehnen im Oberkörper
- ⊗ Das Knie kollabiert nach innen.
- ⊗ Herausstrecken des Pos

Skalierung:

- ⊖ Halte ein Gewicht vor deiner Brust (dies ist eine Re- als auch eine Progression zugleich, je nachdem, wie schwer das Gewicht ist, hilft es dir, aufrechter zu bleiben, oder macht die Übung wesentlich schwieriger durch die zusätzliche Last).

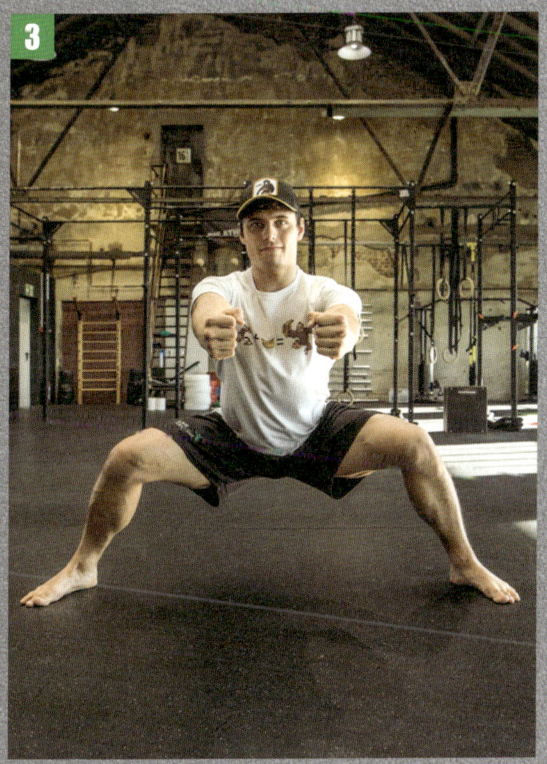

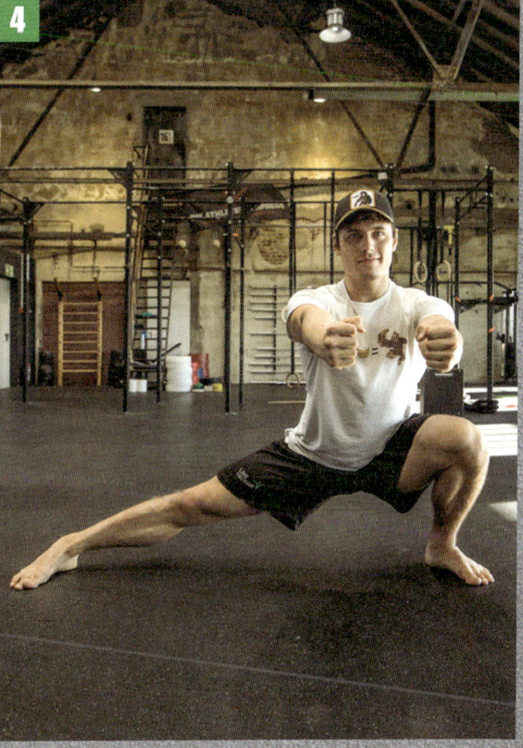

6.8.7 EXZENTRISCHE SPAGAT SLIDES 

Allgemeine Hinweise:

Wie bei Pull-ups und Muscle-ups sind auch beim Spagat die exzentrischen Bewegungen gut, um Kraft in einer hohen ROM aufzubauen.

Ausführung:

1. ASTE: Setze dich in den Wadensitz und richte deine Hüfte auf, stelle ein Bein zur Seite raus und lege einen Slider oder ein Handtuch unter den Fuß desselben Beins.
2. Halte deinen Po angespannt und rutsche mit dem Slider weiter seitlich in den Spagat.
3. Rutsche nur so weit, wie du dein Bein aktiv gestreckt halten kannst und sicher aus der Position herauskommst.
4. Setze deine Arme auf und starte wieder aus der Ausgangsposition.

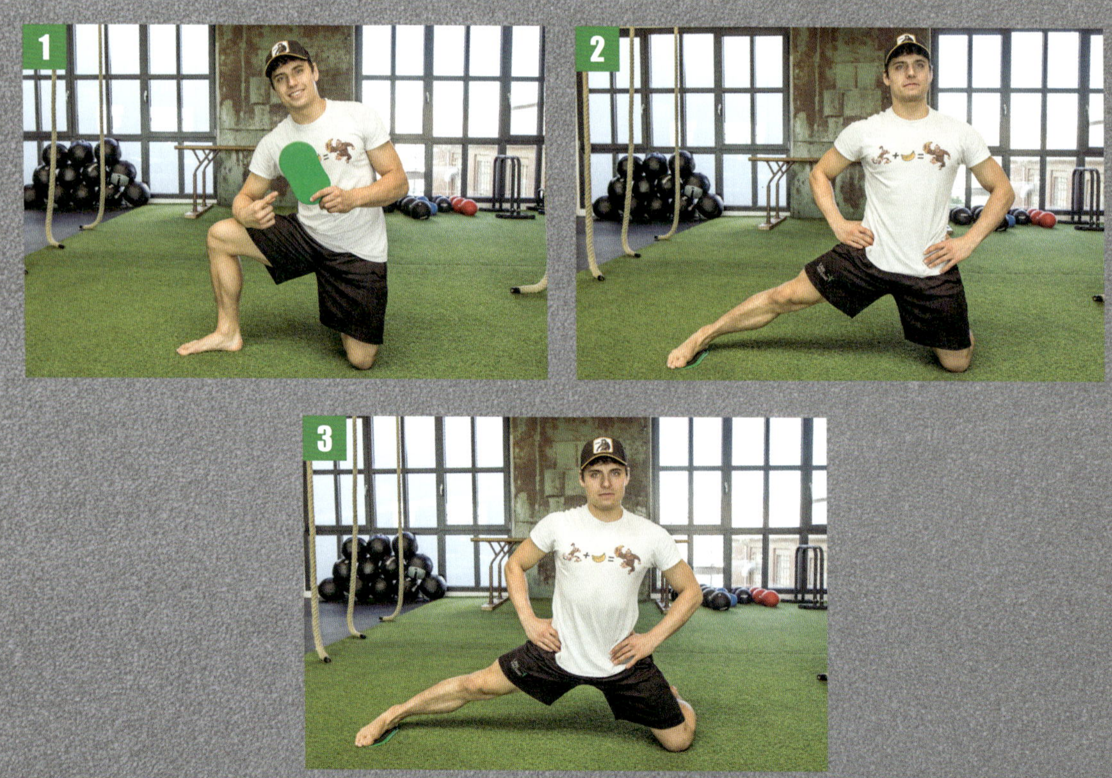

- ⊗ Zu schnell und unkontrolliert rutschen.
- ⊗ Die Pospannung nicht aufrecht halten können.
- ⊗ Das Bein beugen.

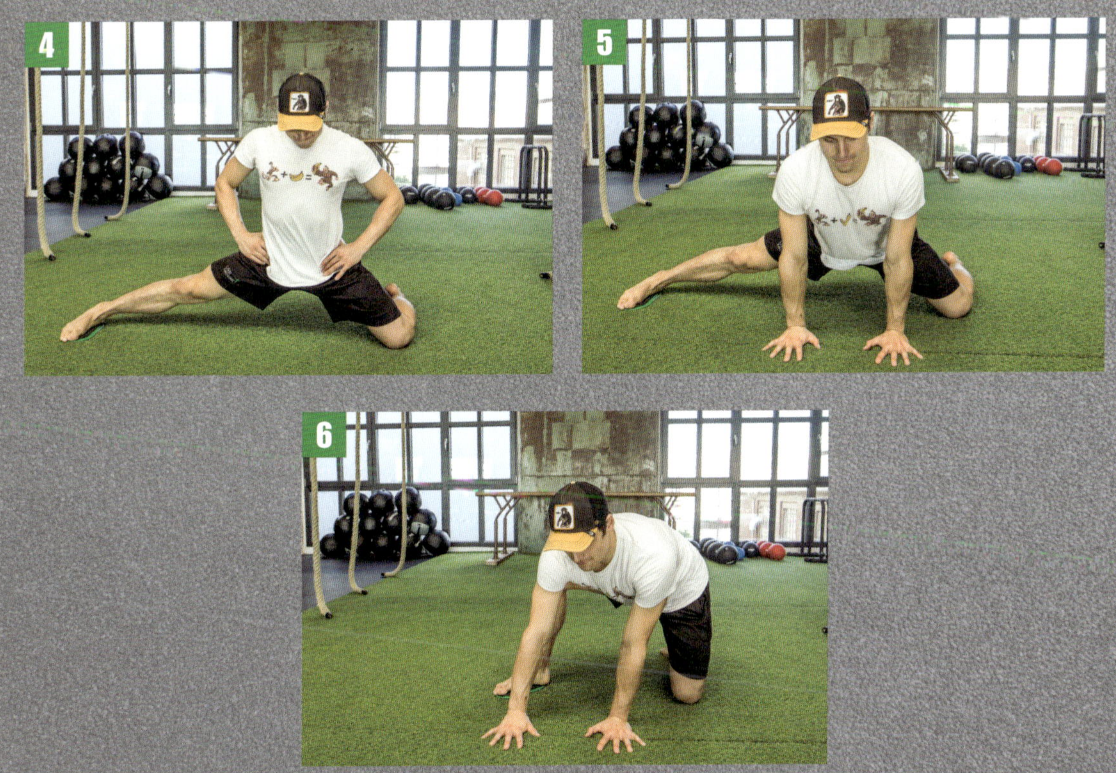

6.8.8 PANCAKE STRADDLE-UP 

Allgemeine Hinweise:

Die Pancake Straddle-ups sind geeignet, um die aktive Streckung und Beugung der Hüfte in der Spagatposition zu trainieren.

Ausführung:

1. ASTE: Setze dich breitbeinig auf einen Stuhl oder auf eine Hantelbank (diesmal auf der langen Seite sitzend).
2. Halte deine Wirbelsäule lang und lehne dich wie beim Hip Hinge nach vorne.
3. Drücke deine Füße in den Boden und hebe dein Becken von der Bank, sodass du aufstehst und im Spagatstand endest.
4. Strecke deine Hüften wieder nach hinten raus und lasse dich mit gestreckten Beinen wieder auf die Hantelbank ab.

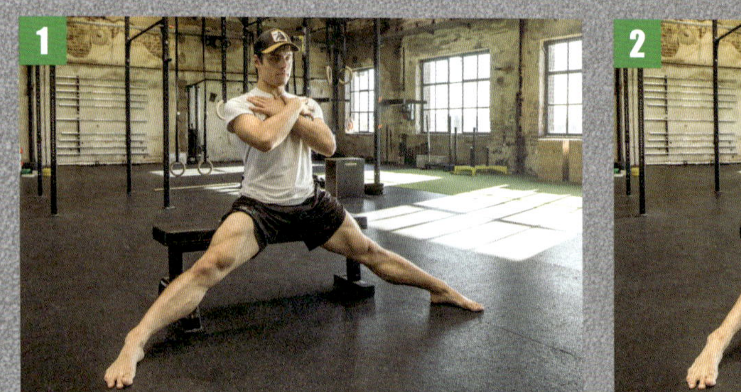

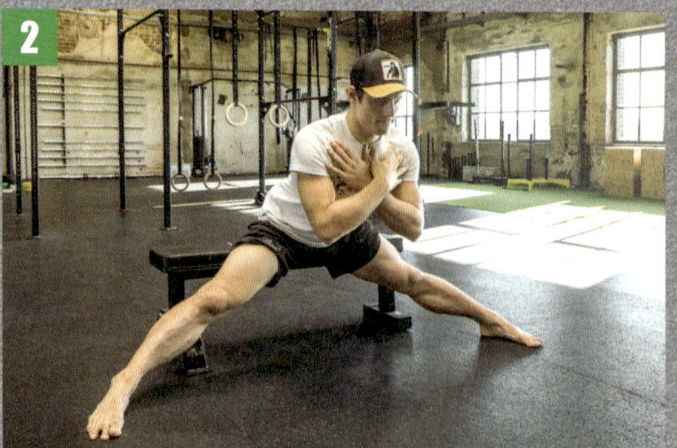

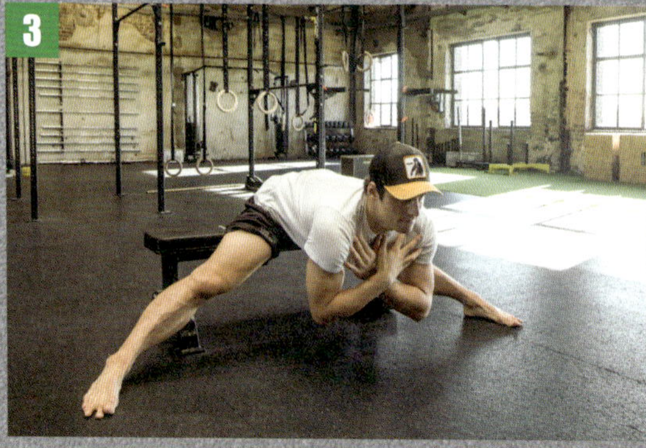

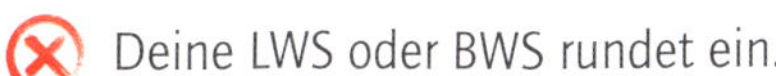
Deine LWS oder BWS rundet ein.

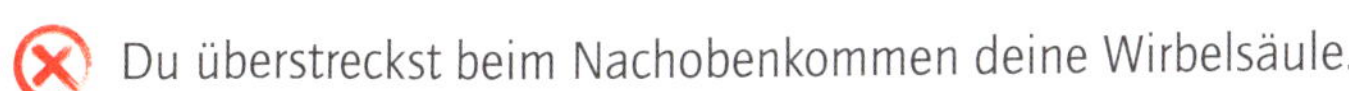
Du überstreckst beim Nachobenkommen deine Wirbelsäule.

Skalierung:

- Spagatstand
- Cossack Transition

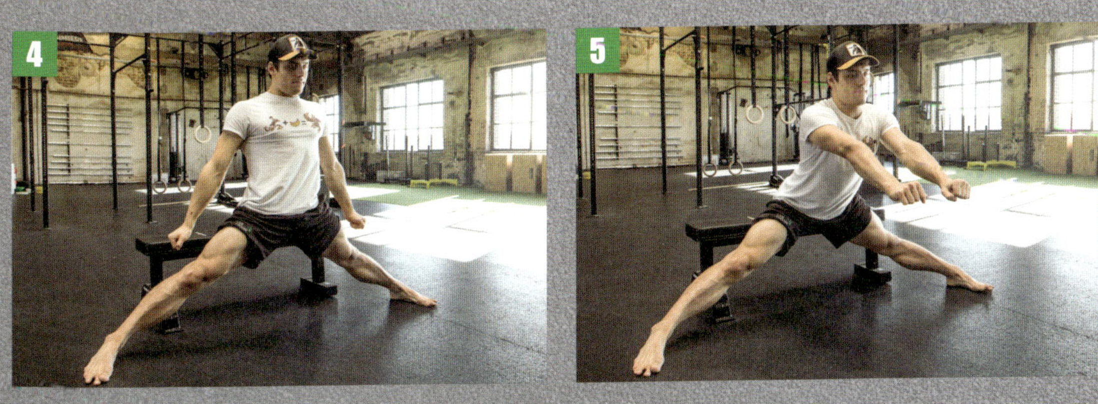

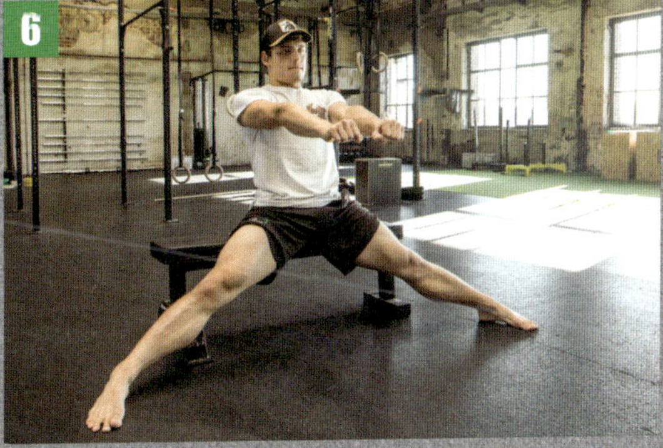

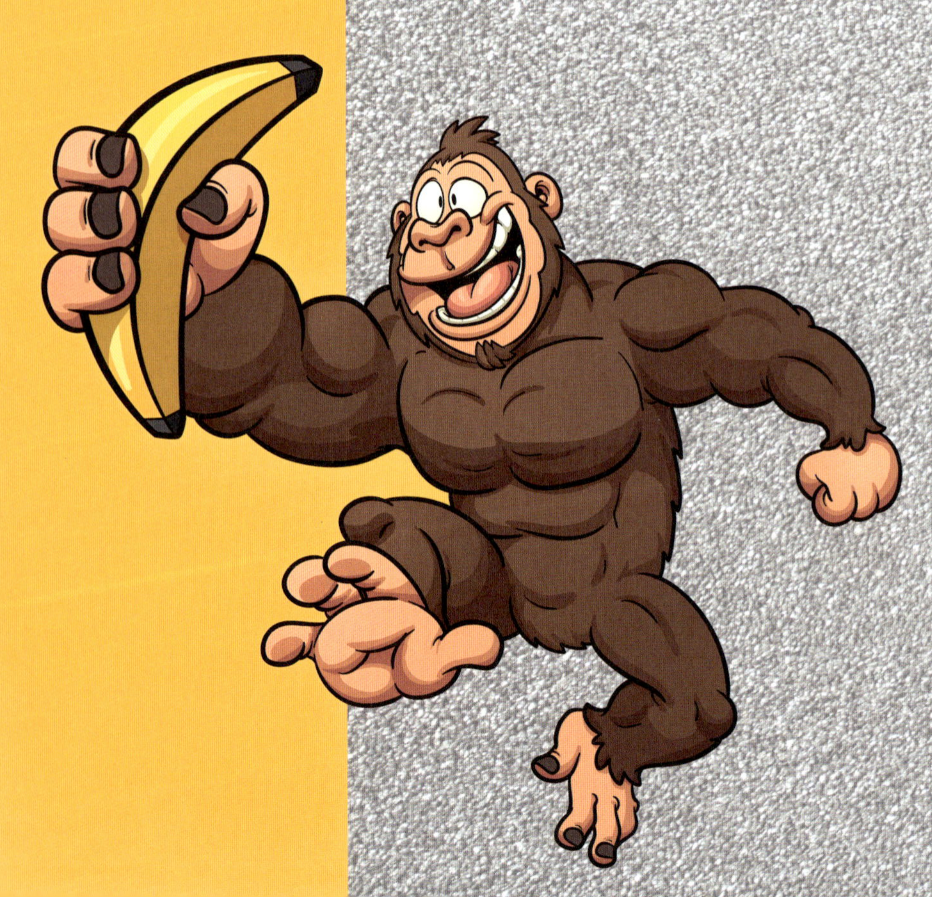

CALISTHENICS

Einleitung

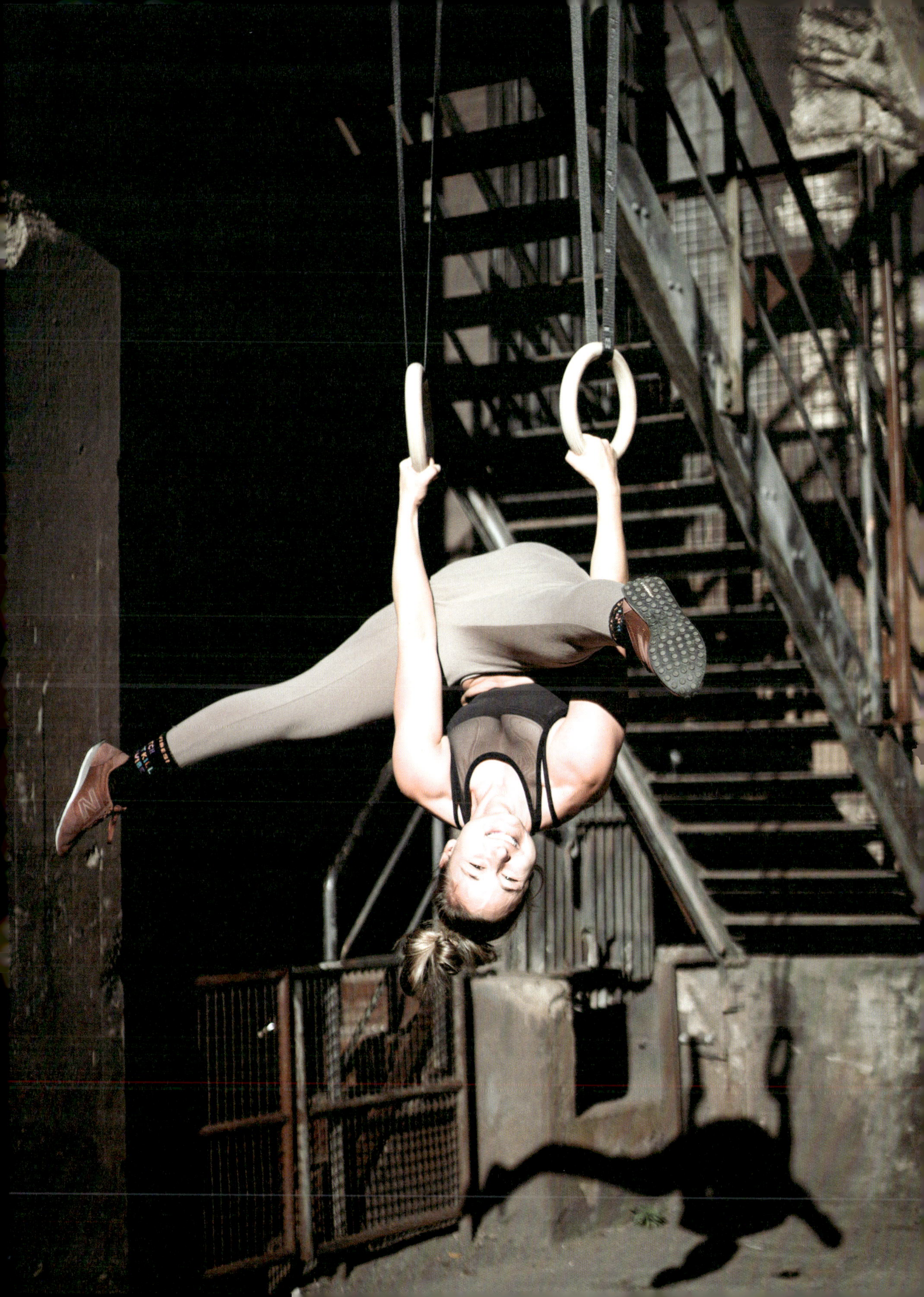

7 Einleitung

Solltest du stolzer Besitzer der ersten Ausgabe von *Calisthenics X Mobility – stark – beweglich – schmerzfrei* sein, hast du dir die wichtigsten Grundlagen und Konzepte bereits angeeignet. Im besten Fall hast du Tipps daraus beherzigt und das Gelesene bereits in die Tat umgesetzt. Prima, der erste Schritt in die richtige Richtung ist also getan.

Bevor du dich den hier im Buch beschriebenen, fortgeschrittenen Skills zuwendest, stelle sicher, dass du die Basics Klimmzüge, Dips und Liegestütze, welche im ersten Teil detailliert mit ihren regressiven Übungen beschrieben wurden, beherrschst.

Guten Gewissens kannst du mit diesem Buch nun auf deinem starken, hart erarbeiteten Fundament aufbauen. Hier lernst du fortgeschrittene Übungen (Advanced Skills) des Calisthenics kennen. Darunter findest du viele erweiterte Übungen der Basics, die Kombination zweier Basics zu einer Übung namens *Muscle-up* als auch statische Skills wie Handstand und Back Lever.

In diesem Buch wirst du weder den Front Lever, die Planche, den One Arm Pull-up noch die Human Flag im Übungskatalog finden. Warum? Weil weder Leon noch ich in der Lage sind, diese Übungen in ihrem vollständigen Bewegungsausmaß zu absolvieren. Wir beherrschen regressive Vorübungen und könnten dir natürlich auch theoretisch erklären, was wie zu machen ist, um diese Skills zu lernen, allerdings finden wir es wenig authentisch, Übungen zu erklären, die wir nicht mal selbst bebildert darstellen können.

Die Human Flag ist ein Show Move, der ein hohes Verletzungsrisiko beinhaltet, wenn dein Schultergürtel noch nicht stark genug ist, um solchen Belastungen standzuhalten. Entweder du bist stark genug und kannst die Human Flag, ohne viel und gezielt darauf hintrainieren zu müssen oder nicht.

Da ich selbst Opfer dieser Übung wurde, habe ich eine persönliche Aversion gegen die Human Flag und möchte erst mal nichts mit ihr zu tun haben, ehe mein Schultergürtel der Bewegung gewachsen ist. Vor vier Jahren war er das offensichtlich noch nicht.

Als ambitionierter Calisthenicssportler sollten die genannten Skills keine neuen Begrifflichkeiten sein. Falls doch, habe Geduld oder stöbere dich schon mal durch den Übungskatalog. Komme danach aber wieder zu dieser Stelle zurück! Eins nach dem anderen, schließlich folgt das Buch einem roten Faden, welcher nur in Verbindung mit den hier gelernten Begrifflichkeiten und Konzepten Sinn ergibt (siehe Kap. 9).

Die Ausführungen aller Übungen werden detailliert beschrieben. Es werden Skalierungsmöglichkeiten aufgezeigt sowie typische Schwachstellen mit möglichen Hilfestellungen herausgestellt. Bedenke bei allem, was du liest, dass du ein Individuum bist, auf das einige Angaben nicht zutreffend sein können. Für den einen funktionieren bestimmte Herangehensweisen sehr gut, für den anderen nicht. Ein Geheimrezept, das auf dich passt, wirst du vergeblich suchen. Dazu brauchst du Trainingserfahrung und diese muss jeder für sich selbst machen.

Nimm also die Herausforderung deiner körperlichen Entwicklung an, entdecke Bewegungen, erkenne, was dir guttut, decke Schwachstellen auf, finde für dich passende Umsetzungsmöglichkeiten, arbeite daran und optimiere sie. Keine Sorge, die Übungen sind jahrelang praktisch erprobt und aus eigenen Erfahrungen mit meinen Schützlingen kann ich sagen, welche Übungen dich wie ans Ziel bringen können.

Ich möchte lediglich nachdrücklich zu verstehen geben, dass wir dir die nötigen Tools mit an die Hand geben, die Umsetzung allerdings in deiner Verantwortung liegt.

Um deinen Gedanken bezüglich des ersten Buchs auf die Sprünge zu helfen und die relevantesten Schwerpunkt in Erinnerung zu rufen, bekommst du in Kap. 9 nochmals die Gelegenheit, dein Wissen aufzufrischen. Dennoch sei dir geraten, dich intensiver mit dem ersten Teil des Buchs zu befassen, da dort bereits viele hier angesprochene Themen detailliert besprochen worden sind und grundlegend für das zusammenhängende Verständnis sind. Wir möchten allzu lange und ermüdende Wiederholungen, ohne dieses Buch ausufern zu lassen, meiden und bitten dich daher, dich im ersten Buch schlauzumachen.

Darin findest du außerdem, was mich vor acht Jahren zum Calisthenicssport bewegt hat, wie ich der Stangensucht verfallen bin und welche Visionen ich als nun fertige Grundschullehrerin mit meiner heutigen Hauptberufung als Calisthenicstrainerin verfolge.

Ein weiterer, mir wichtiger Punkt im Calisthenicssport, der immer noch eine Männerdomäne ist, ist Kinder und Frauen an die Stange zu bringen. Da ich mit meinem „Calisthenics macht Schule – weg vom Fernseher, ran an die Stange"-Projekt etwas ganz Eigenes, von diesem Buch Unabhängiges, vorhabe, ist dieser Part nicht Bestandteil des Buchs.

Frauen allerdings schon. Ohne eine feministische Revolution starten zu wollen, möchte ich Frauen ermutigen, diesen wunderschön anmutenden Sport zu praktizieren (siehe Kap. 12). Genug der Worte, legen wir los!

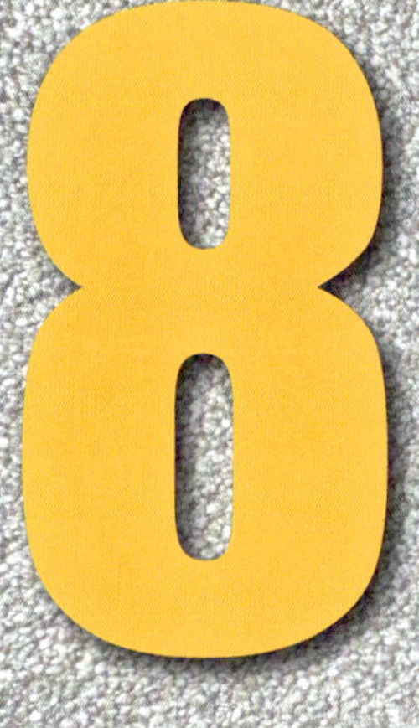

Mentaler Gedankenschmalz

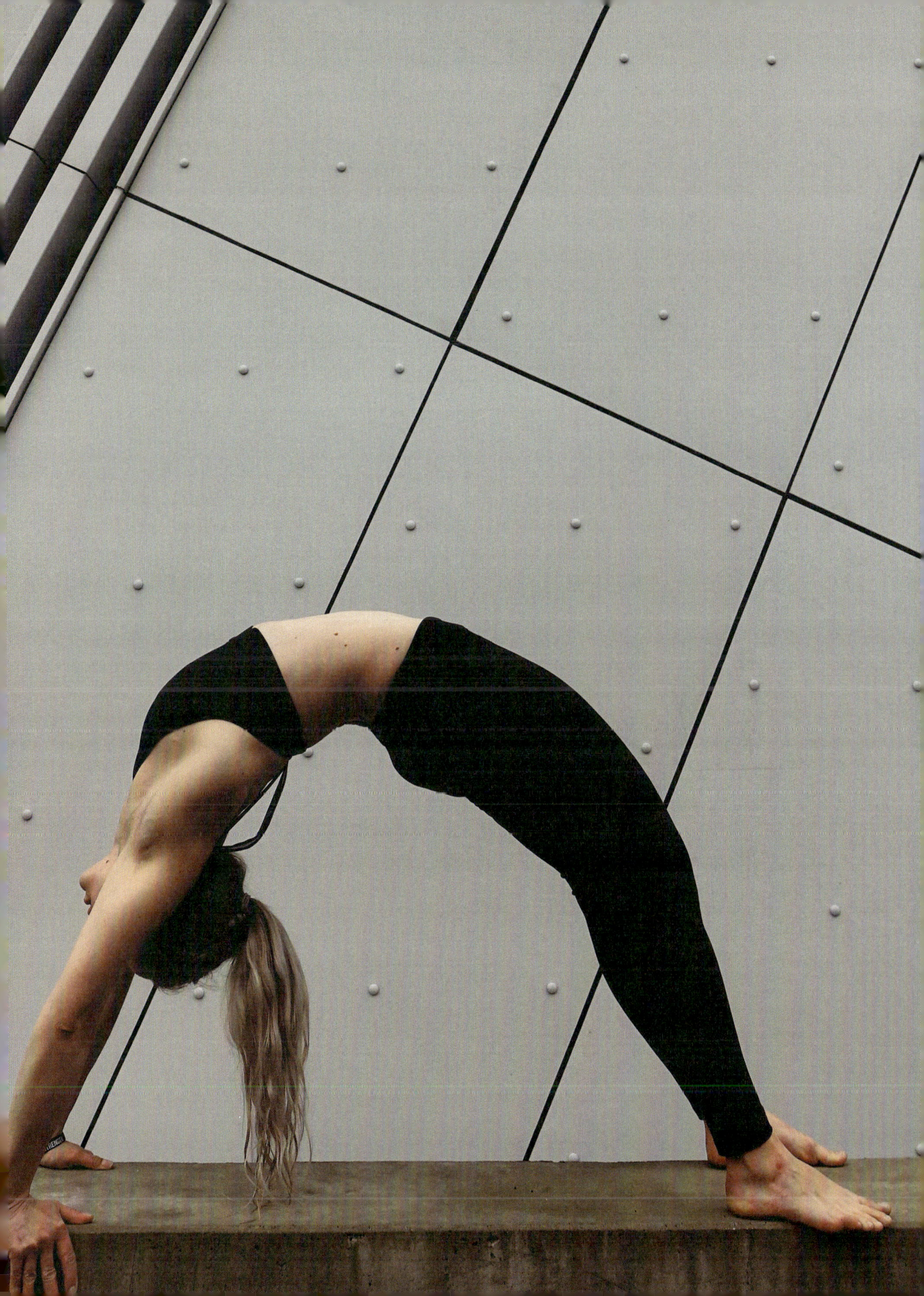

8 Mentaler Gedankenschmalz

Um dir den Schubser ins kalte Wasser zu ersparen, möchte ich dich stattdessen dazu einladen, ein paar Gedanken rund um den Sport und deinen Körper schweifen zu lassen. Dabei rede/schreibe ich viel aus dem Nähkästchen und lasse dich an meinen Erfahrungen teilhaben. Solltest du dabei das Gefühl haben, eine Standpauke deiner Mutter zu erhalten oder dich in die Schulzeit zurückversetzt fühlen, dann erinnere dich an meinen erlernten Beruf.

Glaube mir, ich gebe vielen Menschen in meiner Umgebung manchmal das Gefühl, mein Schüler zu sein. Und irgendwie bist du mit diesem unter anderem von mir geschriebenen Buch ja auch einer meiner Schüler, der sich mit dessen Hilfe Wissen fürs Training aneignet.

8.1 SEI VERÄNDERBAR

Sicher hast du dich selbst bereits dabei erwischt, wie du am liebsten Dinge tust, die du auch wirklich kannst, auf deren Gelingen du selbstverantwortlich bauen kannst. Dann hast du dich bestimmt auch schon häufig sagen hören: „Das kann ich nicht!", wenn dich jemand zu Fähigkeiten auffordert, die du nicht überzeugend abrufen kannst. Um dich nicht zu blamieren, lässt du es dann einfach, schränkst dein Potenzial ein und lässt dir mögliche Chancen entgehen.

Es spielt keine Rolle, ob du mit den vorausgegangenen Sätzen Parallelen zum Sport ziehst oder Assoziationen zu deinem alltäglichen Handeln knüpfst, ich kann dir sagen: Dein Leben zieht an dir vorbei, bevor du dich darüber ärgern kannst, jahrelang in deinen Glaubenssätzen gefangen gewesen zu sein.

Von Glaubenssätzen hast du sicher schon gehört. Glaubenssätze sind Wahrheiten, die du dir selbst zusprichst und von denen du überzeugt bist. Am Ende sind es Verallgemeinerungen, die du dich im Gespräch mit anderen nicht trauen würdest, auszusprechen, schließlich würdest du damit Schubladen bedienen, was wiederum ein schlechtes Licht auf dich werfen würde. Die Sicherheit, die du damit zu wahren versuchst, soll dich vor Enttäuschungen schützen. Angst lähmt, du verfällst in eine Schockstarre und verschließt dich vor positiven Erfahrungen.

Mache dir also bewusst, dass du der Designer deiner selbst bist. Die Verantwortung deines Ichs liegt zu 100 % bei dir. Andere Menschen können dir beratend zur Seite stehen, dir verschiedene Wege aufzeigen und dir Tipps geben. Gehen musst du diesen Weg allerdings allein, als Individuum, wohlwissend, dass du keinem anderen Menschen gleichst. Du hast natürlich menschliche Bedürfnisse, die jeder von Natur aus mit in die Wiege gelegt bekommt. Du bist der Körper mit all seinen Funktionsweisen, die sich im Laufe deines Lebens entwickeln, in dem du wohnst. Doch sowohl während dieser Entwicklungsprozesse zum ausgewachsenen Menschen als auch danach passieren diese äußeren Einflüsse, die bei der Prägung eine große Rolle spielen, von Mensch zu Mensch unterschiedlich.

Verschließe dich nicht vor Neuem, sei immer aufmerksam, neugierig und probiere dich aus. Du kennst doch den Spruch: „Ich habe auch mal klein angefangen!" Damit sind alle denkbaren Fähigkeiten gemeint, die neu zu erlernen sind. Es spielt keine Rolle, wie du dich dabei anstellst, wenn du eisernen Willen zeigst und dich wiederholt damit auseinandersetzt, kannst auch du das vorher Undenkbare schaffen. **Sei veränderbar!** Traue dich aus deiner Komfortzone, auch wenn es Überwindung kostet und bedeutet, gewisse Verhaltensweisen zu verändern. Danach wirst du feststellen, wie unglaublich befreiend es ist, diesen Schritt gewagt zu haben.

Drehe an den Stellschrauben, sobald du sie als Veränderung wahrnimmst und sei es eine sich entwickelnde Verletzung. Höre auf deinen Körper! Versuche, ihn mental dabei zu unterstützen, indem du ihm durch positive Vibes Hoffnung gibst. Du bist nicht kaputt, da ist etwas funktionell gestört (so eine meiner Diagnosen) und du kannst durch deine Hilfe dafür sorgen, dass er dir wieder zu allem dienlich ist. Behandle dich pfleglich. Sei kein Hypochonder! Nimm entsprechende Hilfe an und ziehe deine Übungen durch. Investiere in deinen Körper.

Mit deiner Zeit. Statt fernzusehen, an fast jedem Wochenende Alkohol zu konsumieren oder sonst Zeit zu verschwenden. Das ist keine Wertung, jeder soll bitte machen, was er mag, aber sich dann nicht darüber beschweren, dass es im Training schlecht vorangeht. You get the point! Du entscheidest, wie du deine Prioritäten setzt! Do it!

Auch die in diesem Buch beschriebenen, fortgeschrittenen Übungen wirken auf dich vielleicht im ersten Moment so, als könntest du sie nie schaffen. Du fühlst dich zu schwach, dem Ganzen nicht gewachsen und hast in deinem Kopf schon aufgegeben, bevor du es ernsthaft angegangen bist. FANG AN! **Trust the process**. Solltest du während des Veränderungsprozesses spüren, dass etwas nicht stimmt, dann gibt dir dein Körper entsprechende Signale. Sei also aufmerksam.

Wir geben dir das wichtigste Handwerkszeug zum Lernen neuer Bewegungen und wissen aus Erfahrung, dass die Übungen mit ihren unterschiedlichen Herangehensweisen funktionieren. Allerdings ist neben gewissen Faustregeln, wie beispielsweise trainiere mindestens zweimal, besser dreimal die Woche, um deinem spezifischen Ziel näherzukommen, selbst herauszufinden, worauf dein Körper konkret am besten reagiert.

Du befüllst deinen Körper. Er kann gar nicht anders, als dir zu gehorchen. Du hast ihn programmiert. Also programmiere ihn um, indem du dich und deinen Körper lernst zu verstehen!

Sicher kennst du das Gefühl zu scheitern. Im Training wird dir dies ab und zu auch widerfahren. Du wirst Plateaus zeitaufwendig überwinden und dich im Training flexibel zeigen müssen. Du darfst und solltest Ziele haben und konsequent verfolgen, aber nicht verzweifeln, wenn es dann mal nicht nach Plan läuft. Denn Training ist nicht linear, es ist eine Berg- und Talfahrt. Mal läuft dein Training besser denn je, mal fällst du von einem auf den anderen Tag in ein tiefes Leistungsloch. Normal und halb so wild. Die Faktoren sind vielseitig. Manchmal kannst du Einfluss darauf nehmen, manchmal sagt dir dein Körper einfach Nein und verlangt nach Veränderungen. Veränderungen deines Stressmanagements, deines Schlafverhaltens, deiner Gewohnheiten, deiner Ernährung, deiner Trainingsreize etc. Lerne, deinen Körper so gut wahrzunehmen, dass du Einbrüche identifizierst und entsprechend handelnd eingreifen kannst. Keep it easy und mache das Beste daraus. Auch wenn du einer Maschine gleich sein möchtest, du bist keine.

Eine für mich sehr wichtige Zeit in sportlicher Hinsicht war meine über drei Jahre andauernde Schulterverletzung. Mein Glaubenssatz damals: „Meine Schulter ist kaputt!" Viel zu häufig habe ich mir das eingeredet und dadurch nicht dafür gesorgt, den Heilungsprozess neben etlichen Therapiemaßnahmen voranzutreiben. Im Gegenteil, um noch einen obendrauf zu setzen, habe ich jedes Mal wieder schmerzhafte Bewegungen provoziert, um erstens den Schmerz für mich genau lokalisieren zu können und zweitens, um sicherzugehen, ob der Schmerz noch da ist und wenn ja, wie sehr es wehtut.

Mein Fokus lag dauerhaft auf meiner Schulter und bestimmte meinen Alltag. Die Schmerzen waren nicht eingebildet, ich konnte weder meinen Arm heben noch nachts auf der Seite schlafen. Ich bekam Diagnosen, die eine funktionelle Störung für meine Schulterschmerzen verantwortlich machten, bekam aber auch zu hören, dass, obwohl ich erst 26 Jahre alt war, Arthrose der Übeltäter sei.

Auf dem MRT konnte ein Abszess am Subscapularis (Muskel der Rotatorenmanschette unterhalb des Schulterblatts) festgestellt werden. Er sorgt dafür, den Oberarmknochen in der Gelenkpfanne zu stabilisieren. Der Schmerz strahlte allerdings auf den Höcker des Schulterdachs aus. Meine Innenrotation war stark eingeschränkt. Ich entschied mich, in Eigenverantwortung zu handeln und die angeratene Operation abzulehnen.

Ich habe mehrere Therapiemaßnahmen in Anspruch genommen, die teilweise auch parallel stattfanden. Daraus habe ich viel Neues über meinen Körper gelernt und ich weiß, dass ich auch mental ordentlich aufgeräumt habe.

Nachdem ich mich damit abfand, meiner Leidenschaft, dem Calisthenics, vorerst nicht mehr so nachgehen zu können, wie ich es vorher erfolgreich getan habe, habe ich mich voll und ganz dem Rehabilitationstraining gewidmet.

Ich war bereit, all diese zwangsweise auferlegten Veränderungen in Kauf zu nehmen. Für mich, meinen Körper, meine Gesundheit und vor allem meinen Sport, mit dem Ziel, bald wieder an alte Erfolge anzuknüpfen und noch mehr Skills in mein Übungsrepertoire aufzunehmen. Diese Erfahrungen und das, was ich daraus lernen durfte, sind unter anderem mit in das *Calisthenics X Mobility*-Konzept eingeflossen.

Sieh deinen Körper als Anpassung an deine sportliche Belastung. Er muss dir gerecht werden, also wird er entsprechend wachsen müssen. Du wirst davon profitieren!

Alles nur Phrasen, die du schon tausendmal gehört hast? Schau genau hin. Waren diese Menschen zufällig Menschen, die sich zum für sich positiven Menschen verändert haben? Sei es körperlich, geistig oder seelisch! Sie sagen es dir, weil sie diejenigen sind, die versuchen, eine Balance im Leben zu schaffen und damit happy sind.

8.2 EGO DOWN – COOLNESS UP

Voller Euphorie möchtest du jetzt endlich mit dem Training starten. STOPP! Ich will dich keineswegs davon abhalten, dich lediglich bremsen und dir Zeit geben, dich zu besinnen. Zuallererst **BEHERRSCHE DIE BASICS**. Es macht keinen Sinn, bestehende Regressionen zu skippen, wenn du deine Gesundheit nicht ganz außer Acht lassen möchtest. Dein Körper braucht Zeit, um sich den neuen Reizen, die du ihm gibst, entsprechend anzupassen.

Andernfalls setzt du ihn einem unnötigen Verletzungsrisiko aus oder lernst Bewegungen falsch, die du dann in mühevoller Korrekturarbeit aufzuarbeiten hast. Das muss nicht sein und ist Zeitverschwendung. Ich möchte an dieser Stelle allerdings nichts vorwegnehmen, weshalb du mehr zum Thema Bewegungslernen Kap. 9.2 entnehmen kannst.

Sicher siehst du über die Social-Media-Kanäle viele Calisthenicsathleten, die es richtig draufhaben, bist beeindruckt und möchtest ihnen nacheifern. Super, wenn andere Menschen es schaffen, dich zu inspirieren und du dadurch motiviert bist, deine nächsten Ziele zu definieren. Begehe dennoch nicht den Fehler, dich mit anderen zu vergleichen. Du bist nicht diese oder dieser eine.

Erinnere dich an das letzte Kapitel, in dem ich dir zu verstehen gab, dass jeder in seinem eigenen Haus (Körper) mit unterschiedlichen Voraussetzungen wohnt. Die meisten erfolgreichen Calisthenicsathleten, die über deinen Screen turnen, haben jahrelange Erfahrungen, sind Profisportler und haben vor allem bei den meisten Frauen einen turnerischen Background.

Komme damit klar, dass andere manche Skills mit gleicher Trainingsintensität schneller lernen. Ihr seid individuell! Eure Lebensweise rund um das Training sowie eure körperliche Gesundheit und alle anderen

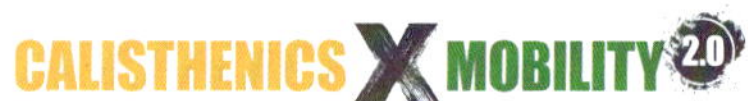

Faktoren (Regeneration, Schlaf, soziale Beziehungen etc.), exogene Faktoren, wenn man so will, haben immer einen anderen Status! Two persons – two lifes and behaviours.

Nimm dich, mitsamt deinem genetischen Erbgut, so wie du bist und verändere dich gemäß deiner Konstitution. Denke über schlechte Essgewohnheiten nach und verändere sie und integriere mehr intelligentes Training. Lerne, deinen Körper bewusst wahrzunehmen! Keiner ist dir auf der Spur, außer dein Ego oder ein Wettkampf, solltest du Leistungsathlet sein. Also gehe es entsprechend progressiv an. **SLOWLY BUT STEADY**.

Wenn wir von fortgeschrittenen Skills sprechen, nimm dir nicht zu viele **Ziele** auf einmal vor. Zwei Skills, wie beispielsweise der Muscle-up und der Handstand, sind genug! Denke an dein begrenztes Zeitfenster, welches sich über sieben Tage der Woche erstreckt und, neben Training, Aufmerksamkeit für Beruf, Familie, Kinder und Alltag erfordert.

Jedes Bewegungsmuster solltest du mindestens zweimal die Woche trainieren, um erwähnenswerte Fortschritte zu machen. Mit zwei Zielen deckst du also bereits vier Tage der Woche ab.

Die Basics, auch wenn du sie schon beherrschst, sind dennoch in allen Bewegungsebenen in deine Trainingswoche zu integrieren. Ach ja und dann haben wir ja noch Beintraining in der Woche unterzubringen, im besten Fall zweimal, entweder vordere und hintere Kette gemeinsam oder voneinander getrennt. In Summe sind wir bei 5-6 Tagen Training.

Fehlt nur noch die Zeit für die Regeneration, um Anpassungsprozesse erst stattfinden zu lassen. Nebenher sollen eine möglichst erholsame Schlafroutine, gutes und auf dich angepasstes Essen sowie soziale Interaktionen gemanaged werden. Puuuh!

Kaum vorstellbar, ohne verrückt zu werden oder den Spaß am Training zu verlieren. Sport soll einen Ausgleich schaffen und nicht zur zusätzlichen Belastung deines ohnehin schon stressigen Alltags werden.

Lerne, Bewegungen zu lieben und Verständnis für andere Sportarten zu haben, auch wenn du sie nicht präferierst. Denke weniger spezialisiert in Sparten, bekomme eher einen Überblick über das, wozu der menschliche Körper in der Lage ist. Absolut wertungsfrei. Und woooow, man könnte meinen, da sind Superkräfte im Spiel, so unglaublich leicht lassen Menschen die verschiedensten Bewegungsmuster aussehen.

Natürlich spezialisieren sich Leistungssportler auf eine bestimmte Sportart, sonst wären sie nicht so stark darin. Respektiere also Sportarten, die um deinen Kosmos existieren und mache dein Ding! Ich habe früher auch geglaubt, Calisthenics sei das Nonplusultra und habe Sportarten wie Freeletics oder Crossfit verspottet. Auch heute noch habe ich Argumente, weshalb Calisthenics für den Körper auf kurz oder lang und richtig angewandt besser ist.

Dennoch habe ich vollen Respekt vor Menschen, die so viele Arten, Kraftsport zu betreiben, in einer Sportart vereinen und körperlich das Produkt ihres sportlichen Ehrgeizes sind. Ob du **Spezialist** oder doch eher **Generalist** sein möchtest, entscheidest du!

Verschreibst du dich einem Sport, dann rechne mit einseitigen Belastungen und daraus resultierenden körperlichen Einschränkungen. Es sei denn, du integrierst ein passendes Ausgleichstraining in deinen Alltag. Mobilitytraining lässt sich super mit Calisthenics vereinbaren, da es als Teil deines Warm-ups ständiger Begleiter deines Krafttrainings sein kann.

Entscheidest du dich allerdings für eine generalistische Bewegungsphilosophie, dann sei dir dessen bewusst, dass deine definierten Ziele länger brauchen, während andere (Spezialisten) in einer deiner Sparten an dir vorbeiziehen.

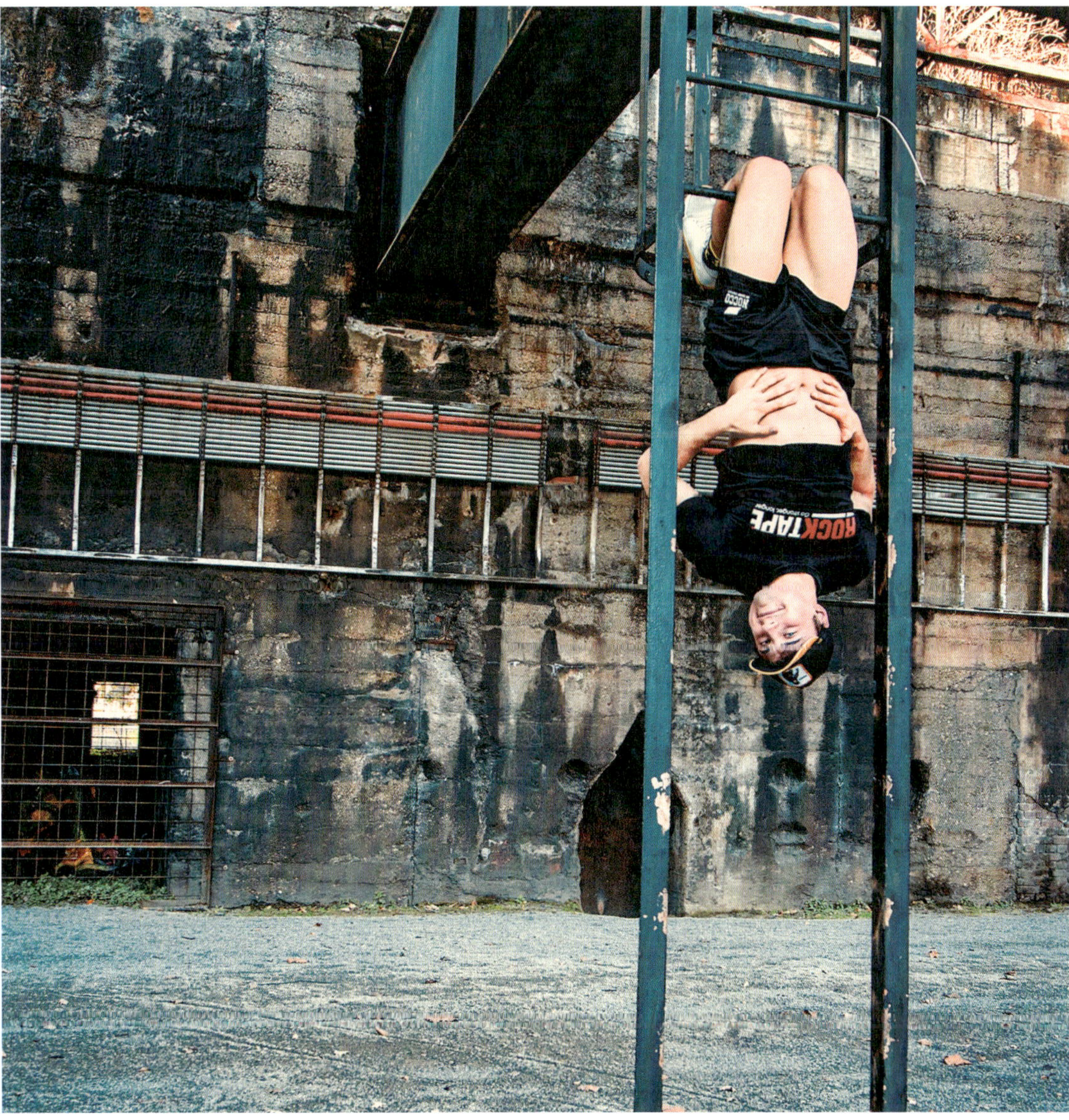

Behalte den **FOKUS**. Den Fokus auf die in deinen Fähigkeiten liegenden Skills und arbeite Step by Step daran. Sei realistisch und gehe behutsam mit deinem Körper um. Höre auf ihn. Passiert durch dein Zutun etwas mit ihm, das ihm nicht passt, schlägt er Alarm. Beachte diese Zeichen, greife handelnd ein, gib ihm, was er braucht, bevor es zu spät ist.

Hierbei ist nicht nur die Rede von körperlichen Wehwehchen, sondern auch vom seelischen Zustand. Hast du so argen Muskelkater, dass du dich mit deinen Armen weder problemlos anziehen noch ausziehen kannst? Dann weiche vom eigentlichen Plan ab, lege einen Beintag im Gym ein oder mache aktives Regenerationstraining in Form von Mobilisationsübungen.

Hast du schlecht geschlafen oder gegessen, fühlst dich vom Tag ausgelaugt und siehst Training an diesem Tag nur noch als lästige Pflicht an? Dann bleibe zu Hause, lege die Beine hoch und hole dir die Regeneration, nach der dein Körper schreit.

Hast du Lust auf ein süßes Getränk, von dem du weißt, dass es ungesund ist und normalerweise nicht in die Ernährungsgestaltung eines ambitionierten Sportlers gehört? Trinke es! Übe dich nicht ständig in Verzicht, wenn du kein Bodybuilder auf Diät bist.

Befindest du dich in einer emotional schwierigen Phase, hast Trouble mit deinem Partner oder deiner Partnerin, dann gehe unbedingt zum Sport, um dich auf andere Gedanken zu bringen.

Warte kurz! Du sagtest, ich solle ein Süßgetränk meiner Wahl trinken, möchtest im Buch allerdings eine gesunde Lebensweise an Mann und Frau bringen. Ein bisschen konträr, findest du nicht? Ich denke, es ist selbstverständlich, dass hier von Maßen und nicht Massen ausgegangen wird.

Prinzipiell bevorzuge und empfehle ich jedem, dem seine Gesundheit am Herzen liegt, eine gesunde und ausgewogene Ernährung, was auch immer das für das einzelne Individuum bedeutet. Letztlich geht es immer darum, Verhaltensweisen einem spezifischen Ziel anzupassen.

Macht es dein Sport erforderlich, eine bestimmte Gewichtsklasse zu erreichen, für die du noch Kilos verlieren musst, dann bleibe im Kaloriendefizit und zügele dich angemessen in deiner Ernährung. Möchtest du aus freien Stücken abnehmen und hast dir dies zum Ziel gesetzt, dann verzichte auf das Süßgetränk. Bist du allerdings optisch mit dir zufrieden und eiferst keinem adonisgleichen Körper nach, dann darf es auch mal die Cola sein.

Das Allerschönste am Sport generell ist für mich die aufgebaute **Belastungstoleranz**, sei es im Sport, Beruf oder Alltag. Das Gefühl, gestresst zu sein, tritt später ein. Man wird Stressoren gegenüber resilient. Aus der Fassung bringt mich niemand so schnell, auch nicht mit mehreren parallel laufenden aufwendigen Aufgaben. Sicher nimmt die eigene Persönlichkeit beim Umgang mit Belastungen großen Einfluss. Ich bin nicht du, weshalb du in bestimmten Situationen eventuell anders handeln würdest als ich.

Dennoch kann ich aus jahrelanger Erfahrung als Leistungssportlerin, Sportstudentin, Trainerin und Lehrerin sagen, dass Sportler die entspannteren Menschen sind, die ihr Leben trotz des zeitaufwendigen Hobbys Sport mit Bravour gestemmt bekommen. Ein Hoch auf so viel Flexibilität.

Zu guter Letzt möchte ich dir noch zwei Tipps mitgeben. Der erste Rat bezieht sich auf die Beschaffung von Wissen rund um dein Training, deinen Körper und deine Gesundheit. **SELEKTIERE!** Habe die Aufmerksamkeit, guten Inhalt von schlechtem zu selektieren und lasse dich nicht von hohen Followerzahlen blenden. Nur, weil jemand x-tausend Zuschauer zu verzeichnen hat, heißt das nicht, dass das, was dargeboten wird, auch gut ist.

Das World Wide Web ist mittlerweile überhäuft von Informationen, da erzähle ich dir sicher nichts Neues. Gefühlt jeder, der gerade entdeckt hat, dass sein Körper mehr kann, als zu existieren, gibt dir Tipps, wie du Übung XY ausführen sollst und was generell gut für dich ist. Sogenannte *Influencer* (Menschen mit Einfluss) huschen in deinem Bildschirm vorbei und versuchen, dir mit gewitzten Marketingstrategien ihre Produkte anzudrehen.

Schaue dir die Person genau an! Was kann diese Person an Knowledge und Erfahrungen vorweisen, um rechtfertigen zu können, dass das angepriesene Produkt hält, was es verspricht? Ich persönlich bin gern bereit, einen hohen Preis für meinen Körper und meine Gesundheit zu zahlen, wenn der Wert hinter dem Preis stimmt.

Mal abgesehen von Geldmacherei, gibt es im Netz auch Unmengen von frei zugänglichem, kostenlosem Content. Auch diesen gilt es zu hinterfragen und als wertvoll oder unnütz zu deklarieren. Befasse dich mit der Materie, hole verschiedene Erfahrungswerte ein und identifiziere dich ein Stück weit mit der Person, von der du Wissen beziehst. Tust du es nicht, wirst du dich am Ende nur ärgern, so viel Zeit verschwendet zu haben.

BILDE DICH FORT! Wie du es jetzt bereits schon brav machst, darf es in Zukunft gern weitergehen. Nachdem deine Selektionsfähigkeit geschult ist, kannst du nun gezielt nach Inhalten suchen und dich dazu schlaumachen. Sei es mit Büchern, Videos, Seminaren, Workshops oder Ausbildungen.

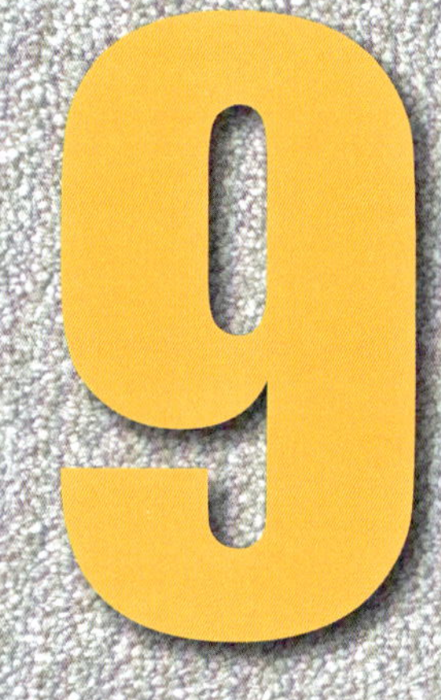

...stark wie ein Gorilla

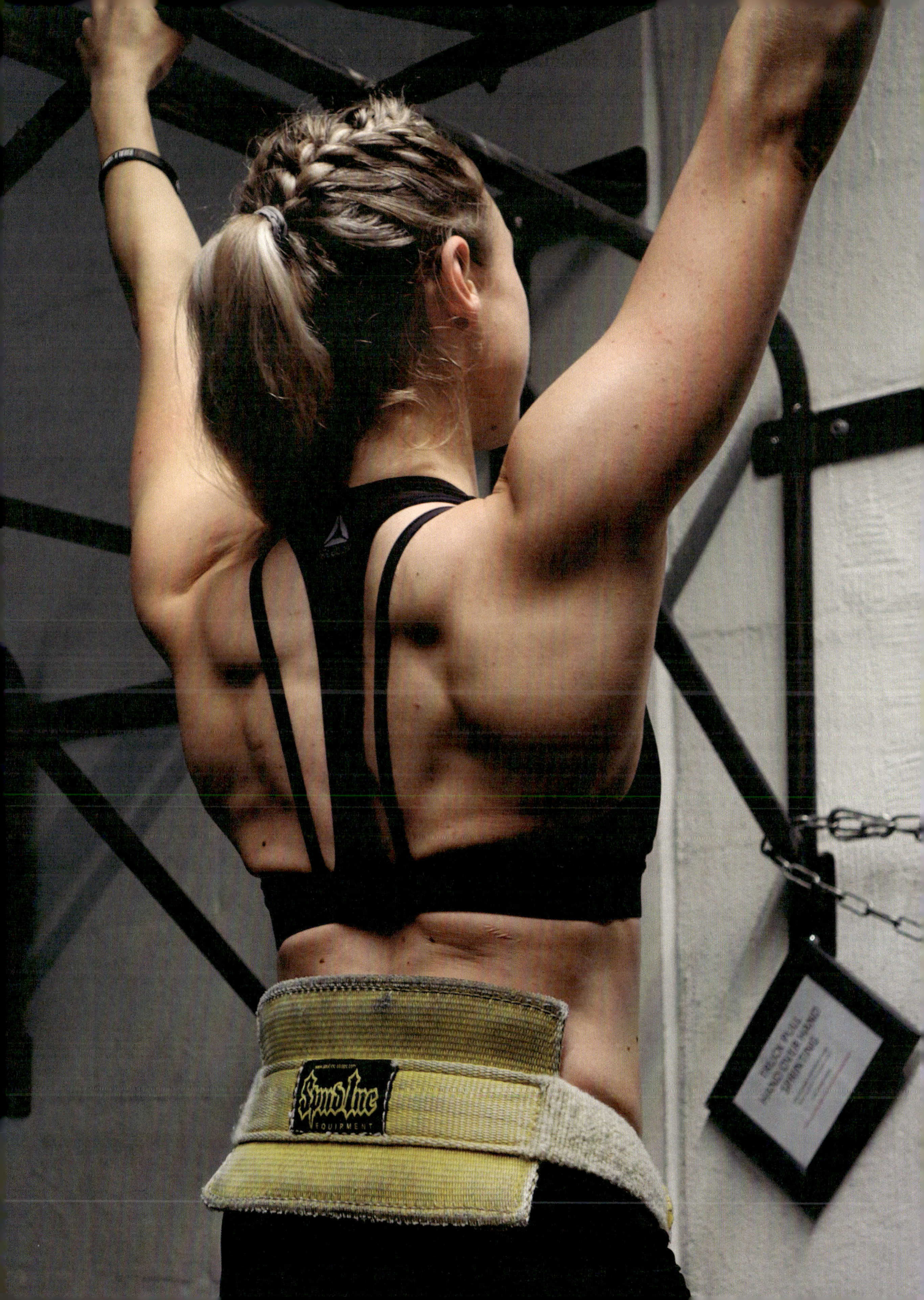
EQUIPMENT

9 ... stark wie ein Gorilla

Was für dich aus dem ersten Buch wichtig ist zu wissen, um mit diesem Buch daran anknüpfen zu können, erfährst du hier in einer Zusammenfassung aller essenziellen Grundlagen.

Stelle zunächst sicher, dass du entweder alle Basics (Pull-ups, Dips, Push-ups) in ihrer technisch richtigen Ausführung verstehst und beherrschst oder sie zumindest zum Ziel hast, bevor du dich den hier aufgeführten Advanced Skills zuwendest. Wie du weißt, hat eine richtige Ausführung und das adäquate Bewegungsverständnis für ein gesunderhaltendes Training höchste Priorität, denn **QUALITY BEATS QUANTITY!**

Leon hat zuvor sein physiotherapeutisches und anatomisches Wissen zum Besten gegeben. Mit diesem bereichernden Input bist du also bestens auf die folgenden Erklärungen vorbereitet, welche die Brücke zum Mobilitykapitel schlagen und dich erkennen lassen, wie Beweglichkeitstraining und Krafttraining ineinandergreifen.

Beginnen wir mit den wichtigsten Fakten rund um die Positionierung deines Schultergürtels. Denn wie dir sicher in Erinnerung geblieben ist, bestimmt dieser deine ASTE, ESTE, deine Bewegungsausführung und zeigt dir hier und da sicher die eine oder andere Schwäche auf. Sei es aufgrund einer fehlenden Ansteuerungsfähigkeit oder wegen der mangelnden Anbindung an deinen Rumpf. Beides kann über kurz oder lang Probleme bereiten. MUSS es aber nicht! Denke an unsere Individualität, weshalb pauschale Aussagen weder über Verletzungsereignisse und deren Folgen noch über falsche Bewegungsmuster getroffen werden können.

9.1 EIN ÜBERBLICK ÜBER DEN BEGRIFF CALISTHENICS

Ausführliche Begriffserklärungen und Herleitungen findest du im *CxM 1.0*, dennoch folgt jetzt hier eine Kurzzusammenfassung.

Calisthenics ist nach meiner Definition ein Kraftsport mit dem eigenen Körpergewicht, der unter Nutzung unserer Hebel (Arme, Beine) gegen die Schwerkraft ausgeführt wird. Da Calisthenics viele Elemente einer bereits lange existierenden Sportart, nämlich des Turnens, enthält, spreche ich immer von einer Wortneuschöpfung.

Für das klassische Turnen, wobei im Calisthenicssport weiterhin Einflüsse aus dem Parkour und Breakdance festzustellen sind, wurde, vereinfacht ausgedrückt, ein neuer, modischer Begriff kreiert. Auch *Streetworkout* ist eine weit verbreitete Bezeichnung des immer beliebter werdenden Stangensports, weshalb ich Calisthenics auch als „Turnen auf der Straße" umschreibe.

Die Grundidee entstand in New York. Dort machte man sich Laternen, Geländer und Gerüste mit Klimmzugstangen und Dipbarren für körpereigenes Krafttraining zunutze.

Mittlerweile gibt es dank vieler Interessengemeinschaften, diverser Vereine und einiger Stadtprojekte weltweit für den Sport vorgesehene Calisthenicsanlagen, die mit dem nötigen Equipment ausgestattet sind und Calisthenicsherzen höher schlagen lassen. *CalisthenicsParks®* ist der weltweite Marktführer, wenn es darum geht, solche Spots zu orten. Die App zeigt dir auf einer Map, wo es auf der ganzen Welt Trainingsmöglichkeiten gibt.

Der Schwerpunkt des ursprünglich draußen praktizierten Sports hat sich über die Jahre auch nach drinnen in die Fitnessstudios verlagert. Dafür gibt es viele Gründe. Aus Bequemlichkeit, aber auch, weil man im Herbst/Winter lieber in geschlossenen Räumlichkeiten trainiert, fanden viele Calisthenicssportler den Weg ins Gym. Ab einem bestimmten Leistungslevel macht es im Winter einfach keinen Sinn, draußen zu trainieren.

Skilltraining, das lange Pausenzeiten erfordert, würde dich auskühlen, weshalb du dich erkältest oder dein Verletzungsrisiko erhöhst. Ein weiterer positiver Aspekt sind die dort vorhandenen Gerätschaften, wie Langhanteln, Kurzhanteln und Kettlebells, die unbedingt Bestandteil deines Calisthenicstrainings sein sollten.

Der über die Jahre entstandene Wandel des Sports führte unweigerlich auch dazu, den Sport im Hinblick auf die Gesundheit zu hinterfragen. Viele Athleten kamen zu der Erkenntnis, dass Calisthenics allein zwar eine coole Sportart ist, jedoch ohne gewisse isolierte Kraftübungen nicht auskommt. Vor allem, wenn es um das Training der Beine geht. Um genügend Reize für sowohl Hypertrophie als auch Kraftaufbau zu setzen, benötigt man entsprechend schwere Gewichte.

Die grundlegenden Übungen, im Folgenden auch immer wieder *Basics* genannt, sind Klimmzüge (Pull-ups), Beugestütz (Dips), Liegestütze (Push-ups) und Kniebeugen (Squats). Da der Sport aus dem englischsprachigen Raum stammt, sind die Übungsbezeichnungen auf Englisch. Die folgende Übersicht unterteilt die Basics mit ihren regressiven Übungen (Vorübungen) in horizontale Zug- und Druckübungen sowie in vertikale Zug- und Druckübungen.

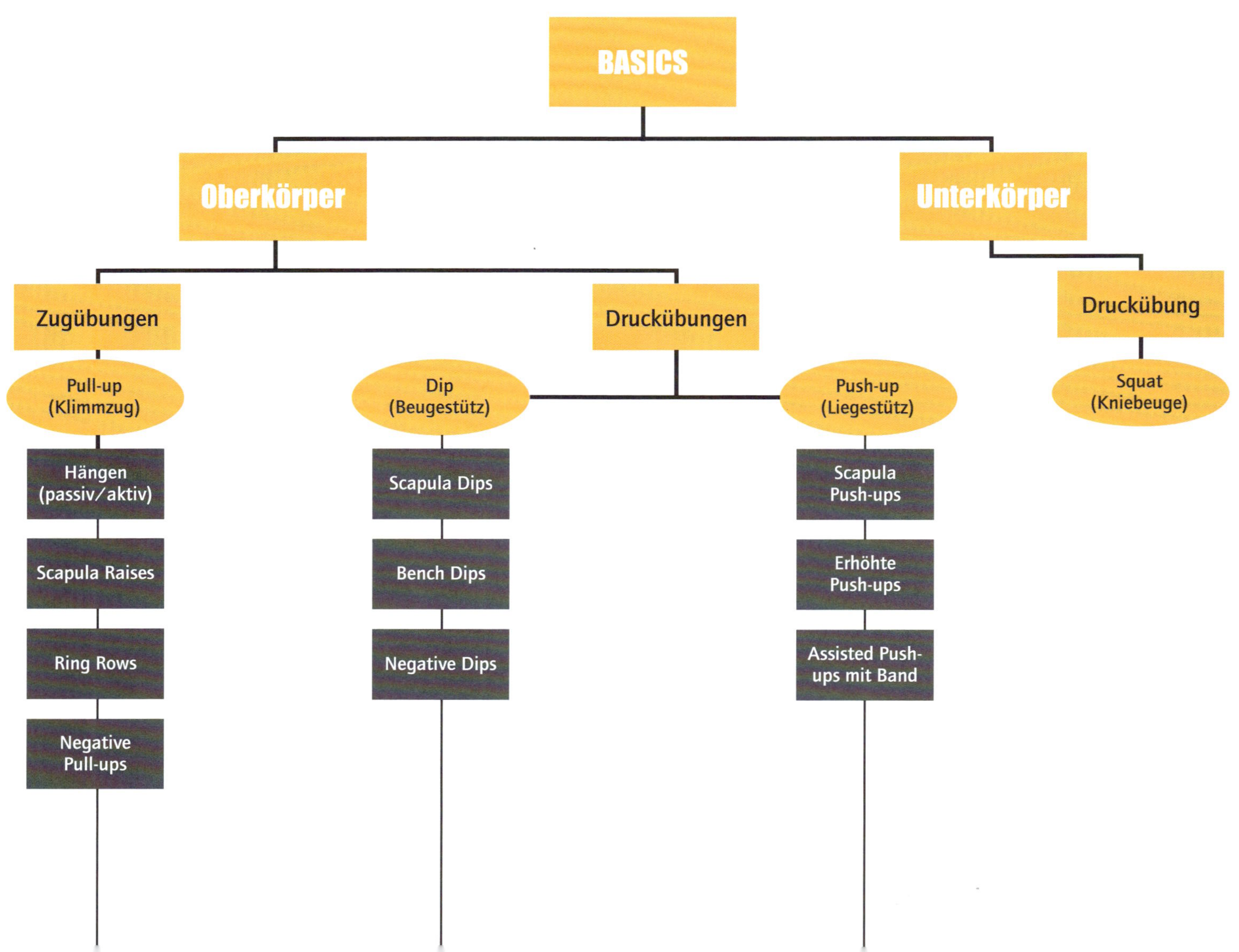
BASICS
Oberkörper
Unterkörper
Zugübungen
Druckübungen
Druckübung
Pull-up (Klimmzug)
Dip (Beugestütz)
Push-up (Liegestütz)
Squat (Kniebeuge)
Hängen (passiv/aktiv)
Scapula Raises
Ring Rows
Negative Pull-ups
Scapula Dips
Bench Dips
Negative Dips
Scapula Push-ups
Erhöhte Push-ups
Assisted Push-ups mit Band

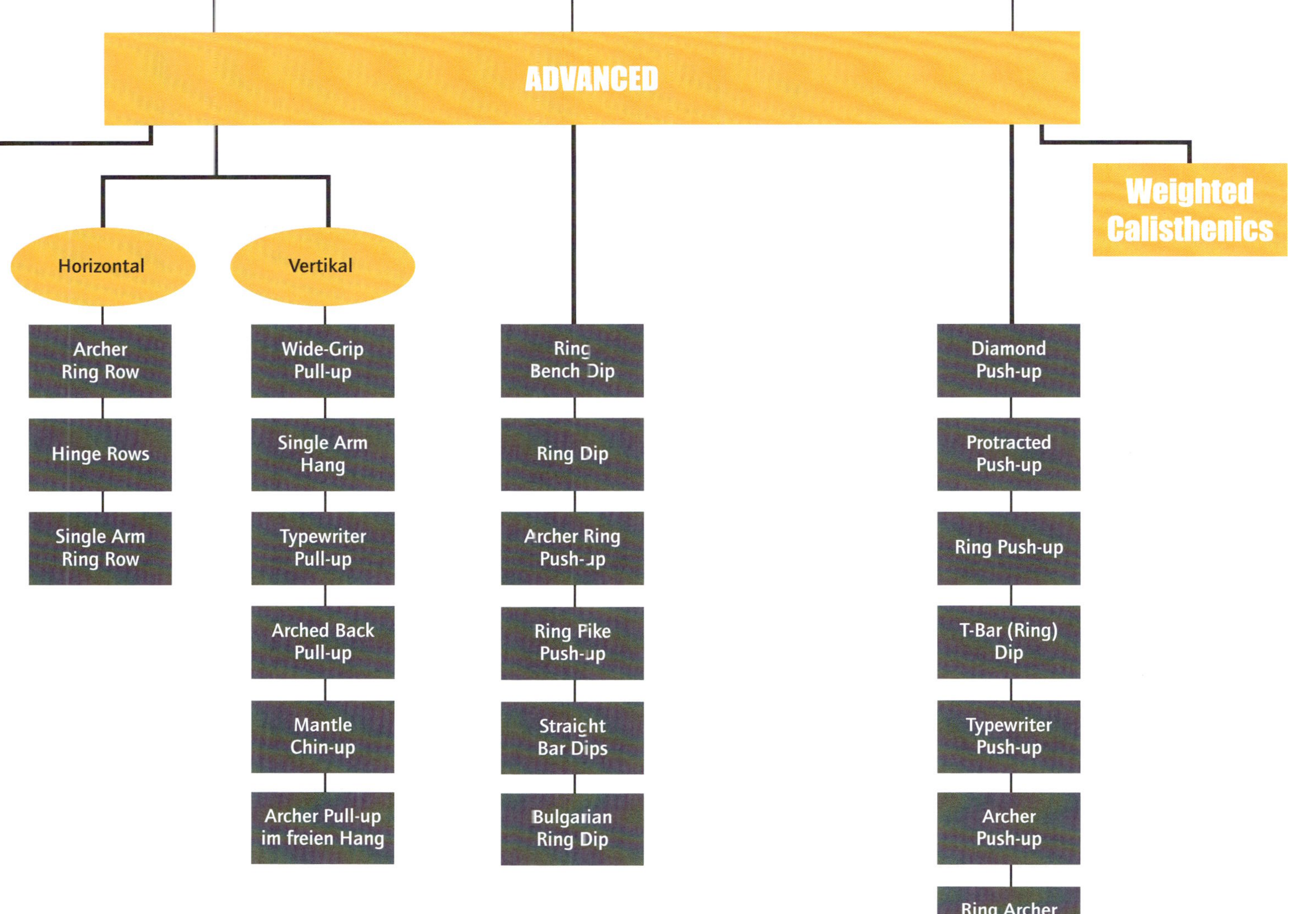

Die Übersicht kann unendlich weiter gesponnen und miteinander vernetzt werden, doch dann wird es wirr. Uns sind Übungen wie Maltese Planche, Victorian Cross, der V-Sit und viele andere Elemente aus dem Turnen bekannt, allerdings behalten wir diese den Profiturnern vor.

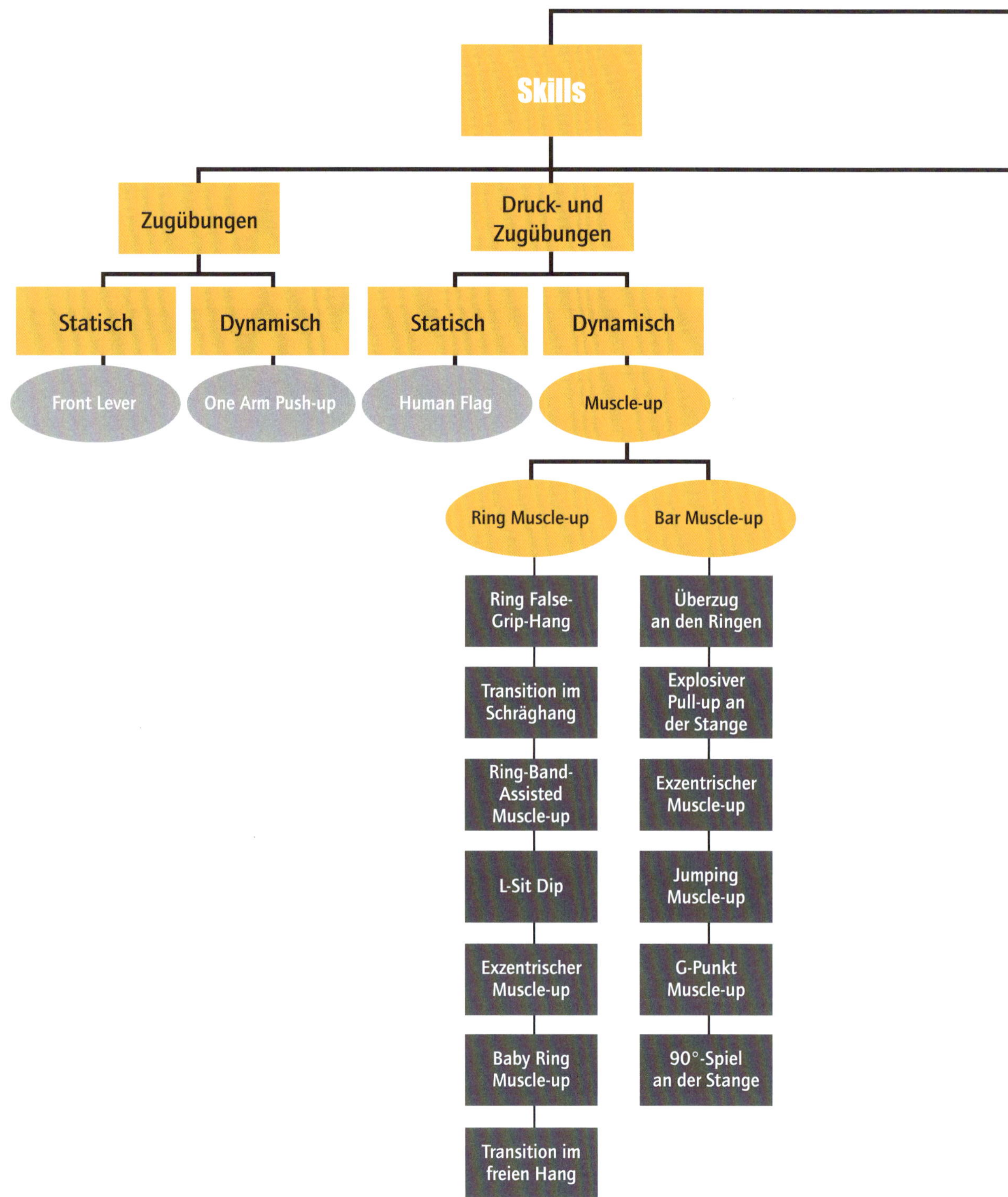

***Hinweis:** Hellgrau hinterlegte Skills werden im vorliegenden Buch nicht thematisiert.*

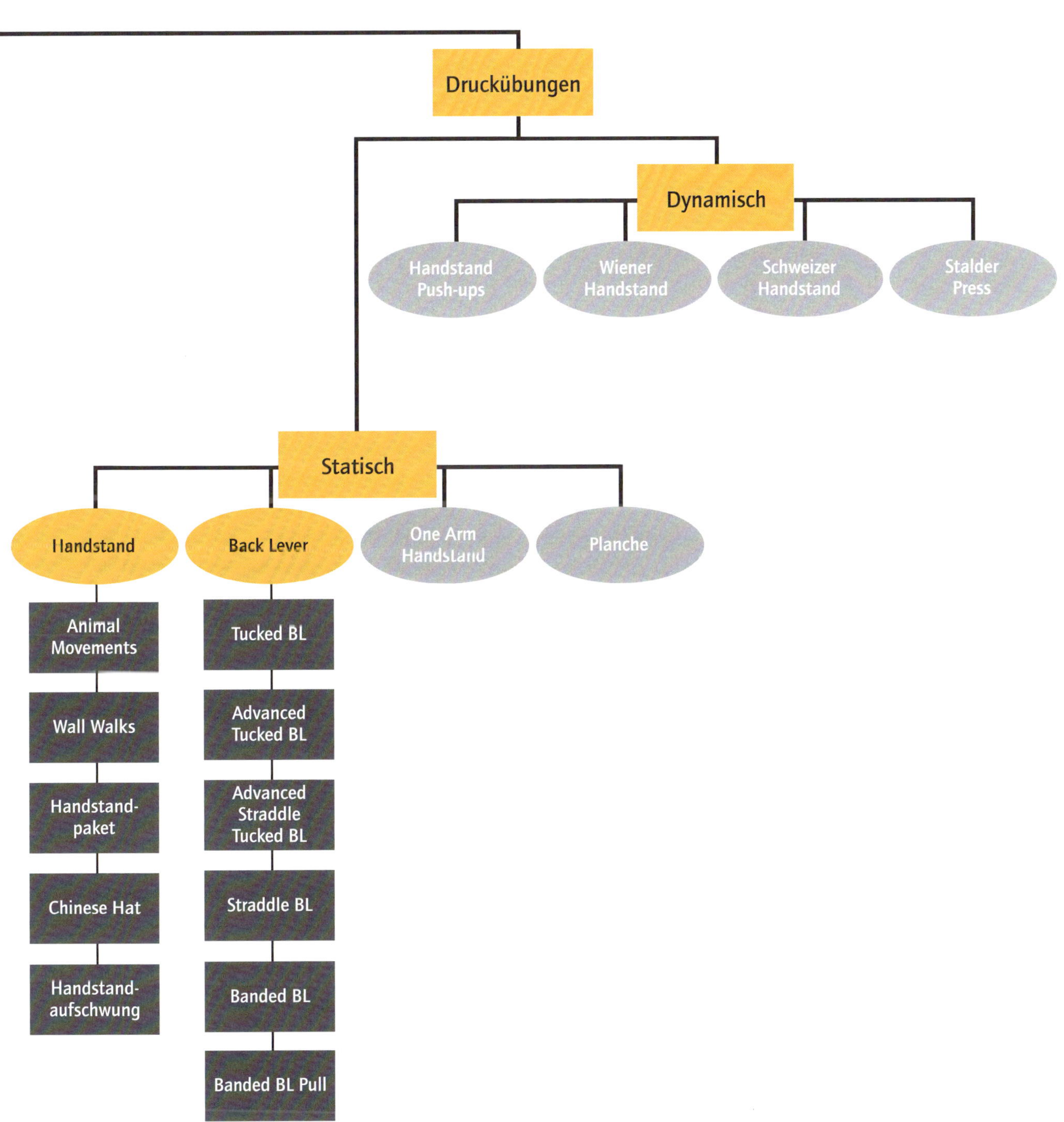
Druckübungen
Dynamisch
Handstand Push-ups
Wiener Handstand
Schweizer Handstand
Stalder Press
Statisch
Handstand
Back Lever
One Arm Handstand
Planche
Animal Movements
Wall Walks
Handstand-paket
Chinese Hat
Handstand-aufschwung
Tucked BL
Advanced Tucked BL
Advanced Straddle Tucked BL
Straddle BL
Banded BL
Banded BL Pull

Die Einteilung in Ebenen ist aus zweierlei Gründen sinnvoll. Zum einen praktizierst du ein ausgleichendes Krafttraining, wenn du alle Ebenen bedienst und entsprechend unterschiedliche Muskelpartien trainierst (siehe Kap. 13). Zum anderen entscheidet die ASTE und ESTE darüber, ob die Übungen für deinen Schultergürtel verletzungspräventiv wirken (siehe Kap. 9.4).

Werden die Basicsübungen der vorherigen Übersicht beherrscht, kannst du dir entweder einen Gewichtsgürtel oder eine Gewichtsweste zu Hilfe nehmen, um dir die Basics mit zusätzlicher Last zu beschweren.

Sollte das nichts für dich sein, weil du überhaupt nicht mit Zusatzgewicht trainieren möchtest, dann kannst du darauf aufbauende, fortgeschrittene Übungen (Advanced Skills), wie beispielsweise den Handstand, den Back Lever (Hangwaage rücklings), den Front Lever (Hangwaage vorlings), die Human Flag (menschliche Flagge), den Muscle-up (Zugstemme), die Planche (Stützwaage) oder den One Arm Pull-up als neue Ziele definieren. Details kannst du Kap. 11 entnehmen. Hier allerdings vorweg eine Übersicht, welche die vorherige ergänzt:

1. Sets and Reps,
2. Weighted Calisthenics,
3. Freestyle Calisthenics,
4. skillfokussiertes Calisthenics.

Welche Unterschiede sich konkret dahinter verbergen, kannst du in *CxM 1.0* nachschlagen. Dieses Buch deckt bis auf Freestyleelemente des Calisthenicssports alles ab. Warum Freestyle nicht zum Inhalt gehört, fragst du dich. Weil für uns ein gesunder Körper im Vordergrund steht und Freestyle aufgrund seiner Dynamik sehr verletzungsanfällig ist.

9.2 BEWEGUNGSLERNEN LEICHT GEMACHT

Du wirst dir denken: „Lernen? Das musste ich schon im Laufe meiner Schullaufbahn und jetzt kommst du mir mit Bewegungslernen um die Ecke!" Ganz genau!

Bewegung muss gelernt sein, denn sie ist ebenso ein Lernprozess, welcher auf sensomotorischer Ebene erfahrbar und vor allem plausibel erklärbar ist. Deine in Bewegung ausgeführten Handlungen beruhen immer auf extern auf dich einwirkende Sinneswahrnehmungen, die letztlich an motorischen Handlungen beteiligt sind.

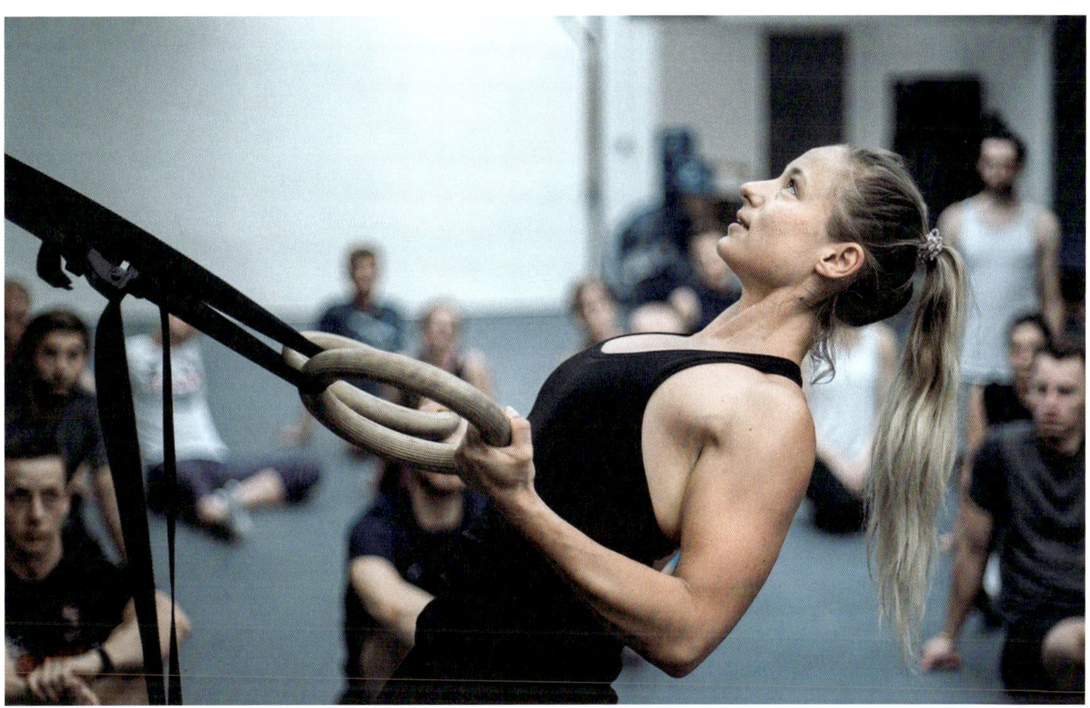

Denke an einen plötzlich auf dich zufliegenden Ball, den du zu fangen versuchst. Deine in der Schaltzentrale (Gehirn) zu verarbeitende Information lautet: Hebe deinen Wurfarm, aktiviere die dafür nötige Muskulatur und fange den Ball. Je öfter du diese Bewegung geübt hast, desto leichter wird es dir fallen, den Ball auch zu fangen.

Stelle dir eine mit Gras bewachsene Wiese vor. Diese Wiese gilt es, jedes Mal zu überqueren, wenn du eine bestimmte Bewegung ausführen möchtest. Es entstehen Trampelpfade. Zunächst verläuft der Weg auf niedergetrampelten Grashalmen. Je häufiger du den Weg gehst, desto deutlicher tritt der Erdboden unter deinen Füßen hervor. Je deutlicher der Weg ist, desto sichtbarer sind die Informationen, welche du immer wieder an dein Gehirn sendest, wenn du diesen Weg gehst. Dein Körper lernt, zu verstehen, was du ihm beibringen willst.

Früher oder später wird er dir den Weg freigeben, sodass du kaum noch Mühe hast. Der Weg wird programmiert und Teil deines Systems. Du wirst ihn schneller gehen können, häufiger und länger. Ab und zu wirst du auf Stolpersteine stoßen, die dir den Weg versperren. Immer wieder wirst du an ihnen hängen bleiben, bis du sie dem Erdboden gleichgemacht hast. Irgendwann bist du den Weg lange genug gegangen und brauchst neuen Input. Also trampelst du einen neuen Pfad in die mit Gras bewachsene Wiese.

Was ich hier versuche, bildlich zu umschreiben, ist der Prozess neuronaler Verbindungen und Verknüpfungen. Immer, wenn du etwas Neues lernst, werden neue synaptische Verschaltungen geschaffen. Um diese allerdings aufrechtzuerhalten, bedarf es konstanter Wiederholung. Die Botschaft des vorhergehenden Absatzes lautet:

„Repetition is the Mother of Skills."

Kommen wir von den Wegen zu den Puzzleteilen. Es gibt ganz einfache Bewegungen, wie beispielsweise das Heben des Arms. Es gibt aber auch komplexe Bewegungsmuster, die es sensomotorisch zu verarbeiten gilt. Die Hauptübungen des Calisthenicssports sind immer Verbundübungen.

Um weiterhin in der vereinfachten Bildsprache zu bleiben, nehmen wir den dir bereits bekannten Pull-up als Beispiel genauer unter die Lupe. Die Bewegung des Pull-ups unterteilt sich in aufeinanderfolgende Bewegungsabschnitte, in die einzelnen Puzzleteile. Ein Puzzle lässt sich nur zusammensetzen, wenn es vollständig ist. Ein fehlendes Teil oder mehrere fehlende Teile führen dazu, dass das entstehende Bild nicht klar erkennbar ist.

Erinnere dich an die Stolpersteine auf deinem Trampelpfad? Diese verschwommenen Bilder aufgrund fehlender Teile nennen wir **Sticking Points** oder **Weak-Links**. Sie sind Phasen einer Bewegung, die in deiner Schaltzentrale noch nicht ausreichend repräsentiert sind. Diese gilt es, verstärkt in den Fokus deines Lernprozesses zu nehmen.

Sollte beispielsweise der höchste Punkt des Klimmzugs (das Kinn ist über der Stange) von der technisch sauberen und vor allem gesunden Form eines auszuführenden Pull-ups abweichen, ist dies als Schwäche in diesem Bewegungsabschnitt aufzufassen.

Gesund heißt an dieser Stelle, wohlwollend mit deinen Schultern zu arbeiten. Nach vorne fallende Schultern (Elevation/Protraktion) am höchsten Punkt des Klimmzugs erhöhen das Verletzungsrisiko. Um dieses zu minimieren, sowie um die Bewegung richtig zu repräsentieren, sind isolierte Ansteuerungsübungen für den Schultergürtel (siehe CxM 1.0, Kap. 7.3.1), Assistenzübungen, beispielsweise in Form von Kurzhantelübungen, oder isometrische beziehungsweise exzentrisch akzentuierte Bewegungsphasen anzuwenden.

Wurde dieser Fehler behoben, wird das Puzzleteil der vollständigen Bewegung des Klimmzugs eingefügt. Die Bewegung ist nun klar, die Stolpersteine sind dem Erdboden gleichgemacht und der Klimmzug ist ein weiterer Pfad deiner Bodymap.

An dieser Stelle sei passenderweise nochmals auf das Konzept *Isolation-Integration-Improvisation* in Kap. 1.3.3 verwiesen. Projizieren wir den Pull-up in dieses Konstrukt, so ist er, bezogen auf den Muscle-up, ein isoliertes Puzzleteil, welches in Verbindung mit der Transition und dem Straight Bar Dip das vollständige Puzzle ergibt. Der Pull-up wird also in die Bewegung des Muscle-ups integriert. Improvisation an dieser Stelle wären, beispielsweise aus dem Muscle-up abgeleitete, bestimmte Kombos aus dem Freestyle Calisthenics.

Je mehr Verständnis du für Bewegungen hast, desto besser wirst du sie ausführen können. Betrachte Bewegung als notwendig, ohne welche du zwar existieren kannst, aber nur eine leere Hülle deines Körpers bist. Fülle diese mit Bewegung, mit einer gesunden Ernährungsweise, mit geistigem Wissen und ganz viel Persönlichkeit.

9.3 GRIFFPOSITIONEN

Dein wichtigstes Arbeitsinstrument sind neben deinem Schultergürtel deine Hände. Mit diesen greifst du Stangen, Barren, Sprossenwände, Monkey-Bars, Parallettes oder Ringe.

Bevor ich die verschiedenen Griffvarianten in Bildform zeige und in Textform beschreibe, ist es grundlegend wichtig, dass du fest zupackst und deinen Daumen dabei um die Stange, NICHT über die Stange legst. Damit gibst du deinem Nervensystem das Gefühl von Sicherheit, wodurch dein Kraftpotenzial um ein Vielfaches gesteigert werden kann. Außerdem erhöhst du die Aktivierung deiner Unterarmmuskulatur, welche oft das schwächste Glied ziehender Übungen darstellt und trainierst damit deine Griffkraft. Starke und mobile Handgelenke bilden eine wichtige Basis, um alle Übungen des Oberkörpers trainieren zu können.

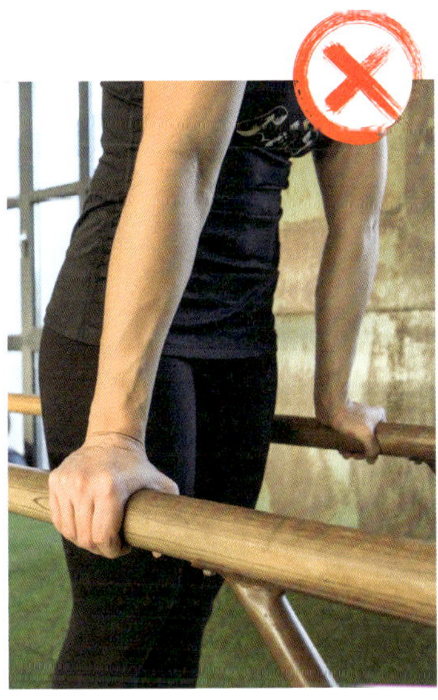

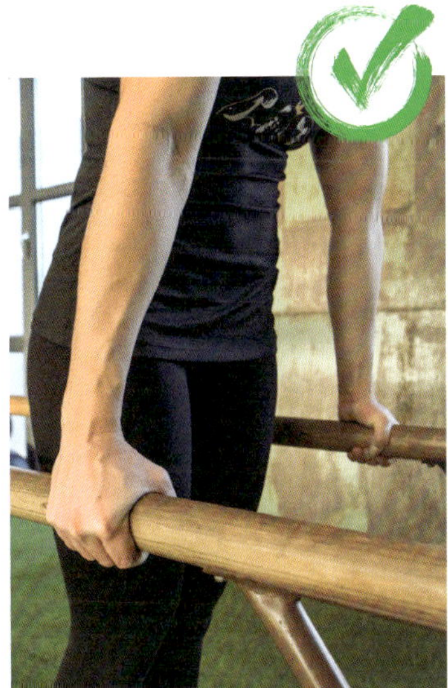

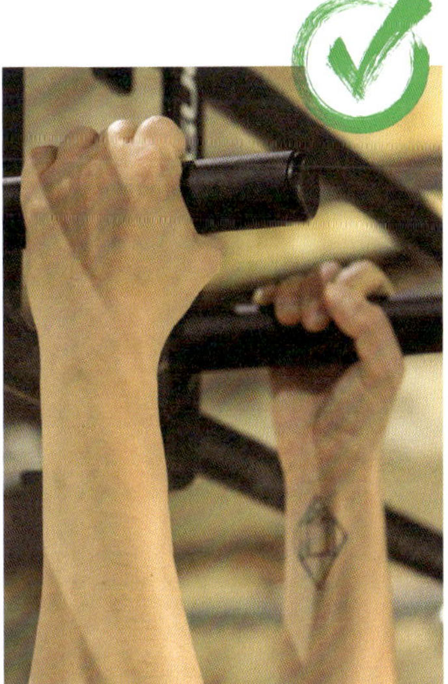

Der **neutrale Griff**, auch *Hammergriff* genannt, bezeichnet die Neutralstellung, während du deine Arme locker an den Seiten hängen lässt. Deine Handinnenflächen zeigen dabei zueinander. Diese Position wird überwiegend bei Druckübungen, die am Barren oder auf Parallettes ausgeführt werden, eingenommen. Dabei ist unbedingt darauf zu achten, dass dein Handgelenk nicht abknickt, sondern in Verlängerung deines Unterarms positioniert ist.

Auf diese Weise gewährleistest du eine optimale Belastungs- und Kraftverteilung und beugst Verletzungen deines Handgelenks vor. Auch Klimmzüge können im Hammergriff ausgeführt werden.

UNTERGRIFF (KAMMGRIFF)

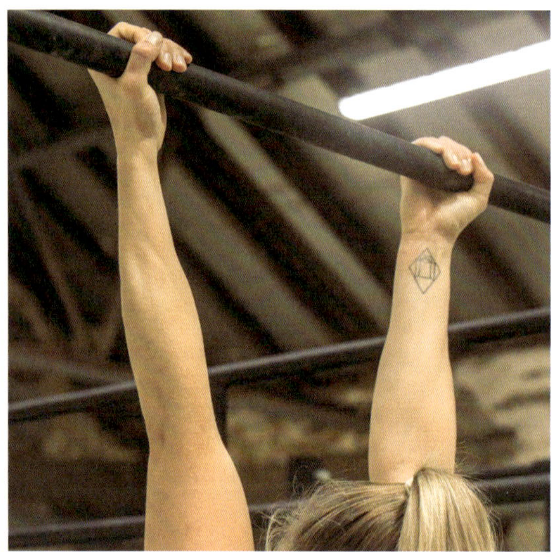

Beim **Kammgriff** oder **Untergriff** (Supination des Handgelenks) zeigen deine Handflächen zu dir. Als Eselsbrücke kannst du dir deine Hand als Kamm vorstellen, der über deinen Kopf streicht. Dieser Griff ist bei Zugübungen, wobei der Latissimus dominiert (der große Rückenmuskel), sehr leicht auszuführen, weil der Bizeps als Hilfsmuskel beteiligt ist. Außerdem ist er bei bereits „angegriffenen" Schultern aufgrund der Außenrotation im Schultergelenk der gelenkschonendste Griff.

Aber nicht nur aufgrund seiner günstigen Gelenkstellung ist er zu empfehlen, er hat beim Klimmzug aufgrund seines klar vorgegebenen Bewegungsmusters den Vorteil, das Hochziehen zu erleichtern.

OBERGRIFF (RISTGRIFF) VON HINTEN

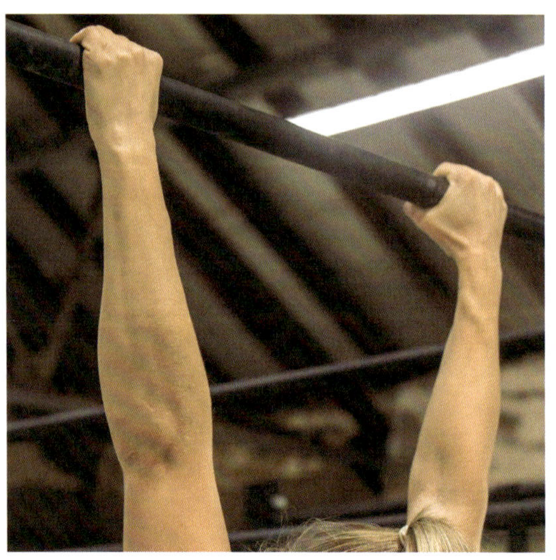

Der **Ristgriff** oder **Obergriff** (Pronation des Handgelenks) entspricht der Grundform des Klimmzugs. Hierbei zeigen deine Handrücken zu dir. Dieser Griff stellt die schwerste Form dar. Im Gegensatz zum Kammgriff bietet der Ristgriff mehr Bewegungsspielraum bei der Armführung während des Zugs nach oben. Die Bewegungsrichtung ist flexibler, weshalb du entweder deine Ellbogen in die Flanken oder bogenförmig vor deinen Körper ziehen kannst.

Weder die eine noch die andere Variante ist falsch. Allerdings rate ich sowohl Anfängern als auch bereits an der Schulter gehandicapten Sportlern, die Ellbogen vor dem Rumpf entlangzuführen, da dein

Oberarmkopf in dieser Position stabiler in der Gelenkpfanne fixiert wird und damit den geringsten Reibungswiderstand zum Schulterdach hat.

Die Griffbreite solltest du in allen Griffpositionen variieren, um möglichst viele Trainingsreize zu setzen, verschiedene Muskelfaserverläufe des M. latissimus dorsi anzusteuern und um ausgewogen zu trainieren. Der schulterbreite Ristgriff ist die herkömmlichste und wohl schulterfreundlichste Variante, um Klimmzüge auszuführen. Da der M. latissimus dorsi an der Innenrotation deiner Schulter beteiligt ist, erzielst du im Ristgriff den größten Muskelzuwachs.

OBERGRIFF (RISTGRIFF) VON VORNE

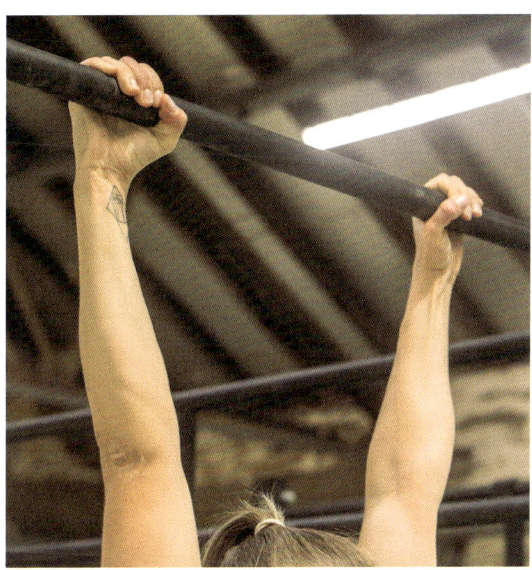

Je breiter du greifst, desto weiter entfernst du deine Hände vom Körpermittelpunkt, also von deiner Wirbelsäule. Je weiter deine Gliedmaßen davon entfernt sind, desto instabiler sitzen deine Oberarme in deiner Gelenkpfanne, was für mehr Belastung auf deine Rotatorenmanschette sorgt und dich verletzungsanfälliger macht.

9.4 SCHULTERBLATTPOSITIONEN UND IHRE BEDEUTUNG FÜR DEN CALISPORT

Die **Elevation** deiner Schultern brauchst du vor allem für den Handstand sowie für seine regressiven Übungen und für die eine oder andere assistierende Über-Kopf-Bewegung. Auch beim passiven Hang (Streckhang) an der Stange befinden sich deine Schultern in einer Elevation.

Die gegenteilige **Depression** des Schultergürtels brauchst du bei allen anderen Basics wie auch bei den fortgeschrittenen Übungen immer in Kombination mit entweder einer **Protraktion** oder **Retraktion**.

Hängst du mit nach unten in die Depression gezogenen Schulterblättern an einer Stange, befindest du dich im aktiven Hang. Hier gilt der bewährte Spruch: **„Schultern und Ohren vertragen sich nicht"**, der sich bei mir seit meiner damaligen Kettlebell-Grundlagenausbildung bei Sebastian Müller eingebrannt hat.

Um Bewegungen vernünftig zu gestalten, gilt die Faustregel, dass dein Kopf (deine Halswirbelsäule) während der Bewegungsausführung uneingeschränkt bewegt werden kann.

Neben der Depression arbeiten wir in der ASTE und ESTE immer gegen die Schwerkraft. Wir nehmen also immer die entgegengesetzte Position der Schultern ein. Ein einfaches Beispiel: Stelle dir die Liegestützposition vor oder erprobe es direkt am eigenen Körper, indem du die Position einnimmst. Bei Betrachtung des Schultergürtels und des Brustwirbelsäulenbereichs fällt dir sicher auf, dass die Schwerkraft deine Schulterblätter in eine Retraktion zieht. Gegen die Schwerkraft sind nun deine Schulterblätter für die Ausgangsstellung in eine Protraktion zu bringen.

Bei allen Übungen ist es nötig, deinen Latissimus in seiner stabilisierenden Schultergürtelfunktion zu aktivieren. In den folgenden Ausführungsbeschreibungen spreche ich von „packe dich im Lat" und meine damit die übungsspezifische Ausrichtung deines Schultergürtels, in welcher der Latissimus die wichtige Funktion der Stabilität übernimmt, einerlei, ob du drückst oder ziehst. Damit ist gemeint, dass deine Schulterblätter in der Depression bleiben. Andernfalls liegt der Belastungsschwerpunkt vermehrt auf den Schultergelenken, was das Verletzungsrisiko erhöhen kann. Mit der sogenannten *Lat Spread Pose* aus dem Bodybuildingbereich ist es möglich, den Latissimus so zu packen, dass die Schulterblätter während der Übungsausführungen auf dem Brustkorb entlanggleiten. Schaue dir dazu auf Google® die Pose an, um mehr darüber zu erfahren.

Das größte Kraftpotenzial kannst du in einer Beugung deines Ober- und Unterarms um 90° entwickeln. Diese Position wird als **Beugehang** bezeichnet.

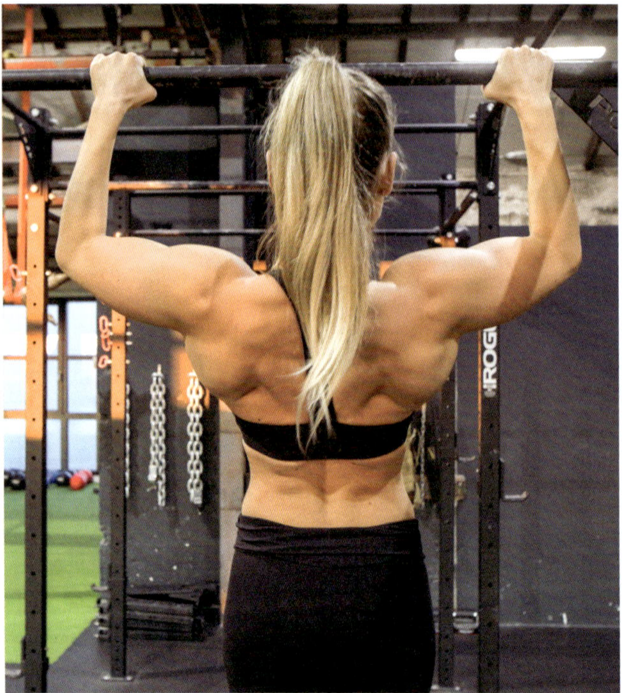

Zu den vier Bewegungsrichtungen kommt für das gesundheitlich fokussierte Training weiterhin die **Außenrotation** deiner Schultern hinzu. Du rotierst deinen Oberarmkopf quasi um die eigene Achse nach außen. Dadurch nehmen Bänder und Sehnen eine für deine Schultern günstige und sichere Position ein.

Auf diese Weise gewährleistest du, dass dein Oberarmkopf stabil in der vergleichsweise kleinen Gelenkpfanne des Schultergelenks sitzt, genug Platz zwischen Schultereckgelenk und Schulterdach ist und damit das Verletzungsrisiko minimiert ist.

9.5 HOLLOW-BODY-POSITION

Was PPT und APT heißt, ist dir nun geläufig? Falls nicht, checke nochmals im Anhang das Glossar. Da wir die hier gezeigten Übungen immer im Hinblick auf den besten Übertrag in Bezug auf Advanced Skills betrachten, ist die **Hollow-Body-Position** (PPT) eine wichtige Position.

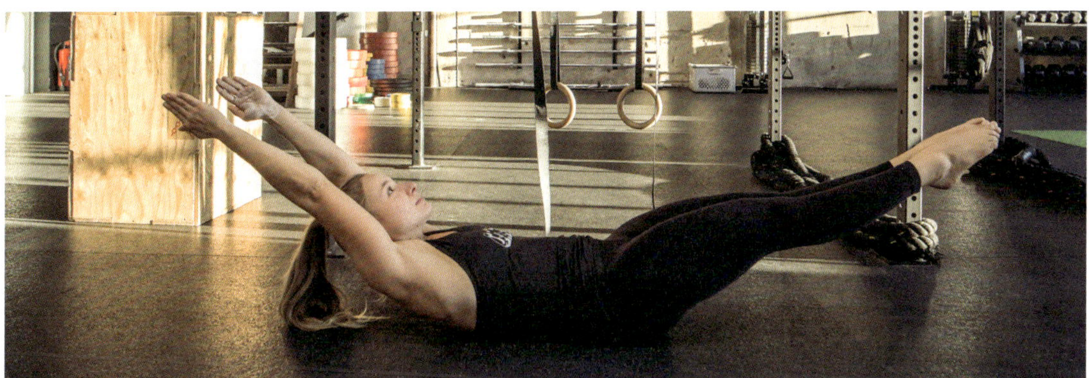

Diese ist im Calisthenics das verbindende Element zwischen Oberkörper und Unterkörper. Über die Hollow-Body-Position kannst du Übungen skalieren und effizienter ausführen. Da Einseitigkeit nie Balance schafft, ist es natürlich auch mal erforderlich, die Hollow-Body-Spannung aufzugeben, um zum Beispiel die Reiz- oder Zielsetzung zu variieren. Ein Bodybuilder beispielsweise braucht nicht wie ein Brett an einer Stange zu hängen, da dieser zeitintensiv zu erlernende Skill nicht zielspezifisch ist.

Ein hypertrophierter Latissimus hingegen ist von großem Interesse, weshalb der Bodybuilder den Fokus seiner Muskelarbeit darauf legt und die Hollow-Body-Spannung weglässt.

Die Hollow-Body-Position, welche wir bereits Anfängern nahelegen, dient demzufolge als Fundament, auf welches statische Skills wie der Back Level, Front Lever oder Planche aufbauen. Auch dynamische Skills wie der Ring Muscle-up machen eine Hollow-Body-Spannung aufgrund der Instabilität an den Ringen erforderlich.

Ohne diese ist es schwer, Kompressionskraft wirken zu lassen, welche du brauchst, um deine Extremitäten oder in dem Fall die Ringe an deinem Körper, dem Masseschwerpunkt, halten zu können, ohne dass diese ins Schwanken geraten.

Neben der spezifischen Funktionalität der Hollow-Body-Position geht diese gleichzeitig mit einer sauberen Form einher, ohne kickende Knie beim Muscle-up nutzen zu müssen. Natürlich kann man kicken und kippen, um sich die Übungen entsprechend leichter zu machen. Aber wer hat gesagt, dass Calisthenics ein Sport ist, der möglichst easy ist? Richtig, niemand! Im Gegenteil, wir machen uns die Übungen extra schwer, um extra stark zu werden!

9.6 LEVEL-UP – SKALIERUNGSMÖGLICHKEITEN

Im Fitnesssport, Gewichtheben (Weightlifting) oder Kraftdreikampf (Powerlifting) ist die Skalierung simpel – mehr Gewicht bedeutet mehr Widerstand und aufzubringende Kraft, weniger Gewicht bedeutet entsprechend das Gegenteil.

Eine Einteilung in die Kraftarten Maximalkraft, Hypertrophie sowie Kraftausdauer ist für die Trainingsgestaltung anhand genauer messbarer Werte einfach. Doch wie variiere ich die Schwierigkeitsgrade körpereigener Übungen? Hier kommen einige Parameter, die beim Training zu bedenken sind.

9.6.1 HEBEL

Die Hebel waren bereits Thema in *CxM 1.0*. Sie erleichtern dir nicht nur die Hollow-Body-Position, sondern finden vielseitigen Einsatz bei diversen Übungen. Wer im Physikunterricht aufgepasst hat, weiß um das Hebelgesetz.

Um es vereinfacht in der „calisthenischen" Sprache auszudrücken, gibt es einen starren Körper, deinen Core, welcher über deinen Schultergürtel mit dem Kraftarm (Arme) und über deine Hüfte mit dem Lastarm (Beine) verbunden ist.

Deine Beine entscheiden also je nach Stellung, wie leicht oder schwer du dir die Übungen machst, während deine Arme dieser Last entweder ziehend (z. B. Front Lever) oder drückend (z. B. Planche) entgegenwirken müssen, um ein Gleichgewicht herzustellen und um bei den genannten statischen Skills in der Waage zu sein. Je größer also die Calisthenics praktizierende Person ist, desto länger sind die Hebelarme und desto schwerer sind die Übungen. Eine kleine Körpergröße ist demnach wie auch beim Turnen von Vorteil.

Der Einfachheit halber zeigen wir die möglichen Hebelpositionen auf dem Rücken liegend, in der Hollow-Body-Position, wenn man so will.

TUCKED POSITION

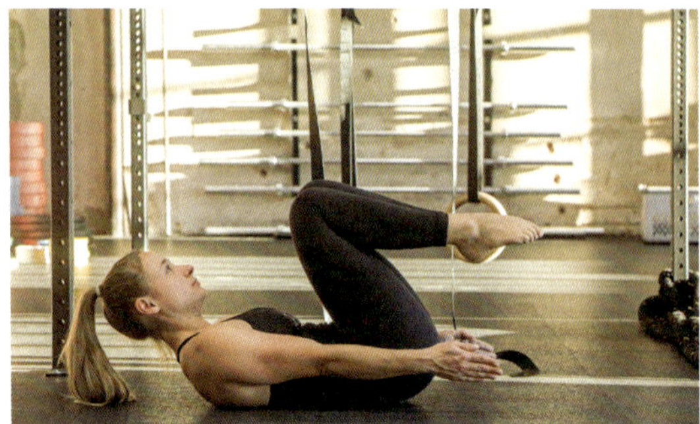

ADVANCED TUCKED POSITION

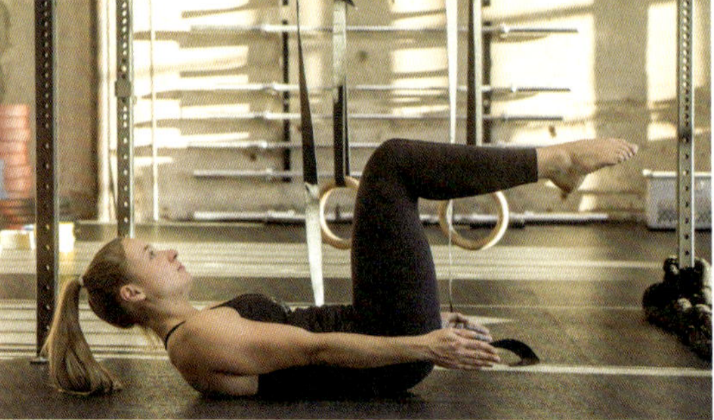

ADVANCED STRADDLE TUCKED POSITION

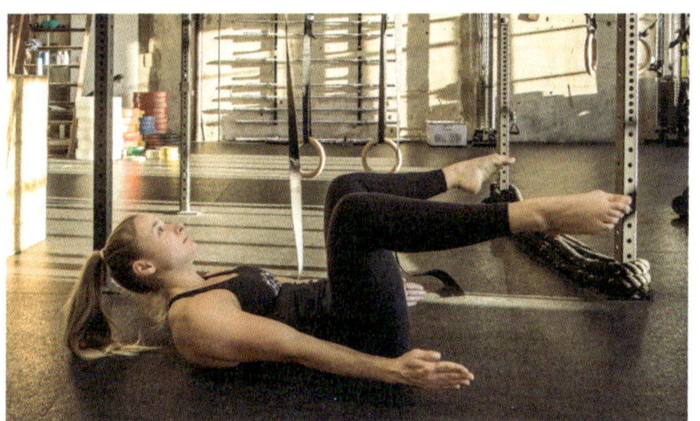

STRADDLE POSITION

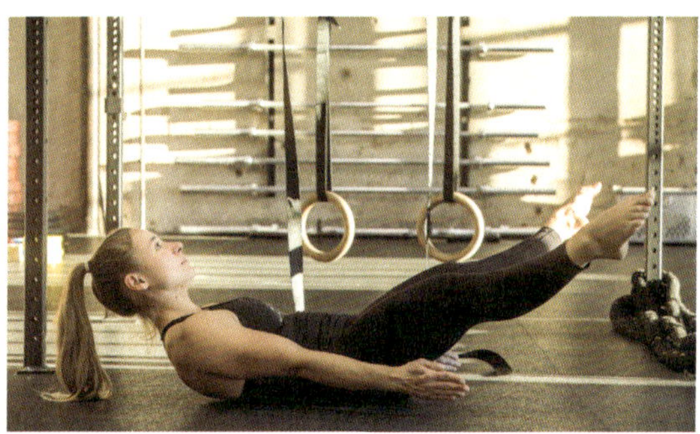

SINGLE LEG POSITION

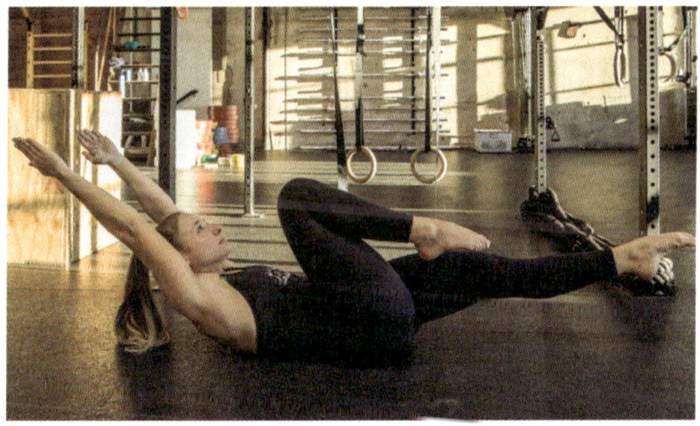

FULL POSITION

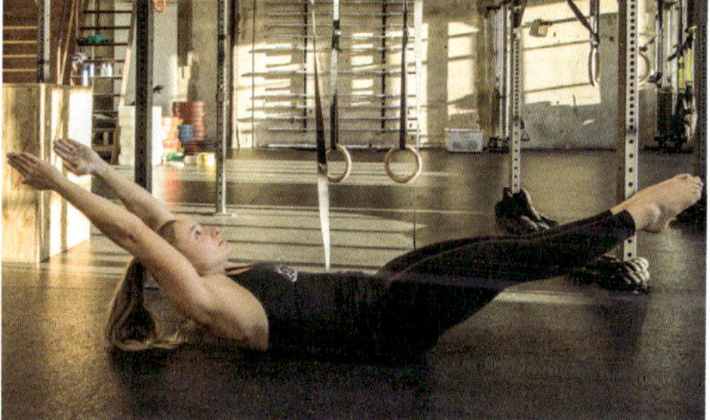

9.6.2 WINKEL

Auch die Position zu den Geräten bestimmt den Schwierigkeitsgrad. Schwerkraft wirkt immer senkrecht von oben nach unten. Nun gibt es Übungen, die in einer geschlossenen oder in einer offenen Kette ausgeführt werden.

Eine **geschlossene Kette** bedeutet, dass beide Hebelenden, also Hände und Füße, eine Unterstützungsfläche aufweisen. Dies ist beispielsweise bei Ring Rows der Fall. Deine Hände greifen die Ringe, während deine Füße am Boden stehen.

Je aufrechter/senkrechter/paralleler du zu den Ringen stehst, desto kürzer ist der Lastarm und desto leichter kann die Schwerkraft überwunden werden. Je tiefer/waagerechter du unter den Ringen hängst, desto länger ist der Lastarm und entsprechend mehr Kraft ist aufzubringen, um die Schwerkraft zu überwinden.

Bei einer Übung in einer **offenen Kette**, wie es beispielsweise beim Muscle-up der Fall ist, gibt es nur eine Unterstützungsfläche, auf welche Kraft wirkt, nämlich die Stange oder die Ringe, an denen du mit deinen Händen hängst. Da bei einer offenen Kette die Verteilung der Last in alle möglichen Richtungen erfolgen kann, ist der effizienteste Kraftweg notwendig, weshalb die Beherrschung der Technik sehr wichtig ist.

Winkel können auch durch erhöhte Oberflächen verändert werden. Möchtest du dir einen Push-up erleichtern, lege deine Hände (Kraftarm) erhöht auf eine Box, somit hast du den Lastarm von der Waagerechten in die Diagonale verschoben. Damit näherst du dich also der Senkrechten an, in welcher die Schwerkraft wirkt und machst dir die Übung aufgrund des kürzer zurückzulegenden Kraftwegs einfacher.

Stellst du deine Füße (Lastarm) auf eine Box, dann bist du ebenso in einer Diagonalen, verschiebst allerdings den Masseschwerpunkt auf deine Hände (Kraftarm), weshalb du mehr Kraft aufwenden musst, um die Schwerkraft zu überwinden.

DIE HÄNDE LIEGEN AUF EINER ERHÖHUNG

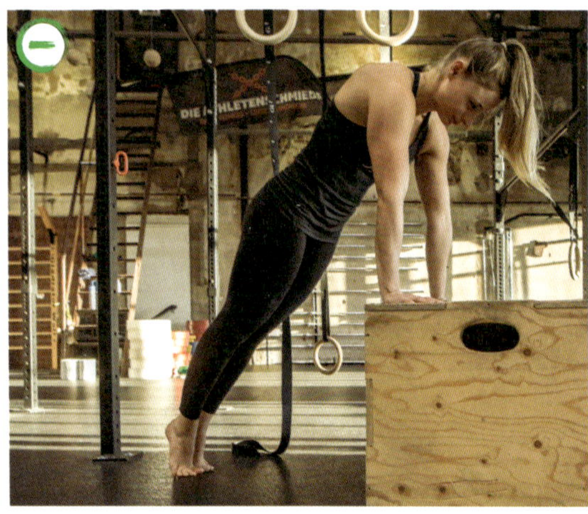

DIE FÜSSE STEHEN AUF EINER ERHÖHUNG

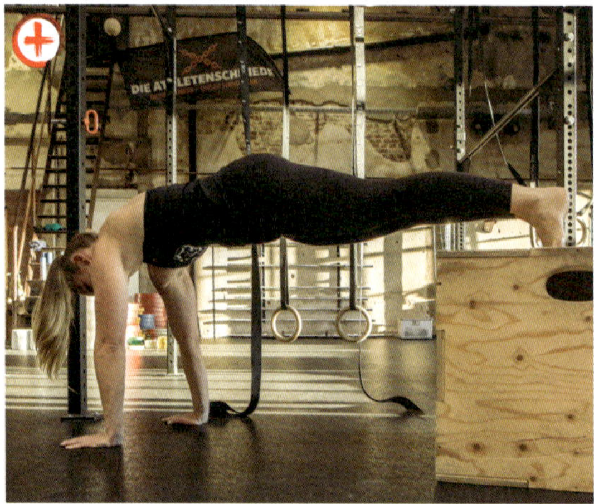

9.6.3 UNTERSTÜTZUNGSFLÄCHE

Auch die Unterstützungsfläche ist maßgeblich am Schwierigkeitslevel beteiligt. Je mehr Fläche du zur Verfügung hast, desto größer ist der Raum deiner Kraftverteilung und desto leichter sind die Übungen. Stellst du deine Beine beispielsweise bei einem einarmigen Push-up gegrätscht auf, ist dieser aufgrund der Masseverteilung einfacher, als hättest du die Beine geschlossen.

Selbst das Spreizen deiner Finger sorgt dafür, dass du Kraft gleichmäßiger verteilt wirken lassen kannst.

9.6.4 TIME UNDER TENSION ODER BEWEGUNGSPHASEN

Die **Time Under Tension** (= Zeit unter Spannung) kann innerhalb der **Bewegungsphasen** (Isometrik, Exzentrik, Konzentrik) zur Trainingsgestaltung mithilfe von **Kadenzen** eingesetzt werden. Die Time Under Tension definiert die Kraftbereiche nach der aufgebrachten Zeit, in der ein Muskel bei der Ausführung einer Übung unter Spannung steht.

Hier sagt man 3-12 Sekunden = Maximalkraftbereich (schnelle Muskelfasern), 12-40 Sekunden = Hypertrophiebereich (langsame Muskelfasern) und 40 bis über 60 Sekunden = Kraftausdauerbereich (langsame Muskelfasern). Die Wiederholungszahlen können in den Kraftphasen (exzentrisch, konzentrisch, isometrisch) zeitlich bestimmt werden.

Auf diese Weise kann isometrisches Training oder Kadenztraining als Trainingsmethode angewandt werden.

Die Time Under Tension kann aber auch als Tool dienen, um neue Bewegungen vor allem mit der **exzentrischen Phase** zu erlernen und zu stärken oder eventuelle **Sticking Points** einer Bewegung oder im Rahmen einer Reha durch **isometrische Holds** herauszuarbeiten.

Mithilfe der Time Under Tension kann also die Schwierigkeit bestimmt werden. Exzentrisches Training zum Erlernen einer jeden neuen Bewegung baut viel Kraft für die konzentrische Phase auf. Wenn ich Klimmzugneulingen exzentrische (negative) Wiederholungen im Trainingsplan verordne, dann sollen sie die exzentrische Phase des Klimmzugs so langsam wie möglich ausführen. Dadurch ist die Zeit, die der Muskel unter Spannung steht, größer. Demzufolge hat der Körper, trotz der Unfähigkeit, sich im Klimmzug nach oben zu ziehen, die Möglichkeit, Bewegungslernen aufgrund der Informationspfade ans Gehirn stattfinden zu lassen.

KADENZEN

Kadenzen belegen die Bewegungsphasen einer Bewegung mit Sekunden, um die Wiederholungsgeschwindigkeit dieser jeweils einzeln zu akzentuieren.

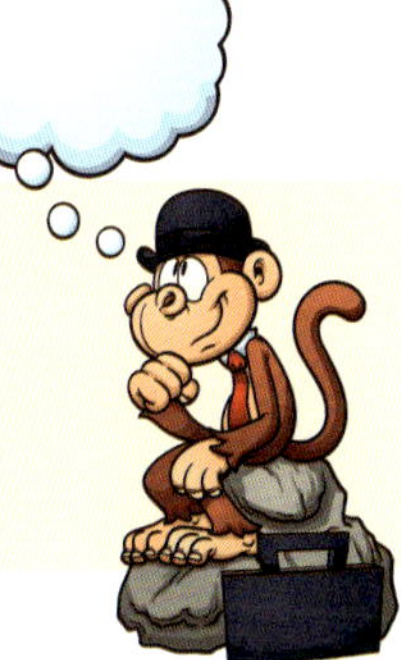

STICKING POINT

Abschnitt eines Bewegungsablaufs, der aufgrund fehlender Kraft, einer Beweglichkeitseinschränkung oder verletzungsbedingt in den für die Bewegung zu nutzenden Muskeln eingeschränkt ist.

BEWEGUNGSPHASEN

Isometrische Phase = Haltephase

Exzentrische Phase = kraftnachlassende Phase. Muskelansatz und -ursprung entfernen sich voneinander.

Konzentrische Phase = kraftüberwindende Phase. Der Muskelansatz nähert sich dem Muskelursprung an.

MUSKELFASERTYPEN

Schnelle Muskelfasern (Fasertyp II = Fast Twitch Fibers) = sind stärker und entfalten ihr Potenzial bei hohem Kraftaufwand über kurze Zeit.

Langsame Muskelfasern (Fasertyp I = Slow Twitch Fibers) = können eine geringe Last über einen längeren Zeitraum aufrechterhalten.

9.7 CALITRAINING AN DEN RINGEN

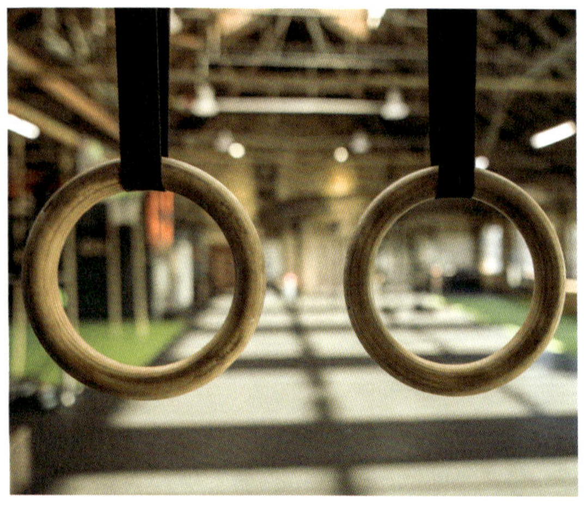

Bereits in *CxM 1.0* bin ich auf die Vorteile des Ringtrainings eingegangen und möchte diese aufgrund des Gebrauchs für einige Advanced Bascis, wie den Ring Muscle-up und den Back Lever, nochmals hervorheben. Gewissermaßen könnte man sagen: „Was du an den Ringen umsetzen kannst, fällt dir an der Stange umso leichter." NICHT GANZ! Den Grund erkläre ich gleich anhand verschiedener Übungen.

Durch die auszugleichende Komponente fallen die meisten Übungen an den Ringen schwerer und beanspruchen deinen Muskelapparat auf eine andere Weise, als es Übungen an einer fixen Stange tun.

An den Ringen ausgeführte Dips werden einen positiven Übertrag auf den Barren zulassen. Ausgeführte Ring Muscle-ups hingegen sind aufgrund der flexiblen Ringe leichter als an der Stange. Auch Archer und Typewriter Pull-ups profitieren von der Flexibilität der Ringe.

Zwei grundsätzliche Fakten, die dein Ringtraining entscheidend beeinflussen:

Die Länge der Gurtaufhängungen entscheidet über den Schwierigkeitsgrad. Je länger diese von der Decke hängen, desto mehr Kraft ist nötig, um die Ringe kompakt am Körper und stabil zu halten.

Bleibe kompakt! Nimm zwingend die Hollow-Body-Position ein, um genügend Spannung zu erzeugen, die du brauchst, um deine Arme und Beine eng am Körper halten zu können und nicht ins Schwanken zu geraten. Der Masseschwerpunkt befindet sich zentral in der Körpermitte.

Je weiter du deine Gliedmaßen von deiner Wirbelsäule entfernst, desto größer ist die Widerstandsfläche, die du der wirkenden Schwerkraft bietest. Dadurch steigt zudem das Verletzungsrisiko. Auch hier gilt, je weiter deine Extremitäten sich von der Wirbelsäule entfernen, desto ungünstiger ist die Gelenkstellung der Schulter. Und für ein instabiles Schultergelenk zu trainieren, macht keinen Sinn, wenn du das Training nicht kontrollieren kannst.

EMPFEHLUNG FÜR TURNRINGE

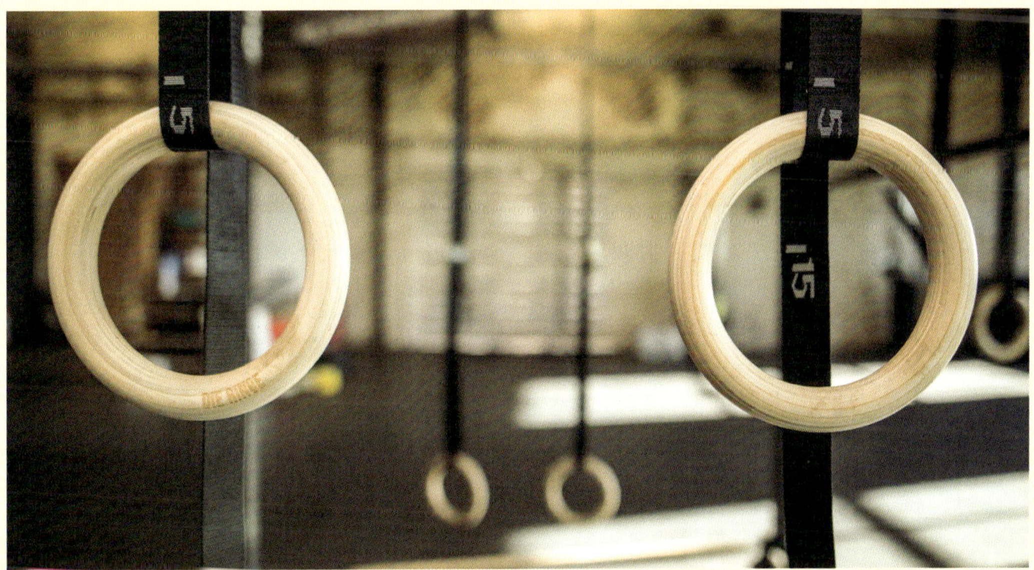

Wenn du nach einem guten Paar Turnringen suchst, gib bei YouTube® „Monique König Ringe" ein. Dort zeigen wir dir, worauf es beim Ringkauf ankommt und was gute Turnerringe ausmacht. Wir empfehlen Turnringe der Firma „DIERINGE". Warum und wieso erfährst du im Video!

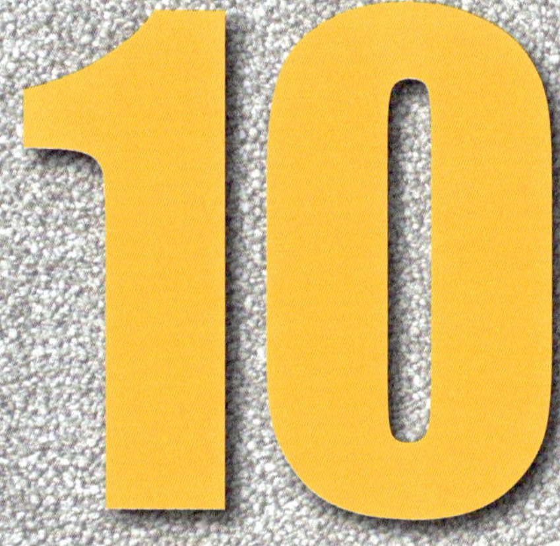

ADVANCED Basics

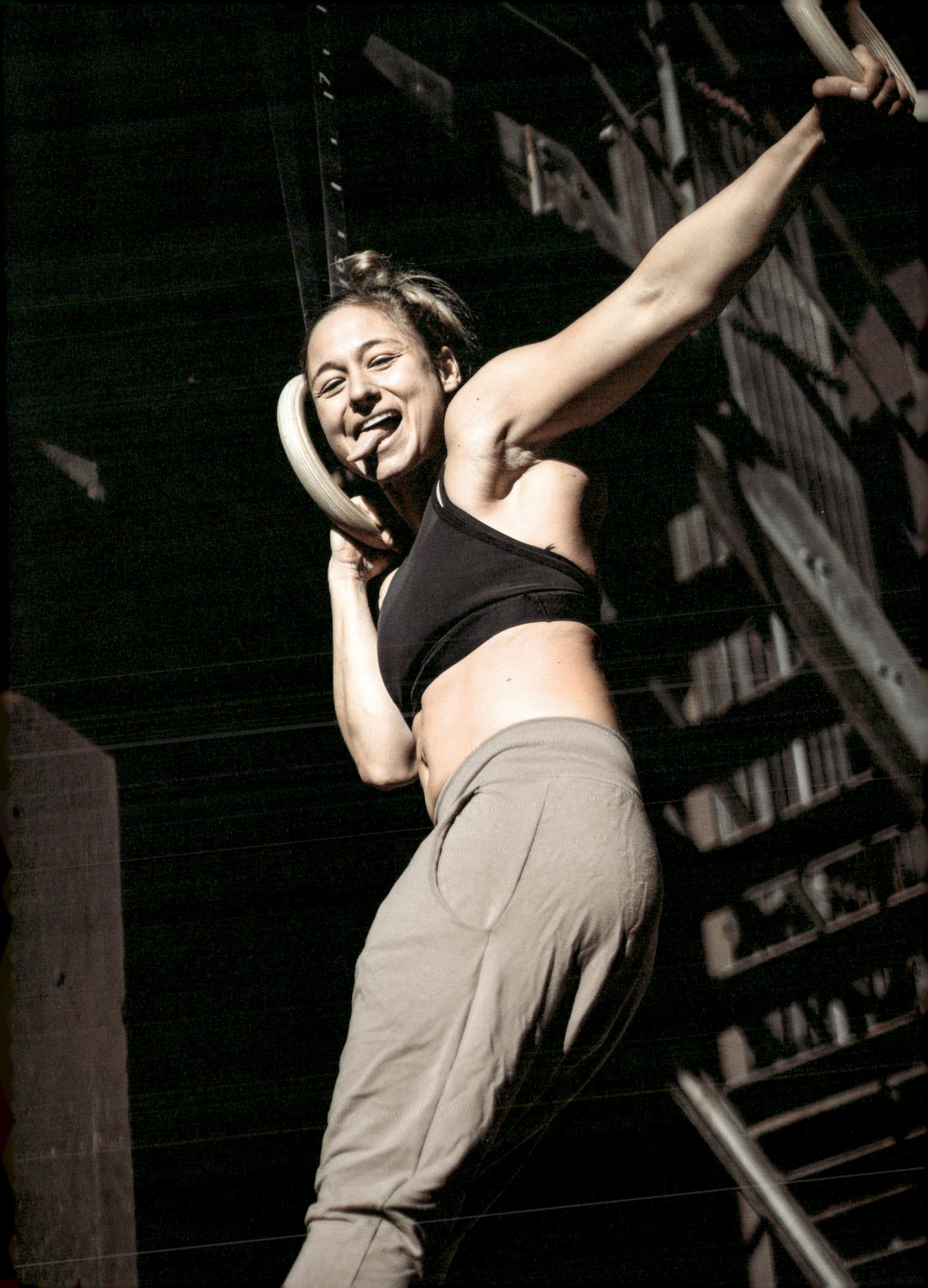

10 ADVANCED Basics

10.1 CORE – RUMPF IST TRUMPF

Wenn vom Core die Rede ist, dann sprechen wir von deiner Körpermitte, deinem Rumpf, deinem Bauch, wenn du so willst. Er ist neben dem Schultergürtel und der Hüfte die wohl größte Baustelle vieler Sportler. Bei 80 % der Trainierenden ist dieser, trotz vieler Übungen, nicht stark genug, um unserem Körper die nötige STABILITÄT zu verleihen. Alle Bewegungen sind Bewegungen in, um und mit deiner Wirbelsäule. Ohne sie wärst du eine leere Hülle, die wie ein Kartenhaus in sich zusammenfällt. Dieses „Kartenhaus" gilt es zu mobilisieren und zu stärken.

Die Wirbelsäule ist eine wichtige Durchlaufstation aller extern eingehenden Informationen, die über afferente und efferente Leitbahnen dem Gehirn als Schaltzentrale übermittelt werden, um entsprechende motorische Handlungen zu initiieren.

Um diese sensiblen Bereiche zu schützen, ist eine ausgewogene Kräftigung sowie Mobilisation erforderlich.

Es gilt: „Proximal Stability for Distal Mobility!"

Das heißt, je stabiler dein Core ist, desto sicherer fühlt sich dein zentrales Nervensystem und gibt dir mehr Bewegungsradius in den von der Körpermitte entfernten Gelenken frei.

Dazu gehört, neben dem Core und der Wirbelsäule, auch ein stabiler Schultergürtel und eine stabile Hüfte! DENNOCH CORE IST MACHT und macht dich verdammt stark!

Über den Core, und dabei schließen wir den Brustkorb sowie das Zwerchfell in unsere Betrachtungen ein, wird Kraft generiert. Hast du eine schlechte Anbindung von Rumpf und Schultergürtel und/oder von Rumpf und Unterkörper, können manche Bewegungen nicht ausreichend stabilisiert werden. Die Folge können Verletzungen sein.

Aus unserer Praxiserfahrung können wir sagen, dass das Ansteuerungsvermögen der Schulterblätter als auch der Brustwirbelsäule zu Kompensationsmustern führen kann. Diese können unter anderem aufgrund einseitiger Haltungen und daraus resultierender flacher Atmung entstehen.

Die Schulterblätter sollten sich sowohl gleitend auf dem Brustkorb bewegen, als auch in bestimmten Positionen fixiert werden können. Wenn diese beiden Komponenten nicht im Gleichmaß kontrolliert werden, können auch hier manche Bewegungen verletzungsanfälliger sein.

Wichtige Muskeln, wie unter anderem der Serratus anterior und die Obliquen, helfen dabei, die Schulterblätter am Rumpf zu fixieren und solche Kompensationen zu vermeiden.

Reflexive Stabilität ist ein weiteres Schlagwort, wenn es darum geht, Bewegungen im Zusammenhang mit deiner Wirbelsäule zu verstehen. Reflexive Stabilität bedeutet, dass während der Ausführung von Übungen weniger die willkürlich eingeleitete Bewegung trainiert und gestärkt wird, sondern die reflexiv ausgleichende Seite.

Ziehe ich beispielsweise beim Ring Renegade Row (siehe Kap. 10.1.1) den Ring auf der rechten Seite nach oben, wird meine linke Seite vermehrt unter Spannung gesetzt. Dabei muss ich versuchen, die Stabilität immer wieder aufs Neue herzustellen. Demnach stabilisiere ich „reflexiv". Wie Leon bereits mehrfach auf Social Media erklärt hat, hat diese reflexive Stabilität wenig mit einem „wackeligen" Untergrund zu tun, sondern mit einer geringeren Unterstützungsfläche, die für Instabilität sorgt.

Um die reflexive Stabilität zu verbessern sind unilaterale Übungen hilfreich und sollten in jeden Trainingsplan integriert werden. Durch das Trainieren einer Seite wird die reflexive Stabilität der Gegenseite trainiert, was vor allem deshalb wichtig ist, weil wir alle eine stärkere, dominantere Seite haben.

Jeder hat eine stärkere und eine schwächere Seite. Dies ist also nicht explizit schlecht, sondern normal. Wir sollten nur darauf achten, dass das Kräfteverhältnis nicht zu stark mit der Tendenz zu einer Seite ausfällt, wobei unilaterales Training und das Training der reflexiven Stabilität helfen kann.

10.1.1 RING RENEGADE ROW

Allgemeine Hinweise:
Um die zuvor angesprochene Schwäche deines Cores anzugehen, haben wir mit den Ring Renegade Rows eine hervorragende Übung, um sowohl deinen Schultergürtel als auch deine Hüfte mit dem Core zu verbinden.

Vorbereitung: Die Ringe sind etwa auf Hüfthöhe angebracht.

Ausführung:

1. ASTE: Nimm die Liegestützposition mit neutralem Handgelenk in den Ringen ein. Die Beine sind gegrätscht für mehr Unterstützungsfläche, deine Schultern befinden sich in Depression/Protraktion. Halte die Hollow-Body-Position.
2. Aus der Stützposition werden die Ringe nun eng am Rumpf entlang im Wechsel angehoben.
3. Halte den angehobenen Ring für 3-5 Sekunden, dann wechsle die Seite.
4. Bleibe stabil im Rumpf – keine Rotation.

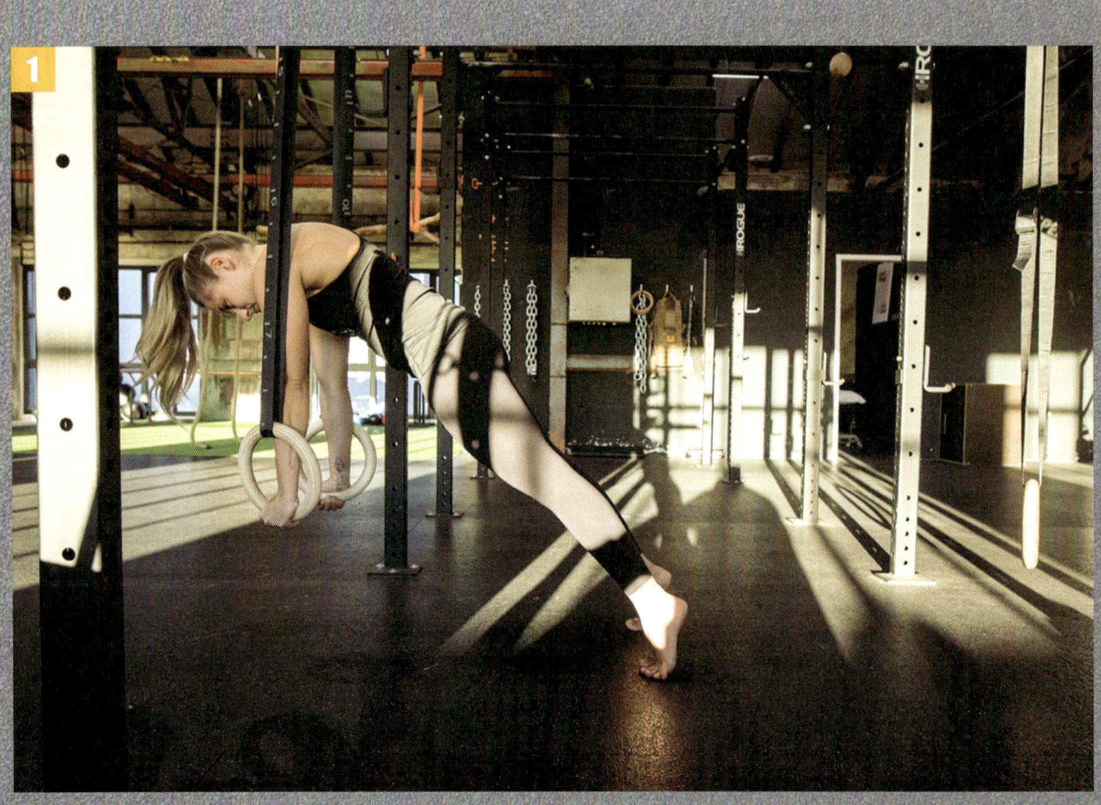

 Die Schultern fallen in Elevation und/oder Retraktion.
» Stärke deinen Schultergürtel mit diesen Bewegungen.

 Die Handgelenke stützen nicht neutral im Ring.

 Es ist zu viel Rotation im Rumpf.
» Die Unterkörper-Rumpf-Anbindung stärken, um den Rumpf besser stabilisieren zu können.

Skalierung:

- Stelle dich aufrechter zu den Ringen.
- Mache es am Boden im Langarmstütz.
- + Nimm deine Füße zusammen.

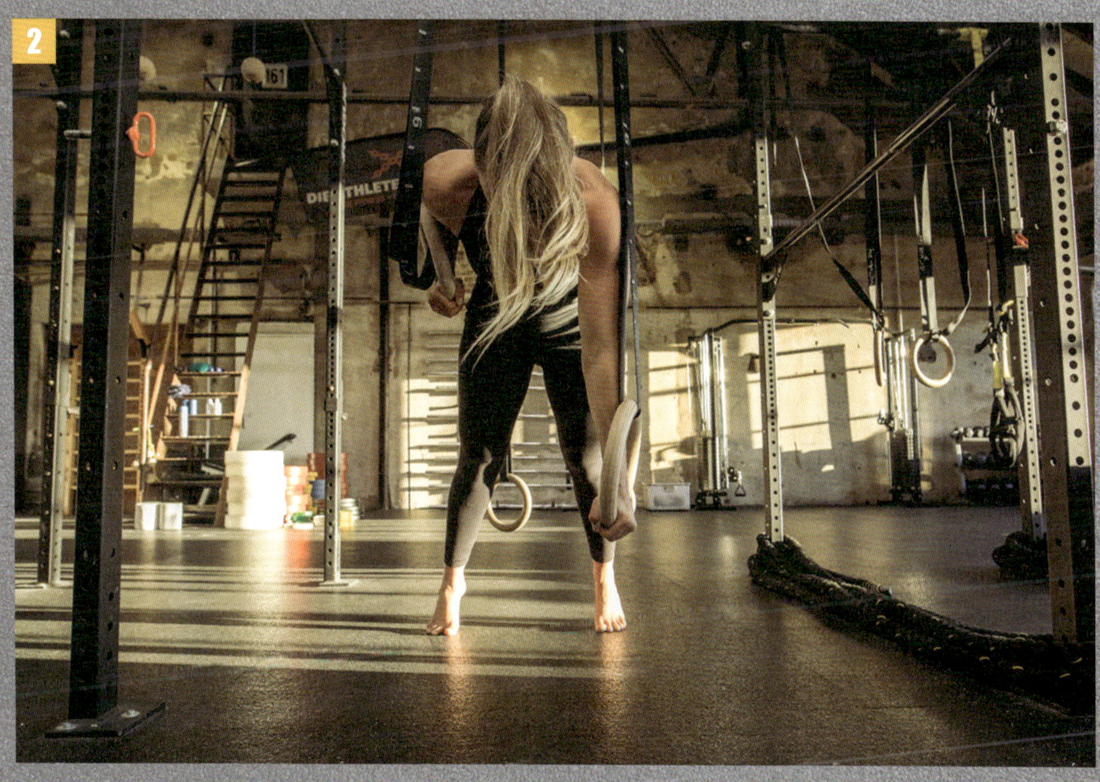

10.1.2 RING ROLL-OUT

Allgemeine Hinweise:
Die Anbindung deiner Arme an den Rumpf kannst du hervorragend mit Ring Roll-outs trainieren. Da du dich wie ein Brett durch die Ringe drückst, stärkst du deine vordere und hintere Kette in einer Übung. MACHE SIE! Passe aber auf deine Schultern auf.

Vorbereitung: Stelle die Ringe etwa auf Hüfthöhe ein.

Ausführung:
1. ASTE: Du stehst aufrecht, die Ringe befinden sich neben deinem Körper. Stütze dich mit neutralem Handgelenk in die Ringe, deine Schultern befinden sich in Depression. Packe dich im Lat, halte die Hollow-Body-Position.
2. Nun bringe deine gestreckten Arme nach vorn (öffne den Winkel zwischen den Oberarmen und dem Rumpf). Deine Füße bleiben am Boden stehen.
3. Deine Hände befinden sich nun wie beim Handstand vor dir, dein Kopf ist zwischen den Armen, deine Hüfte ist weiterhin gestreckt.
4. Nun drücke die Ringe mit gestreckten Armen in Richtung Boden und bringe sie so wieder in die ASTE.

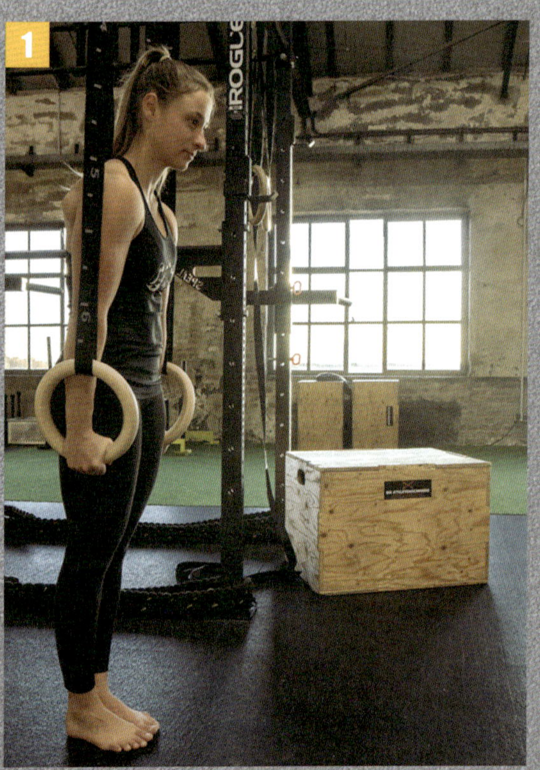

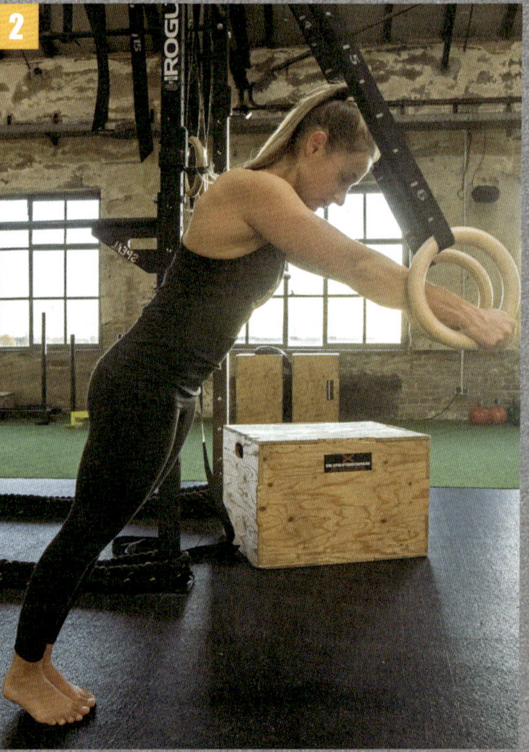

 Die Schultern fallen in Elevation.
» Mehr Lat-Aktivierung üben.

Skalierung:

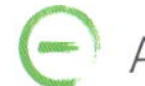 Ab-Wheel, Langhantelstange oder Blackroll mit Stab

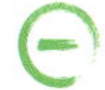 Raupe (s. Handstand Kap. 11.1)

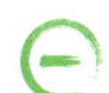 Verringere den Hebel deiner Beine (das Knie ist am Boden).

 Je weiter deine Füße vor der Stange stehen, desto aufrechter stehst du in der Endposition.

 Je weiter deine Füße hinter der Stange stehen, desto waagerechter kommst du in die Endposition.

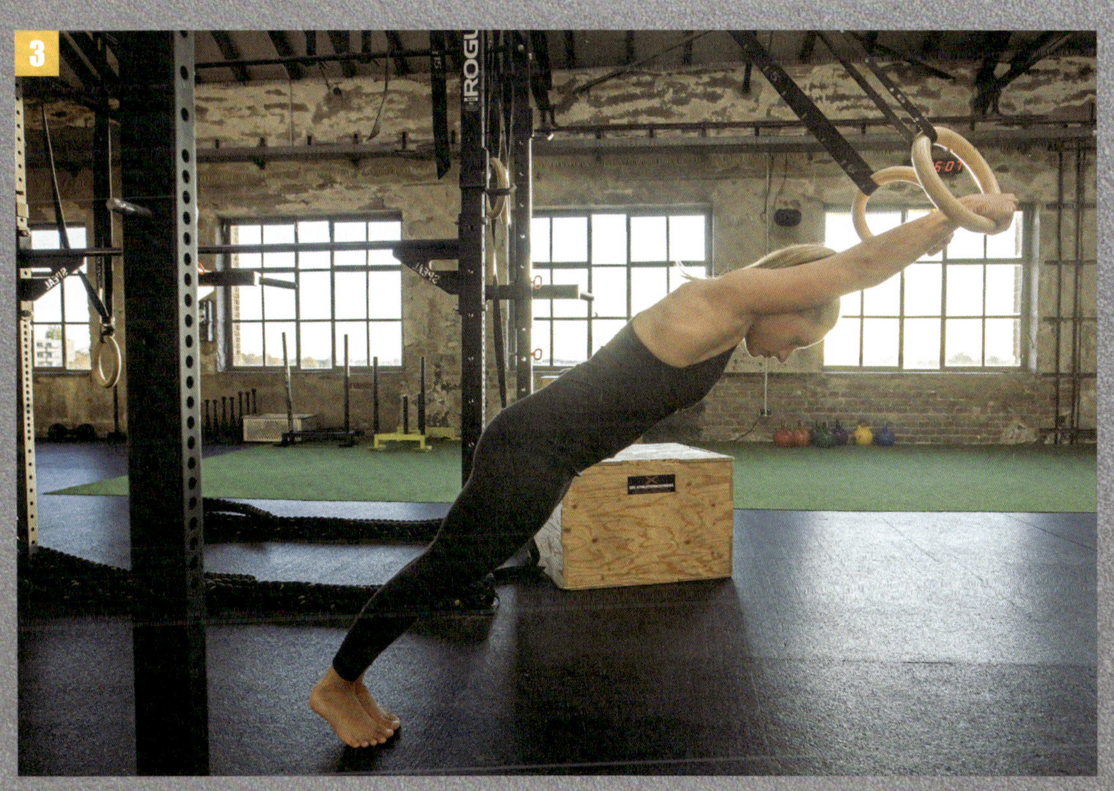

10.1.3 DRAGON FLAG

Allgemeine Hinweise:
Mehr Core-Kraft geht kaum! Die Dragon Flag sorgt für statische Corekraft, die du für die Human Flag, den Front und Back Lever sowie die Planche unbedingt benötigst. Ziel der Übung ist es, deinen Körper rumpfabwärts wie ein Brett in einem 90°-Winkel nach oben und unten zu bewegen.

Vorbereitung: Du brauchst im besten Fall eine niedrig angebrachte Stange, es funktioniert aber auch alles andere, was du unten ähnlich wie im Bild greifen kannst.

Ausführung:

1. ASTE: Rückenlage, die Hände greifen über Kopf eine nah am Boden angebrachte Stange oder Ähnliches (die Ellbogen zeigen nach oben). Deine Schulterblätter liegen in Depression/Retraktion am Boden, halte die Hollow-Body-Position (die Hüften sind gestreckt).
2. Je nach Progressionsstufe den Hebel wählen (siehe Kap. 9.6.1). Bringe deine Beine von oben nach unten und kehre kurz vor dem Boden wieder um.
3. Deine Hände drücken während der Ausführung gegen die Stange, wirken somit als Gegenhebel.

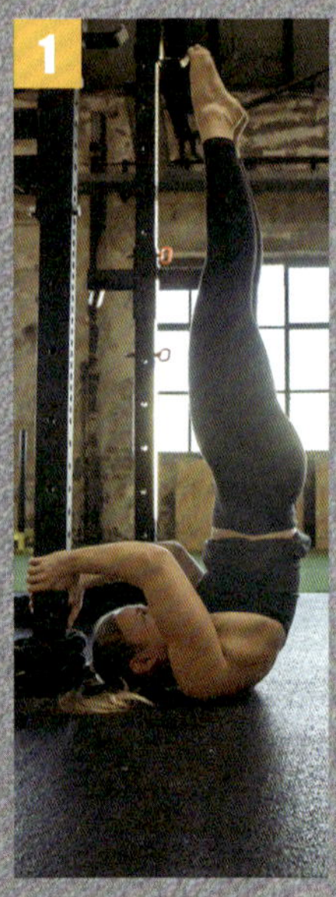

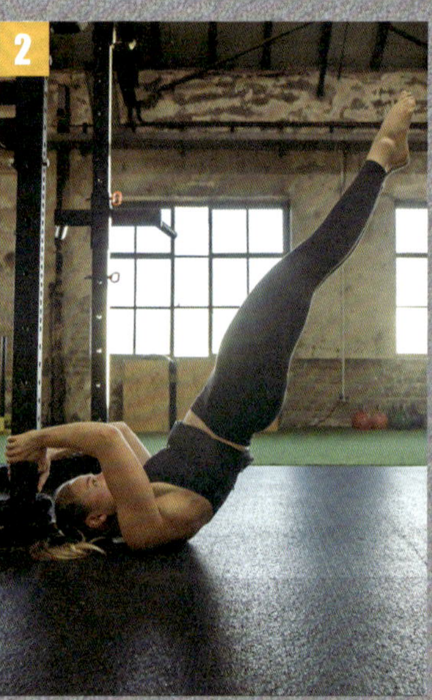

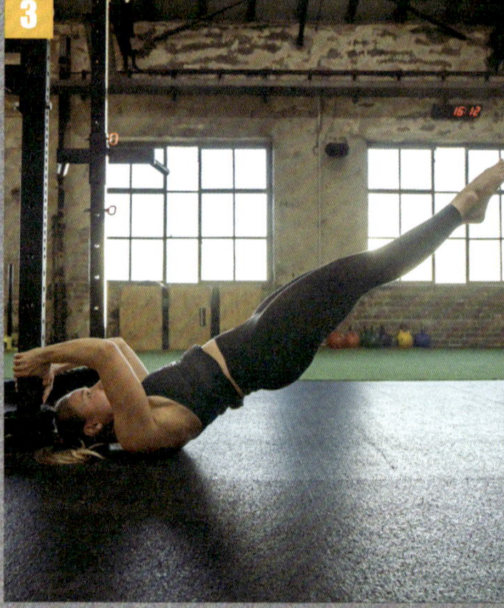

- ⊗ Die Schultern sind in Elevation oder sind nicht im Lat gepackt.
  » Es könnten Nackenwehwehchen auftreten.
- ⊗ Die Hüfte bleibt nicht gestreckt.
  » Stelle eine kräftige Hüft-Rumpf-Anbindung sicher.

Skalierung:

- ⊖ Verringere den Hebel deiner Beine.
- ⊖ Arbeite mit Exzentrik und Holds in verschiedenen Winkeln der Flag.
- ⊕ Schwere Flagvarianten, wie beispielsweise die Schulter Flag oder Human Flag

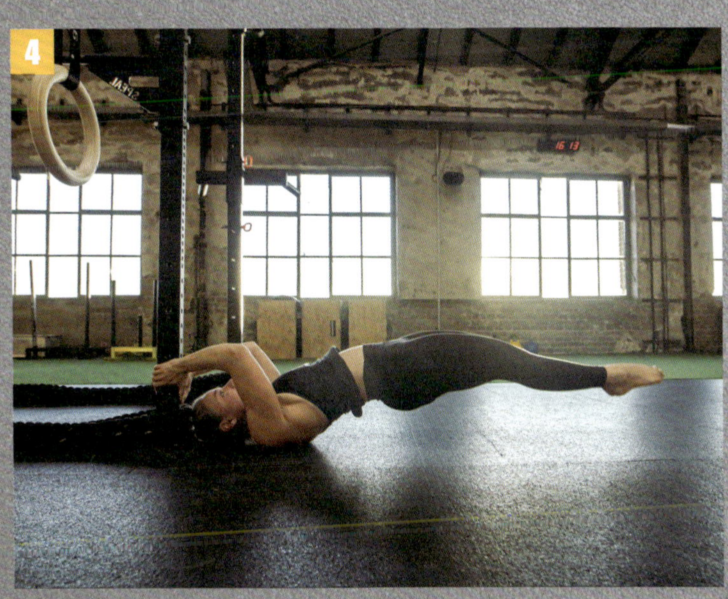

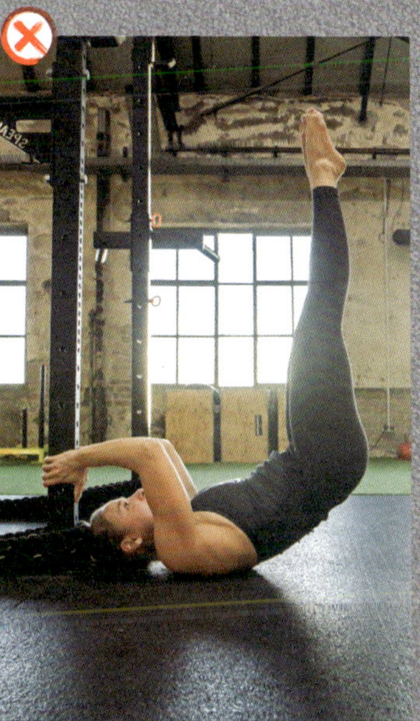

10.2 STRAIGHT ARM STRENGTH

Die meisten Bewegungen erfordern eine Beugung der Arme oder Beine, sowohl beim Ziehen als auch beim Drücken. Selten führen wir Bewegungen aus, die eine Streckung der Arme verlangen. Betrachten wir den Handstand, den Back und Front Lever sowie die Planche, erkennen wir, dass diese Übungen Kraft aus gestreckten Armen erfordern. Deine Arme müssen enormen Belastungen der Handgelenke, Ellbogen und des Bizeps standhalten.

Um Verletzungen vorzubeugen, ist dieses Bewegungsmuster vorbereitend zu stärken. Dafür können verschiedene regressive Übungen angewandt werden. Neben den hier ausgeführten Übungen gibt es natürlich viele andere, wie beispielsweise das Hängen an Stangen oder Ringen, Overhead Carries oder den Arm Bar Stretch mit der Kettlebell.

Auf YouTube® findest du in der Suchleiste unter Eingabe von „Straight Arm Strength Monique König" weitere Übungen.

10.2.1 RING TURNOUT (RTO)

Eine der besten Übungen, um deine Straight Arm Strength zu stärken, sind Ring Turn Outs (RTO), welche sowohl in der Horizontalen (leichter) als auch in der Vertikalen (schwerer) ausgeführt werden können. In der Horizontalen stellt der RTO eine regressive Übung des frei hängenden RTOs dar, weshalb du mit dieser Übung beginnen solltest.

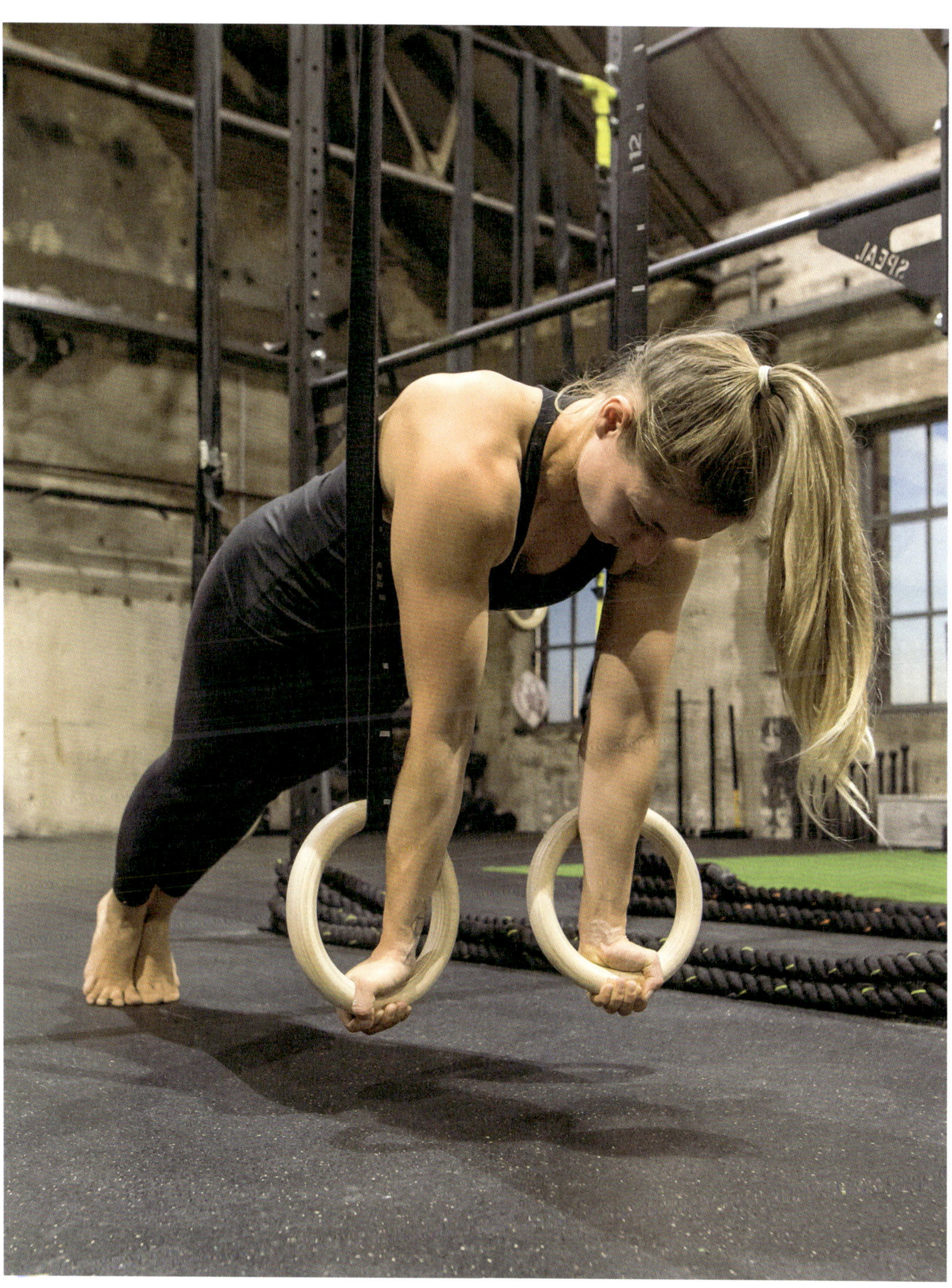

10.2.1.1 RING TURNOUT (RTO) IN PUSH-UP-POSITION 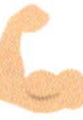

Allgemeine Hinweise:
Um dir den Einstieg in den RTO möglichst leicht zu machen, beginnst du mit der leichteren Version in der Liegestützposition.

Vorbereitung: Die Ringe hängen knapp über dem Boden.

Ausführung:

1. ASTE: Nimm die Liegestützposition mit neutralem Handgelenk und neutralem Griff ein, halte Grundspannung im Rumpf, deine Schultern befinden sich in einer Depression/Protraktion.
2. Drehe deine Ellenbeuger nach vorn (Außenrotation deiner Schulter), die Handflächen zeigen nach vorn.
3. Stelle dir vor, die Ringe in der Mitte zusammenbringen zu wollen.
4. HALTE diese Position oder wechsle in Kombination mit dem neutralen Griff.

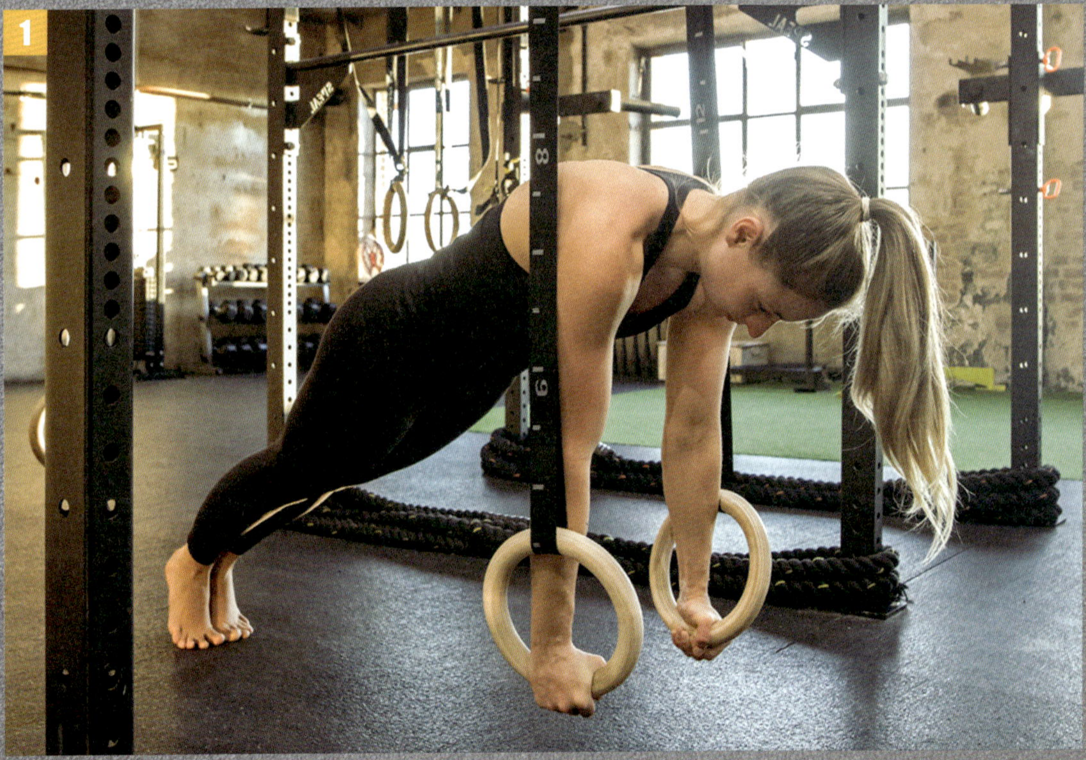

1

- Die Ellbogen können nicht gestreckt bleiben.
  » Übe den Langarmstütz mit Außenrotation am Boden.
- Die Schulterblätter fallen in Elevation und/oder Retraktion.
- Die Körperspannung gibt nach.
- Die Hände werden beim Wechsel von der Außenrotation in die Ristgriffposition (= die Innenrotation der Schultern bedeutet mehr Stress auf die Schultern) gebracht, statt in die neutrale Griffposition.

Skalierung:

- Nutze ein Band, welches dich unterhalb deiner Brust unterstützt.
- Halte die Hände mit Fokus auf Depression/Protraktion und Hollow-Body-Spannung im neutralem Griff.
- Halte den RTO mit nach außen rotierten Schultern (der Ellenbeuger zeigt nach vorne).
- Werde stärker.
- Kombiniere Holds mit ausgeführten Ring Push-ups.

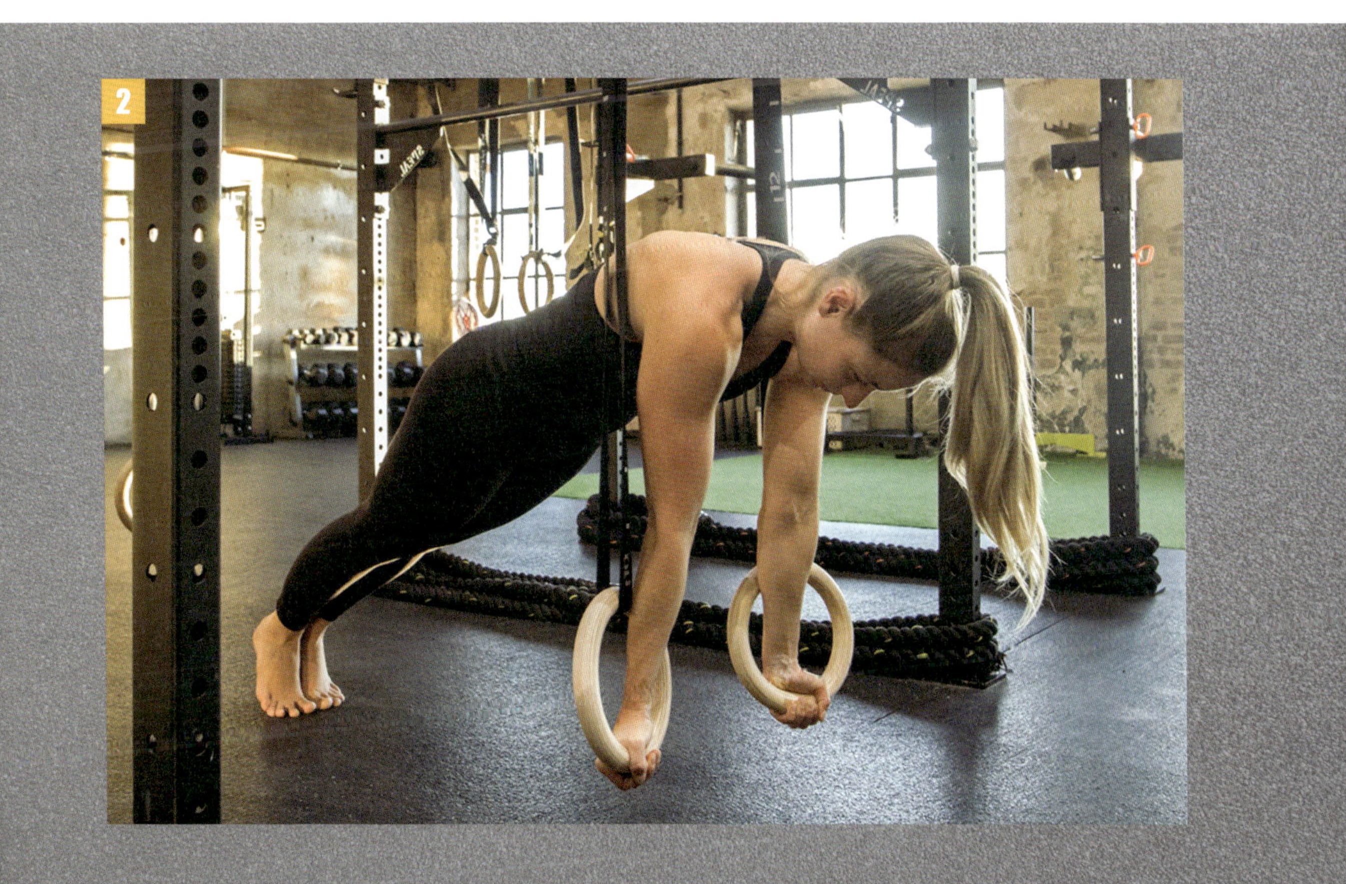

10.2.1.2 RING TURNOUT (RTO) IM DIP

Allgemeine Hinweise:
Du bist in der Liegestützposition des RTOs geübt und brauchst eine herausfordernde Übung? Dann begib dich von der Waagerechten in die Senkrechte und stärke deine Kompressionskraft für mehr Stabilität an den Ringen. Damit erlangst du Sicherheit für den Dipstütz des Ring Muscle-ups.

Vorbereitung: Die Ringe hängen etwa auf Hüfthöhe.

Ausführung:

1. ASTE: Die Hände greifen die Ringe im neutralen Griff, die Arme sind gestreckt. Deine Schultern befinden sich in Depression/Protraktion. Halte Grundspannung im Rumpf (Hollow-Body-Position).
2. Presse deine Oberarme aktiv an deinen Brustkorb.
3. Nun drehe deine Handinnenflächen nach vorn (Außenrotation der Schultern).
4. Die Ellbogen bleiben komplett gestreckt.
5. Halte die RTO-Position.
6. Wechsle wieder in den neutralen Griff, wenn du den RTO nicht mehr halten kannst.

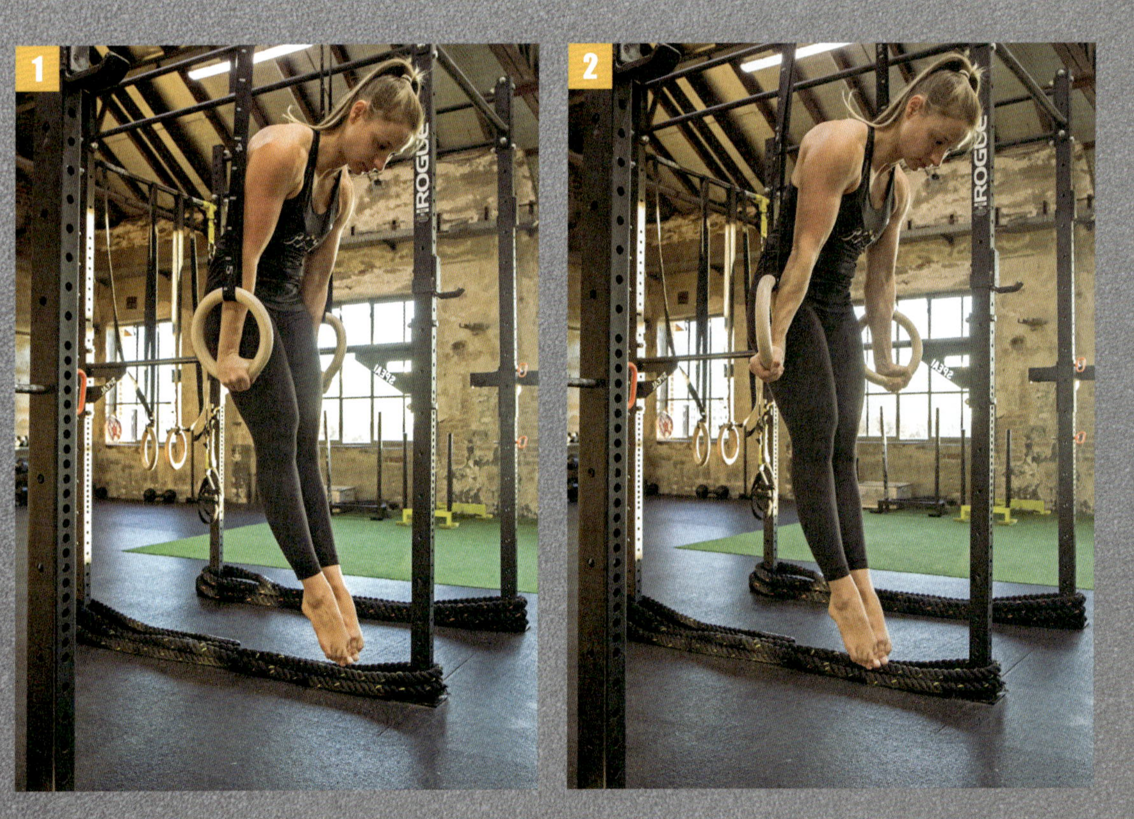

- ⊗ Die Schultern fallen in Elevation und/oder in Retraktion.
- ⊗ Die Körperspannung gibt nach, dadurch Instabilität in den Ringen.
- ⊗ Die Handgelenke sind zu sehr abgeknickt.

Skalierung:

- ⊖ Deine Füße (Zehen) stehen am Boden und unterstützen dich.
- ⊖ Die Haltezeit anpassen.
- ⊖ Wechsel zwischen neutralem und supiniertem Griff.
- ⊕ Kombiniere den RTO mit Ring Dips.

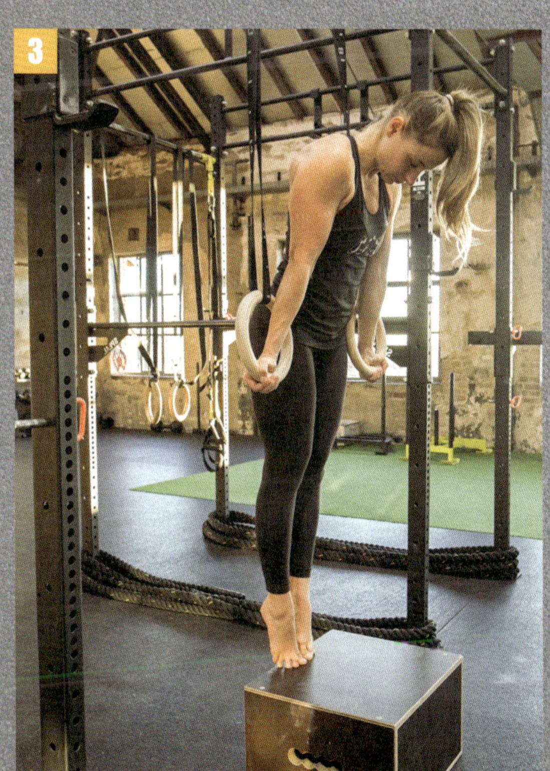

TIPP

Stelle dir vor, du möchtest die Ringe in der Mitte zusammendrücken.

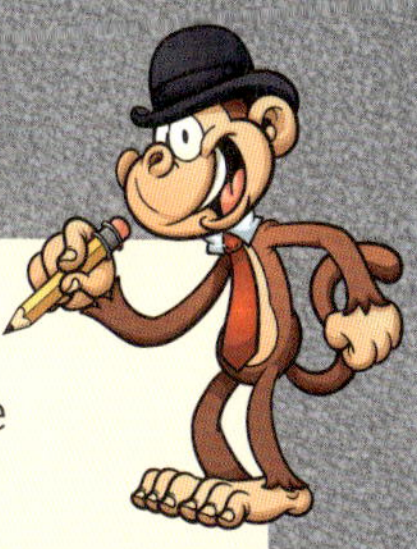

10.2.2 BOX PIKE-UP

Allgemeine Hinweise:

Pike-ups stärken deine Straight Arm Strength und bieten damit eine optimale Vorübung für den Schweizer Aufgang des Handstands.

Ausführung:

1. ASTE: Deine Hände sind schulterbreit, mit den Handballen die Kante der Box berührend, platziert, deine Zeigefinger zeigen auf 12 Uhr. Deine Schultern befinden sich in Depression/Protraktion über den Händen in einer Kraftlinie. Nimm die Außenrotation deiner Schultern ein, halte die Grundspannung im Rumpf. Deine Zehen sind gestreckt.
2. Drücke dich aktiv aus den Schultern raus, sodass sich dein Po in die Waagerechte hebt.
3. Dein Fußrücken gleitet während der Übungsausführung an der Box entlang.
4. Ziel sollte es sein, deinen Po in eine Linie mit den Händen und Schultern zu bringen.
5. Lasse dich langsam und kontrolliert wieder mit den Füßen zum Boden hinab.

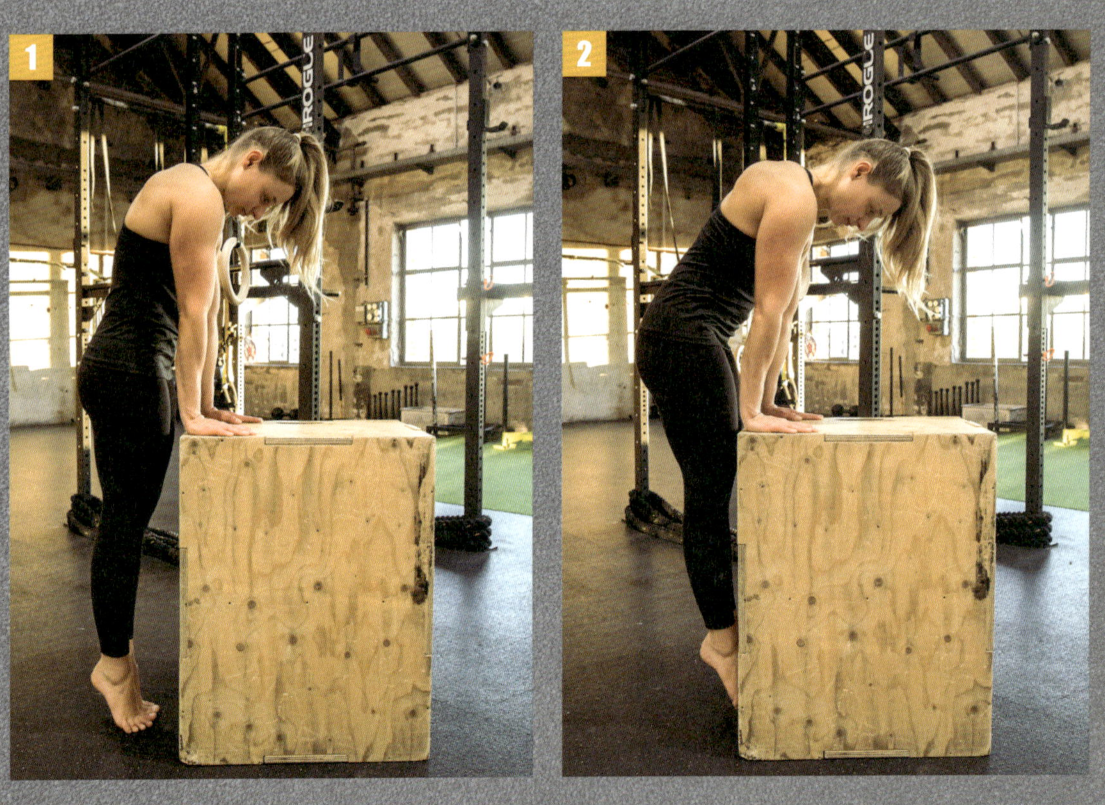

- ⊗ Die Schultern fallen in Elevation und/oder Retraktion.
- ⊗ Die Körperspannung gibt nach.

Skalierung:

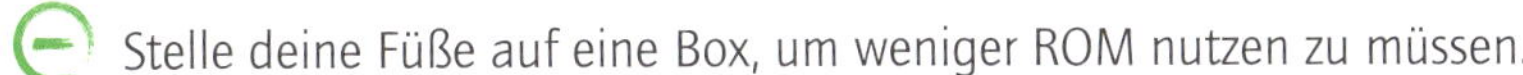

- ⊖ Stelle deine Füße auf eine Box, um weniger ROM nutzen zu müssen.

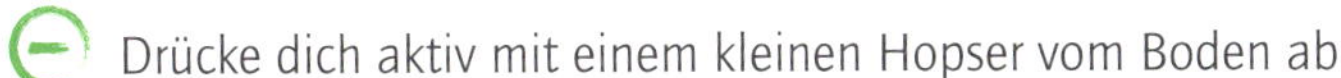

- ⊖ Drücke dich aktiv mit einem kleinen Hopser vom Boden ab.
- ⊕ Führe die Übung ohne Box am Boden aus, sodass du den Handstand-Press als Aufgangsvariante übst.

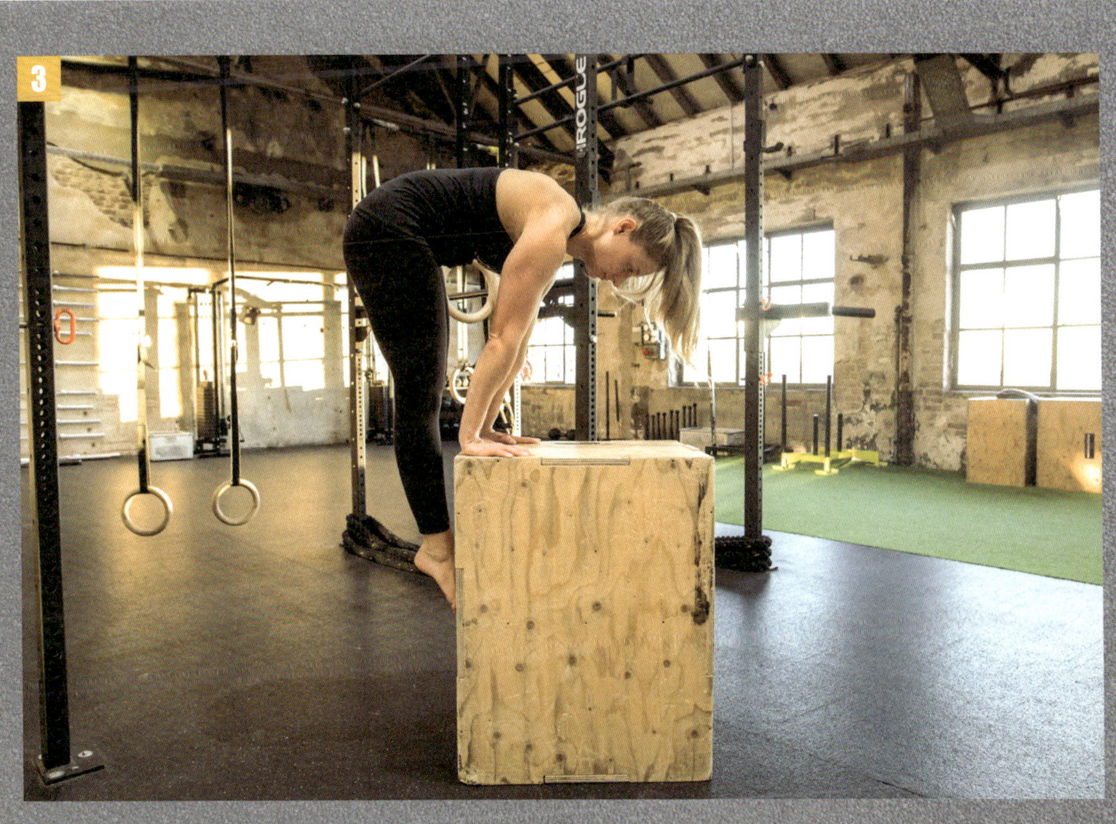

10.3 HORIZONTALE ZUGÜBUNGEN

10.3.1 ARCHER RING ROW IM SCHRÄGHANG 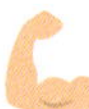

Allgemeine Hinweise:
Der Archer Ring Row arbeitet an der synchronen Kräfteangleichung beider Schultern. Zudem stellt der Archer Ring Row im Schräghang eine leichtere Vorübung des einarmigen Klimmzugs dar.

Vorbereitung: Stelle die Ringe etwa auf Hüfthöhe ein.

Ausführung:
1. ASTE: Greife die Ringe, behalte die Depression-Retraktion der Schultern bei und halte Grundspannung im Rumpf.
2. Während du einen deiner Arme beugst, wird der andere Arm gleichzeitig gestreckt nach hinten geführt.
3. Dein Handrücken des gestreckten Arms weist nach vorn (Innenrotation der Schulter).
   ODER: Falls du Schulterbeschwerden hast, kannst du deine Schulter in eine Außenrotation bringen, indem du deine Handfläche nach vorn und deinen Handrücken nach hinten zeigen lässt.

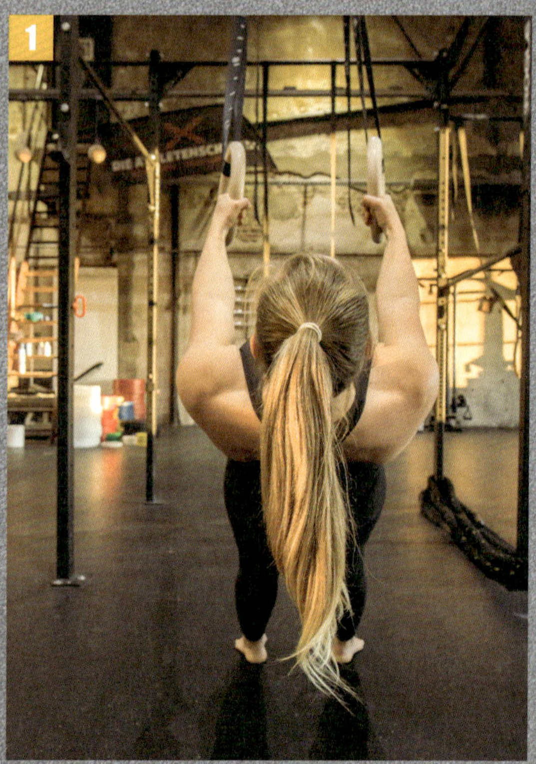

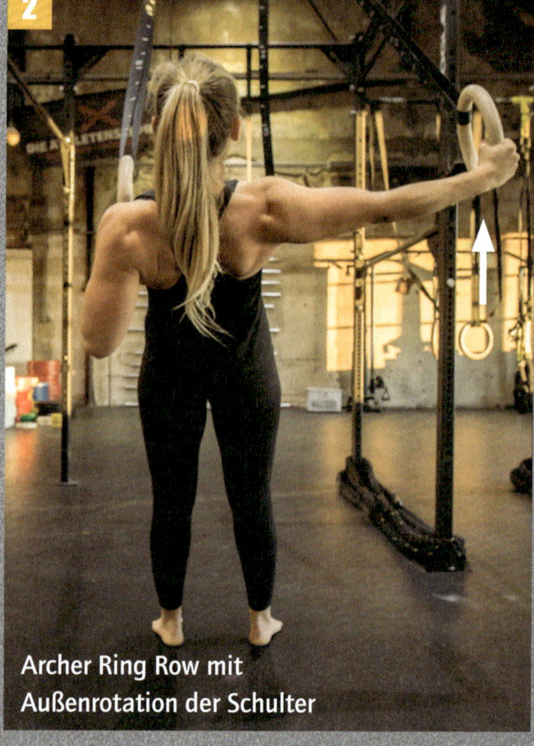

Archer Ring Row mit Außenrotation der Schulter

- ⊗ Die Schultern fallen nach oben vorn ein.
- ⊗ Die Ellbogen des gestreckten Arms werden gebeugt.

Skalierung:

- ⊖ Mit variierbarem Winkel machst du dir die Übung leichter oder schwerer.
- ⊖ Arbeite alternierend (Arme im Wechsel) oder beende die Wiederholungen zunächst mit einem Arm und dann mit dem anderen.
- ⊕ Im freien Hang

TIPP

Sollte die Innenrotation der Schulter des gestreckten Arms unangenehm sein, kannst du deine Schulter in eine Außenrotation bringen, indem du deine Handfläche nach oben und deinen Handrücken nach unten zeigen lässt!

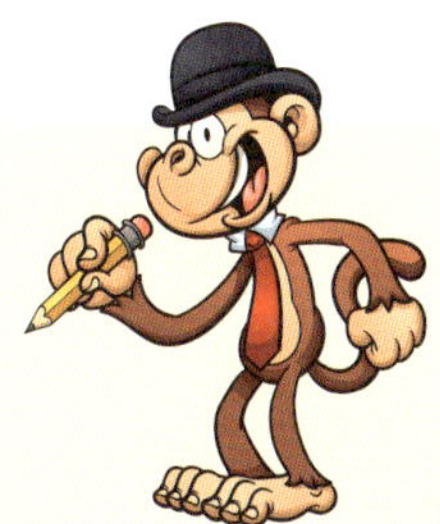

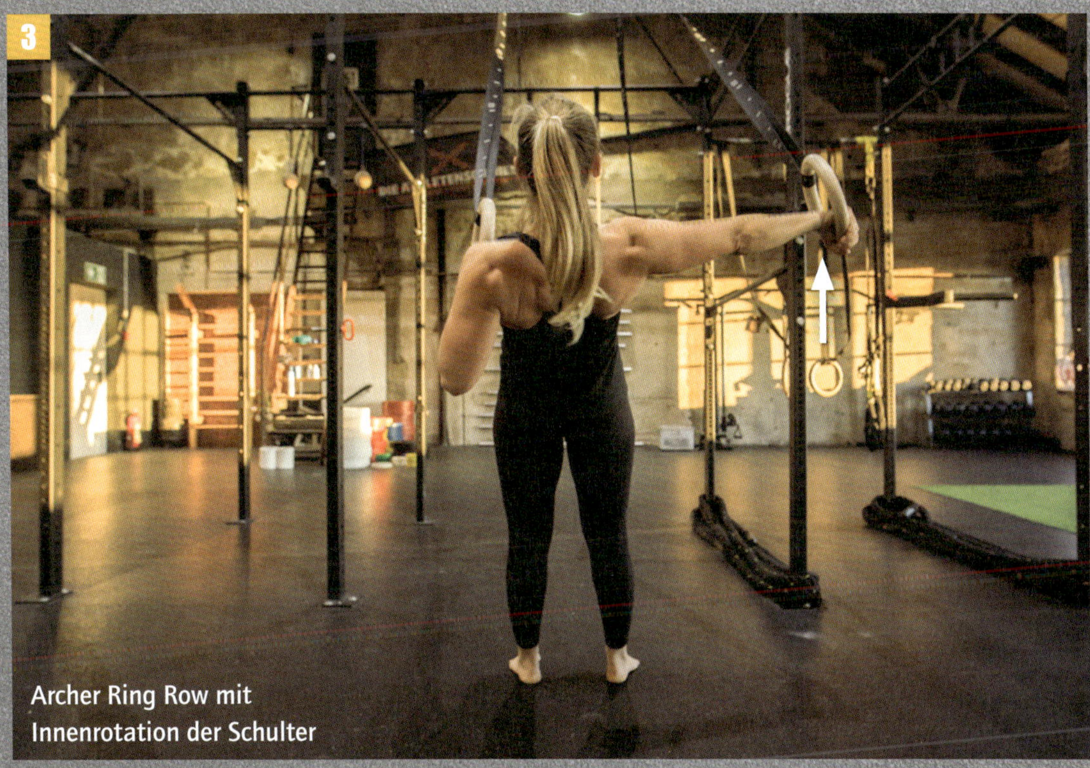

Archer Ring Row mit Innenrotation der Schulter

10.3.2 HINGE ROW IN DEN RINGEN

Allgemeine Hinweise:
Hinge Rows stellen eine komplexe Übung zur Stärkung des Schultergürtels dar. Neben deinen Rhomboiden und dem M. trapezius werden die Rotatorenmanschetten trainiert.

Vorbereitung: Die Ringe sind oberhalb deines Kopfs einzustellen.

Ausführung:

1. ASTE: Im Schräghang (schwerer) ODER im Langsitz am Boden (leichter) mit gestreckten Armen. Deine Hände greifen im Ristgriff, deine Schultern befinden sich in Depression/Retraktion.
2. Ziehe dich so zu den Ringen, dass ein 90°-Winkel zwischen Ober- und Unterarm sowie zwischen Oberarm und Rumpf entsteht.
3. Deine Hände rotieren während des Nachobenziehens vom Ristgriff in den neutralen Griff.

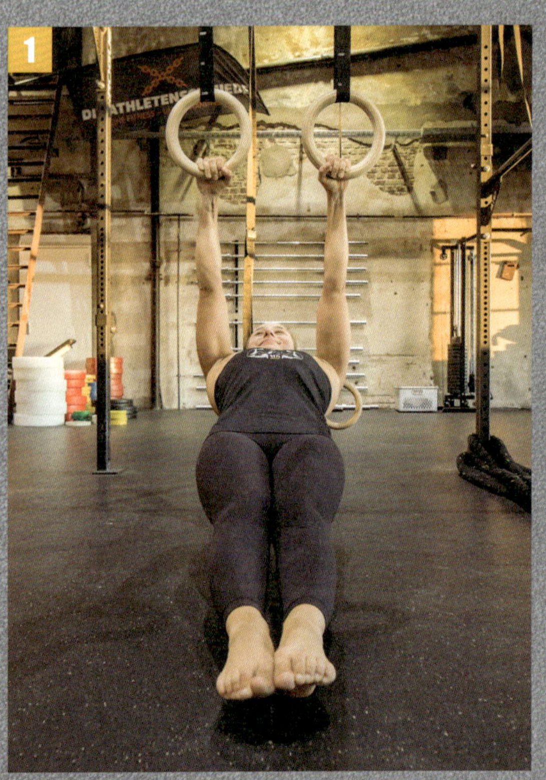

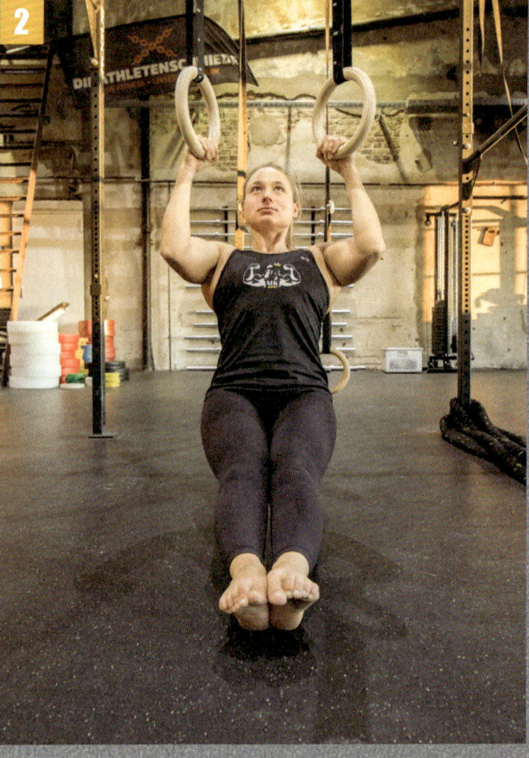

- ⊗ Die Ringe hängen zu tief, weshalb die Rotatorenmanschetten weniger mittrainiert werden.
- ⊗ Die Schultern fallen in Elevation oder/und in Protraktion.

Skalierung:

- ⊖ Unterstütze dich, indem du im Langsitz unter den Ringen platziert bist.
- ⊕ Die Initialbewegung beginnt aus dem Schräghang (vollständige Arbeit aus dem Schultergürtel).

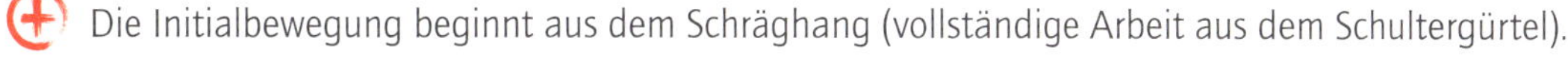

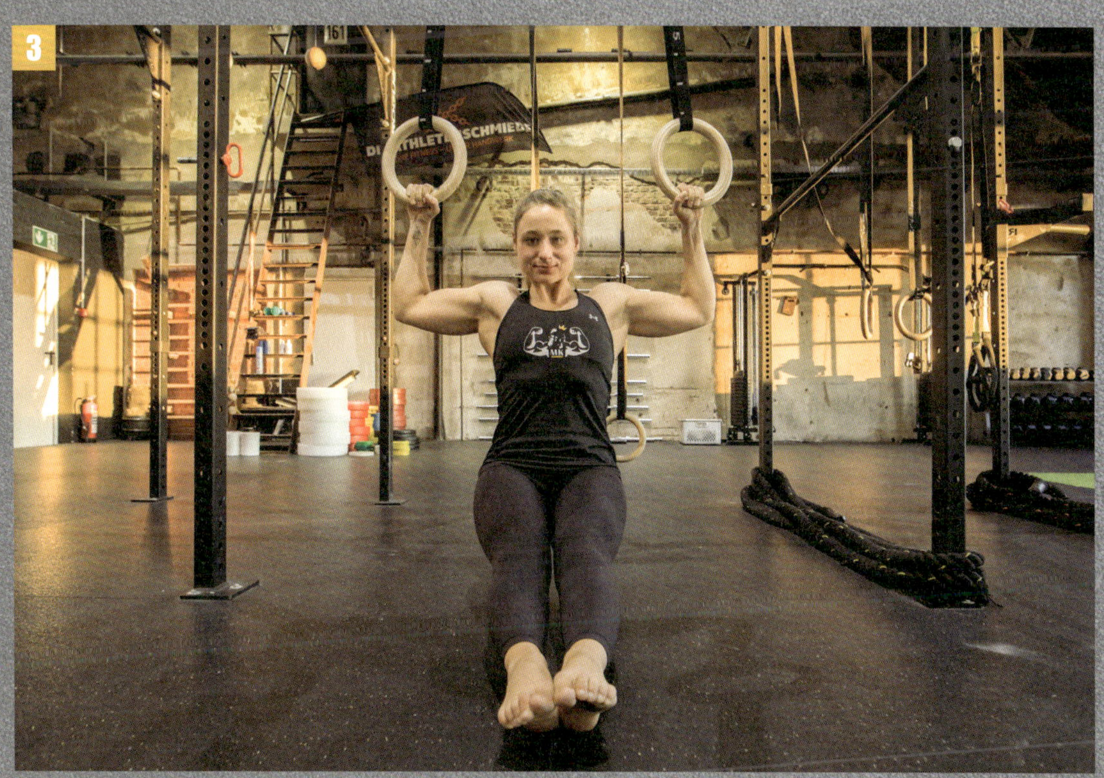

10.3.3 SINGLE ARM RING ROW

Allgemeine Hinweise:
Um unilaterales Training neben Übungen mit Bändern, Kabelzügen, Kettlebells und Kurzhanteln auch im Calisthenics mit dem eigenen Körpergewicht zu gewährleisten, bieten sich Single Arm Ring Rows hervorragend an. Sie sorgen für eine synchrone Angleichung beider Schultern und somit für ein ausgeglichenes Kräfteverhältnis. Damit wird ein generell stabilerer Schultergürtel geschaffen, der bilaterale Übungen vereinfacht.

Vorbereitung: Die Ringe befinden sich auf Hüfthöhe.

Ausführung:
1. ASTE: Greife zunächst mit beiden Händen einen Ring, stelle deine Füße hüftbreit auf. Löse eine Hand vom Ring, halte Grundspannung im Rumpf, die arbeitende Schulter befindet sich in einer Depression/Retraktion. Halte die nicht arbeitende Hand auf deiner Brust.
2. Drehe dich mit deinem arbeitenden Arm auf.
3. Beuge deinen arbeitenden Arm und ziehe deine Brust zum Ring.

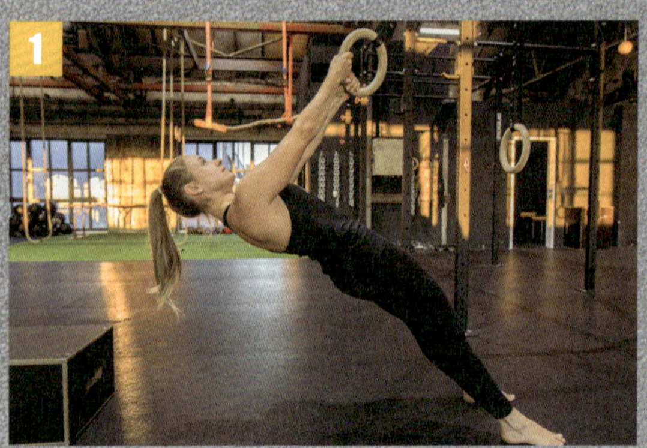
1

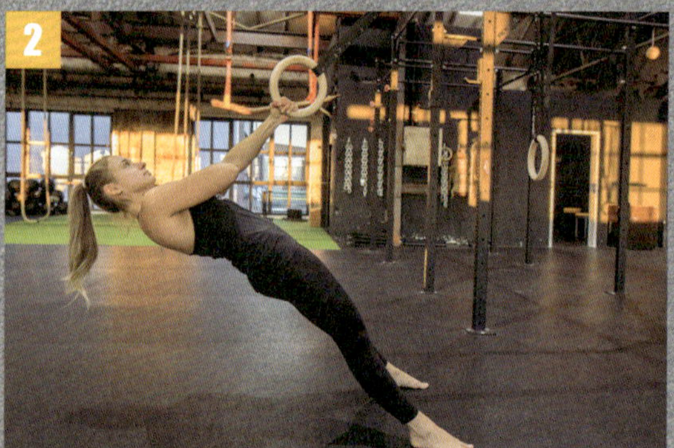
2

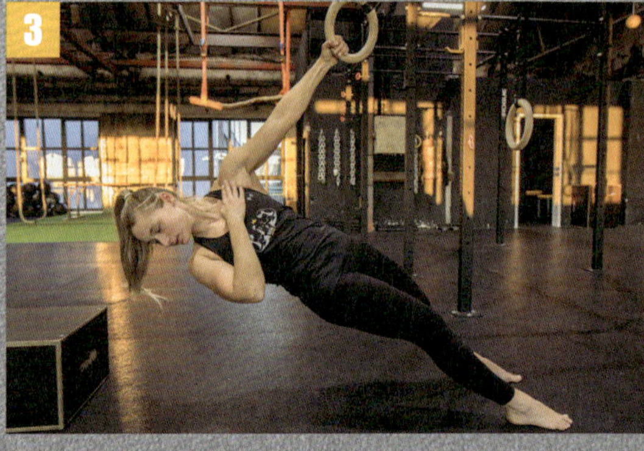
3

4. Nutze die Rotation im Oberkörper, um deine ROM zu erweitern, mehr Muskelfasern zu rekrutieren und um deinen Latissimus aktiver in die Bewegungsausführung zu involvieren.
5. Lasse dich kontrolliert wieder in den gestreckten Arm hinab.

Zu wenig Rumpfspannung und dadurch zu viel Bewegung aus dem Unterkörper

Die Schulter ist während der Ausführung nach vorne oben gerichtet.

Skalierung:

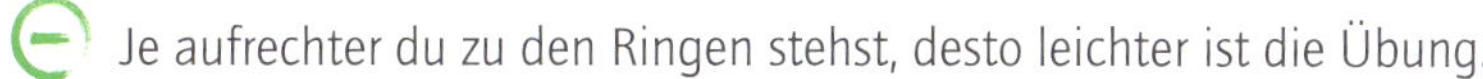
Je aufrechter du zu den Ringen stehst, desto leichter ist die Übung.

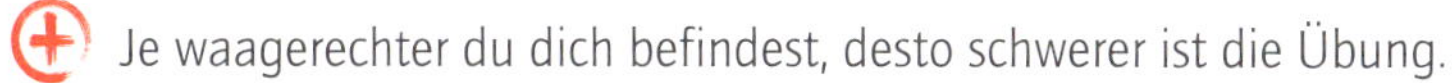
Je waagerechter du dich befindest, desto schwerer ist die Übung.

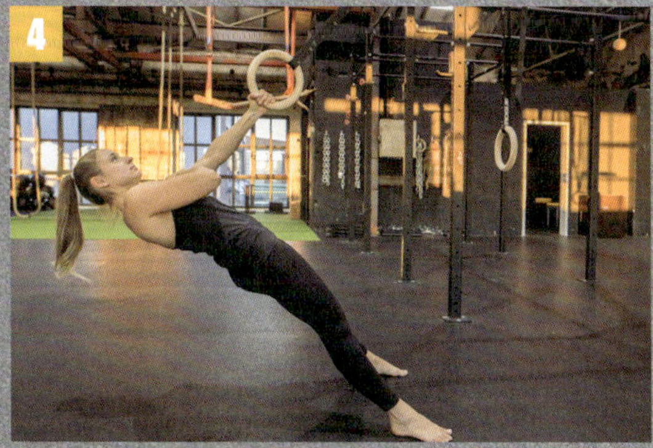

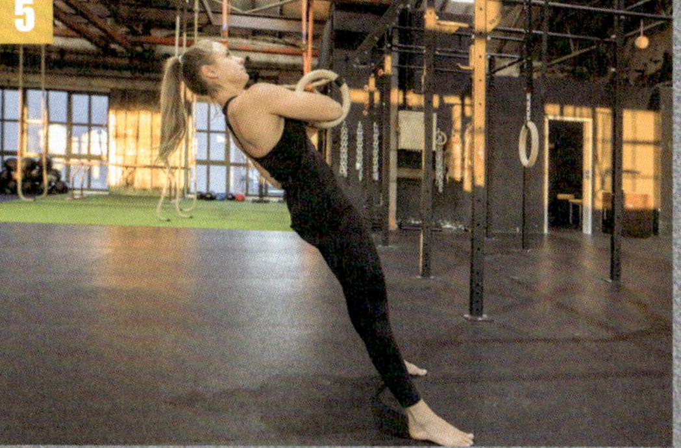

10.4 VERTIKALE ZUGÜBUNGEN

10.4.1 WIDE-GRIP PULL-UP

Allgemeine Hinweise:

Der breite Pull-up ermöglicht es, deinen Latissimus mehr in den Fokus zu nehmen, entsprechend zu stärken sowie für regressive und progressive Übungen des Frontlevers zu kräftigen. Zudem wird der Bewegungsweg aufgrund des breiten Griffs verkürzt.

Ausführung:

1. ASTE: Greife die Stange breiter als schulterbreit, beginne im passiven Hang. Nimm die Break-the-Bar-Position ein und halte Rumpfspannung.
2. Ziehe dich mit dem Kinn über die Stange (der Kopf bleibt gerade – keine Überstreckung der Halswirbelsäule).
3. Halte deine Schultern nach der Initialbewegung aus dem passiven Hang in einer Depression/ Retraktion.

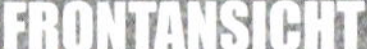

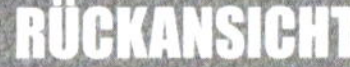

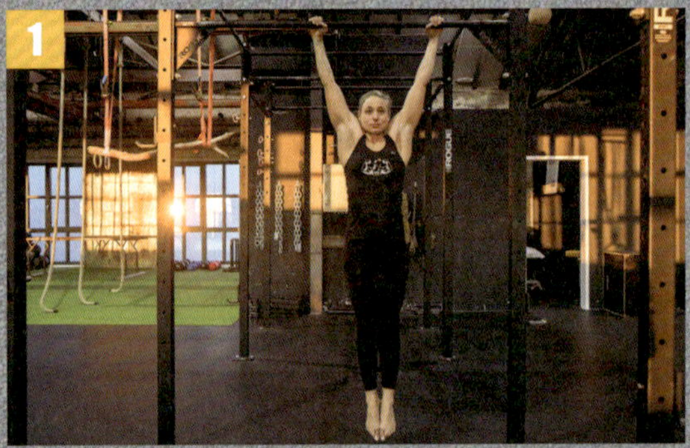

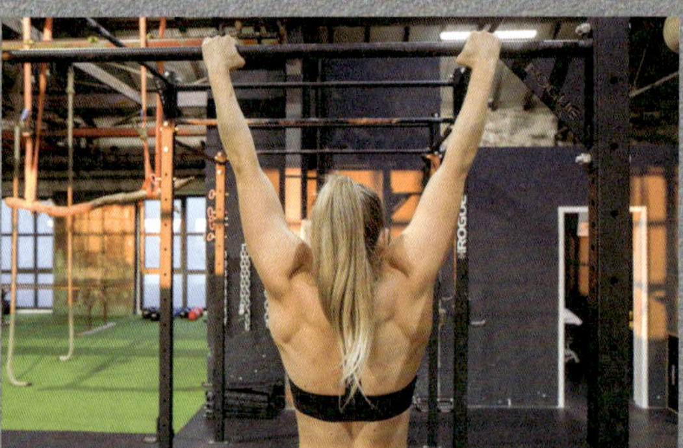

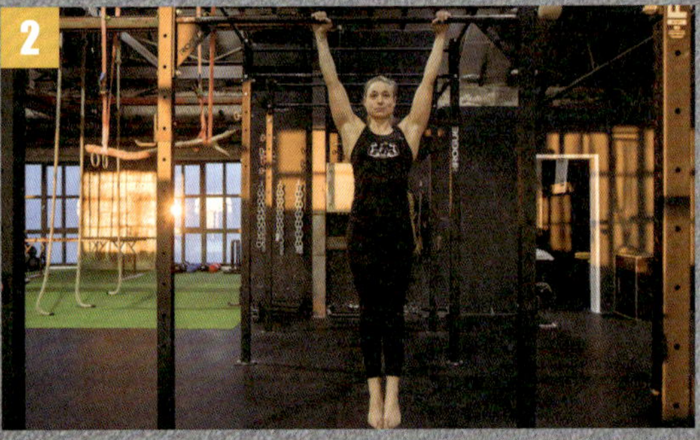

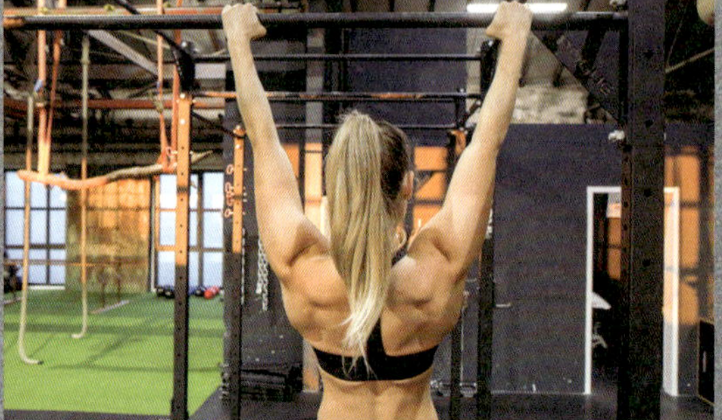

4. Arbeite während der Ausführung mit beiden Schultern synchron.
5. Lasse dich kontrolliert wieder in den passiven Hang ab.

 Die Schultern kollabieren am höchsten Punkt nach vorn.

- » Halte die Depression/Retraktion bei.
- » Stärke deine Retraktion durch Hinge Rows oder Holds an höchster Position des Klimmzugs.

Skalierung:

 Hammergriff Pull-ups

 Chin-ups

 Schulterbreite Pull-ups

 Typewriter und Archer Pull-ups

FRONTANSICHT

RÜCKANSICHT

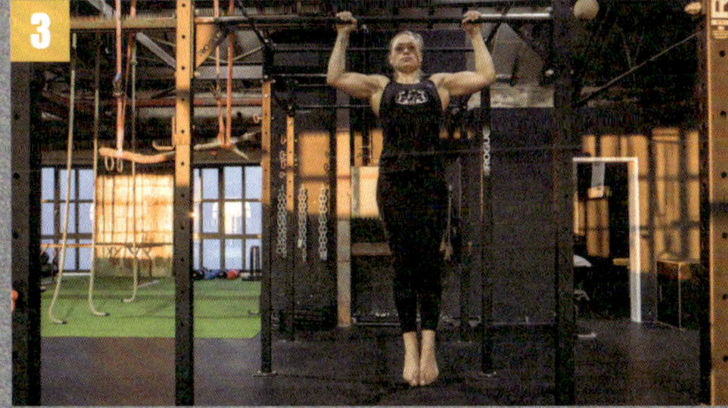

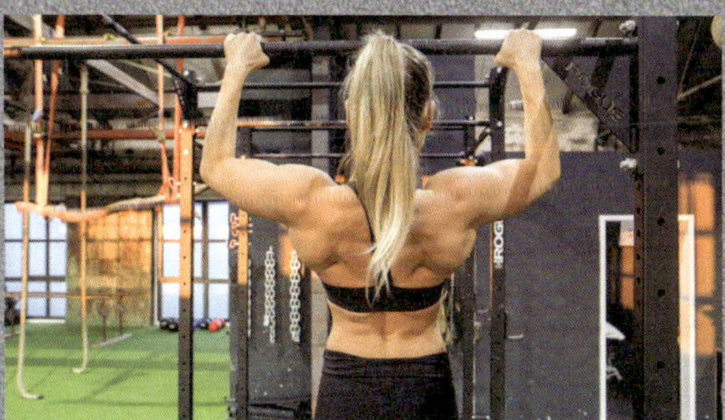

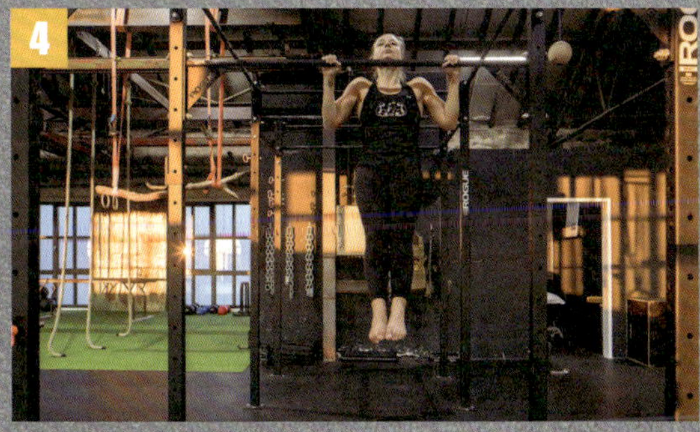

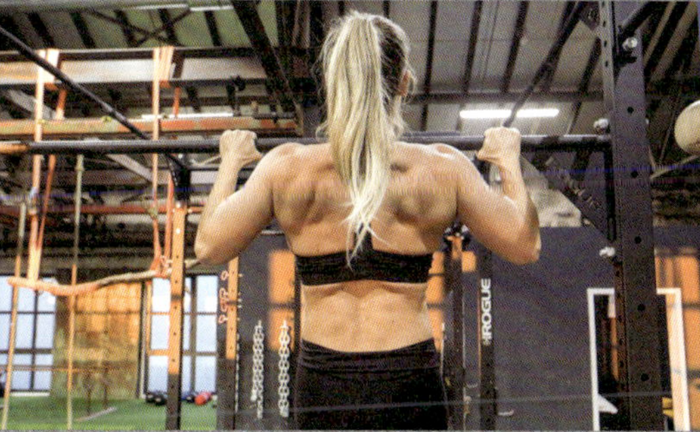

10.4.2 TYPEWRITER PULL-UP

Allgemeine Hinweise:
Der Typewriter Pull-up ist eine unilaterale Zugübung und kann als eine regressive Übung des einarmigen Klimmzugs genutzt werden, um Kraft aufzubauen. Wie der Name bereits vermuten lässt, handelt es sich um eine Bewegung, die eine Schreibmaschine nachahmt. Die Übung kann sowohl an den Ringen (leichter) als auch an der Stange (schwerer) ausgeführt werden.

Ausführung:
1. ASTE: Beginne im passiven Hang des Klimmzugs. Halte Grundspannung im Rumpf. An der Stange ausgeführt, greifst du breiter als schulterbreit im Ristgriff (die Daumen sind über der Stange).
2. Ziehe dich im Kammgriff nach oben in den Beugehang (Chin-up Hold).
3. Deine Schultern befinden sich nun in Depression/Retraktion.
4. Bleibe im Chin-up Hold und strecke im Wechsel deine Arme seitlich von dir weg.
5. Ein Arm ist im gepackten Kammgriff gebeugt, während der andere Arm um 90° zur Seite weggestreckt ist.
6. Deine Handposition wechselt während des Wegstreckens vom Kammgriff in den neutralen Griff.

TYPEWRITER PULL-UP IN DEN RINGEN

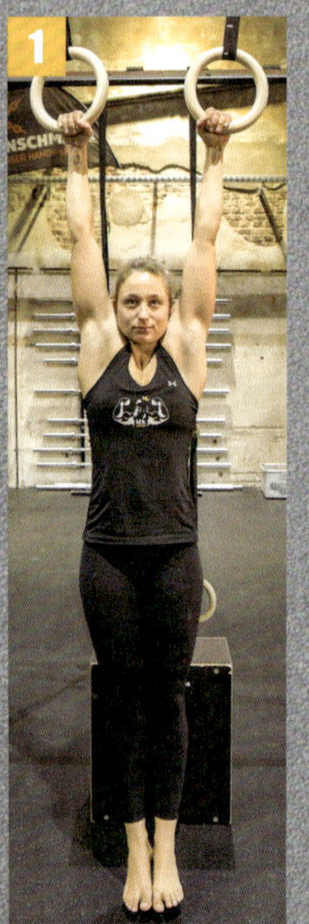

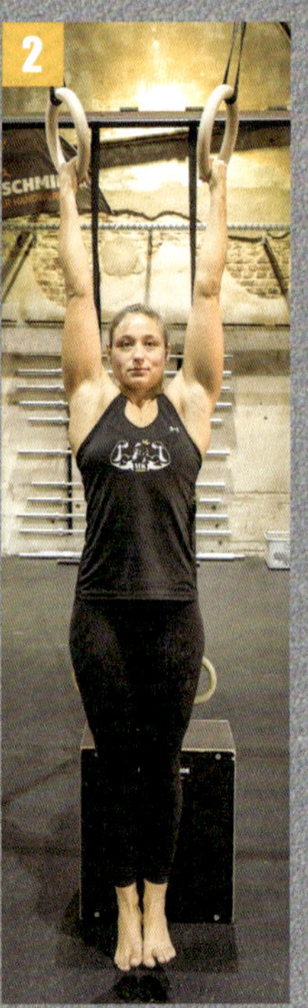

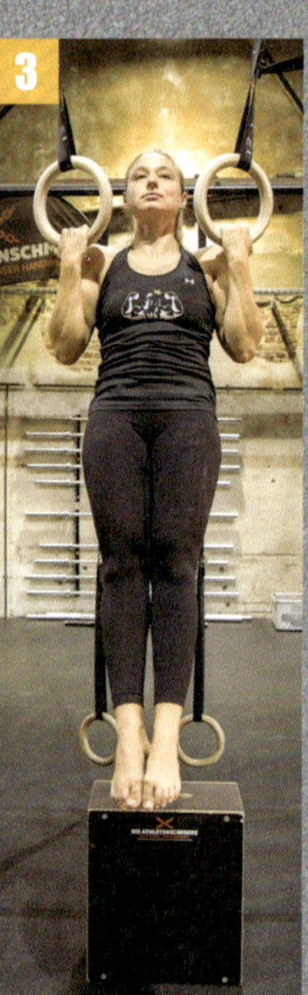

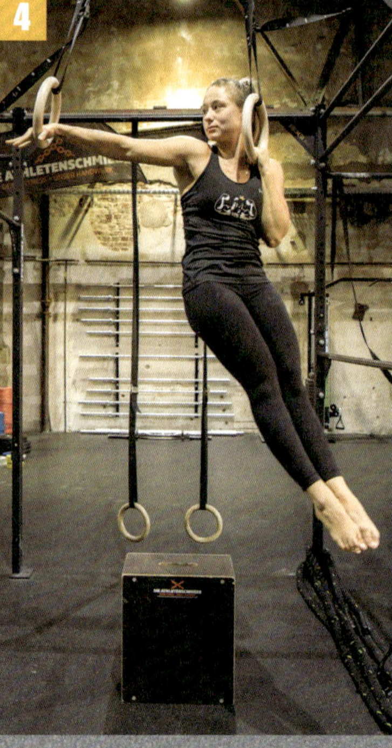

- ⊗ Die Schultern fallen, wenn die Übung an der Stange ausgeführt wird, nach vorn.
- ⊗ Der Beugehang kann nicht gehalten werden (das Kinn bleibt nicht über der Stange).
  » Die Kompressionskraft durch isometrische Holds im Beugehang stärken.

Skalierung:

- ⊖ Im Schräghang
- ⊖ Am Boden platzierte oder auf eine Box gestellte Füße
- ⊖ Übe breite Pull-ups.
- ⊕ Archer Pull-ups im Schräghang oder im freien Hang

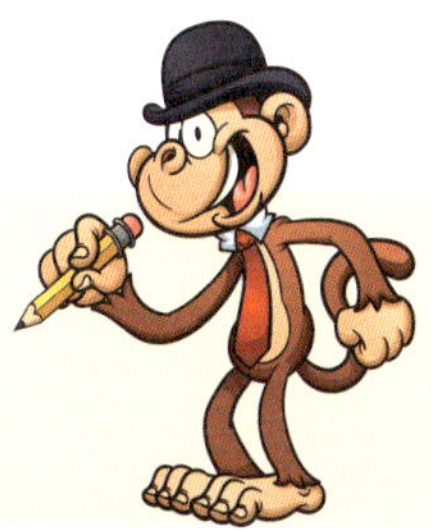

TIPP

Beim Typewriter an der Stange befindet sich die Hand des gebeugten Arms immer auf Höhe deiner Schulter. Dein Kinn bleibt über der Stange.

TYPEWRITER PULL-UP AN DER BAR

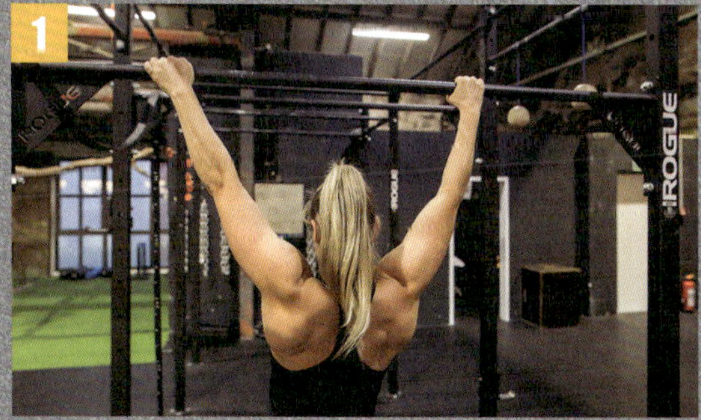

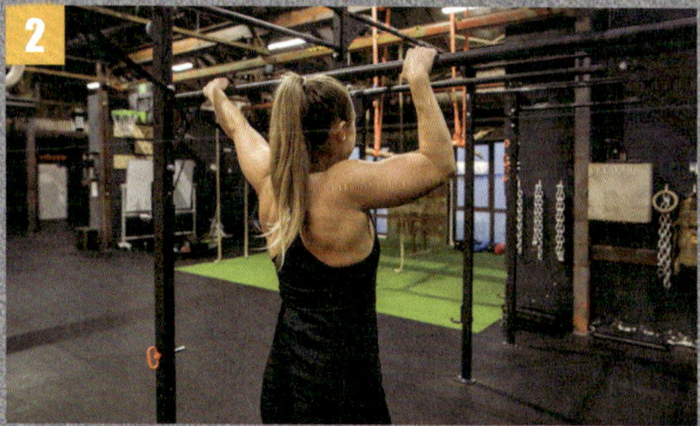

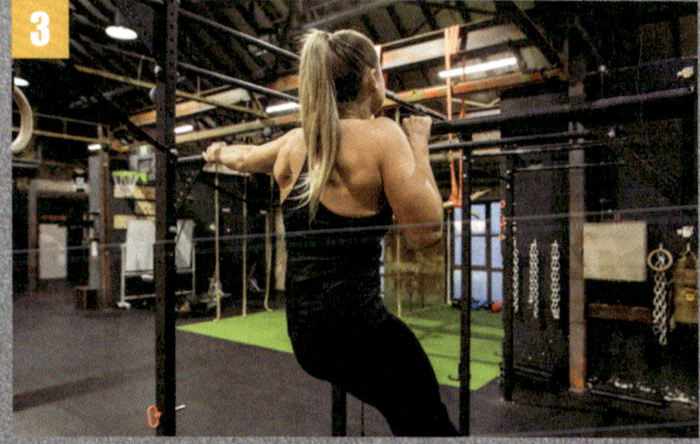

10.4.3 ARCHED BACK PULL-UP

Allgemeine Hinweise:

Wie der breite Pull-up stellt auch der Arched Back Pull-up den Latissimus in den Mittelpunkt, indem die Hollow-Body-Spannung aufgegeben wird. Des Weiteren wird deine Brustwirbelsäulenbeweglichkeit geschult und deine rückwärtige Kette, die für eine aufrechte Haltung notwendig ist, gestärkt.

Ausführung:

1. ASTE: Greife eine Stange im Ristgriff (schwerer) oder im Hammergriff (leichter). Gib die Hollow-Body-Spannung auf und ziehe dich aktiv in die Extension deiner Brustwirbelsäule. Deine Schultern befinden sich in einer Depression/Retraktion.
2. Ziehe dich nach oben und bringe deine Brust an die Stange.
3. Halte deine Wirbelsäule lang.
4. Behalte während der Übung unbedingt die Schulterblattposition bei.

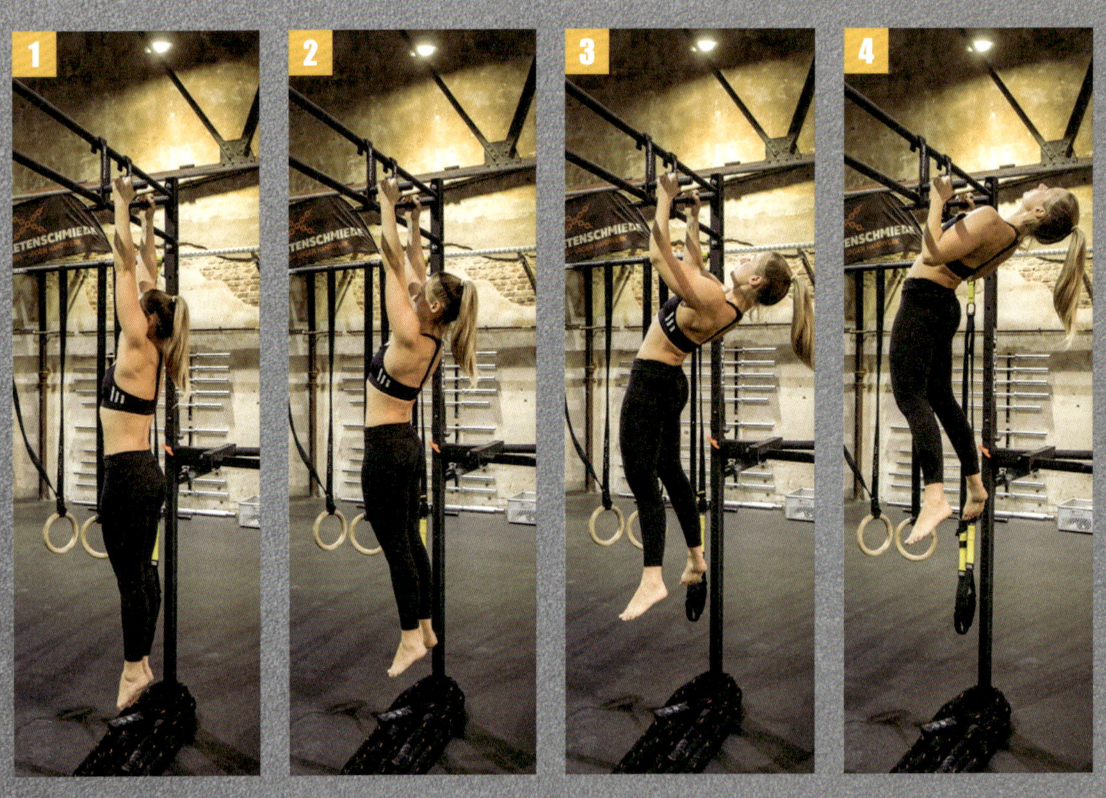

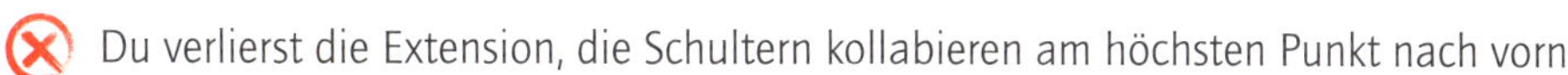
Du verlierst die Extension, die Schultern kollabieren am höchsten Punkt nach vorn.

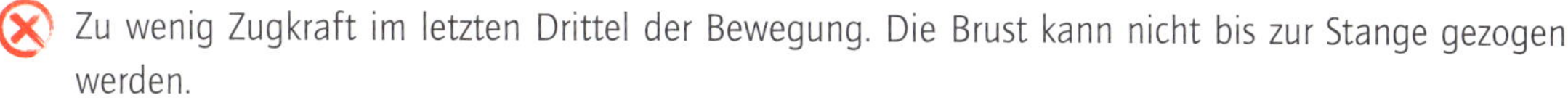
Zu wenig Zugkraft im letzten Drittel der Bewegung. Die Brust kann nicht bis zur Stange gezogen werden.

» Werde mit einfacheren Pullübungen stärker.

Skalierung:

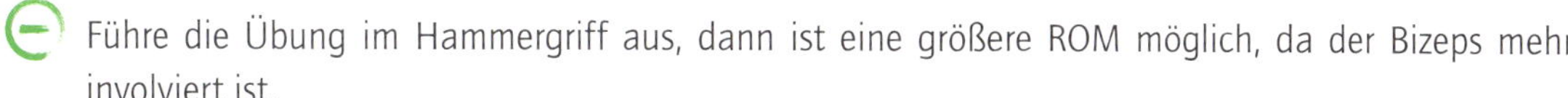
Führe die Übung im Hammergriff aus, dann ist eine größere ROM möglich, da der Bizeps mehr involviert ist.

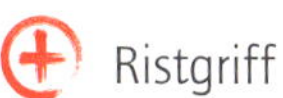
Ristgriff

RETRAKTION VON DER SEITE

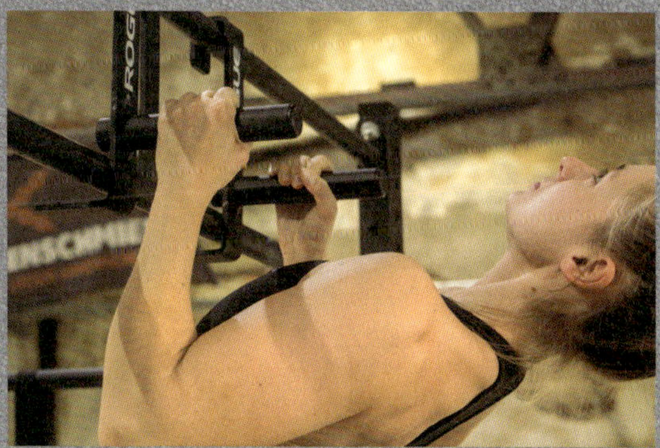

RETRAKTION VON HINTEN

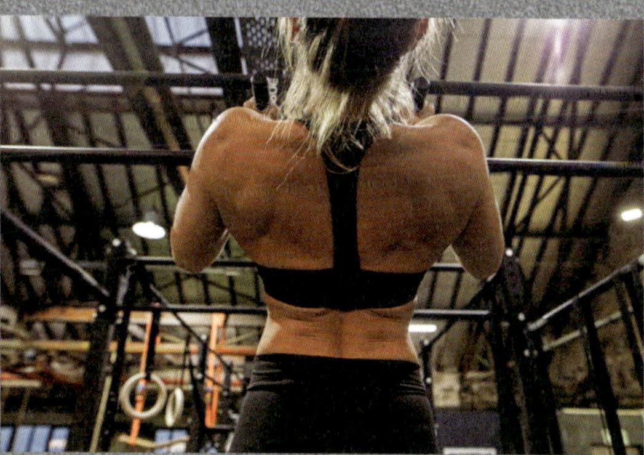

TIPP

Fühlt sich der Ristgriff unangenehm für deine Schultern an, wähle den neutralen Hammergriff. Dieser sorgt dafür, dass deine Schultern eher nach außen rotiert sind.

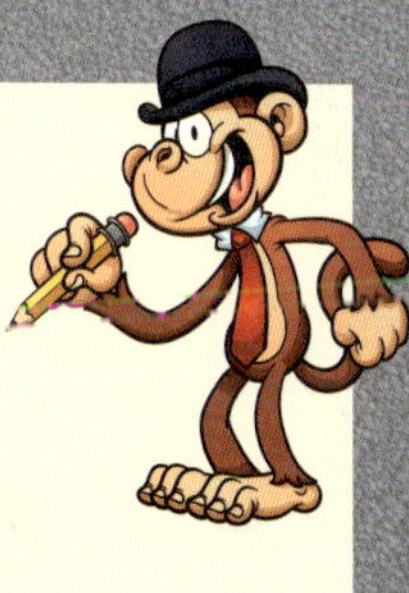

10.4.4 MANTLE CHIN-UP

Allgemeine Hinweise:
Eine weitere Regression des einarmigen Pull-ups ist der sogenannte *Mantle Chin-up*. Aufgrund des False Grips kann der Mantle Chin-up im tiefer hängenden Ring dabei helfen, dich für die Transition vom Pull-up in den Dip beim Ring Muscle-up stärker zu machen. Stelle als Voraussetzung sicher, dass du problemlos an einem Arm hängen kannst.

Vorbereitung: Stelle die Ringe so ein, dass einer der Ringe etwas tiefer hängt (je weiter die Ringe voneinander entfernt sind, desto schwerer ist die Übung).

Ausführung:
1. ASTE: Greife den oberen Ring im Kammgriff und den unteren Ring im False Grip, halte Grundspannung im Rumpf. Beginne im passiven Hang.
2. Der Arm des weiter oben platzierten Rings zieht, während der untere Arm unterstützend nach oben drückt.
3. Die Hauptarbeit leistet der ziehende Arm.

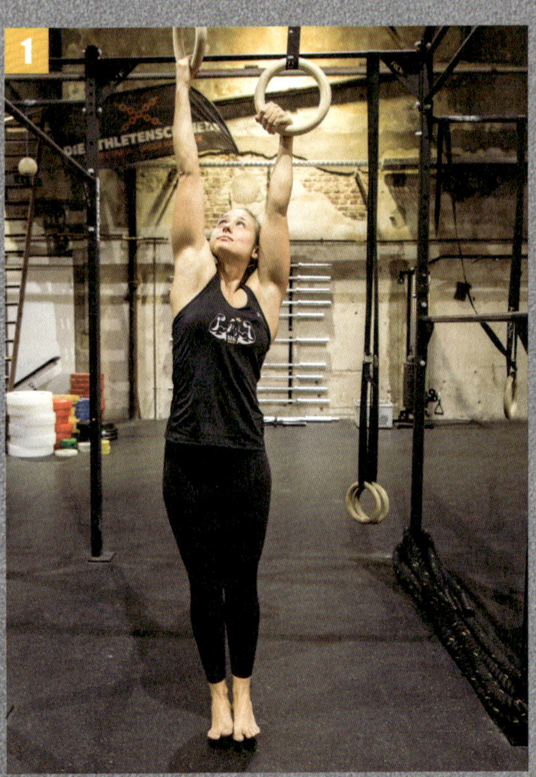

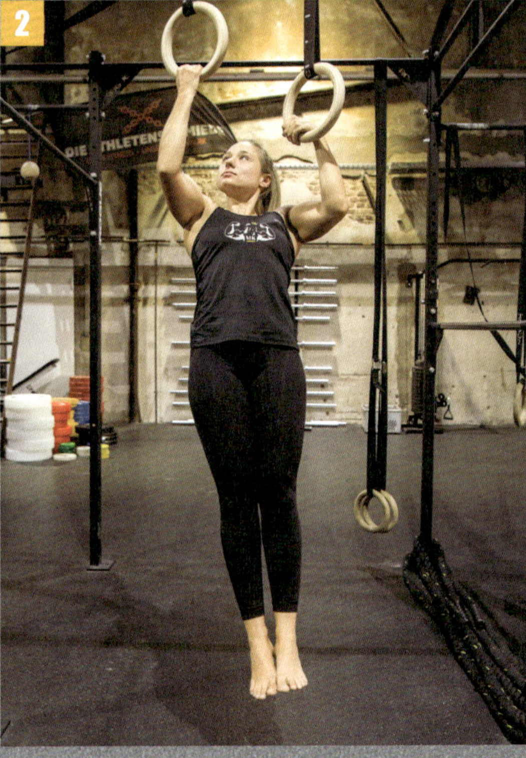

4. Halte deine Schultern in der höchsten Position in der Depression/Retraktion.
5. Bringe die Hand des ziehenden Arms im besten Fall bis unter die Achsel.
6. Lasse dich langsam und kontrolliert wieder in den Hang hinab.

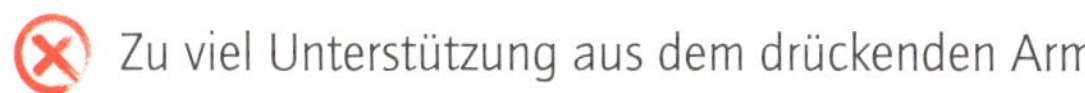
Zu viel Unterstützung aus dem drückenden Arm

Skalierung:

- (−) Single Arm Ring Row
- (−) One Arm Hang
- (−) Beginne am höchsten Punkt des Klimmzugs und arbeite mit der Exzentrik.
- (+) Einarmiger Hold im Beugehang
- (+) Archer Pull-ups im freien Hang

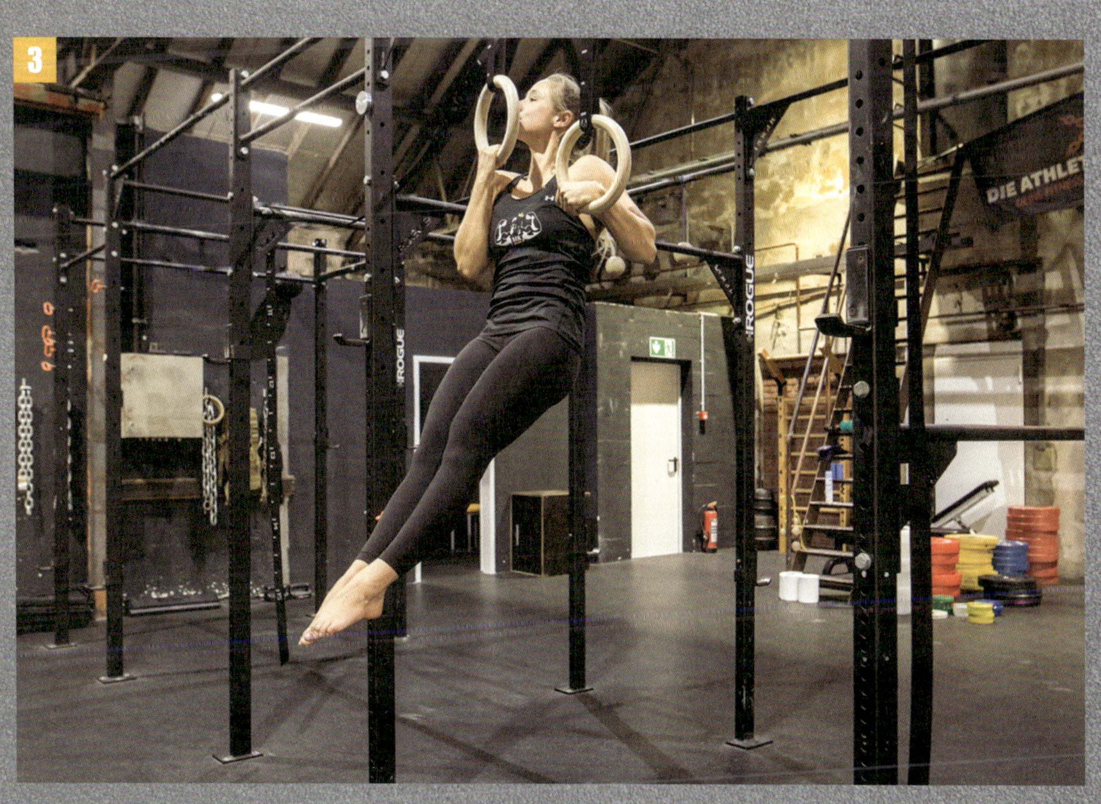

10.4.5 ARCHER PULL-UP IM FREIEN HANG

Allgemeine Hinweise:
Wer auf den einarmigen Klimmzug hinarbeitet und in Archer Ring Rows bereits geübt ist, wählt diese Progression als eine anspruchsvollere Vorübung.

Ausführung:
1. ASTE: Beginne im passiven Hang, halte Grundspannung im Rumpf.
2. Ziehe dich vom passiven Hang in den aktiven Hang.
3. Während du einen der Arme beugst, wird der andere Arm gleichzeitig gestreckt nach unten geführt.
4. Behalte während der Ausführung die Depression/Retraktion der Schultern bei.
5. Dein Handrücken des gestreckten Arms weist nach vorn (Innenrotation der Schulter).
6. Nun ist einer der Arme in der höchsten Position gebeugt, der andere Arm ist in einem 90°-Winkel zum Rumpf zur Seite weggestreckt.

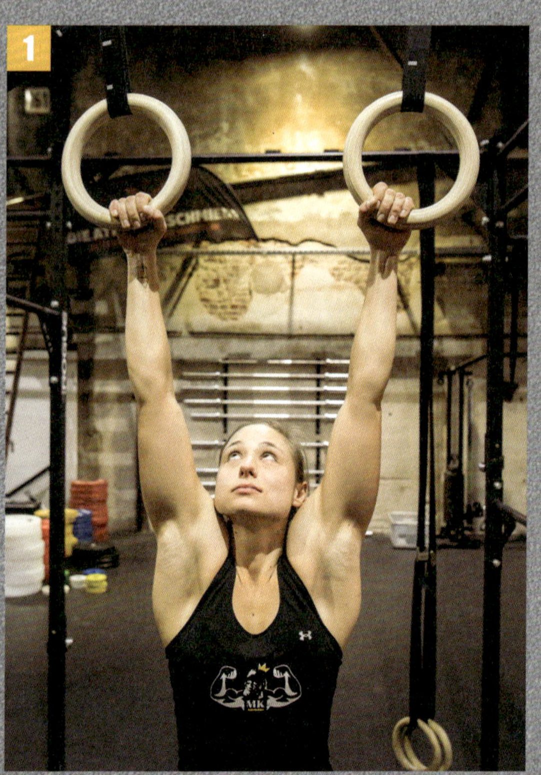

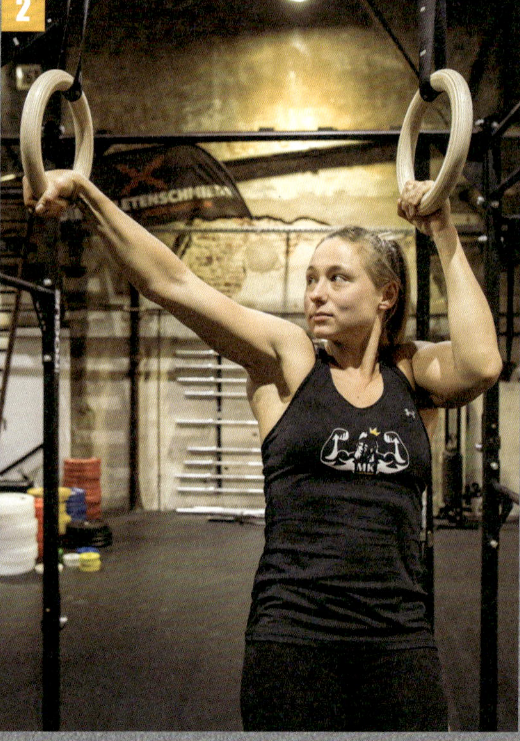

- ⊗ Die Schultern fallen nach oben vorn ein.
- ⊗ Der Ellbogen des gestreckten Arms wird gebeugt.
  » Stärke deine Straight Arm Strength.

Skalierung:

- ⊖ Unterstütze dich mit deinen Füßen am Boden oder stelle sie auf eine Erhöhung.
- ⊖ Beginne in der höchsten Position mit gebeugtem und gestrecktem Arm und arbeite exzentrisch.
- ⊖ Führe die Wiederholungen alternierend oder jeweils für einen Arm am Stück aus.
- ⊕ An einer Klimmzugstange ausgeführt, ist die Übung schwerer, da die Stange ein zu überwindendes Hindernis darstellt. Die Ringe hingegen können flexibel am Körper entlanggeführt werden.

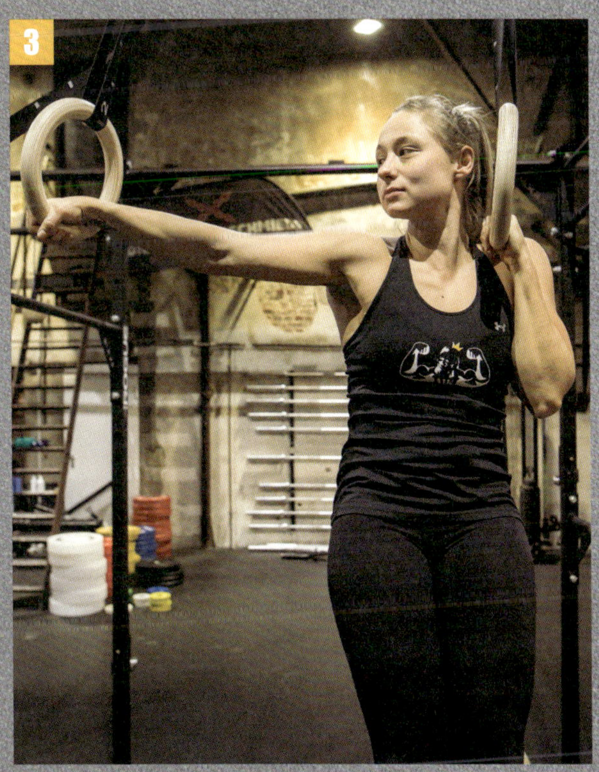

10.5 HORIZONTALE DRUCKÜBUNGEN

10.5.1 DIAMOND PUSH-UP

Allgemeine Hinweise:

Diamond Push-ups (enge Liegestütze) legen den zu trainierenden Schwerpunkt während der Übung auf den Trizeps.

Ausführung:

1. ASTE: Begib dich in die Push-up-Position und halte deine Schultern in Depression/Protraktion. Deine Hände bilden ein Dreieck (spreize deine Finger für mehr Unterstützungsfläche und für eine bessere Kraftwirkung). Halte die Hollow-Body-Position.
2. Beuge deine Arme, bis deine Brust das Dreieck berührt.
3. Deine Schulterblätter gleiten während der exzentrischen Phase in eine Retraktion.
4. Führe beim Beugen deine Arme eng am Körper entlang (die Ellbogen sind etwa 45° vom Rumpf entfernt).
5. Drücke dich in den Stütz zurück.

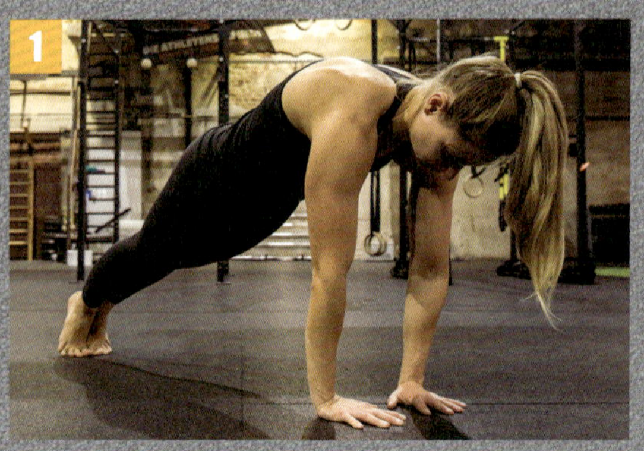

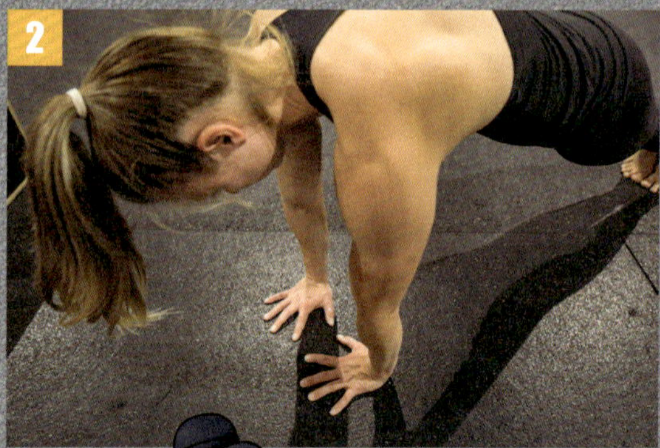

TIPP

Deine Daumen und Zeigefinger berühren einander nicht und die Finger sind nicht geschlossen. So sorgst du für eine ausreichende Unterstützungsfläche, die du brauchst, um nicht in eine Innenrotation der Schultern zu fallen.

- ⊗ Es entsteht ein Hohlkreuz während der Ausführung.
  » Schule deine Schulter- sowie die Unterkörper-Rumpf-Anbindung.
- ⊗ Die Ellbogen stehen weit über 45° hinaus.
  » Vergrößere das Dreieck deiner Hände.

Skalierung:

- ⊖ Positioniere deine Hände auf einer Box.
- ⊖ Variiere das zu bildende Dreieck bezüglich des Abstands.
- ⊖ Nutze ein Widerstandsband, welches du unterhalb deiner Brust anlegst.
- ⊕ Stelle deine Füße auf eine Box.

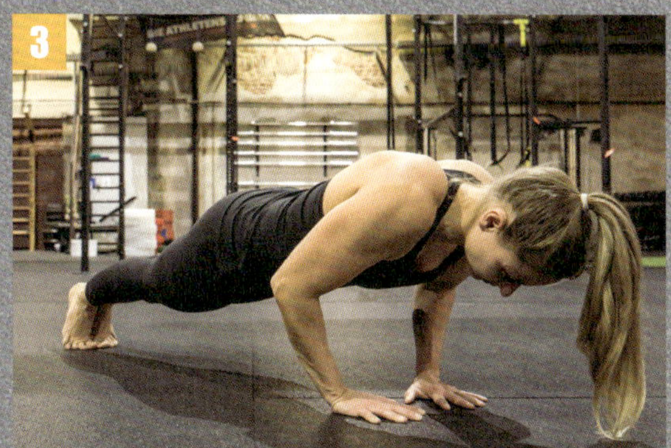

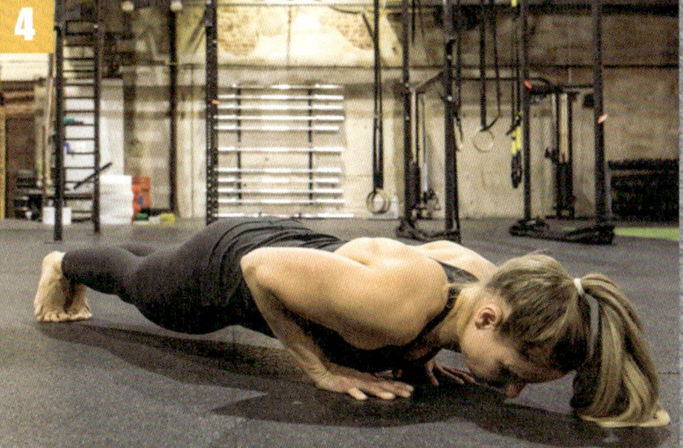

10.5.2 PROTRACTED PUSH-UP

Allgemeine Hinweise:

Um das Training regulärer Push-ups zu erschweren, kannst du die Protraktion der ASTE während der Übungsausführung aufrechterhalten.

Ausführung:

1. ASTE: Begib dich in Push-up-Position und halte deine Schultern in Depression/Protraktion. Deine Hände befinden sich unterhalb deiner Schultern in einer Kraftlinie. Halte die Hollow-Body-Position.
2. Schiebe dich, während du die Bewegung nach unten einleitest, leicht nach vorn.
3. Führe deine Arme eng am Rumpf entlang (ca. 45°-Winkel zwischen den Armen und dem Rumpf).
4. Deine Unterarme bleiben senkrecht.
5. Du berührst mit deiner Brust nicht den Boden (durch Protraktion nicht möglich).
6. Drücke dich auf dem gleichen Weg wieder in den Stütz nach oben.

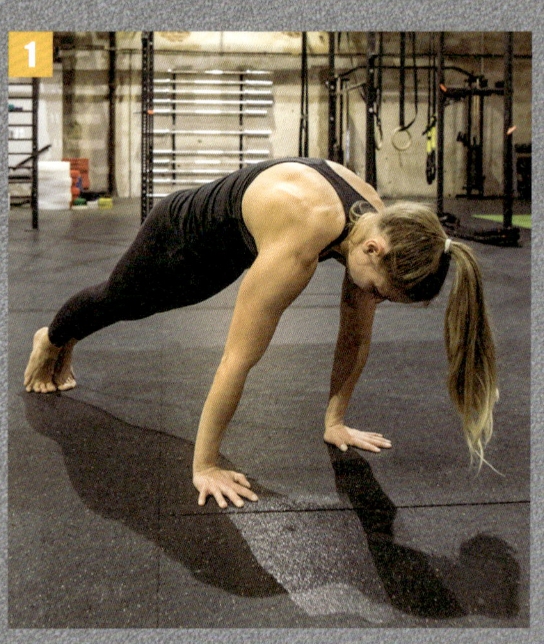

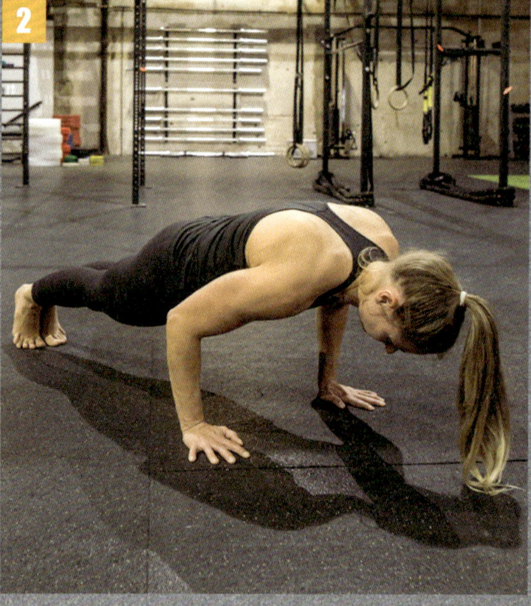

- ⊗ Die Schultern fallen in Retraktion.
  » Übe zunächst einfachere Push-up-Übungen, stärke deine schulterblattstabilisierenden Muskeln.
- ⊗ Die Unterarme bleiben nicht senkrecht.
  » Schiebe dich weiter nach vorn, bevor du die Exzentrik einleitest.

Skalierung:

- ⊖ Die Hände werden auf einer Box platziert.
- ⊖ Reguläre Push-ups mit verschiedenen Armpositionen
- ⊕ Auf Parallettes, um mehr ROM nutzen zu können.

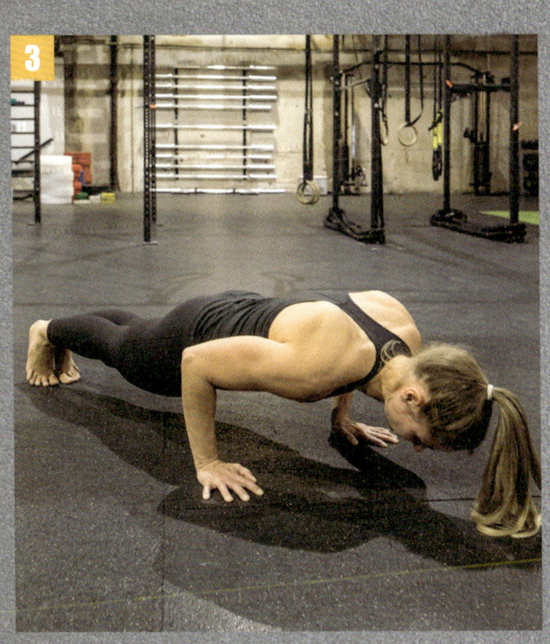

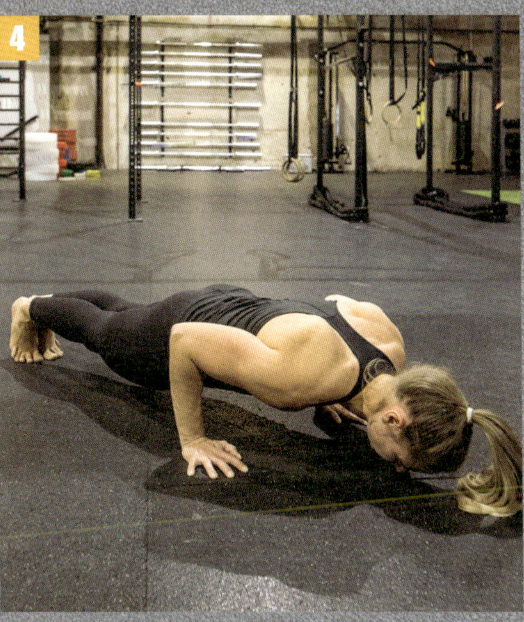

10.5.3 RING PUSH-UP

Allgemeine Hinweise:
Reguläre Push-ups am Boden langweilen dich oder machen dich nicht stärker? Setze neue Reize, indem du sie an den Ringen ausführst.

Vorbereitung: Die Ringe sind knapp über dem Boden eingestellt.

Ausführung:

1. ASTE: Nimm eine Liegestützposition mit neutralem Handgelenk ein. Die Ringe greifend, sind die Hände sowie die Schultern senkrecht zur Stange, an welcher die Ringe aufgehängt sind. Deine Schultern befinden sich in Depression/Protraktion; halte Grundspannung im Rumpf.
2. Stelle dir vor, die Ringe in der Mitte zusammenbringen zu wollen.
3. Beuge deine Arme auf 90° oder darüber hinaus.
4. Lasse während der Ausführung das Gleiten deiner Schulterblätter in die Retraktion zu.
5. Behalte deine Arme eng am Rumpf.
6. Deine Unterarme bilden eine Senkrechte vom Boden zur Decke.
7. Drücke dich auf dem gleichen Weg zurück in den Stütz und führe einen RTO aus.

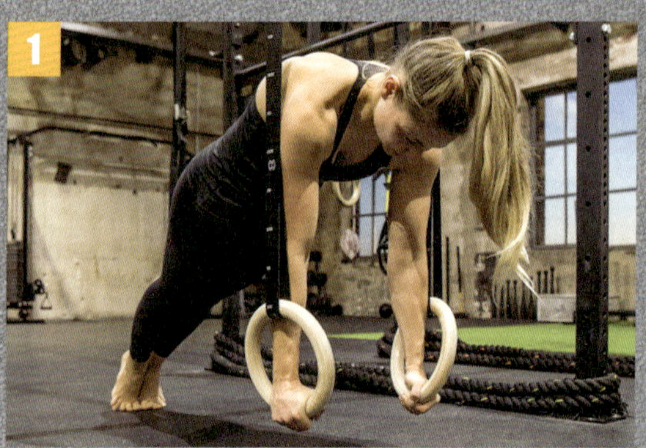
1

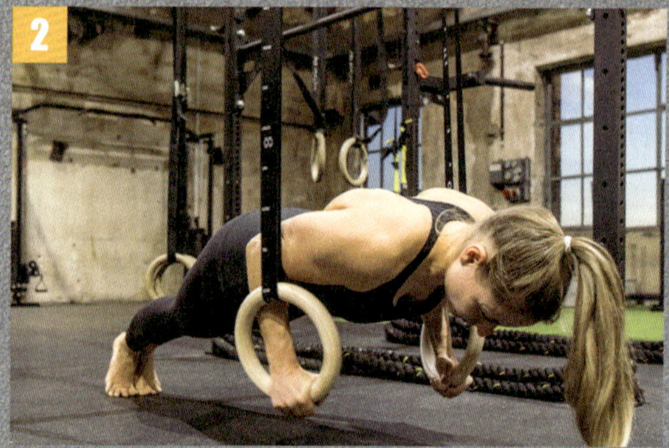
2

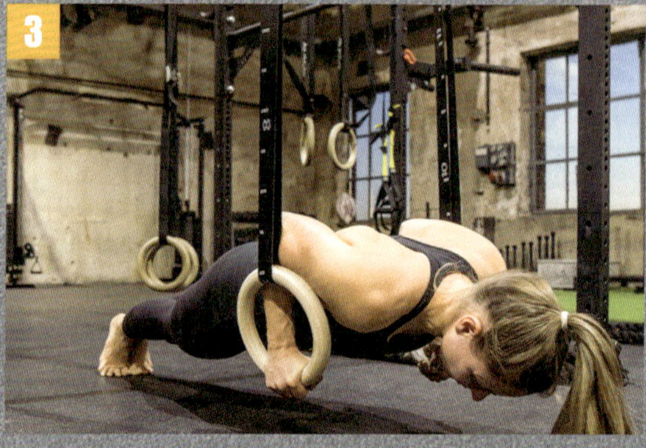
3

 Die Schulterblätter fallen in der Ausgangsposition in Retraktion.
» Arbeite an deiner Straight Arm Strength.

 Die Körperspannung gibt nach.
» Stärke deine Schultergürtel-Rumpf- sowie deine Unterkörper-Rumpf-Anbindung.

Skalierung:

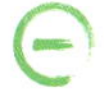 Stelle dich aufrechter zu den Ringen.

 Nutze ein Band, welches du unterhalb deiner Brust anlegst.

 Führe die ROM mit einem RTO in der Stützposition aus.

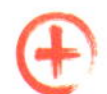 Arbeite in den Stretch deiner Brust = größere ROM, indem du deine Füße erhöhst (auch die Ringe entsprechend anpassen).

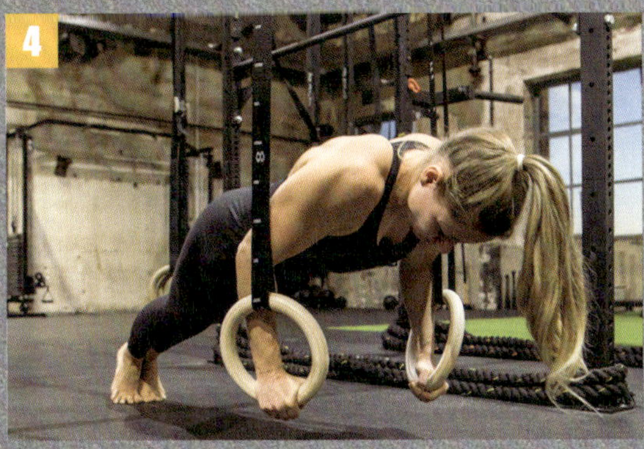

4

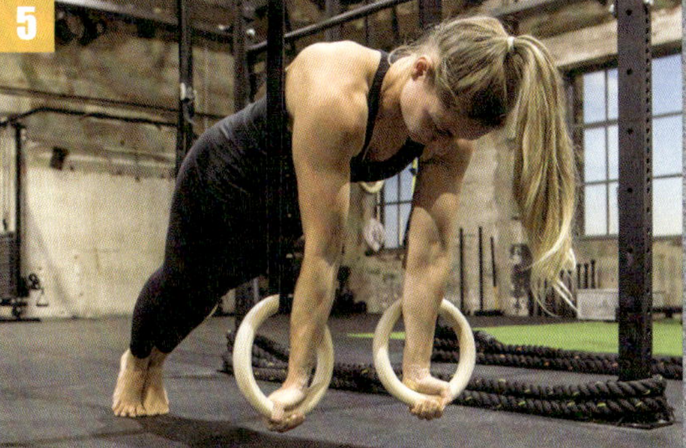

5

10.5.4 T-BAR (RING) DIP

Allgemeine Hinweise:
Um deinen Trizeps mit dem eigenen Körpergewicht ähnlich wie die Trizepsextensions am Seilzug zu belasten, kannst du T-Bar Dips an den Ringen ausführen.

Vorbereitung: Die Ringe hängen etwa auf Brusthöhe.

Ausführung:
1. ASTE: Deine Hände greifen die Ringe oder nur einen Ring (schwerer). Dein Körper befindet sich in einer Diagonalen, deine Arme sind gestreckt. Dein Kopf ist zwischen deinen Armen, deine Schultern befinden sich in Depression/Protraktion sowie in Außenrotation. Halte Grundspannung im Rumpf (sei ein Brett).
2. Tauche mit deinem Kopf unter die Ringe.
3. Halte deine Ellbogen dabei eng (zum Boden zeigend).
4. Beuge deine Arme auf 90° oder darüber hinaus.
5. Drücke dich aus dem Trizeps wieder in die ASTE.

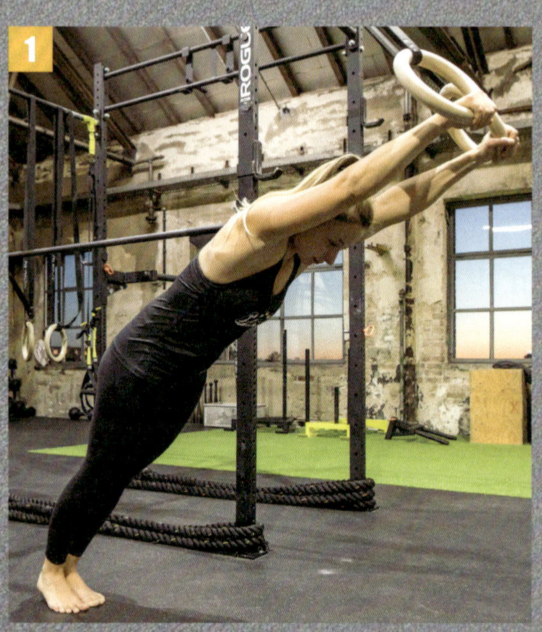

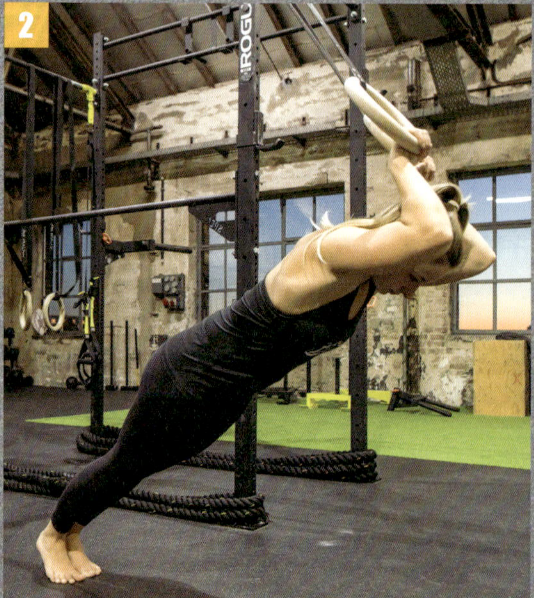

- ⊗ Die Schultern fallen in Elevation.
- ⊗ Die Körperspannung gibt nach.

Skalierung:

- ⊖ Variiere den Winkel zu den Ringen.
- ⊖ Greife zwei Ringe, die einander berühren. Je weiter sie auseinander sind, desto leichter ist die Übung.
- ⊕ Greife mit beiden Händen in einen Ring (die Zeigefinger berühren einander).

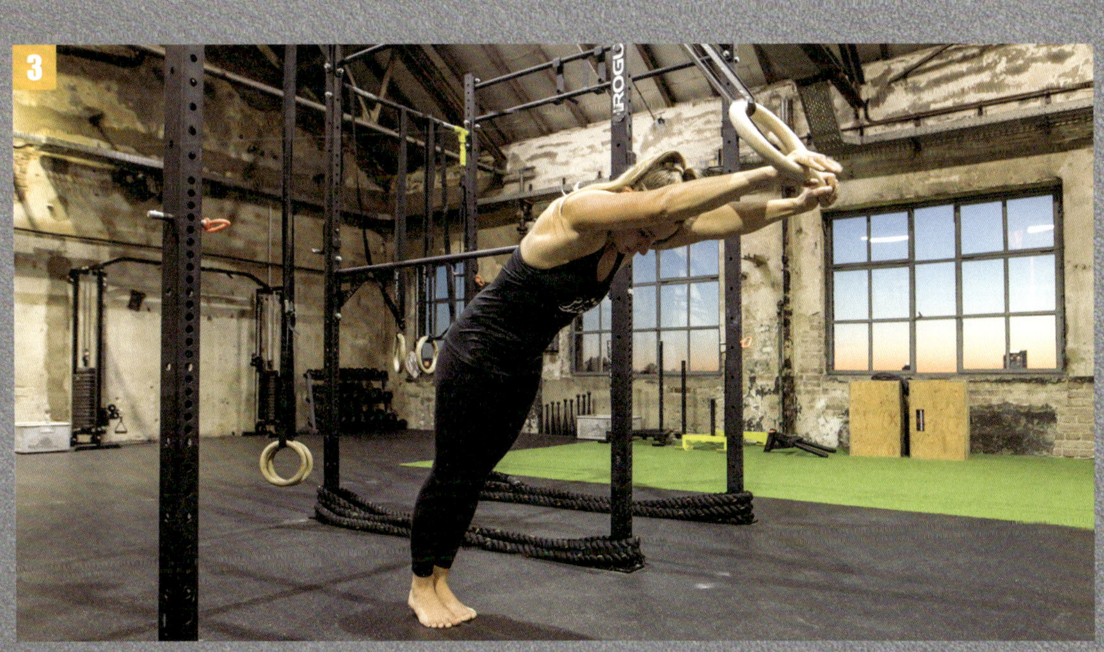

10.5.5 TYPEWRITER PUSH-UP

Allgemeine Hinweise:

Wie auch der Archer Push-up ist der Typewriter Push-up eine Vorübung für den einarmigen Liegestütz und trainiert deine unilaterale Druckkraft.

Ausführung:

1. ASTE: Die Hände sind breiter als schulterbreit (individuell, probiere dich aus) in Push-up-Position aufgestellt. Die Finger zeigen seitlich von dir weg und sind gespreizt (größere Auflagefläche). Halte Grundspannung im Rumpf. Deine Schultern befinden sich in Depression/Protraktion.
2. Beuge einen Arm eng entlang deines Rumpfs (wie beim regulären Push-up), während der andere Arm gestreckt bleibt (Blickrichtung zum gestreckten Arm).
3. Nun schiebst du dich aus der tiefsten Push-up-Position des gebeugten Arms auf die andere Seite.
4. Der gebeugte Arm wird zum gestreckten Arm, während der gestreckte Arm zum gebeugten Arm wird (deshalb der Name Typewriter = Schreibmaschine).

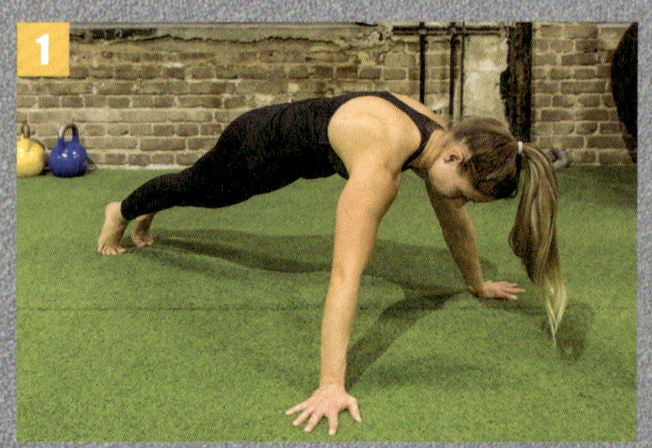

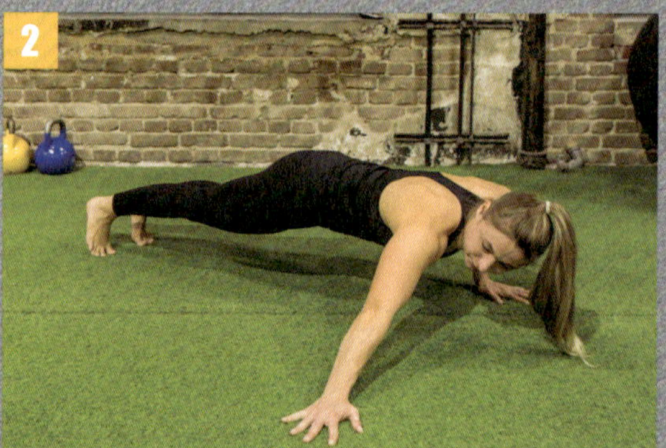

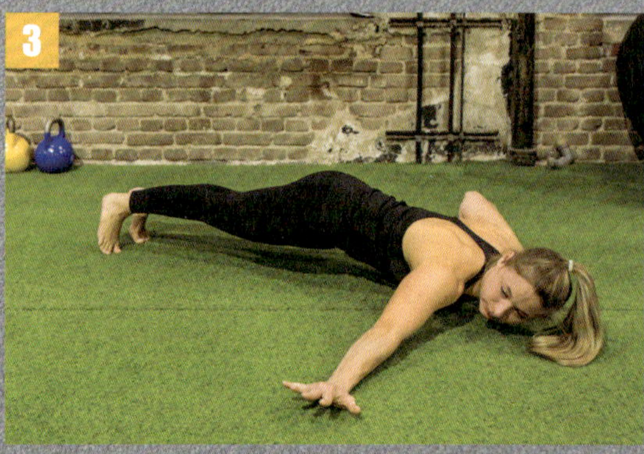

- ⊗ Es entsteht ein Hohlkreuz während der Ausführung.
- ⊗ Der lange Arm bleibt nicht gestreckt.
  - » Arbeite an deiner Straight Arm Strength.
- ⊗ Der beugende Arm ist zu weit vom Rumpf entfernt.

Skalierung:

- ⊖ Lege deine Hände auf eine Box, die genug Platz für deine breit aufgestellten Arme bietet.
- ⊖ Nutze ein Band, welches du unterhalb deiner Brust anlegst.
- ⊕ Archer Push-ups

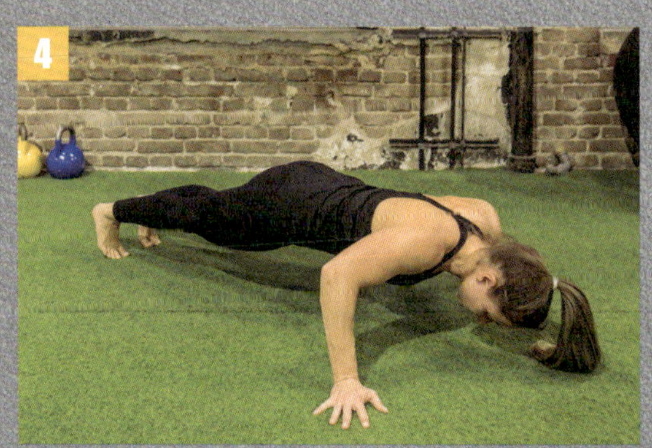

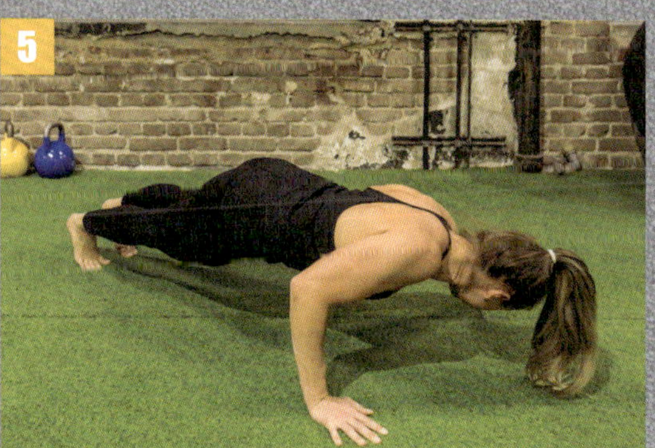

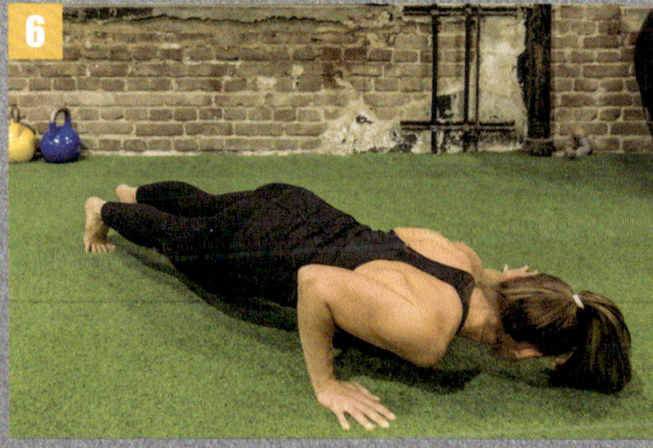

10.5.6 ARCHER PUSH-UP

Allgemeine Hinweise:

Der Archer Push-up ist eine Vorübung des einarmigen Push-ups und lässt dich gleichzeitig an deiner unilateralen Kraft arbeiten. Solltest du also bei Druckübungen Kraftunterschiede zwischen rechts und links feststellen, kannst du diese mit Archer Push-ups ausgleichen.

Ausführung:

1. ASTE: Deine Hände sind breiter als schulterbreit (individuell, probiere dich aus) in Push-up-Position aufgestellt. Die Finger zeigen seitlich von dir weg und sind gespreizt (größere Auflagefläche). Deine Schultern befinden sich in Depression/Protraktion. Halte Grundspannung im Rumpf.
2. Beuge einen Arm eng entlang deines Rumpfs (wie beim regulären Push-up), während der andere Arm gestreckt bleibt (Blickrichtung zum gestreckten Arm).
3. Lasse während der Ausführung das Gleiten deiner Schulterblätter in die Retraktion zu.
4. Drücke dich aktiv vom Boden nach oben in den Stütz.
5. Nun beugt und streckt sich der jeweils andere Arm.
6. Führe die Übung abwechselnd durch (rechts-links im Wechsel).

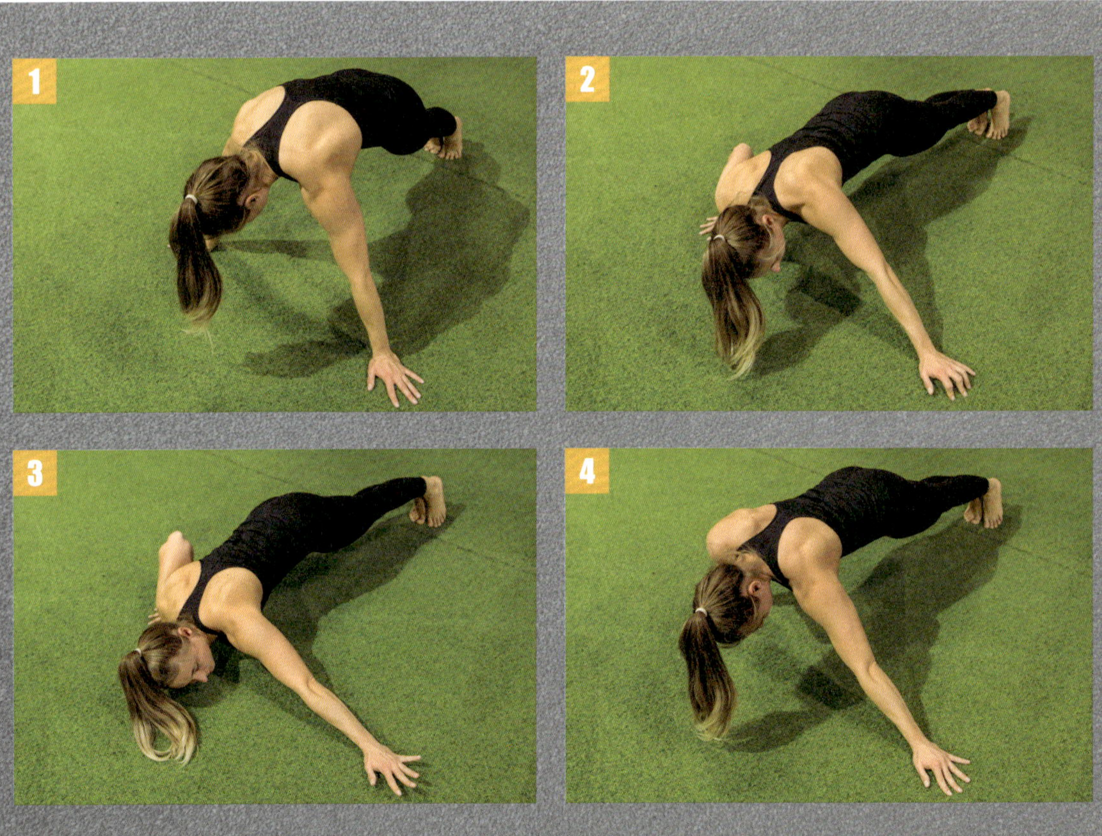

- ⊗ Zu viel Rotation im Rumpf
- ⊗ Es entsteht ein Hohlkreuz während der Ausführung.
- ⊗ Der lange Arm bleibt nicht gestreckt.
  » Arbeite an deiner Straight Arm Strength.
- ⊗ Der beugende Arm ist zu weit vom Rumpf entfernt.

Skalierung:

- ⊖ Lege deine Hände auf eine Box, die genug Platz für deine breit aufgestellten Arme bietet.
- ⊖ Exzentrische Archer Push-ups
- ⊖ Nutze ein Band, welches du unterhalb deiner Brust anlegst.
- ⊕ Ring Archer Push-ups

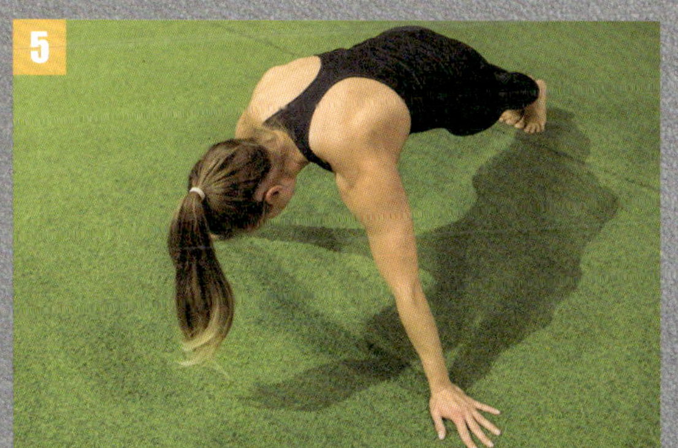
5

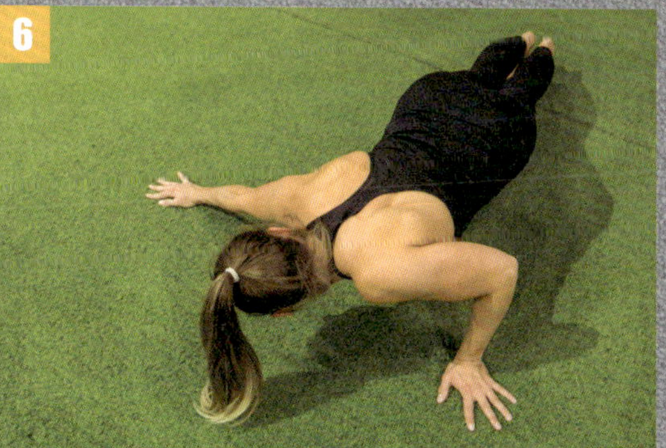
6

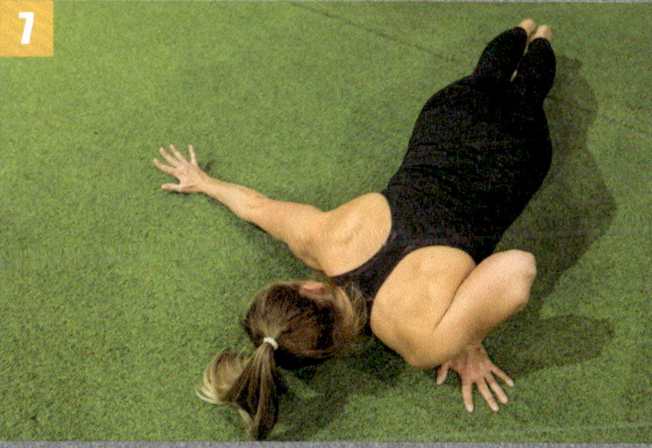
7

10.5.7 RING ARCHER PUSH-UP

Allgemeine Hinweise:
Sind dir Archer Push-ups am Boden zu leicht, führe sie an den Ringen aus. Durch die Ringe sind kleinste Bewegungen auszugleichen, die mehr stabilisierende Muskulatur involvieren.

Vorbereitung: Die Ringe sind auf Hüfthöhe eingestellt.

Ausführung:
1. ASTE: Die Hände sind breiter als schulterbreit (individuell, probiere dich aus) in Push-up-Position in den Ringen platziert. Deine Handgelenke sind neutral. Halte Grundspannung im Rumpf. Deine Schultern befinden sich in Depression/Protraktion.
2. Führe die Übung abwechselnd durch (rechts-links im Wechsel).
3. Beuge einen Arm eng entlang deines Rumpfs (wie beim regulären Push-up), während der andere Arm gestreckt bleibt.
4. Deine Handflächen des gestreckten Arms zeigen nach unten, dein gebeugter Arm greift den Ring im neutralen Griff.
5. Die Blickrichtung geht zum gestreckten Arm.

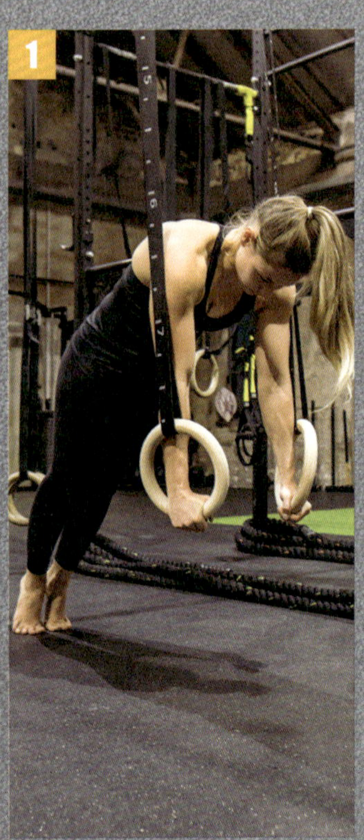

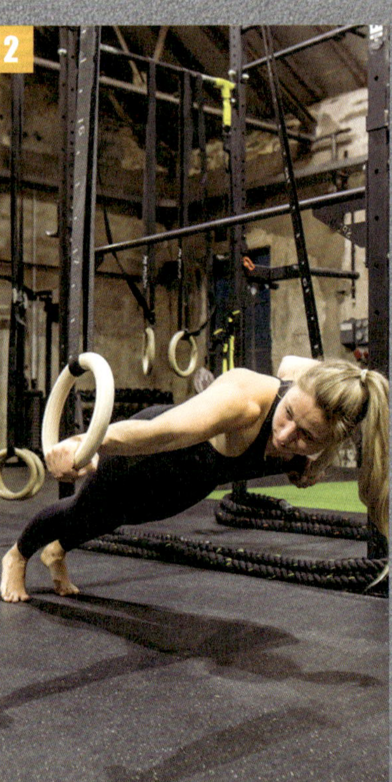

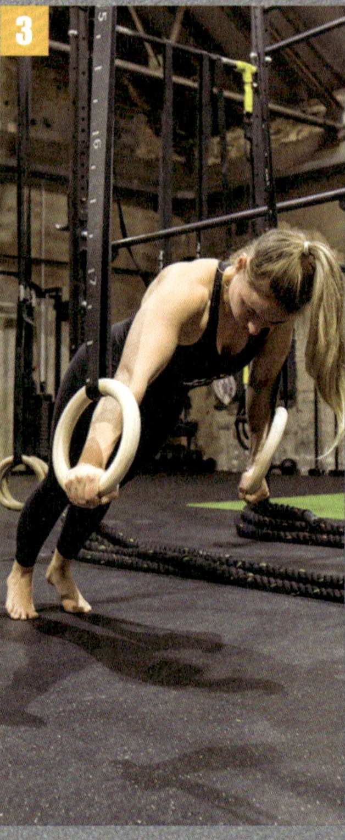

6. Drücke dich mit gebeugtem und gestrecktem Arm gleichzeitig aktiv nach oben in den Stütz.
7. Nun beugt und streckt sich der jeweils andere Arm.

- ⊗ Die Schultern fallen in Elevation und/oder in Retraktion.
- ⊗ Die Körperspannung gibt nach.
- ⊗ Der beugende Ellbogen steht nach außen.
  » Die Kompressionskraft in dieser Position mit Iso-Holds stärken.
- ⊗ Ungleichmäßiger Druck beider Arme in der Konzentrik, dadurch rotiert der Rumpf.
  » Unilaterales Training, um die Seiten in Bezug auf die Kraft anzugleichen.

Skalierung:

- ⊖ Führe die Übung am Boden aus.
- ⊖ Je aufrechter du zu den Ringen stehst, desto leichter ist die Übung (die Bänder sind dabei gespannt).
- ⊖ Typewriter Push-ups
- ⊖ Abwechselnd möglich
- ⊕ Führe sie sehr langsam mit Kadenzen aus.

10.5.8 ONE ARM PUSH-UP

Allgemeine Hinweise:

Der einarmige Push-up trainiert unilateral deine horizontale Druckkraft. Du kannst ihn ausführen, wenn dir alle anderen Push-up-Varianten zu leicht fallen.

Ausführung:

1. ASTE: Begib dich in die Push-up-Position, deine Händen befinden sich unterhalb deiner Schultern in einer Kraftlinie. Deine Schultern befinden sich in Depression/Protraktion. Halte die Hollow-Body-Spannung. Deine Beine sind gegrätscht am Boden aufgestellt (größere Unterstützungsfläche).
2. Der freie Arm liegt lang an der Seite deines Oberschenkels.
3. Führe den ausübenden Arm eng am Körper entlang.
4. Deine Ellbogen sind etwa 45° vom Rumpf entfernt.
5. Drücke dich auf dem gleichen Weg wieder in den Stütz zurück.
6. Bleibe stabil im Rumpf (keine Rotation).

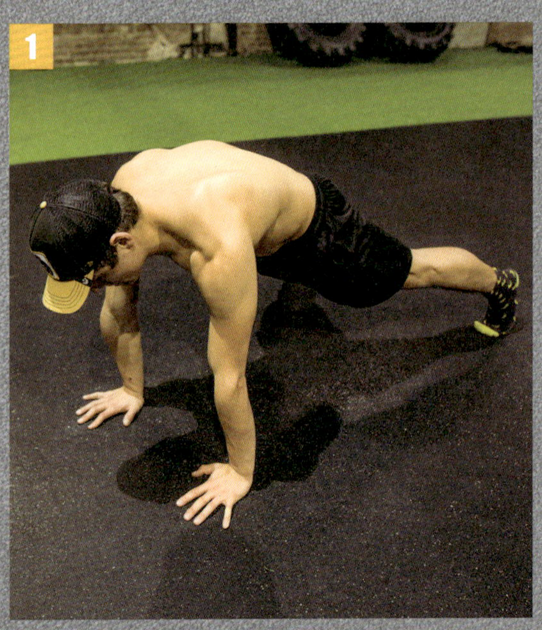
1

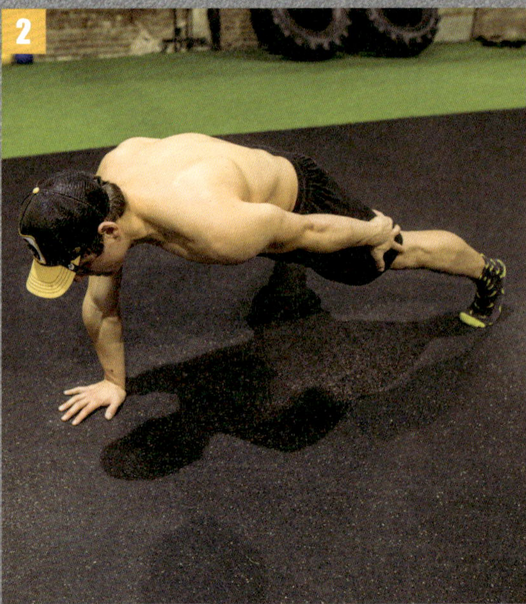
2

- ⊗ Es entsteht ein Hohlkreuz während der Ausführung.
- ⊗ Die Ellbogen weisen weit über 45° hinaus.
- ⊗ Zu viel Rotation im Rumpf

Skalierung:

- ⊖ Lege deine Hand auf eine Box.
- ⊖ Nutze ein Band, welches du unterhalb deiner Brust anlegst.
- ⊖ Lege einen Arm gestreckt auf eine Box (wie bei den Archer Push-ups).
- ⊕ Führe die Push-ups ohne Hände aus. 😉

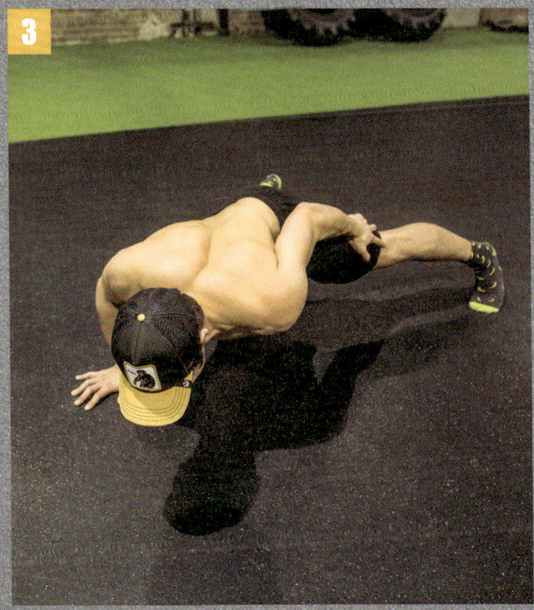

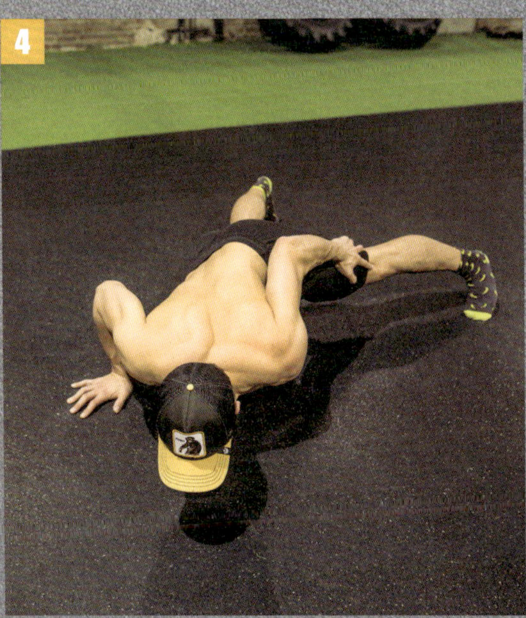

10.6 VERTIKALE DRUCKÜBUNGEN

10.6.1 RING BENCH DIP

Allgemeine Hinweise:
Als fortgeschrittener Sportler sind dir Bench Dips sicher bekannt und waren Bestandteil deines Basictrainings. An den Ringen ausgeführt, profitierst du von der Instabilität der Ringe.

Vorbereitung: Stelle die Ringe knapp über eine Elle hoch ein (kniehoch).

Ausführung:
1. ASTE: Stütze dich rücklings mit neutralem Handgelenk in die Ringe. Deine Schultern sind in Depression. Deine Beine sind vorne wie bei einem L-Sit ausgestreckt oder angewinkelt (leichter).
2. Beuge deine Arme bis auf 90° oder darüber hinaus (Dehnung = mehr Muskelrekrutierung = stärker).
3. Führe deine Hände am Rumpf entlang.
4. Die Ellbogen zeigen nach hinten und dein Unterarm bleibt senkrecht zum Boden.
5. Nach der Streckung in den Stütz erfolgt ein RTO = mehr ROM.

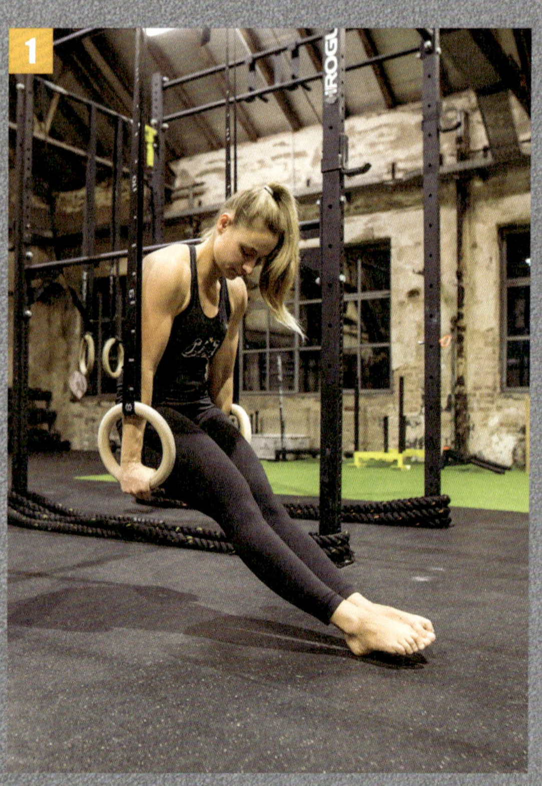

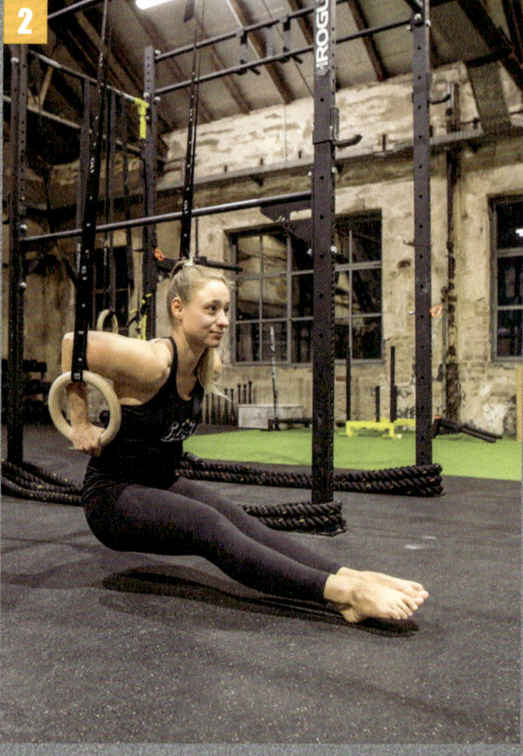

Es entsteht ein Hohlkreuz während der Ausführung, weshalb die Hände nicht am Rumpf bleiben und die Schultern aufgrund der Extensionskompensation der Wirbelsäule nach vorn kommen.

» Lerne es, dich im Lat zu packen.

Die Ellbogen zeigen zur Seite, nicht nach hinten.

» Die Kompressionskraft mit gepacktem Lat in verschiedenen Bewegungsphasen mit isometrischen Holds stärken.

Skalierung:

- Bench Dips an einer Bank oder Ähnlichem
- Verringere den Hebel deiner Beine, indem du sie heranziehst.
- Ring Dips

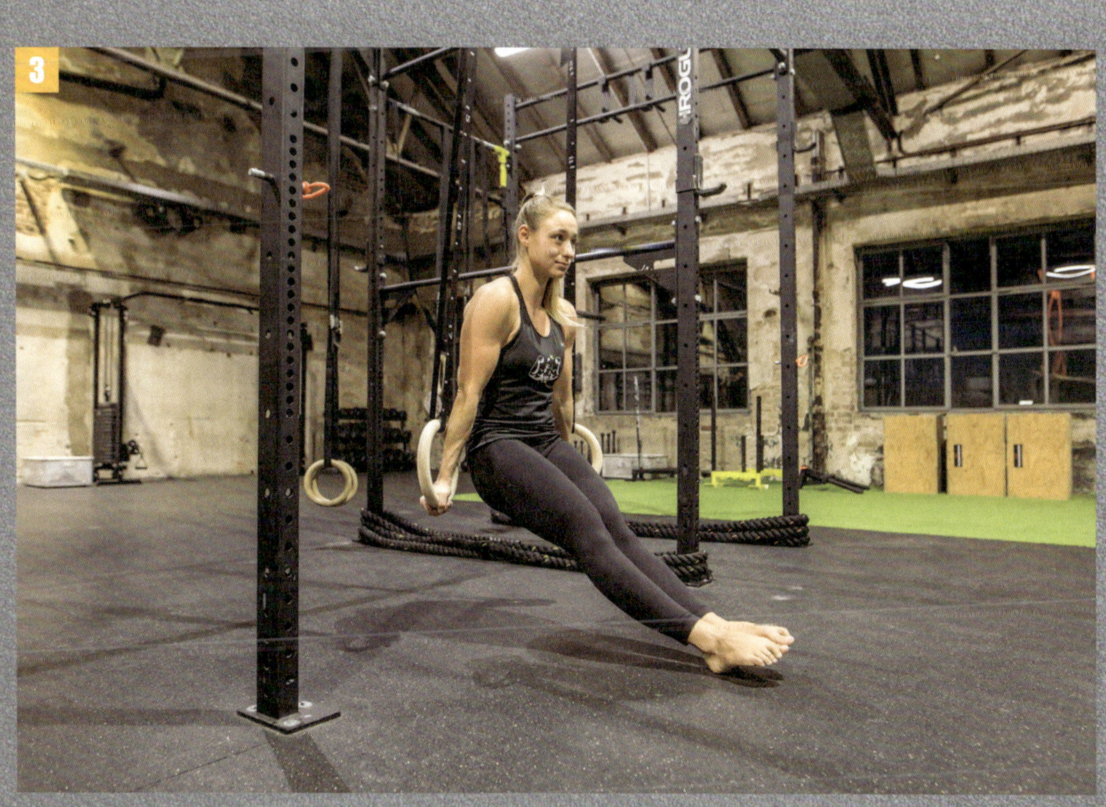

10.6.2 RING DIP

Allgemeine Hinweise:
Ring Dips sind eine der Voraussetzungen für einen Ring Muscle-up. Sobald du mit den Ringen im Stütz vertraut bist, ist es an der Zeit, deine Dips am Barren auf Dips an den Ringen zu verlagern. Durch die Instabilität sind sie eine anspruchsvollere Übung und lassen dich den Übertrag deines Stärkezuwachses auf den Barren sicher spüren.

Vorbereitung: Die Ringe hängen etwa auf Hüfthöhe.

Ausführung:

1. ASTE: Greife die Ringe mit deinen Händen im neutralen Griff. Deine Arme sind im Dipstütz, die Schultern sind in Depression/Protraktion. Halte die Hollow-Body-Position, RTO für mehr ROM.
2. Presse deine Oberarme aktiv an deinen Brustkorb.
3. Beuge deine Arme nahe am Rumpf entlang (die Ellbogen zeigen nach hinten) bis auf 90° oder darüber hinaus.
4. Lehne dich während des Beugens mit deinem Rumpf (deiner Brust) nach vorn.
5. Drücke dich in den Stütz zurück, schaue dabei nach vorne.

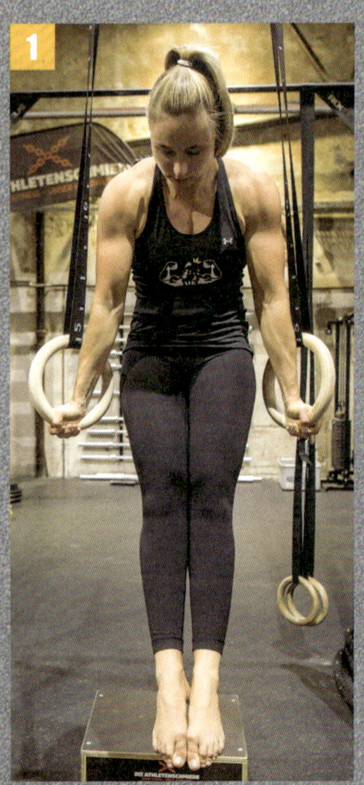

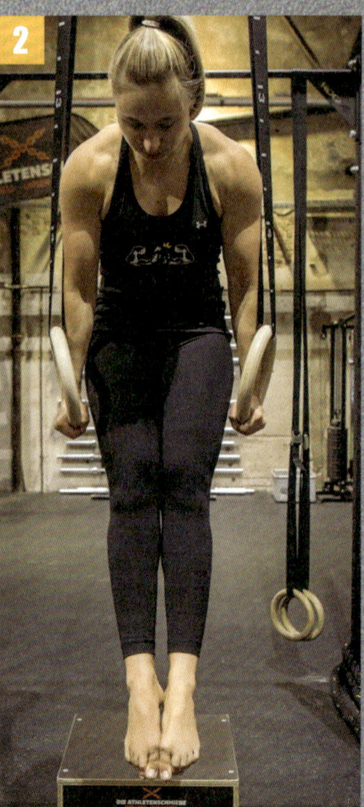

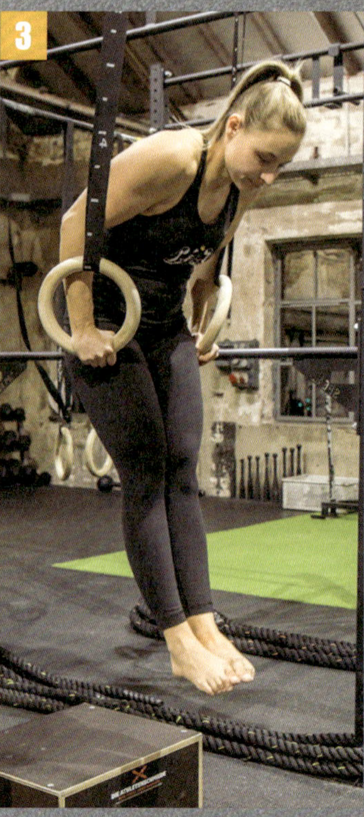

6. Deine Hände bleiben während der Aufwärtsbewegung am Rumpf.
7. ROM: Komme am höchsten Punkt in den RTO (Außenrotation der Schulter).

- ⊗ Die Schultern fallen in Elevation und/oder in Retraktion.
- ⊗ Die Körperspannung gibt nach, dadurch entsteht Instabilität in den Ringen.
- ⊗ Die Ellbogen stehen nach außen (sind vom Körperschwerpunkt entfernt).
- ⊗ Beim Nachobendrücken liegt ein extensorisches Kompensationsmuster (Hohlkreuz) vor. Die Hände werden hinter dem Rücken vorbeigeführt, es entsteht eine ungünstige Schulterposition.
  » Mehr Hollow-Body-Spannung und Schultergürtel-Anbindung aufbauen sowie die Atmung beachten.

Skalierung:

- ⊖ Stelle die Füße auf den Boden oder auf eine erhöhte Box.
- ⊖ Arbeite isometrisch in den verschiedenen Positionen, um Sticking Points auszumerzen.
- ⊖ Arbeite mit der Exzentrik.
- ⊕ Bulgarian Ring Dips

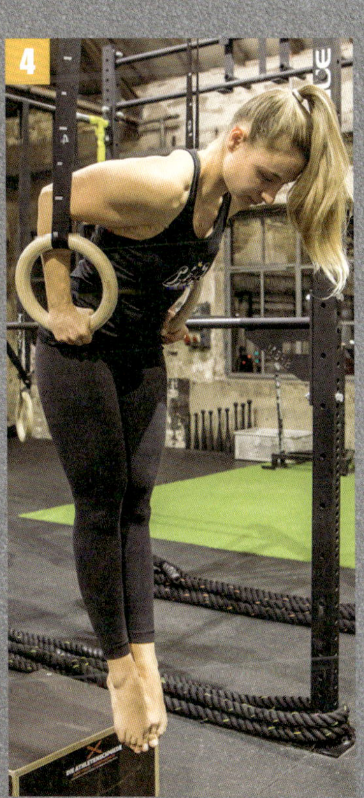

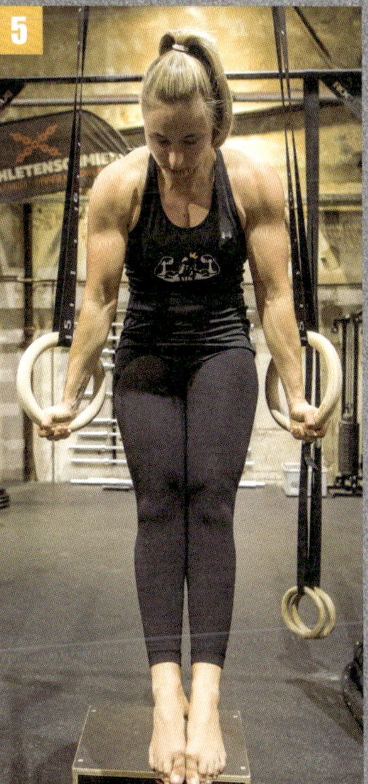

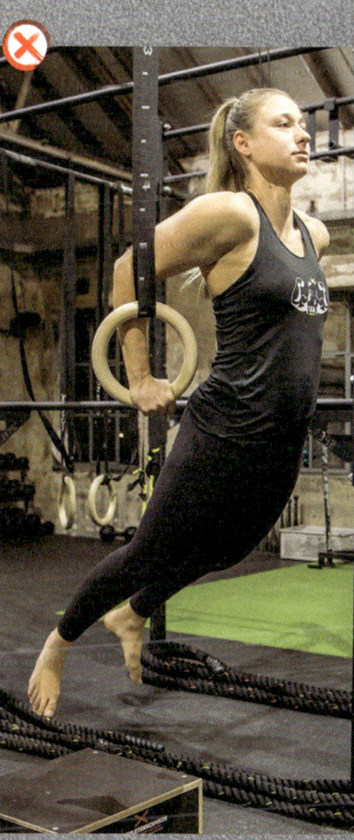

10.6.3 RING PIKE PUSH-UP

Allgemeine Hinweise:
Deine Über-Kopf-Kraft kannst du hervorragend mit deinem körpereigenen Gewicht stärken, indem du die dir bekannten Pike Push-ups am Boden auf die Ringe überträgst. Eine stärkere Über-Kopf-Kraft geht immer einher mit mehr Kraft für Übungen wie den Schweizer Aufgang des Handstands oder den Handstand Push-up.

Vorbereitung: Die Ringe hängen knapp über dem Boden.

Ausführung:

1. ASTE: Greife die Ringe mit neutralem Handgelenk in gestreckter Armposition. Die Ringe bilden eine V-Spitze. Deine Schultern in Elevation befinden sich über deinen Handgelenken. Dein Po ist annähernd senkrecht über den Schultern zu platzieren. Deine Fußballen stehen gegrätscht am Boden. Hände und Kopf bilden während der Ausführung ein Dreieck (du bildest eine Pyramide). Halte Grundspannung im Rumpf, die Hüfte ist in Extension (APT).
2. Halte deine Schultern sowie den Po möglichst in einer „diagonalen" Linie. Der Kopf ist zwischen den Armen mit Blickrichtung zu den Füßen.

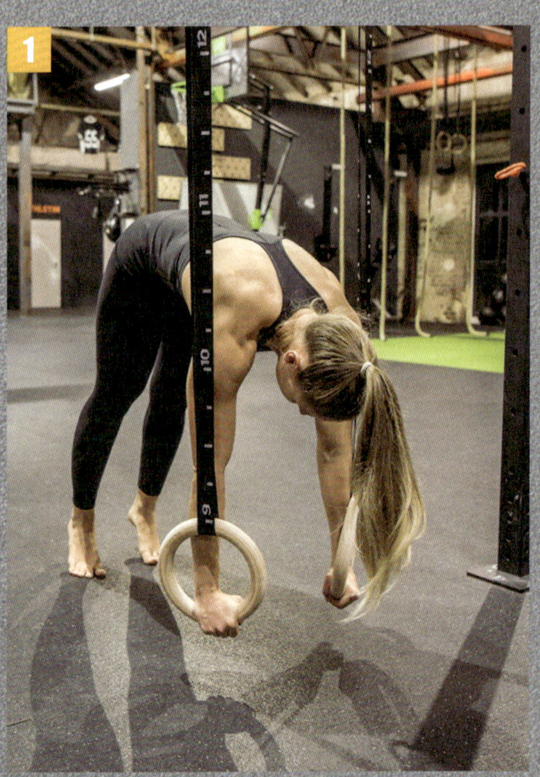

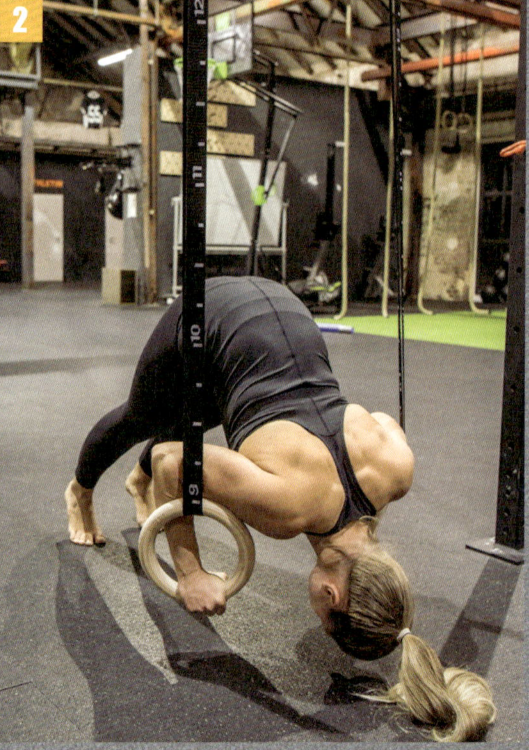

3. Beuge deine Arme im 45°-Winkel (eng am Körper entlang), bis die Ringe die Schultern berühren.
4. Schiebe dich wieder in die ASTE, dies ist weniger ein Nachobendrücken wie bei einem regulären Push-up.

Ⓧ Die Ellbogen stehen nach außen.
» Kontrolliere deine Handposition.

Ⓧ Die Körperspannung gibt nach.
» Denke an die Pyramide.

Ⓧ Der Kopf wird in eine Linie mit den Händen gebracht.
» Es entsteht ein Dreieck, da sonst zu viel Last auf deinen Schultergelenken liegt.

Skalierung:

⊖ Ring Push-ups und Dips

⊖ Hände und Füße am Boden platzieren.

⊕ Stelle deine Beine auf eine Box.

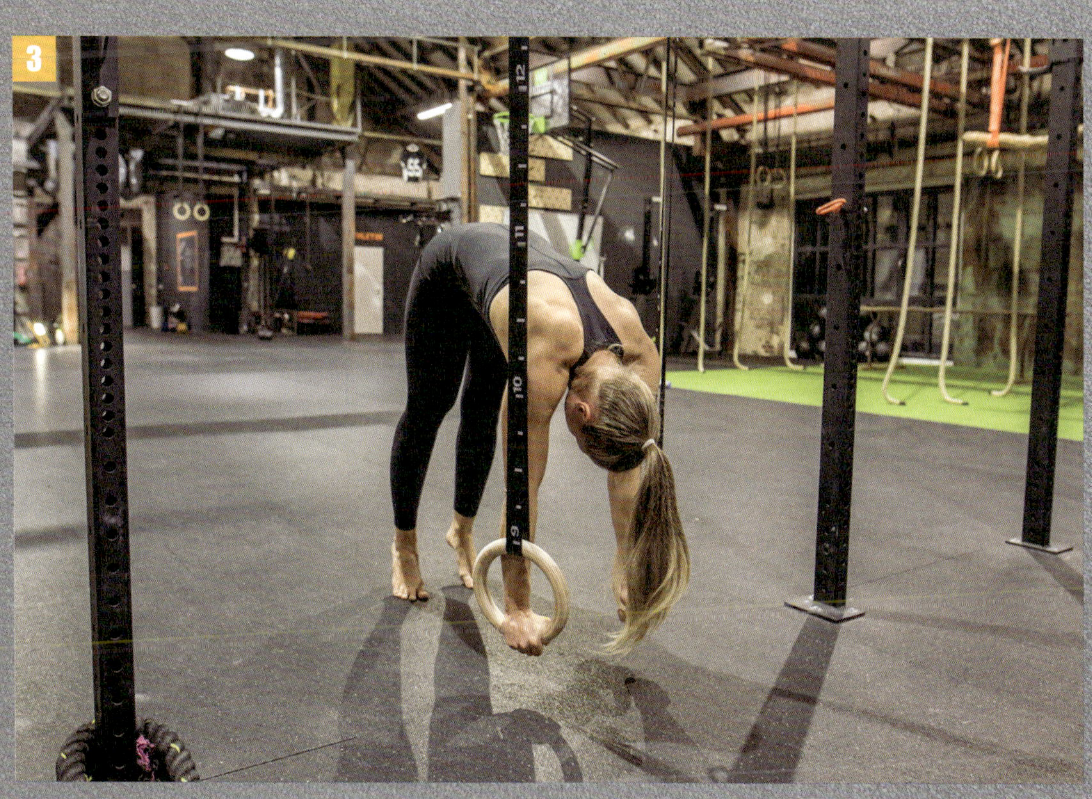

10.6.4 STRAIGHT BAR DIP

Allgemeine Hinweise:
Eine der Grundvoraussetzungen für den Bar Muscle-up ist der Straight Bar Dip. Sollte hier die Technik nicht richtig auszuführen sein, brauchst du dich nicht dem Ziel des Bar Muscle-ups anzunähern, denn der Straight Bar Dip ist ein Element des Bar Muscle-ups und folgt nach dem Zug und der Transition vom Hang in den Stütz.

Vorbereitung: Wähle einen Barren oder eine hüft- bis brusthohe Stange.

Ausführung:

1. ASTE: Die Hände befinden sich schulterbreit im Langarmstütz auf der Stange (neben deinem Rumpf). Deine Schultern sind in Depression/Retraktion sowie in Außenrotation positioniert. Halte Grundspannung im Rumpf.
2. Der Oberkörper ist nach vorn über die Stange gelehnt.
3. Initiiere die Bewegung eines Klappmessers (Ober- und Unterkörper nähern sich durch das Beugen der Hüfte an), indem du dich nach vorn gebeugt mit der Brust zur Stange hinablässt.
4. Die Unterarme bleiben während der Abwärtsbewegung senkrecht zur Decke.

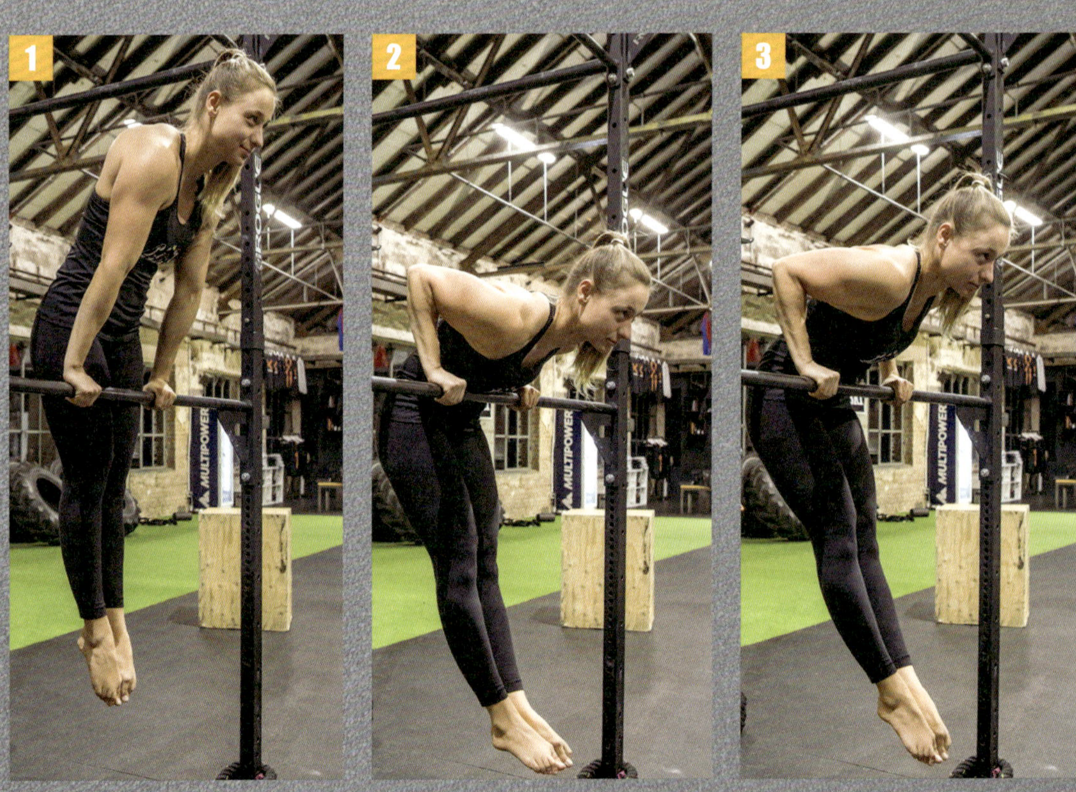

5. Deine Arme bleiben eng am Rumpf (die Ellbogen zeigen nach hinten).
6. Drücke dich wieder in die ASTE.

⊗ Die Schultern fallen in Elevation und/oder Retraktion.
- » Trainiere deine Schulterblatt-Rumpf-Anbindung in der Druckposition (vertikal und horizontal) beispielsweise mit isometrischen Holds im Beugestütz am Barren oder in der Straight-Bar-Dip-Position.

⊗ Der Oberkörper bleibt zu senkrecht zur Stange, du hast das Gefühl, nach hinten zu fallen.
- » Lehne dich nach vorn.

Skalierung:

⊖ Jump-ups (Jumping Muscle-ups), um die Konzentrik zu erleichtern.

⊖ Führe sie in der Exzentrik aus.

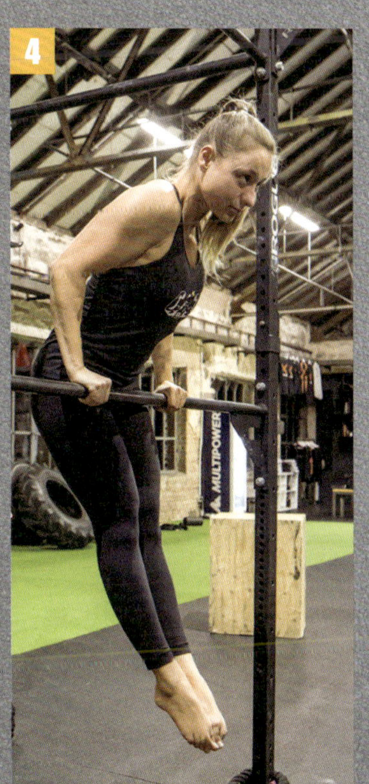

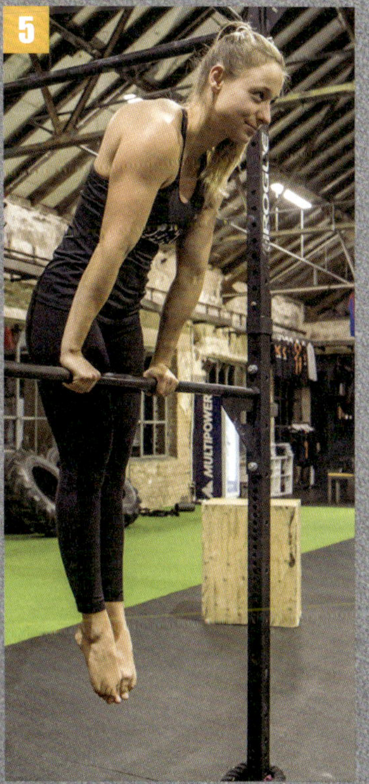

TIPP:

Durch die Hollow-Body-Position befinden sich deine Füße vor der Stange. Wenn die Hollow-Body-Position fehlt, ist deine Wirbelsäule zu aufgerichtet, sodass du kaum Kraft in die Stange generieren kannst. Bewege dich bei der Beugung wie ein Klappmesser um die Stange, während du die Hollow-Body-Position beibehältst.

10.6.5 BULGARIAN RING DIP

Allgemeine Hinweise:
Um deine vordere Schulter und deine Brust zu trainieren, eignen sich auch Bulgarian Ring Dips, vorausgesetzt, du beherrschst reguläre Ring Dips in einer technisch sauberen Ausführung.

Vorbereitung: Die Ringe sind etwa auf Brusthöhe angebracht.

Ausführung:

1. ASTE: Begib dich in die RTO-Position des Stützes. Deine Schultern befinden sich in Depression/Protraktion. Halte Grundspannung im Rumpf.
2. Die Arme werden seitlich vom Rumpf abduziert. Deine Hände bleiben in einer Linie zum Rumpf. Bei Erreichung der 90° sieht es aus wie ein auf dem Kopf stehender Doppel-Bizeps.
3. Beuge deine Ellbogen bis auf 90° unter Beibehaltung der Schulterblattstellung → darüber hinaus sorgst du für mehr ROM.
4. Die Handrücken zeigen dabei nach vorn.
5. Drücke dich wieder in den Stütz der ASTE.

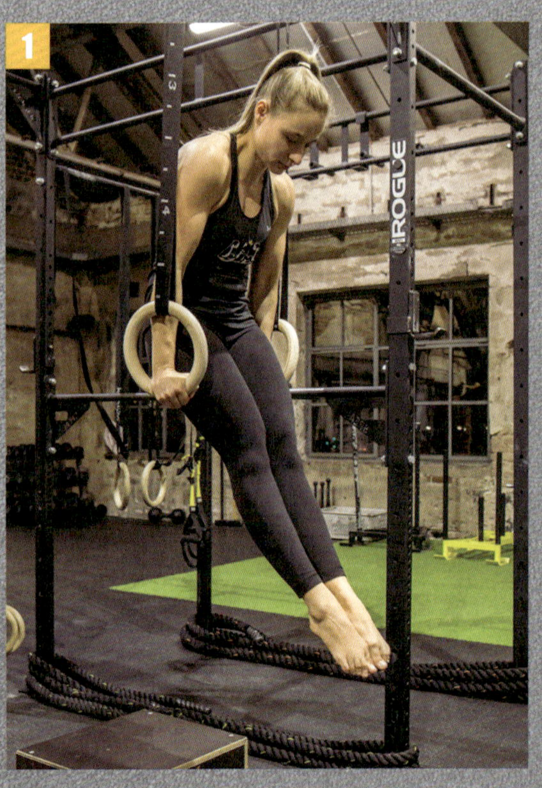

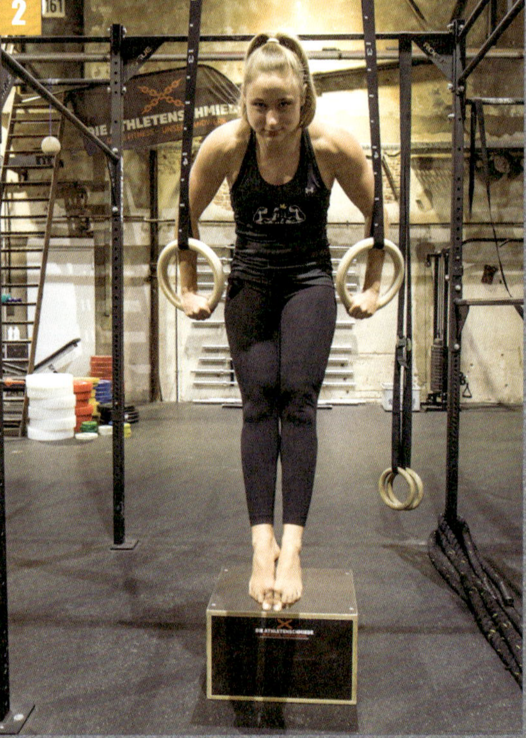

6. Während des Nachobendrückens rotieren deine Schultern wieder in eine Außenrotation (die Handgelenke sind in neutralem Griff).

⊗ Die Schultern fallen in Elevation und/oder Retraktion.
» Wähle eine regressive Übung.

Skalierung:

⊖ Reguläre Ring Dips

⊖ Bench Dips an den Ringen in dieser Position

⊖ Unterstütze dich mit den Füßen am Boden.

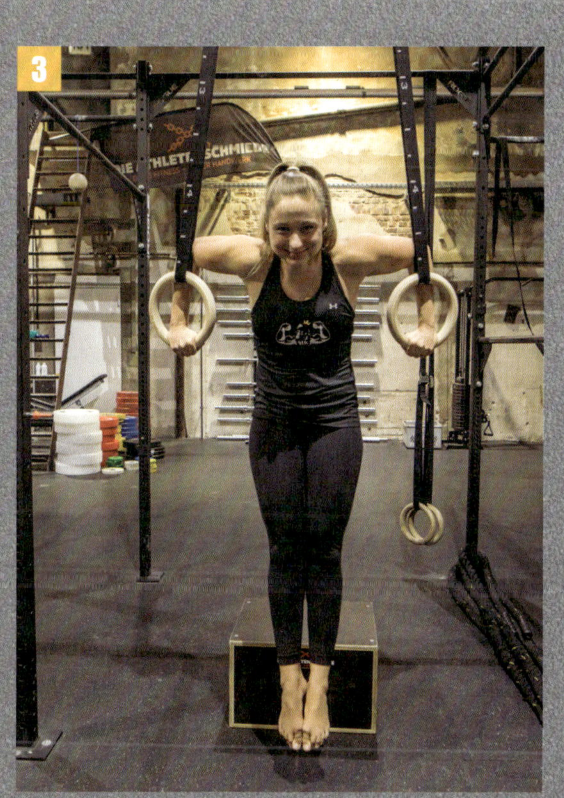

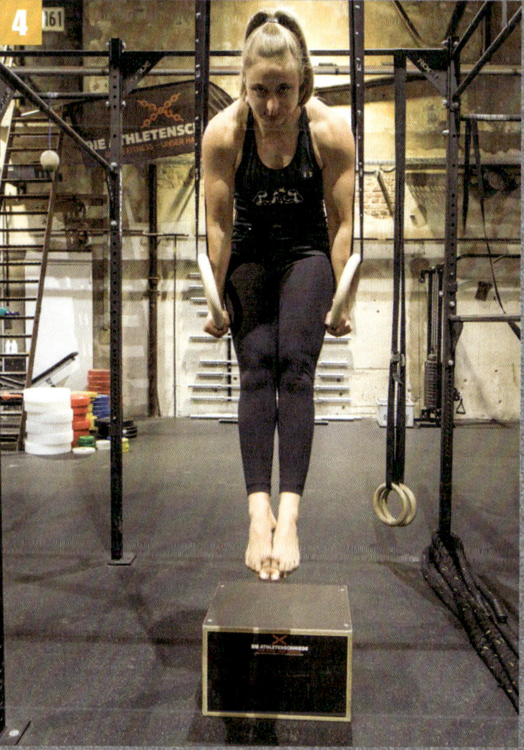

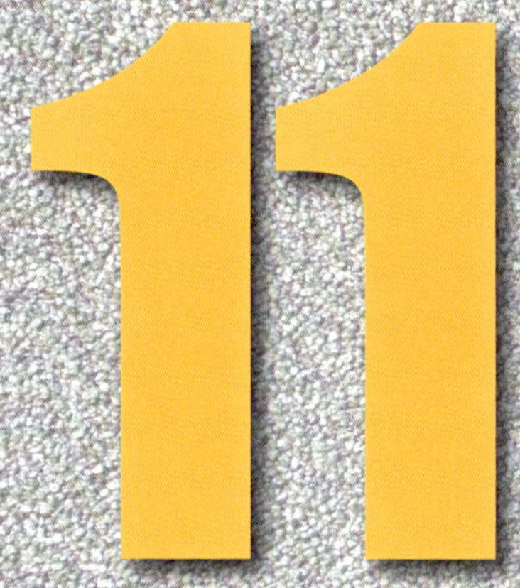

Calisthenics Skills

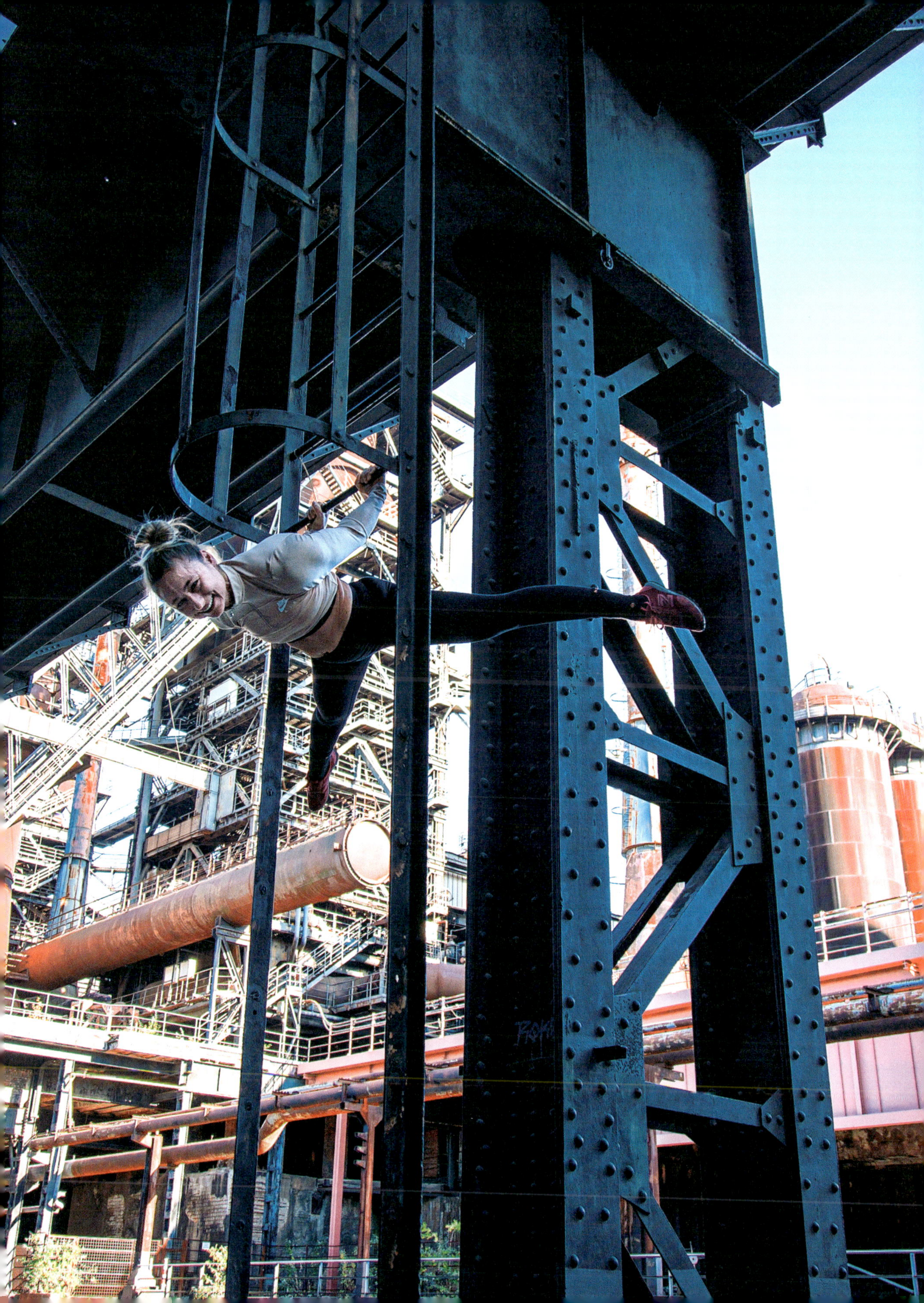

11 Calisthenics Skills

Du möchtest nach all den progressiven und assistierenden Calisthenics-Basics-Übungen, die deine Kraft weiter ausbauen, endlich darüber hinaus und an deinen Skills arbeiten? Dann steigst du in den nächsten Kapiteln direkt in die Skills sowie in deren Vorübungen ein.

Die Skills sind, wie du der Übersicht aus Kap. 9 entnehmen kannst, genauso wie die Basics in die vertikale und horizontale Ebene einzuordnen. Lasse diese Parameter bei der Gestaltung deines Trainings einfließen (mehr dazu in Kap. 13), um trainierende Muskelgruppen in einer ausgleichenden Frequenz, Intensität und dem richtigen Volumen anzusprechen.

Der einzige, über Kopf ausgeführte Skill in der vertikalen Ebene ist der Handstand. Natürlich kommen alle über Kopf ausgeführten Vorübungen hinzu, die für die Stärkung der Über-Kopf-Kraft sorgen oder den Handstand mit Handstand-Push-ups noch schwieriger machen. Nein, den Handstand-Push-up führen wir in diesem Buch nicht aus.

Eine Kombination aus ziehenden und drückenden Elementen ist der Muscle-up. Die Verbindung aus einem Pull-up und einem Dip macht ihn zu einer komplexen Übung mit einem Übergang in zwei Bewegungsebenen. Die Transition (das Umsetzen) mit dem sogenannten *False Grip* ist hierbei der anspruchsvollste Part der Übung, weshalb ihm neben der benötigten Explosivität die meiste Beachtung geschenkt wird.

Vertikale, nach unten drückende Kraft in einer Depression/Protraktion der Schulter wirkt im Dip des Muscle-ups und bei Weighted Dips.

Zu den horizontal ziehenden Bewegungen gehört der statische Skill Front Lever (die Hangwaage vorlings) mit seinen regressiven und progressiven Übungen.

Die Planche (Stützwaage), der Königsskill schlechthin aller Athleten, wird wie der Back Lever (die Hangwaage rücklings) in einer horizontal drückenden Bewegung ausgeführt. Da weder ich noch Leon eine Planche beherrschen, werden wir auch auf entsprechende Vorübungen im Buch verzichten.

Meistere erst mal die hier ausführlich vorgestellten Übungen. Sie werden deine anfängliche Grundkraft im Advanced Level beträchtlich verbessern und dich bestens für alles Weitere, wie etwa die Planche oder den einarmigen Pull-up, vorbereiten.

No hurry! Habe immer deine Gesundheit im Fokus bei all deinen täglichen Handlungen. Pro-Skills wie diese erscheinen dann eventuell im dritten Buch, wenn einer von uns die Skills selbst beherrscht. Bescheidenheit siegt.

Legen wir also los mit der detailverliebten Bereitstellung von Cali-Content, um die Leserschaft auch in Aktion treten lassen zu können. Beginnen wir mit einem Skill, den wir auch Anfängern mit auf dem Weg geben, dem Handstand. Folgende Skills sind ihrem Schwierigkeitsgrad entsprechend geordnet: Back Lever, Ring Muscle-up, Bar Muscle-up.

11.1 LERNE DEN HANDSTAND

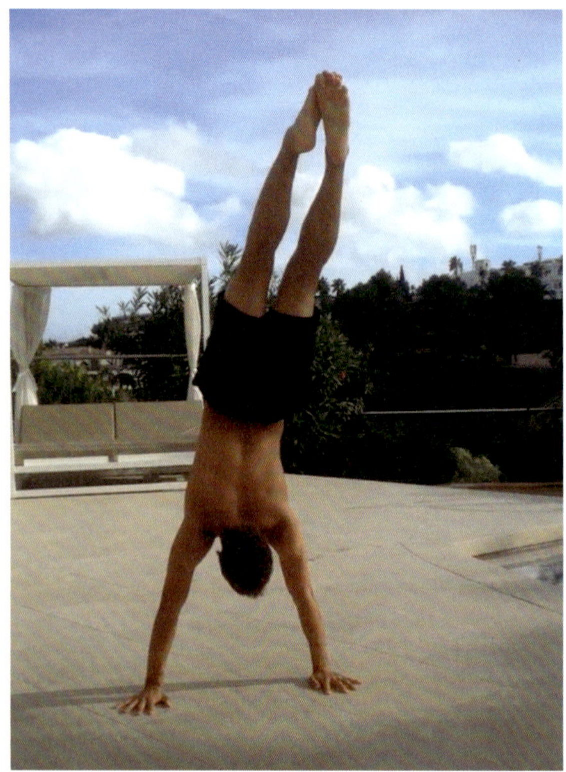

Bananenhandstand

Wenn ich einen Lieblingsskill im Calisthenics habe, dann ist es definitiv der Handstand. Warum? In der perfekten Balance zu stehen, fühlt sich wie Fliegen an. Fast kein Tag vergeht, an dem ich nicht mindestens einmal im Handstand stehe. Es macht süchtig.

Im Folgenden erkläre ich dir den simpelsten Weg, um einen Handstand zu lernen. Du wirst lernen, worauf es wirklich ankommt, um die perfekte Balance halten zu können. Einen Handstand zu können, ist weitaus mehr, als sich andauernd auf seine Hände zu werfen.

Meine Reise zum Handstand begann schon sehr früh. Auf dem Fußballplatz übte ich immer wieder in den Pausen, auf meinen Händen stehen zu bleiben. Ich hatte mir ausgemalt, dass es ein cooler Torjubel sei. So wie Aubameyang seinen Salto macht, so wollte ich im Handstand stehen.

Mein erstes Video von einem Handstandversuch, bei dem ich gerade so für ein paar Sekunden stehe, ist 2014 entstanden. Doch wie du auf dem Bild unschwer erkennen kannst, kann dieser Handstand kaum noch „bananiger" aussehen. Damals habe ich geübt wie fast jeder, der einen Handstand lernen will: Ich werfe mich so lange auf die Hände, bis es gelingt!

Nicht nur du wirst mit dieser Methode viel zu lange brauchen und am Ende wahrscheinlich die Motivation verlieren, außerdem ist sie viel zu riskant.

11.1.1 DIE HANDSTANDPYRAMIDE

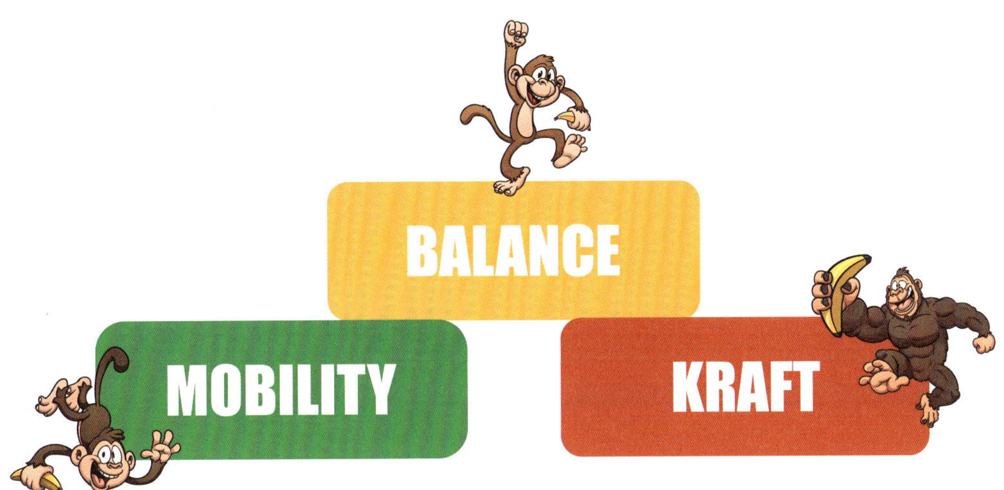

Der Handstand besteht aus drei Teilen

Ich nenne es die „Handstandpyramide". Die Basis bilden Mobility und Kraft. Erst dann trainierst du deine Balance. Alles andere ist Zeitverschwendung und das Risiko, sich zu verletzen, ist zu groß. Im ersten Buch habe ich mehr zum Thema Schmerz und Verletzung geschrieben. Was du dir allerdings als einfache Faustformel merken solltest:

> „Eine Verletzung entsteht immer dann, wenn die Belastung die Belastbarkeit übersteigt."

Im Crossfit sehe ich diesen Trend leider viel zu oft: Man wirft sich auf die Hände und versucht, zu überleben. Da es im Crossfit das Ziel ist, eine Strecke im Handstand zurückzulegen, wird meist auf einen statischen Handstand verzichtet.

Das eine schließt das andere allerdings nicht aus. Wenn du lernst, einen Handstand kontrolliert zu stehen, wirst du besser darin, im Handstand laufen zu können. Vor allem ist die Verletzungsanfälligkeit geringer, weil deine Strukturen bereits an die Belastung über Kopf gewöhnt sind.

Was braucht man, um einen Handstand gut stehen zu können?

Im Folgenden zähle ich dir alle elementaren Dinge auf, die du brauchst. Da wir die Basics eines starken, beweglichen und schmerzfreien Körpers bereits im ersten Buch besprochen haben, werde ich mich nicht lange mit der Basis der Pyramide beschäftigen. Dazu sind alle Übungen geeignet, die du im *CxM 1.0* findest. Nachfolgend fasse ich dir alle Übungen zusammen, die du in diesem Buch findest, die auf den bereits trainierten Fähigkeiten des ersten Buchs aufbauen:

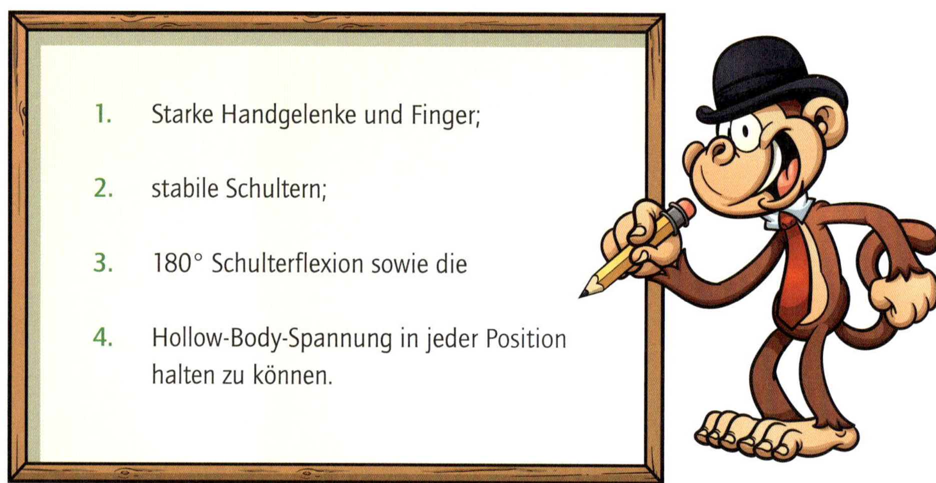

Wenn du dich nun fragst, wie du alle diese Übungen sinnvoll in dein Training einbauen kannst, um den Handstand zu lernen, schaue in Kap. 13.1.

Vorher gehen wir darauf ein, wie ein Handstand aussehen sollte, wie du ihn effektiv übst und schneller zur Balance findest.

11.1.2 HANDSTANDARCHITEKTUR

Wie du auf den Bildern sehen kannst, ist der Handstand dem Hang an der Stange sehr ähnlich, nur eben umgedreht. Der wichtigste Punkt hierbei ist die Kraftlinie von Handgelenk, Ellbogen, Schultern und Rumpf. Die Beine können in verschiedensten Positionen gehalten werden, solange du die Basis der Arm-Rumpf-Verbindung beherrschst:

BILDER VON VERSCHIEDENEN HANDSTANDPOSITIONEN:

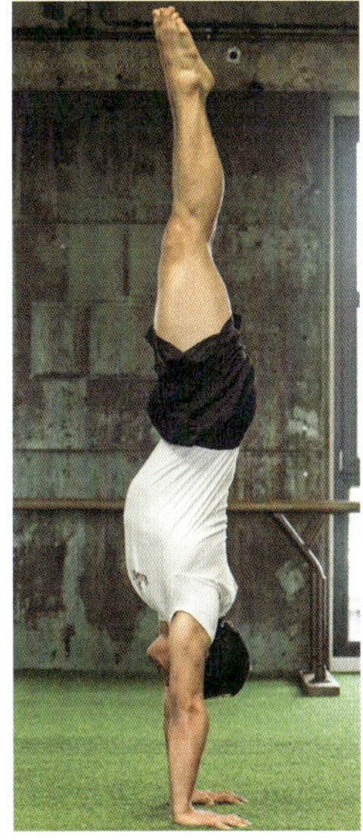
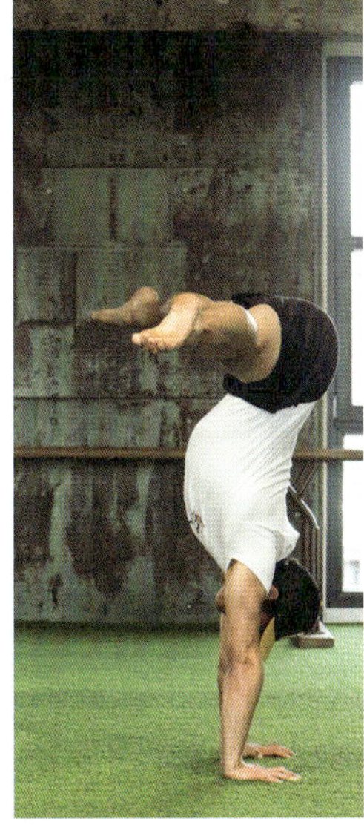
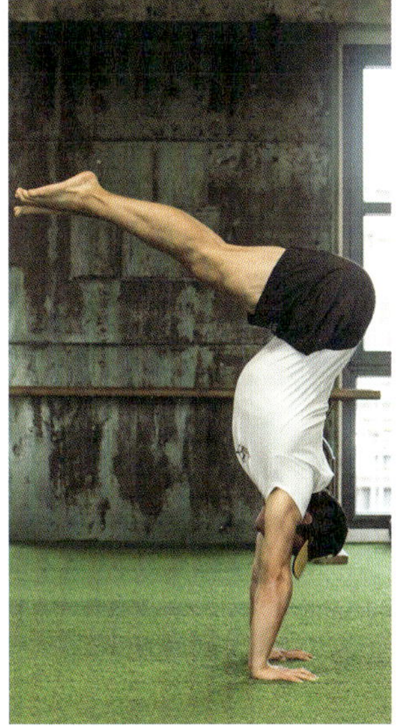
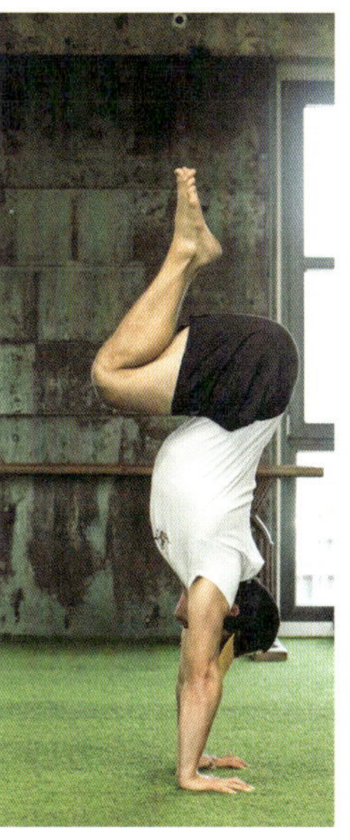
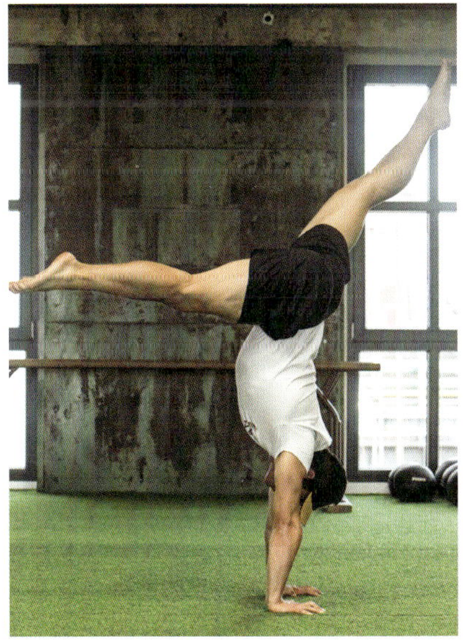
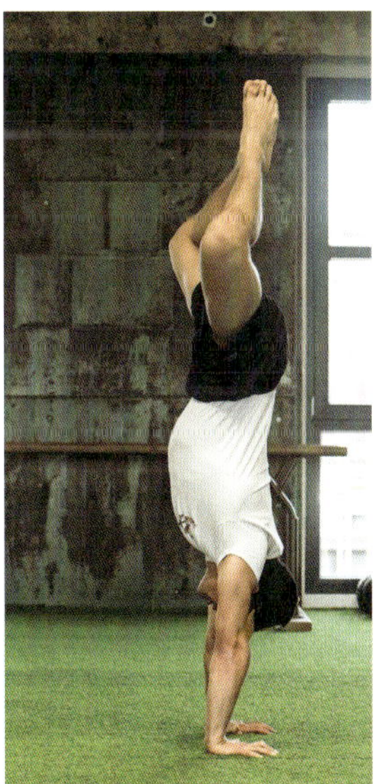
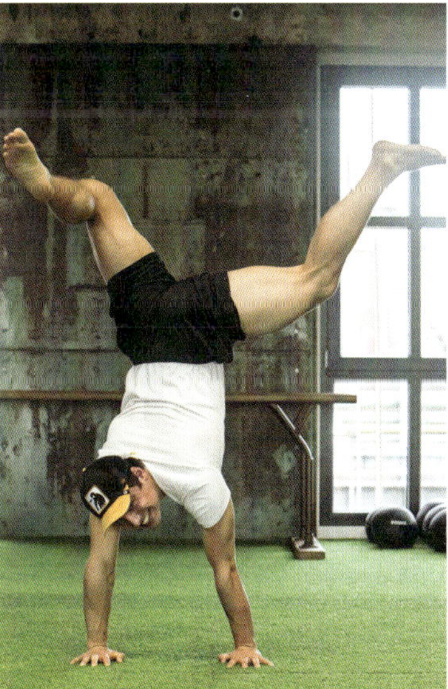

11.1.3 KRAFTVOLLE LINIE

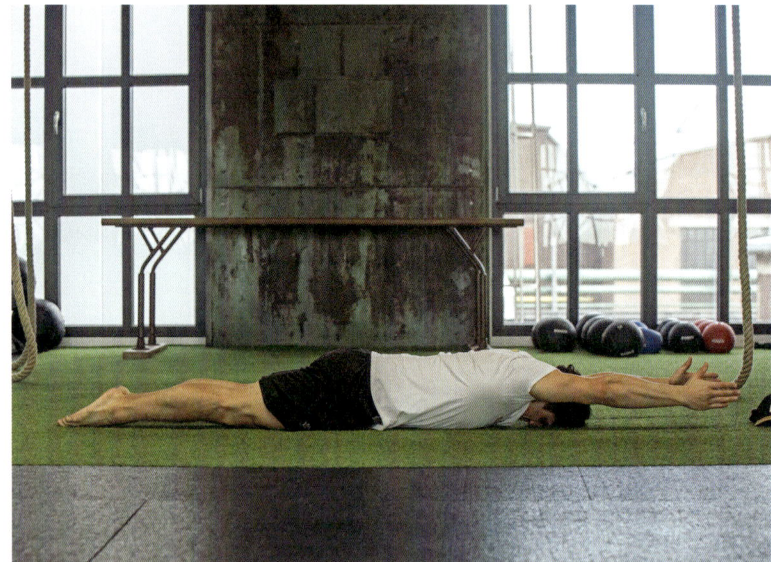

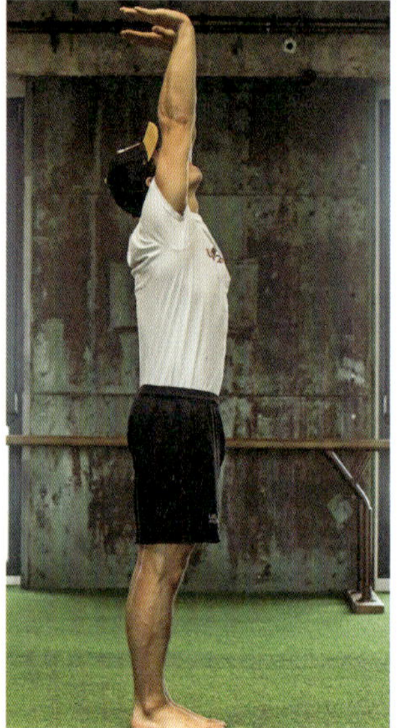

Dein Nervensystem muss erst einmal verstehen, welche Muskeln alle zusammenspielen müssen. Dazu ist der Drill der „kraftvollen Linie" sehr wertvoll.

- Du legst dich der Länge nach auf den Bauch.
- Die Arme hältst du über Kopf.
- Beachte folgende Punkte:
  - Die Füße und Fersen sind zusammen.
  - Die Beine sind gestreckt.
  - Das Becken ist im PPT.
  - Die Rippen sind unten.
  - Die Schultern sind in Elevation.
  - Die Arme werden leicht vom Boden abgehoben.

Nun halte alle Punkte gleichzeitig für mindestens 60 Sekunden.

11.1.4 ATMUNG IM HANDSTAND

Du wirst schnell merken, dass dies unglaublich anstrengend ist. An sich ist dies eine simple Übung. Was sie allerdings so schwer macht, ist die Tatsache, dass diese Bewegung so ungewohnt ist, dass die meisten aufhören, zu atmen, sobald sie im ganzen Körper Spannung aufbauen. Beginne deshalb erst mal mit einer Zeitspanne, die du halten kannst, während du weiteratmest.

„If you can't breathe in that position, you don't own that position."

Durch fließende Atmung signalisierst du deinem Nervensystem, dass diese Bewegung kontrollierbar ist. Achte also stets auf deine Atmung und lasse sie fließen, während du die Spannung in allen zuvor genannten Körperpartien aufrecht erhältst.

11.1.5 HANDSTANDEFFIZIENZ

Lasse dich durch diese anfänglichen Schwierigkeiten nicht entmutigen! Das ist normal. Dein Körper gewöhnt sich allmählich daran, die Ganzkörperspannung zu halten. Außerdem wirst du, sobald du dich auf deine Hände stellst, nicht mehr mit so viel Spannung arbeiten müssen.

„So viel Spannung wie möglich, so wenig wie nötig."

Ich habe zu Beginn von Effizienz gesprochen. Maximal viel Spannung zu halten, ist alles andere als effizient. Dennoch ist die kraftvolle Linie ein Drill, der notwendig ist, um die Ansteuerung aller Komponenten zu lernen.

Übe also so lange, bis du mindestens **4-5 Sätze à 60 Sekunden** halten kannst.

Erst dann gehst du weiter zum nächsten Schritt.

11.1.6 STÄRKER WERDEN

Wenn du die kraftvolle Linie gut halten kannst, bringst du das Ganze in die Zielposition – über Kopf.

Dafür sind drei Übungen besonders gut geeignet:

1. Wall Walks,
2. Chinese Hat (einfache Version) und
3. Handstandpaket.

Alle Übungen sind im Übungskatalog beschrieben. Insbesondere die Wall Walks habe ich ohne Ende geübt. Am Ende eines Oberkörpertrainings habe ich je drei Sätze zu 10-15 Wiederholungen angehängt.

Wenn du das erste Mal Wall Walks übst, fange mit 2-3 Wiederholungen oder gar mit Einzelwiederholungen an. Wenn du das für 2-3 Monate durchziehst, hast du definitiv genug Kraft, um deine Balance zu trainieren.

11.1.7 DEIN FUNDAMENT FÜR DIE BALANCE

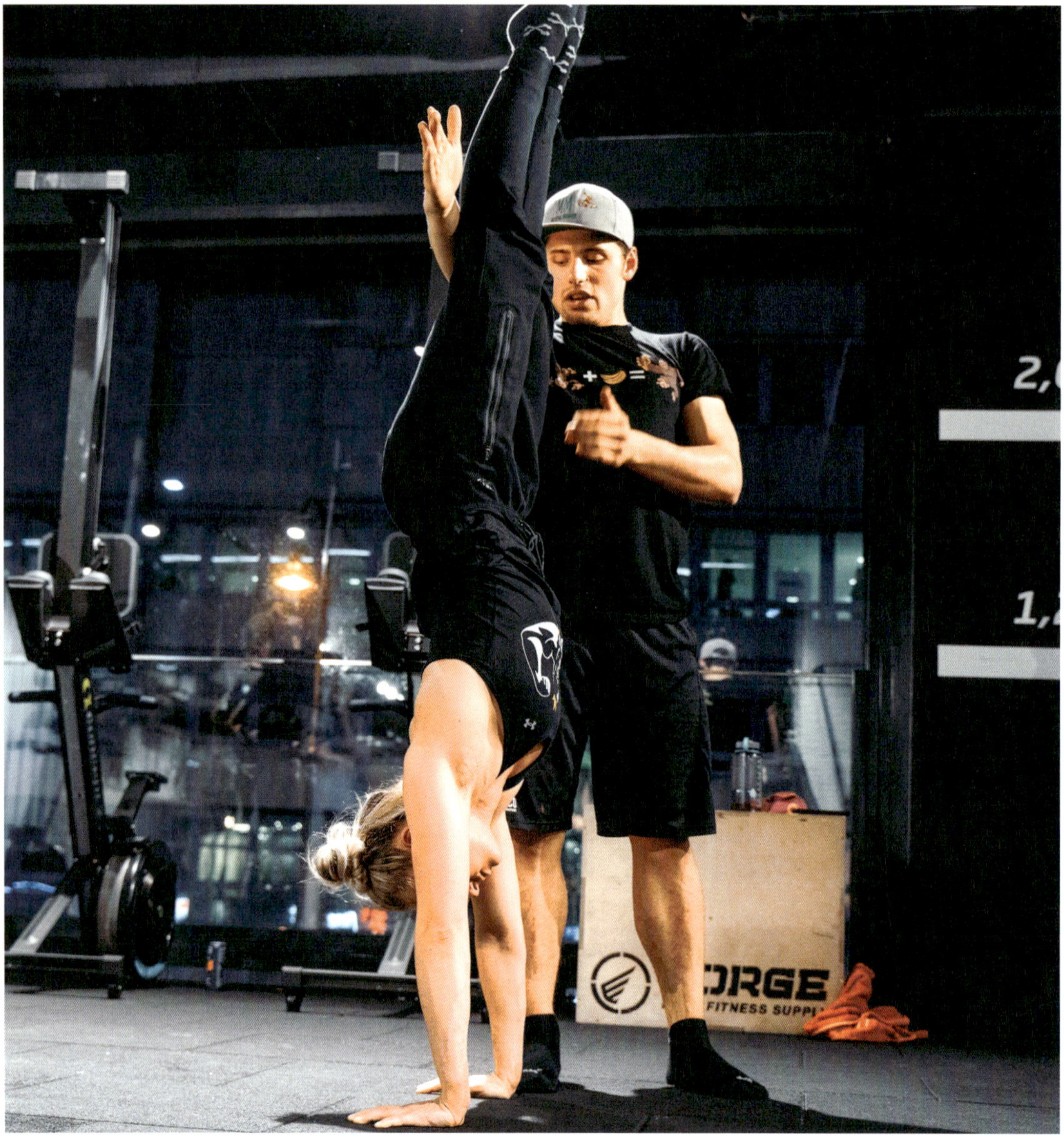

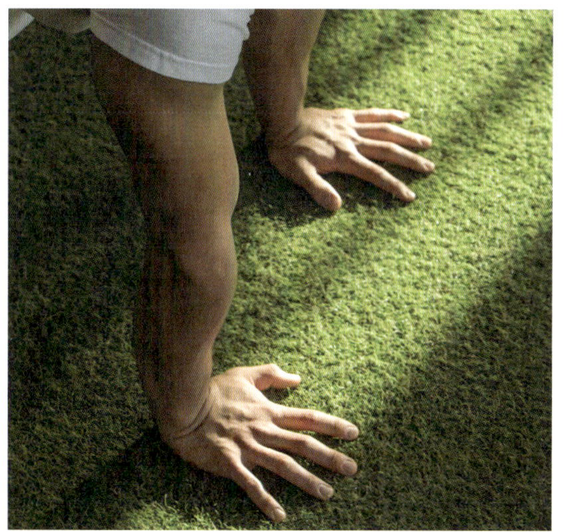

Im nächsten Schritt lernst du, wie du die Balance im Handstand Schritt für Schritt aufrechterhältst, ohne komplett frustriert zu sein und das Gefühl zu haben, jedes Mal von Neuem anzufangen. Der größte Fehler beim Lernen der Balance ist, sich immer wieder auf die Hände fallen zu lassen. Wenn es eine Sache gibt, die du aus den Handstandübungen mitnehmen solltest, dann:

Lasse deine Hände am Boden!

„Aber, Leon, ich komme sonst nicht hoch! So bekomme ich aber genügend Schwung …"

Dann bist du nicht stark genug! Zurück zu den Basics!

Handstand ist wie jeder andere Skill ein Long-Term-Game. Ein Marathon. Versuchst du, ein Element schneller abzuhandeln, wirst du die nächsten Kilometer langsamer laufen müssen, weil du überpaced hast. Was bringt dir mehr Schwung, wenn du nicht die Kraft hast, diese abzufangen?

Kein Wunder, dass viele Angst vor einem Handstand haben. Es ist weniger das Umfallen per se, was Angst bereitet, sondern das unkontrollierte Fallen. Sich nicht abfangen zu können. Mehr zum Fallen und zum Thema Angst im Handstand in einem späteren Kapitel (Kap. 11.1.5).

Folgende Punkte sind zu beachten, bevor du versuchst, deine Beine nach oben zu schwingen:

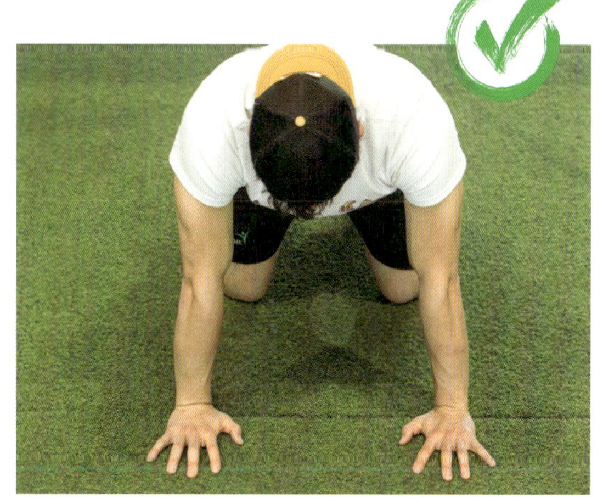

Halte deine Hände am Boden, etwa schulterbreit auseinander.

Deine Finger sind gespreizt und drücken in den Boden.

Deine Arme sind in Außenrotation (die Ellenbeuge zeigt nach vorne).

Die Schultern sind direkt über den Händen und du drückst dich aus deinen Schultern raus (Elevation).

Jetzt können wir mit dem Balancetraining beginnen.

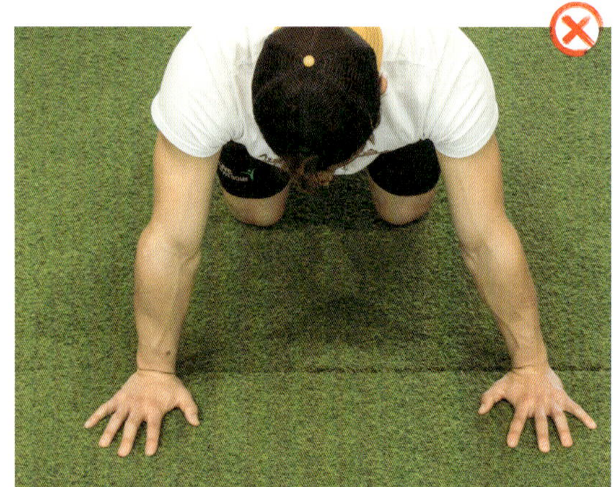

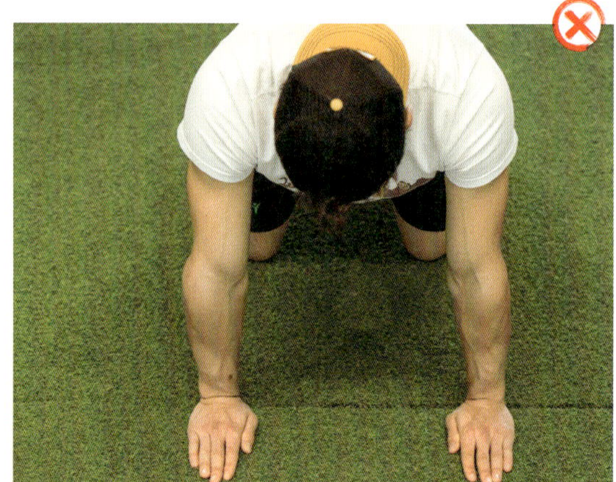

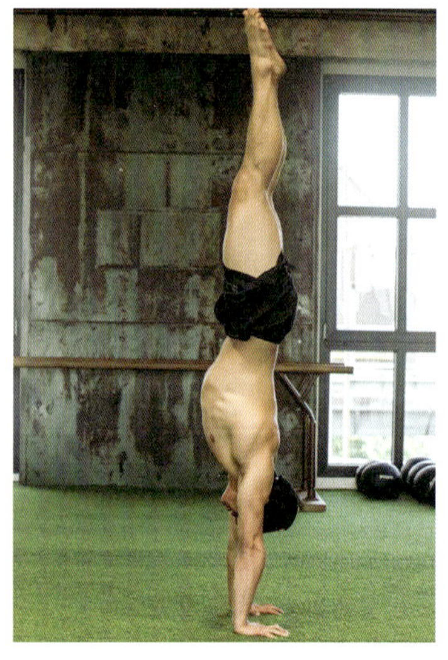

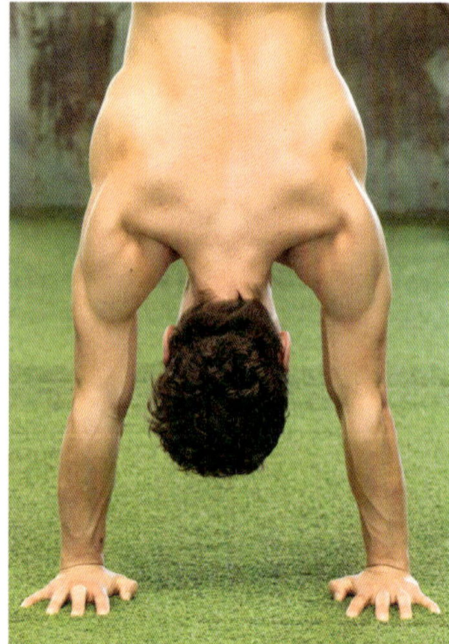

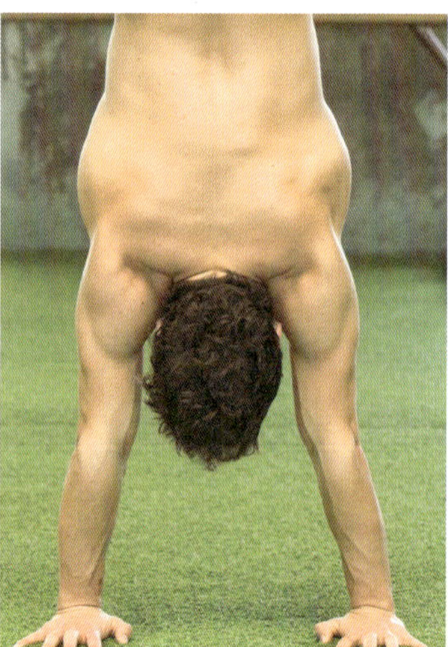

11.1.8 SCHWUNG- UND SPRUNGBEIN

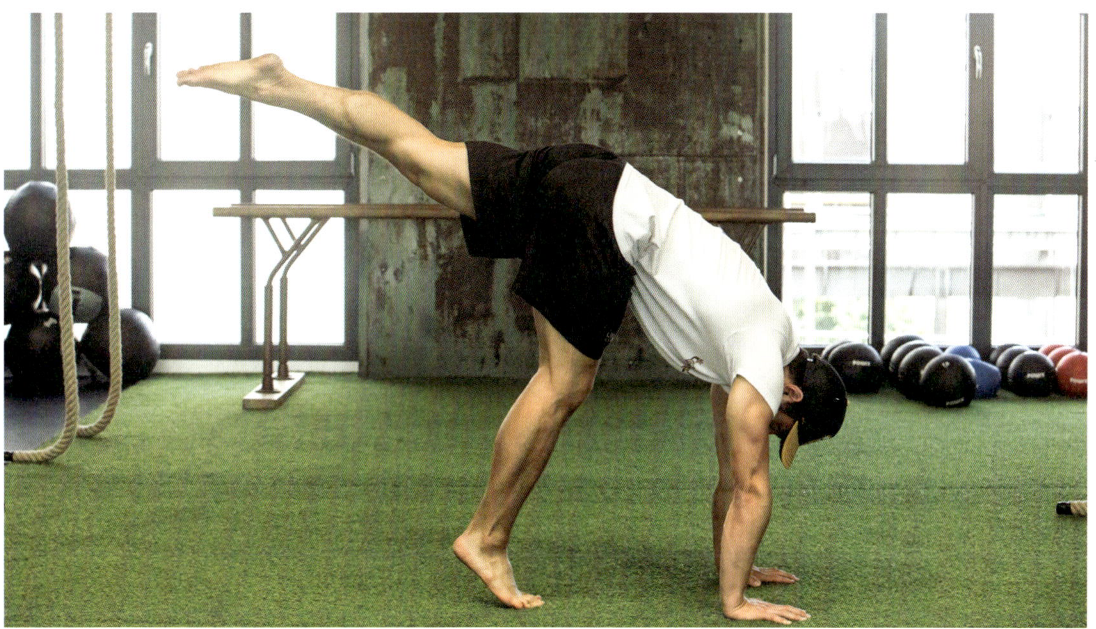

Schritt 1 beginnt damit, dass du dein Sprung- und dein Schwungbein identifizierst. Du hast die Grundposition eingenommen und nun versuchst du, mehrfach ein Bein nach oben zu schwingen, während das andere Bein kickt. Das Sprungbein kickt erst, wenn du merkst, dass das Schwungbein die maximale Höhe erreicht hat, sodass es das Sprungbein schon fast mitzieht.

Wiederhole mehrfach, dich von einem Bein aufzuschwingen und spüre nach, mit welchem Bein du die beste Kontrolle hast.

WICHTIG

Hierbei ist das Ziel, NICHT zu stehen. Du testest lediglich, welches Bein für welche Aufgabe am besten geeignet ist.

Deine Schultern bleiben stets über deinen Händen und wandern nicht nach vorne vor die Hände. Hier liegt ein Schlüssel, warum viele die Balance immer wieder verlieren. Wenn du das Gefühl hast, dass keine der beiden Seiten besser ist, entscheide dich einfach für eine!

Warum?

Du willst deinem Nervensystem die Arbeit so leicht wie möglich machen. Wenn du immer wieder die Seiten tauschst oder bisher noch nie wirklich darüber nachgedacht hast, welche Seite besser zum Aufschwingen dient, machst du es dir unnötig schwer.

Wie soll dein Nervensystem die Bewegungspfade anlegen, wenn du immer wieder einen anderen Weg einschlägst (mehr zu Bewegungspfaden und Bewegungslernen in Kap. 9.2).

Hast du also dein Schwung- und Sprungbein identifiziert, kannst du zum nächsten Schritt übergehen.

11.1.9 DEN BALANCEPUNKT FINDEN

Als Nächstes wird dein Training vor allem daraus bestehen, den Balancepunkt zu finden. Hier gibt es selbstverständlich wieder zig Übungen, die du machen kannst. Ich möchte dir aber vor allem die folgenden Übungen an die Hand geben, die den größten Return of Investment bringen:

A) HANDSTANDAUFSCHWÜNGE

Diese Übung knüpft nahtlos an die Vorübung zum Schwung- und Sprungbein an. Jetzt ist dein Ziel, den Winkel der Beine offen zu lassen und den Balancepunkt zu finden. Mehr zu den Handstandaufschwüngen findest du im Übungskatalog.

B) CHINESE HAT

Der Chinese Hat in der schwierigeren Variante setzt den Fokus auf den beidbeinigen Absprung. Wenn du mit den Handstandaufschwüngen besser zurechtkommst, variiere dein Balancetraining.

C) OVER- AND UNDERBALANCE

Es gibt beim Balancetraining nur drei Situationen, mit denen du lernen musst, umzugehen:

1. Overbalance: Zu viel Schwung und du fällst nach hinten raus.
2. Underbalance: Zu wenig Schwung und du fällst in die Startposition zurück.
3. Perfect Balance: Du hältst kurzzeitig im Lotpunkt und du scheinst für einen Moment zu schweben.

Alle drei Punkte sind wichtig. Keiner ist in dem Fall wichtiger. Denn nur durch häufige Versuche in Overbalance und Underbalance wirst du immer kleinere Kreise zum Punkt der perfekten Balance finden.

Ich nutze dabei immer gerne das Bild „der kleinen Kreise":

Wenn wir etwas Neues lernen, lernen wir immer erst die äußeren Grenzen einer neuen Fähigkeit kennen. Ein paar grobe Details, die im Verlauf immer detailliert werden und ein kohärentes Bild ergeben. Irgendwann sind die internen Prozesse so detailliert und erfolgen auf kleinschrittigster Ebene, dass die Nuancen von außen gar nicht mehr zu erkennen sind. Du malst immer kleinere Kreise. Das ist der Prozess der Meisterschaft.

„Making smaller circles!"

11.1.10 DIE ANGST VOR DEM HANDSTAND BESIEGEN (EXITSTRATEGIE)

Das Problem, welches viele Trainierende zu Beginn mit der Overbalance haben, ist Angst. Auch das ist normal. Angst wird zu Beginn immer da sein. Es kommt nur darauf an, wie du damit umgehst.

„Angst ist kein guter Ratgeber, aber ein guter Wegweiser!"

Angst beschützt dich davor, zu viel Risiko einzugehen und Übungen zu machen, für die du noch nicht bereit bist. Wie bei jeder Angst, so ist die Angst, beim Handstand umzufallen, nur zu besiegen, wenn du in die Angst gehst. Wie? Relativ simpel! Du lernst, bewusst zu fallen.

Wie ich im ersten Buch bereits geschrieben habe, bin ich als Jugendlicher mit sehr vielen Sportarten in Kontakt gekommen. So auch mit Judo. Was mir davon vor allem in Erinnerung geblieben ist, dass wir als Anfänger die meiste Zeit damit verbracht haben, zu fallen. Nur so am Rande.

Die Fallschule im Judo kann ich nur jedem ans Herzen legen, eine gewisse Zeit zu trainieren. Je älter wir werden, desto höher wird das Risiko, sich durch Stürze zu verletzen. Je mehr du übst, gelernt zu fallen, desto geringer ist das Verletzungsrisiko.

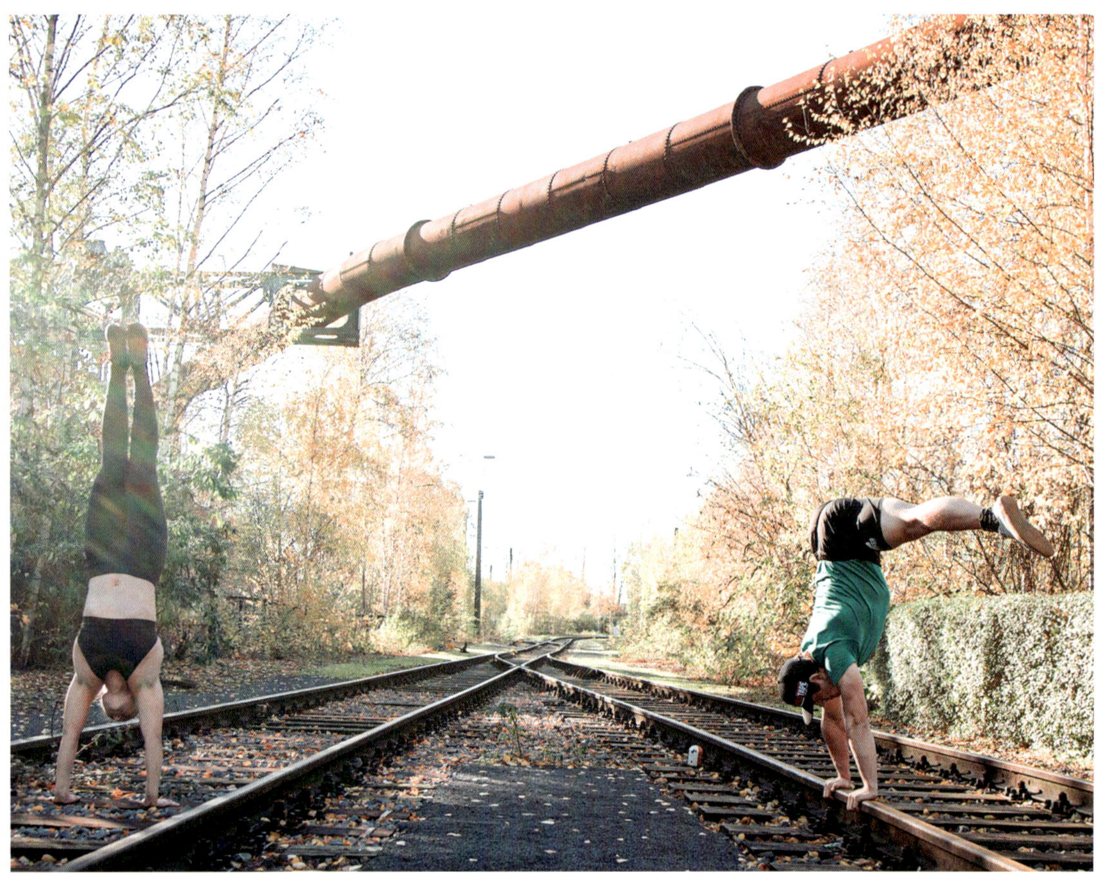

So auch mit dem Handstand. Ich nenne die Übung meine Exitstrategie:

- Begib dich in die ASTE des Handstandaufschwungs.
- Nun entscheide dich, dass du bewusst zu viel Schwung holst.
- Jetzt ist es wichtig, dass du weißt, zu welcher Seite du dich drehen wirst, wenn du in Overbalance kommst → Sprungbeinseite (IMMER!).

Der Gedanke dahinter ist simpel: Das Sprungbein ist näher am Boden. Wenn ich es also auf den Boden setze, bin ich schneller wieder auf festem Untergrund und nehme nicht so viel Schwung mit. Wenn ich mein Schwungbein von oben zum Boden bringen will, nehme ich automatisch mehr Schwung mit. Da ich sowieso schon zu viel Schwung habe, will ich es so sicher wie möglich machen.

Das Üben der Exitstrategie ist elementar! Manchmal unterschätzt du, wie viel Schwung du genommen hast. Wenn du dann keine Strategie hast, um damit zurechtzukommen, bist du heillos der Schwerkraft ausgesetzt und kannst nur hoffen, dass du dich nicht verletzt.

Da unser Ziel ist, dass du stark, beweglich und schmerzfrei BLEIBST, ist die Exitstrategie das letzte Element für einen geraden, aufrechten und mühelosen Handstand.

11.1.11 SAMMLE VERTRAUEN

Immer wieder habe ich von Workshopteilnehmern die Frage bekommen: „Was ist, wenn ich mich aber eher zur Schwungbeinseite drehe?"

Da du Beginner mit dem Handstand bist, kann es sein, dass sich die Schwungbeinseite erst mal einfacher anfühlt, weil jeder von uns eine Vorzugsseite hat. Ich habe dir vorhin beschrieben, warum du die Sprungbeinseite wählen solltest. Da dein Gehirn das Bewegungsmuster so oder so noch nicht oft trainiert hat, übe es einfach mit der sicheren Sprungbeinseite und du wirst dich bald sicher und mühelos über diese Seite abfangen können.

Ändere die Exitstrategie nicht und vertraue auf das System. Es funktioniert. Denke daran, niemand gibt dir eine Medaille dafür, dass du den Handstand irgendwann kannst. Warum also beim Versuch, ihn kontrolliert stehen zu können, ein unnötig hohes Verletzungsrisiko eingehen?

Solltest du allerdings schon etwas Vorerfahrung auf deinen Händen gesammelt haben und du immer über deine Schwungbeinseite fällst und dich abfängst, möchte ich dieses eingespielte Bewegungsmuster nicht unterbrechen. Nutze die Exitstrategie, die du dir antrainiert hast. Übe sie, wo du sie nun kennengelernt hast, ein paar Mal gezielter.

11.1.12 ANGST VOR DYSBALANCEN?

„Wenn ich doch immer nur über eine Seite aufschwinge, entwickle ich dann nicht Dysbalancen?"

Zunächst einmal sind gewisse Dysbalancen normal. Jeder hat eine dominante Seite. Aus diesem Grund geben wir jedem den Tipp mit, zum Ausgleich unilaterales Training zu integrieren. Führst du in deinem Training Handstand und Dips aus, füge noch 1-2 einarmige Kurzhantelübungen hinzu. Wenn du den Balancepunkt mit größerer Zuverlässigkeit finden kannst, kannst du auch anfangen, das Muster auf der anderen Seite zu üben.

Generell ist es sinnvoll, dann verschiedene Handstandaufgänge zu trainieren, um durch die Variabilität mehr Sicherheit zu bekommen. Du wirst ebenso merken, dass du, wenn du den Balancepunkt auf deiner Vorzugsseite findest, sehr einfach das Ganze umdrehen kannst.

11.1.13 HANDSTAND AN DER WAND

Wenn du dich fragst, was mit dem Handstand an der Wand ist, lasse mich hier kurz darauf eingehen. Übe niemals den Handstand mit dem Rücken zur Wand!

Früher habe ich das Ganze noch etwas anders formuliert. Mittlerweile muss ich allerdings sagen, dass es einfach keinen Sinn ergibt und wieder nur unnötiges Verletzungsrisiko beinhaltet.

Wenn du die Wand in deinem Rücken dafür nutzt, dass du die Overbalance vermeidest und sie dich auffängt, bist du: **NICHT STARK GENUG!**

Das Ganze sage ich nicht, um zu demotivieren oder um einen unpassenden Vergleich anzustellen. Ich war vor ein paar Jahren an genau deiner Stelle. Ich habe gedacht, dass es mich schneller voranbringen wird, doch leider war genau das Gegenteil der Fall und ich hätte mir einige blaue Flecken und überlastete Handgelenke sparen können.

Der Handstand ist nichts, was du leichtfertig angehen solltest. Lasse dich nicht durch Instagram® oder andere soziale Medien beeinflussen, weil du deinen Idolen nacheiferst.

Als Therapeut und Trainer, der mit über 1.000 Menschen in den vergangenen drei Jahren gearbeitet hat, habe ich einen großen Erfahrungsschatz diesbezüglich gewinnen können, wie viele Trainierende mit ihrem Training und ihrem Körper umgehen. Leider wollen die meisten sich mit anderen vergleichen.

Deshalb konzentriere dich auf deinen Weg und auf dich alleine. Schaue nicht rechts und links, ob jemand schneller den Handstand stehen kann. Jeder ist auf seinem eigenen Weg, auf seiner eigenen Reise der körperlichen Entwicklung.

„Losers focus on winners and winners focus on winning!"

Wenn du an der Wand üben willst, dann stets mit dem Bauch zur Wand und erst dann, wenn du deine Exitstrategie fleißig geübt hast. Die beschriebenen Kraftübungen werden fast alle mit dem Bauch zur Wand ausgeführt. Fokussiere dich erst mal auf diese, bevor du versuchst, am höchsten Punkt die Beine von der Wand zu lösen.

Wenn du einen Schritt-für-Schritt-Plan brauchst, um das Gelernte nun in dein Training integrieren zu können, lies Kap. 13 und die nachfolgende Zusammenfassung.

11.1.14 ZUSAMMENFASSUNG

1. Du brauchst ein solides Fundament aus Kraft und Mobility.
2. Halte mindestens dreimal 60 Sekunden die Hollow-Body-Position, dreimal 60 Sekunden die kraftvolle Linie, dreimal 10-15 Wall Walks, Chinese Hat (einfache Version) und das Handstandpaket.
3. Identifiziere dein Schwung- und Sprungbein.
4. Übe Handstandaufgänge und das Chinese Hat (schwere Version) und schaffe mindestens dreimal 10 erfolgreiche Wiederholungen.
5. Beginne dann erst damit, deine Beine zusammenzunehmen, um an deiner Handstandausdauer zu arbeiten.
6. Arbeite während des ganzen Prozesses weiter an der Mobilität und Kraft deiner Finger, Handgelenke und Schultern, unter anderem durch Übungen wie Animal Movements, um dem Ganzen eine spielerische Note zu verleihen.
7. Lies Kap. 11.1.8 immer dann, wenn du das Gefühl hast, auf einem Plateau zu sein.

11.1.15 DIE „PERFEKTE" BALANCE

Nichts ist perfekt. Wir sind alle Perfektion in Progress. Selbiges gilt für den Handstand. Du musst nicht die perfekte Linie stehen, um sagen zu können, dass du den Handstand beherrschst. Viele lassen sich von der Angst, niemals diese Perfektion erreichen zu können, komplett davon abhalten, den Handstand überhaupt ernsthaft zu verfolgen.

„Ich bin doch kein Artist." Niemand hat gesagt, dass du damit im Zirkus auftreten musst. Aber die Reise, auf die du dich begibst, wenn du den Handstand übst, lohnt sich.

Du wirst Tage oder vielleicht auch Wochen haben, an denen es sich anfühlt, als würdest du zum ersten Mal auf deinen Händen stehen wollen. Lasse dich nicht beirren und gehe weiter. Die meisten Menschen erreichen ihre Ziele, ob sportlich oder beruflich, nicht, weil sie nicht lange genug durchhalten. Sie warten den „Dip" nicht ab, ab dem sich das Training bezahlt macht.

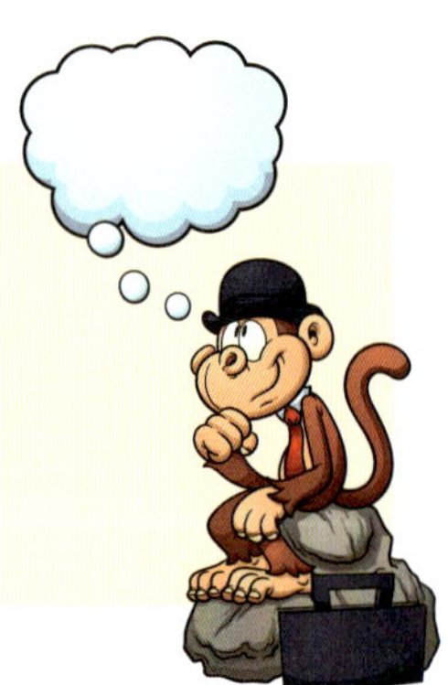

Seth Godin (2007) nennt den entscheidenden Moment, an dem der Erfolg erkennbar wird, ***the Dip***. Es ähnelt einer Bergbesteigung, die anstrengend ist und Ausdauer erfordert. Doch irgendwann, kurz bevor du alles hinwerfen wolltest, erreichst du die Spitze und genießt die Aussicht.

Wer schon mal Wandern oder Bergsteigen war, weiß, dass es nach unten immer schneller geht als nach oben. Wenn man den „Dip" erreicht, wird vieles einfacher. Wichtig dafür ist Durchhaltevermögen und das Vertrauen in den Prozess!

„Trust the process!"

Wenn du das Gefühl hast, dass es dir nicht schnell genug geht, denke daran, wie lange es gedauert hat, bis wir auf zwei Füßen laufen konnten. Nun nach 20-30-40 Jahren fühlt sich das Ganze einfach an. Du musst nicht mehr darüber nachdenken, welcher Fuß zuerst kommt und wie du die Balance hältst.

Wenn wir das Ganze umdrehen und versuchen, auf unseren Händen zu stehen, erwarten viele, dass sie mit einem 12-Wochen-Programm den Handstand lernen. Vergiss es! Ausnahmen bestätigen die Regel.

Wenn jemand mit einem guten Fundament von Kraft und Mobilität startet, hat er natürlich Vorteile. Das bedeutet aber nicht, dass dies für jeden gilt, nur weil du die gleichen Übungen machst.

Wenn man meine Handstandreise betrachtet, hat es mich drei Jahre gekostet, bis ich einen Handstand, wo und wann immer ich wollte, stehen konnte. Ohne großes Aufwärmen und ohne 10 Anläufe. Hätte ich dieses System, welches du nun gelernt hast, früher gehabt, wäre ich schneller zu meinem Ziel gekommen.

Du bist also auf dem absolut richtigen Weg.

Mache es wie Nike: Just do it (and keep moving)!

11.1.16 HANDSTAND VORÜBUNGEN

11.1.16.1 ANIMAL MOVEMENTS

Allgemeine Hinweise:

Animal Movements sind eine spielerische Trainingsweise, die dir beibringt, deinen Körper in komplexen Bewegungsmustern durch den Raum zu bewegen. Du lernst, wie du dich am Boden bewegen kannst und baust Mobilität und Kraft in den fundamentalen Strukturen für den Handstand auf (Handgelenke und Schultern). Die Animal Movements sind ebenso zum Erlernen der Balance auf den Händen sehr gut geeignet.

Ausführung:

1. Side Monkey: Starte im Squat, setze deine Hände auf der Seite auf, in die du dich fortbewegen willst (Platzierte Hände geben die Richtung der Sprünge vor). Versuche, dein Körpergewicht auf die Hände zu verlagern während des Sprungs, bewege dich so durch den Raum.

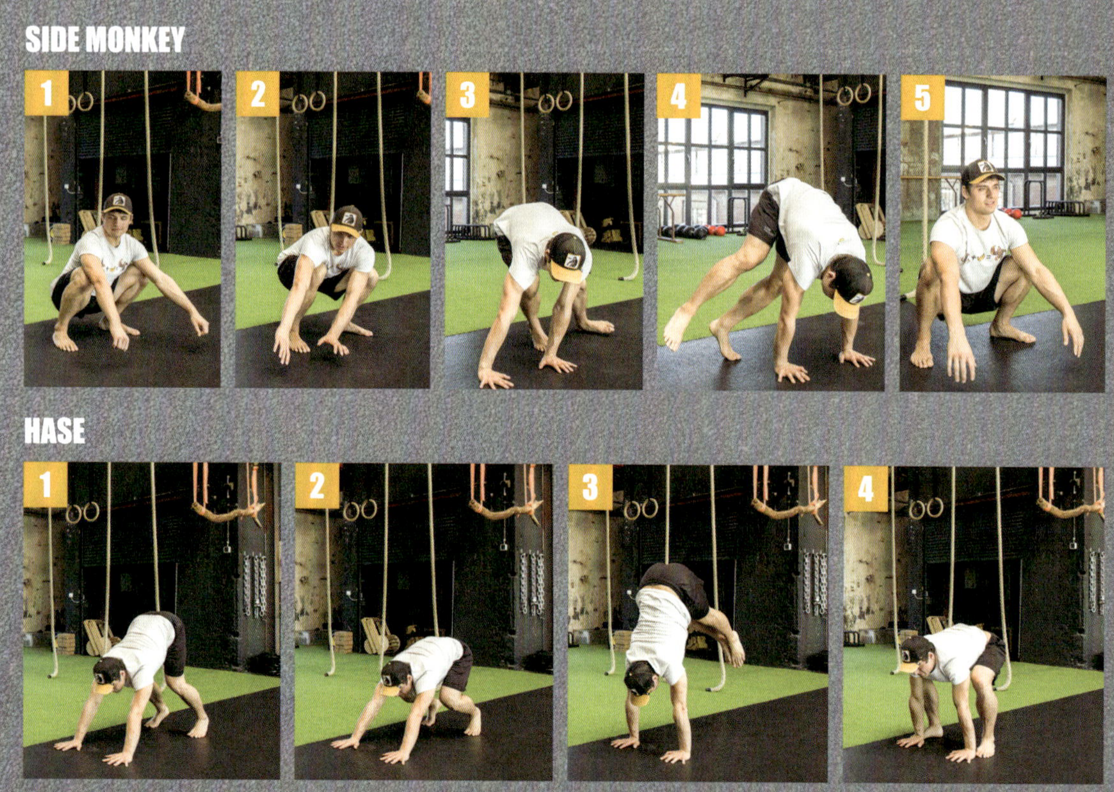

2. Raupe: Starte aus der Push-up-Position, wandere mit deinen Armen weiter nach vorne und behalte die Hollow-Body-Position bei. Drücke dich aus den Schultern raus und wandere mit deinen Füßen zu deinen Händen, so nah wie es geht, wiederhole die Bewegung für eine gewisse Strecke.
3. Hase: Wie bei der Raupe, mit dem Unterschied, dass du zu deinen Händen springst, ohne deine Hände zu versetzen.

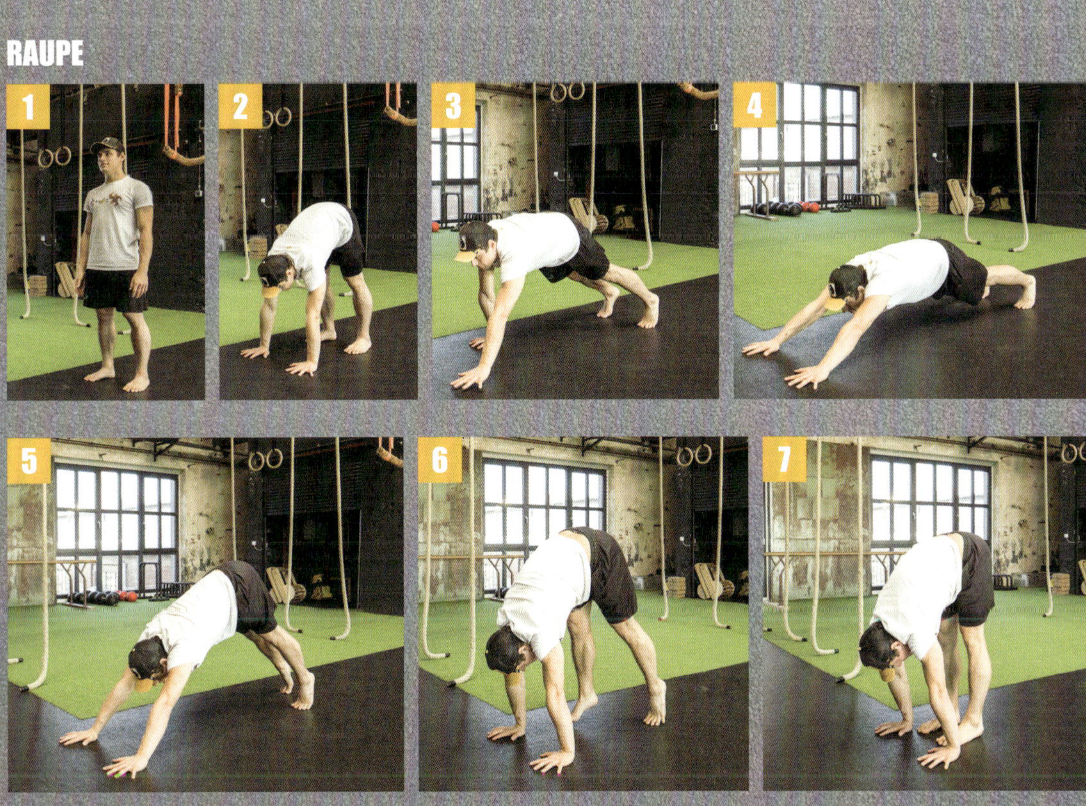

11.1.16.2 WALL WALKS

Allgemeine Hinweise:

Die Wall Walks sind eine fundamentale Kraftübung, um stark in der Über-Kopf-Position zu werden.

Ausführung:

1. ASTE: Starte in der Push-up-Position vor einer Wand, die Füße sind vor der Wand.
2. Beginne, mit deinen Füßen die Wand hochzulaufen und deine Hände nachzusetzen.
3. Halte die ganze Zeit die Hollow-Body-Position und deine Hände sind unter den Schultern.
4. Gehe bis zur Wand und halte dort für ein paar Sekunden.
5. Begib dich wieder in die Ausgangsposition.

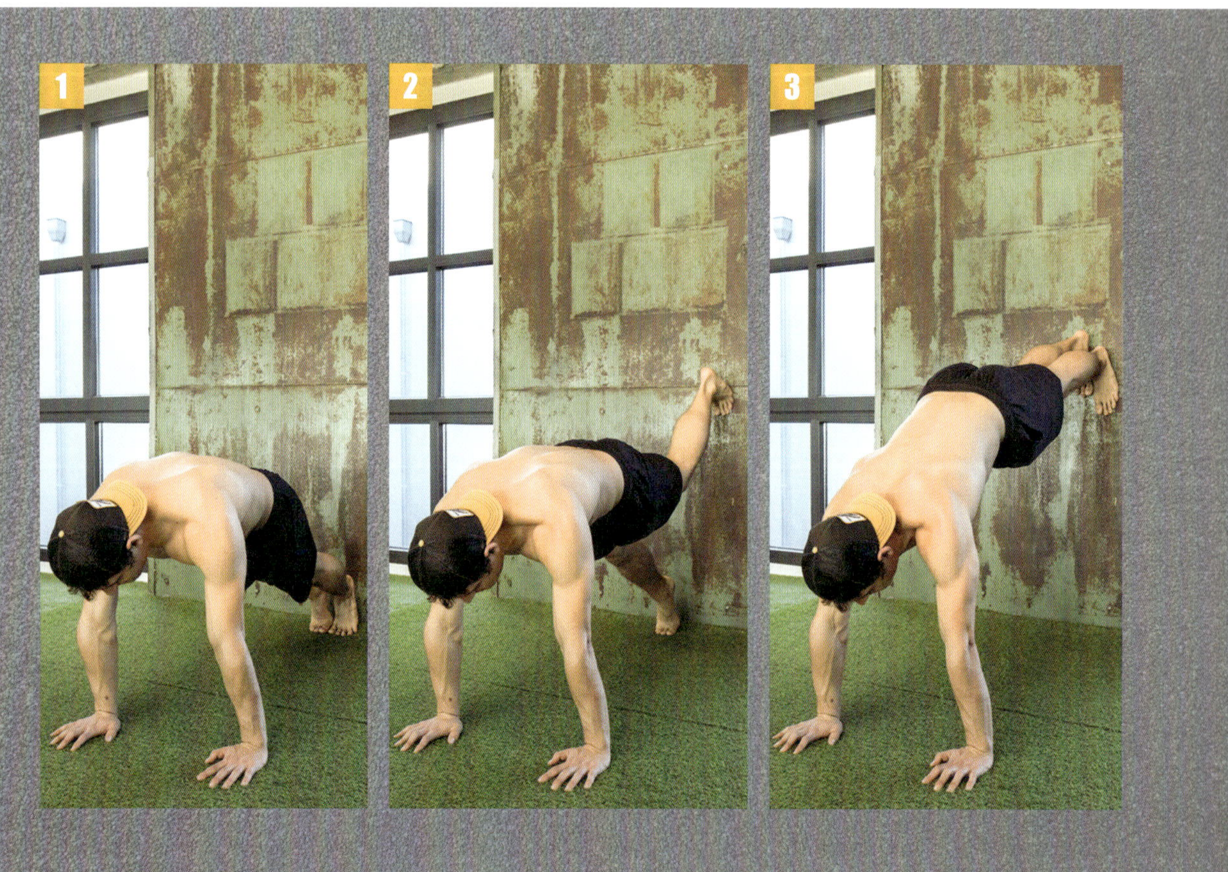

Skalierung:

 Raupe

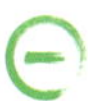 Starte mit den Füßen auf einer Box und gehe mit den Händen zu deinen Füßen, dein Becken hebt sich dabei zur Decke.

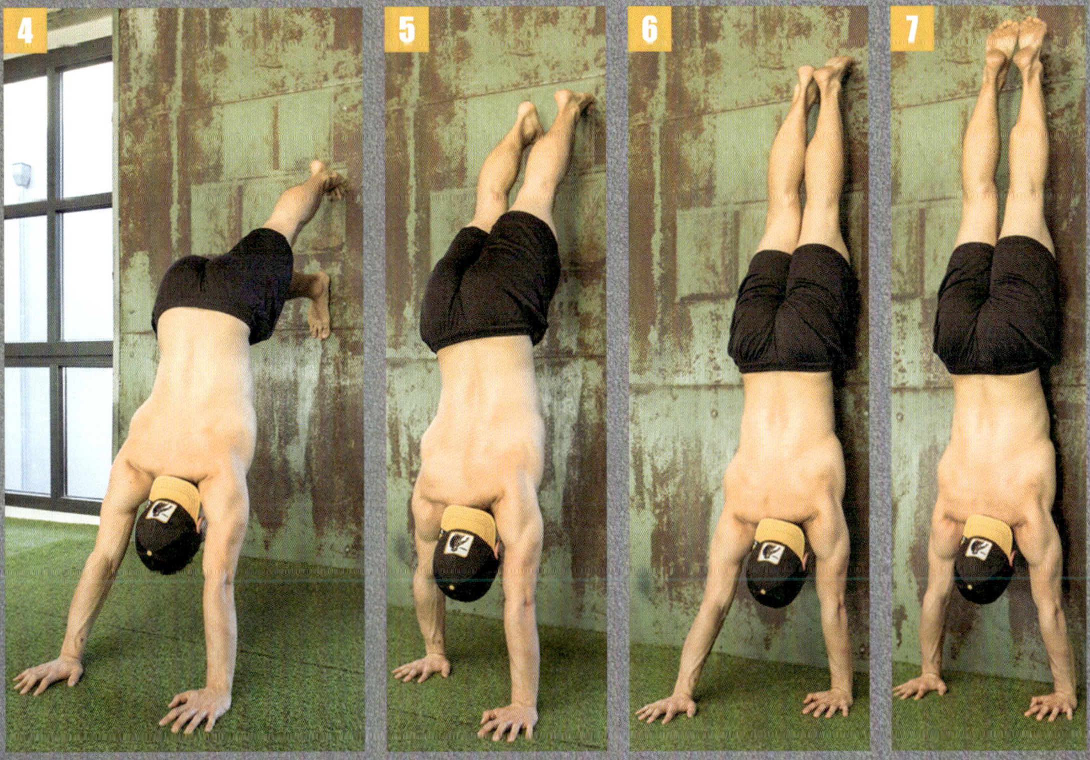

4

5

6

7

11.1.16.3 HANDSTANDPAKET

Allgemeine Hinweise:

Das Handstandpaket schult die Über-Kopf-Beweglichkeit und die Handgelenk-Schulter-Rumpf-Position, die die stabile Position für den Handstand darstellt (mehr dazu in Kap. 11.1.2).

Ausführung:

1. ASTE: Starte im Handstand an der Wand (bauchwärts), ungefähr 1-2 Hände von der Wand entfernt.
2. Halte deine Beine zusammen und ziehe deine Knie zur Brust.
3. Drücke dich währenddessen in den Schultern in die Elevation.
4. Schiebe deine Beine wieder zurück in die Ausgangsstellung.

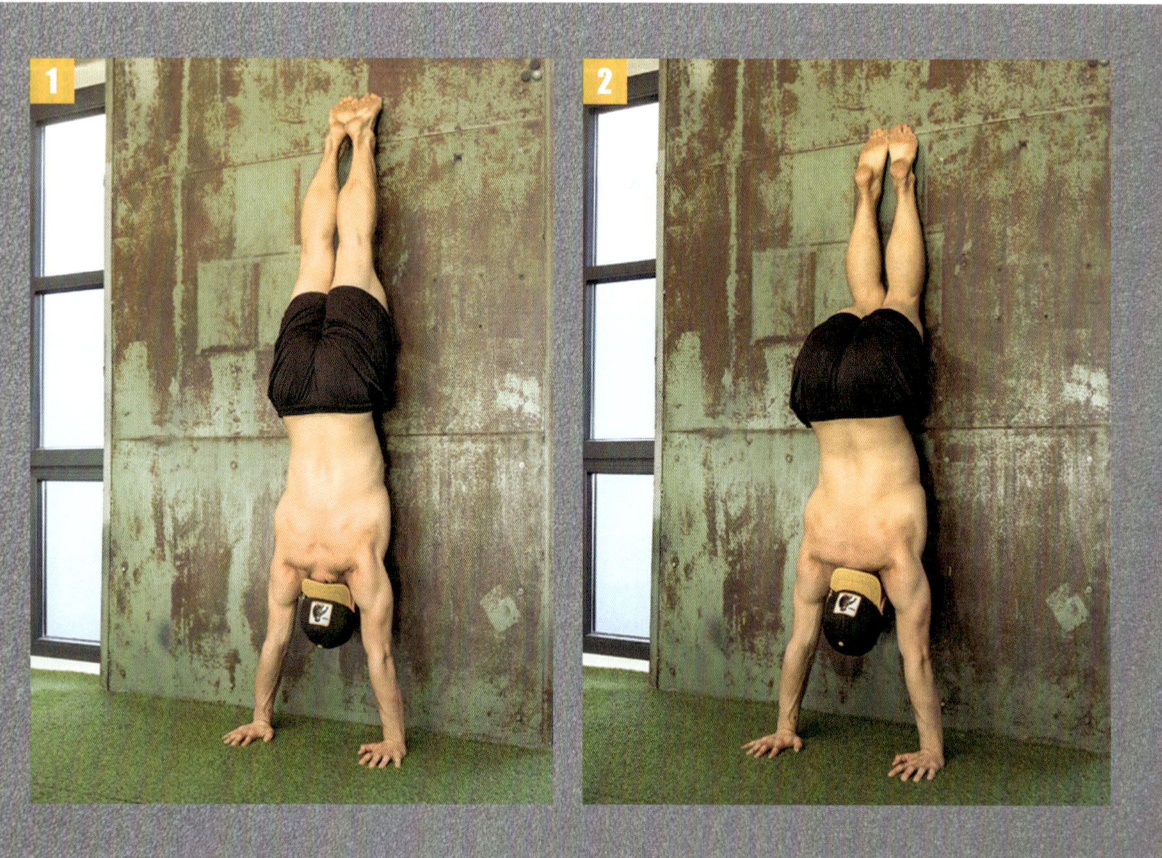

- ⊗ Deine Schultern schieben vor deine Handgelenke.
- ⊗ Deine Arme beugen.
- ⊗ Deine Beine gehen auseinander.

Skalierung:

- Wall Walks
- Ziehe die Beine nur halb an.
- Vergrößere den Abstand deiner Hände zur Wand.
- Lasse deine Beine exzentrisch ab und krabble mit den Füßen wieder nach oben in die Ausgangsposition.

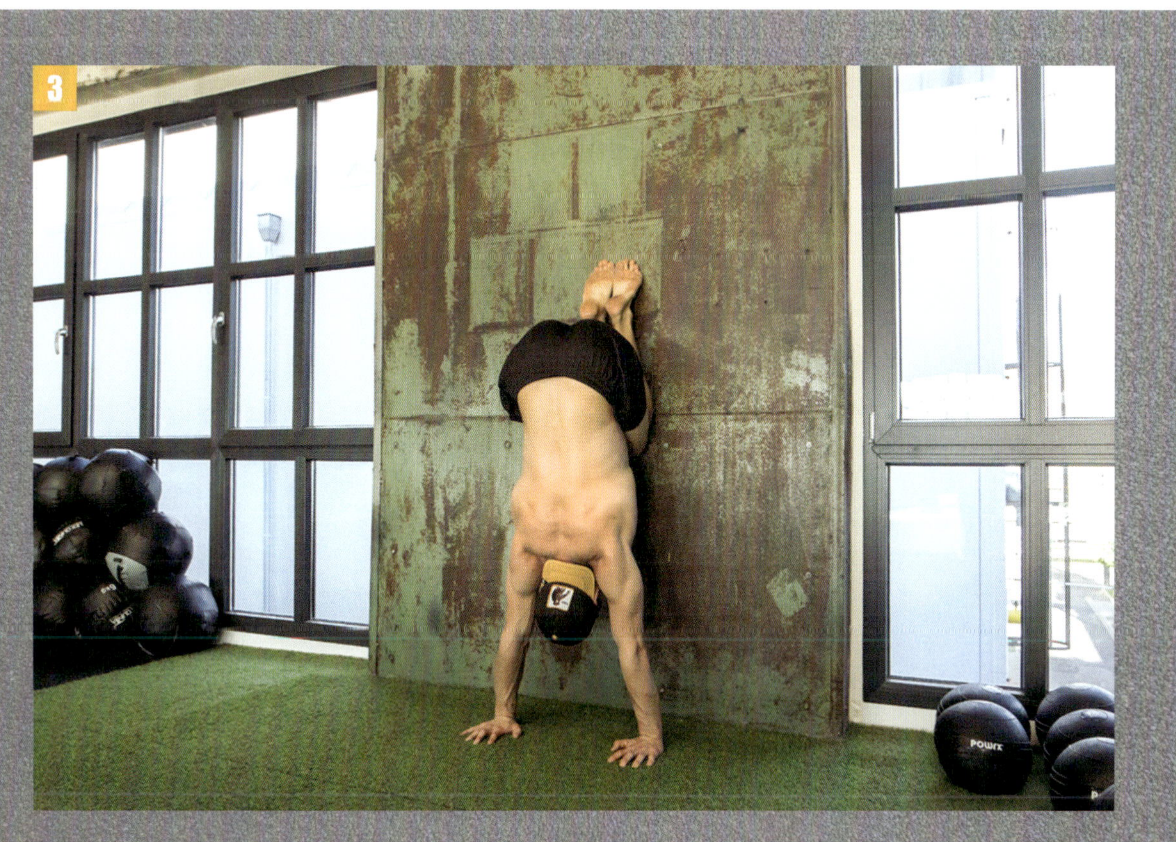

11.1.16.4 CHINESE HAT

Allgemeine Hinweise:

Chinese Hat ist eine Kraft- und Balanceübung, um den beidbeinigen Absprung und das richtige Timing für den Balancepunkt zu finden. Gleichzeitig trainiert er die Handgelenk-Schulter-Rumpf-Position.

Ausführung (leichte Variante):

1. ASTE: Setze dich in den Wadensitz und positioniere deine Hände kurz vor und ein bisschen seitlich von den Knien.
2. Halte deine Arme gestreckt und in Außenrotation (die Ellenbeugen zeigen nach vorne).
3. Strecke deine Beine und bilde ein Dreieck mit deinem Körper, die Spannung in den Beinen wird von den Oberschenkeln bis zu den Füßen gehalten.
4. Lasse dich wieder in den Wadensitz ab.

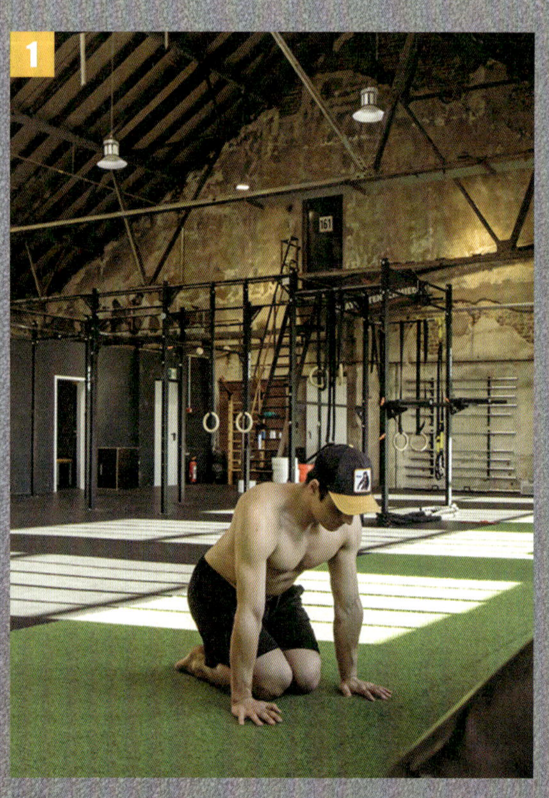
1

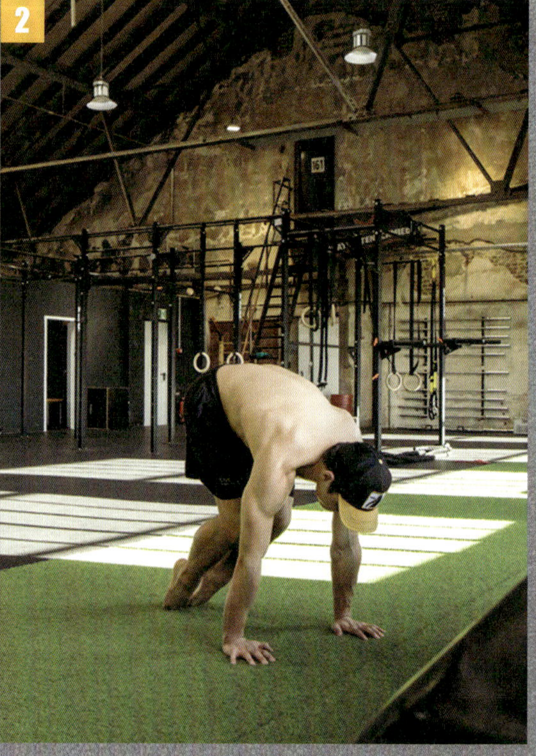
2

- ⊗ Die Arme werden gebeugt und die Schultern drücken nicht in die volle Elevation.
- ⊗ Die Wirbelsäule wird gerundet.

Skalierung:

- ⊕ Schwere Variante: Du kannst in einer schnelleren Version des Chinese Hats in das Handstandpaket abspringen, indem du deine Beine schnell anziehst und dich ausbalancierst.

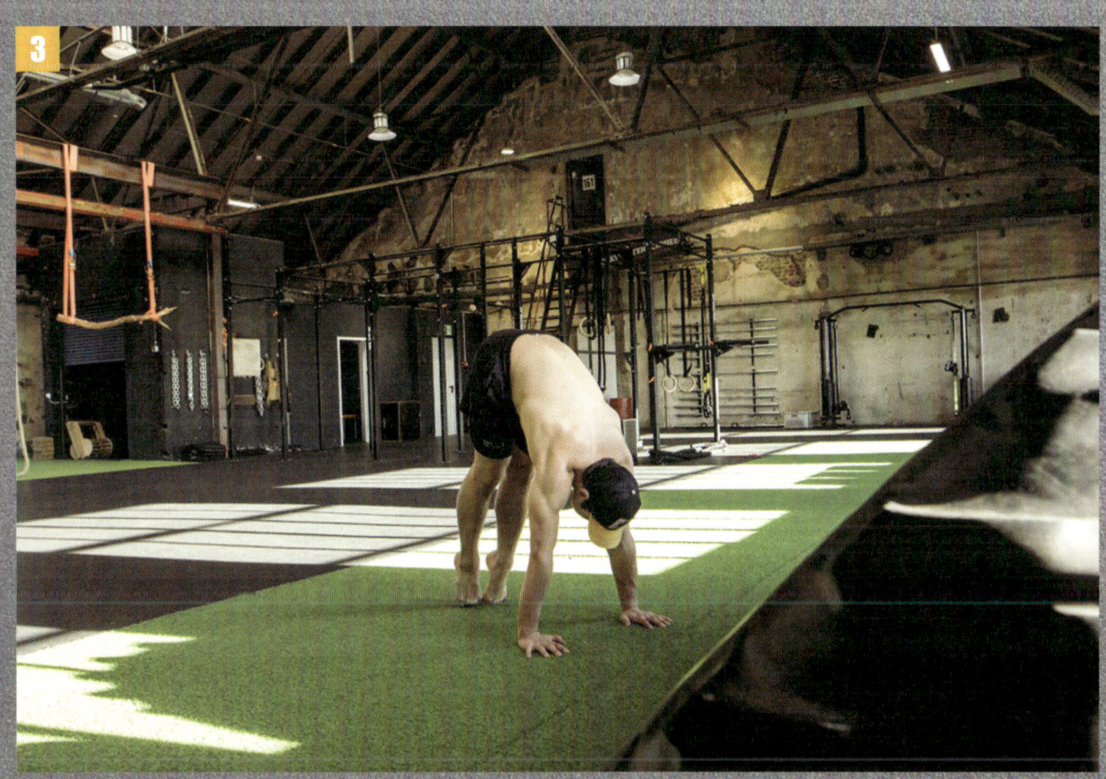

11.1.16.5 HANDSTANDAUFSCHWÜNGE

Allgemeine Hinweise:

Die Handstandaufschwünge dienen zur Perfektionierung des Balancepunkts. Sie sind die Basisbalanceübung, mit der man sein Sprung- und Schwungbein identifizieren kann und es auch trainieren kann.

Ausführung:

1. ASTE: Halte deine Hände schulterbreit am Boden, Handgelenke und Schultern befinden sich in einer Linie, die Füße stehen etwa 2-3 Fußlängen entfernt.
2. Schwinge dein Schwungbein nach oben und gib einen leichten Kick mit deinem Sprungbein.
3. Lasse deine Beine offen (wie ein L, das Schwungbein wird nach oben gestreckt, das Sprungbein wird nach hinten weggestreckt).
4. Versuche, die höchste Position für ein bis maximal zwei Sekunden zu halten.
5. Lasse dich in die Ausgangsstellung zurücksinken.

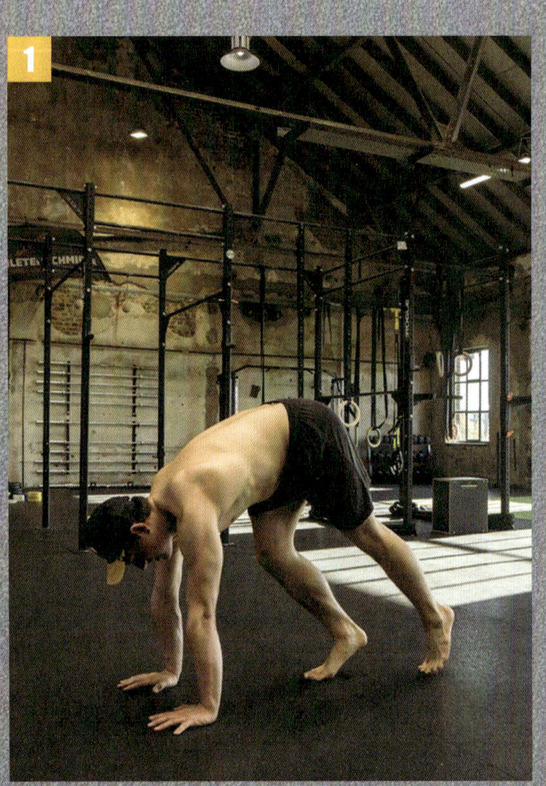

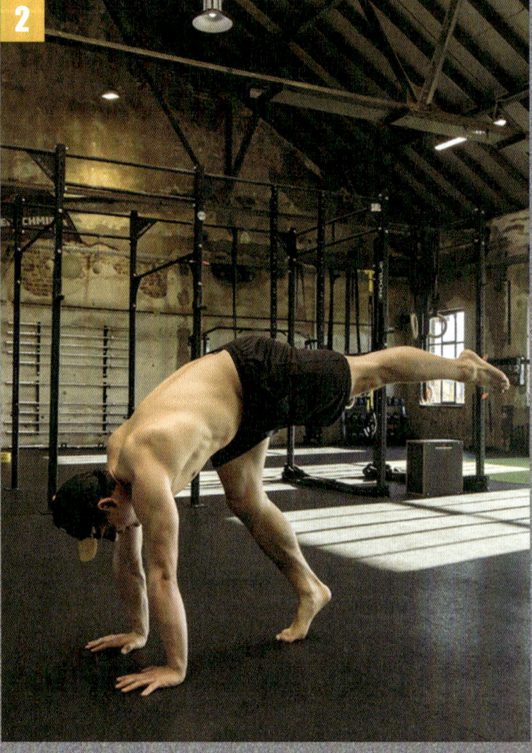

Skalierung:

 Chinese Hat

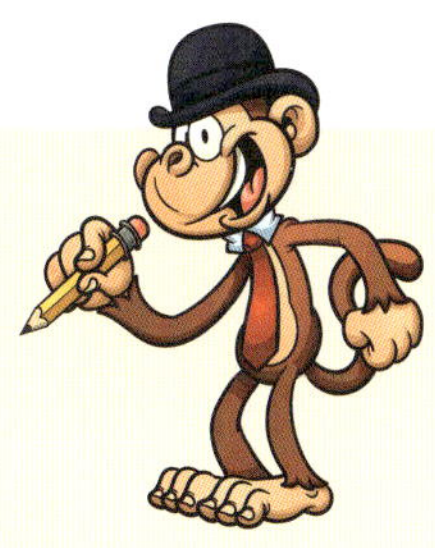

TIPP

Wichtig ist, dass die Handstandaufschwünge noch nicht dafür da sind, um deine Kraftausdauer für die Balance zu verbessern, sondern erst mal nur, um den perfekten Balancepunkt zu finden. Halte also nicht zu lange an der höchsten Position.

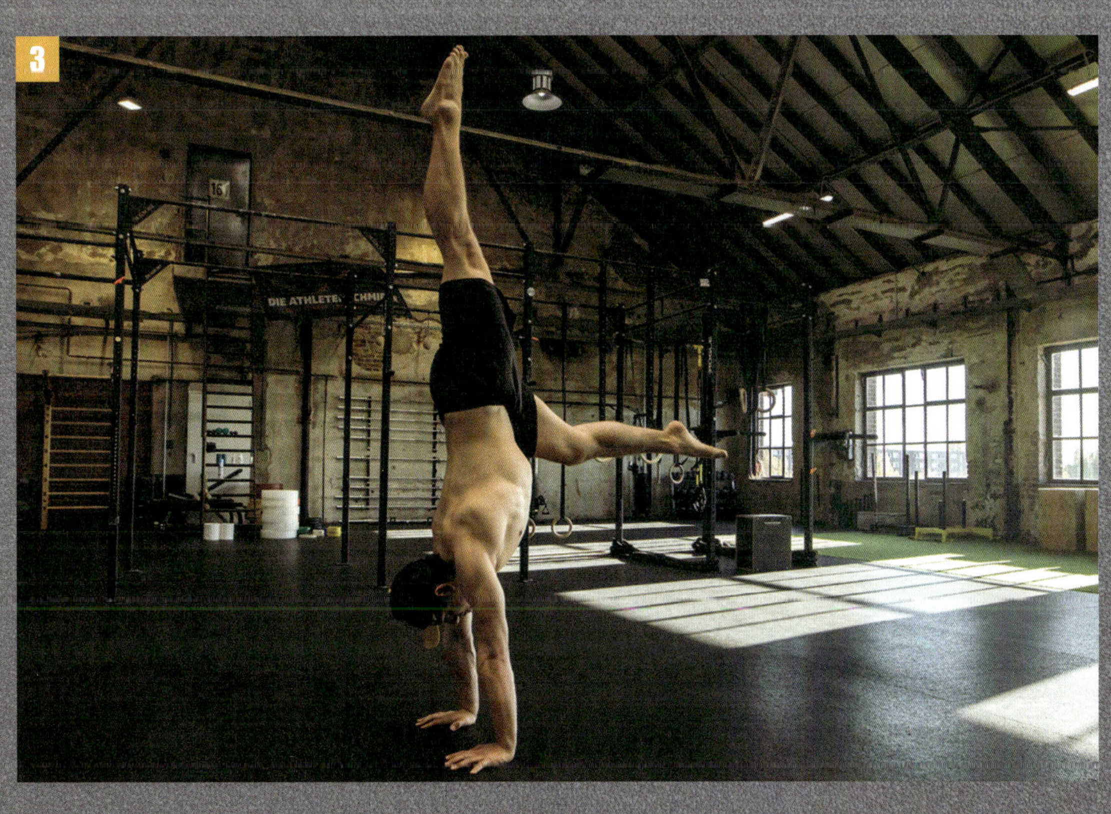

11.2 BACK LEVER (BL)

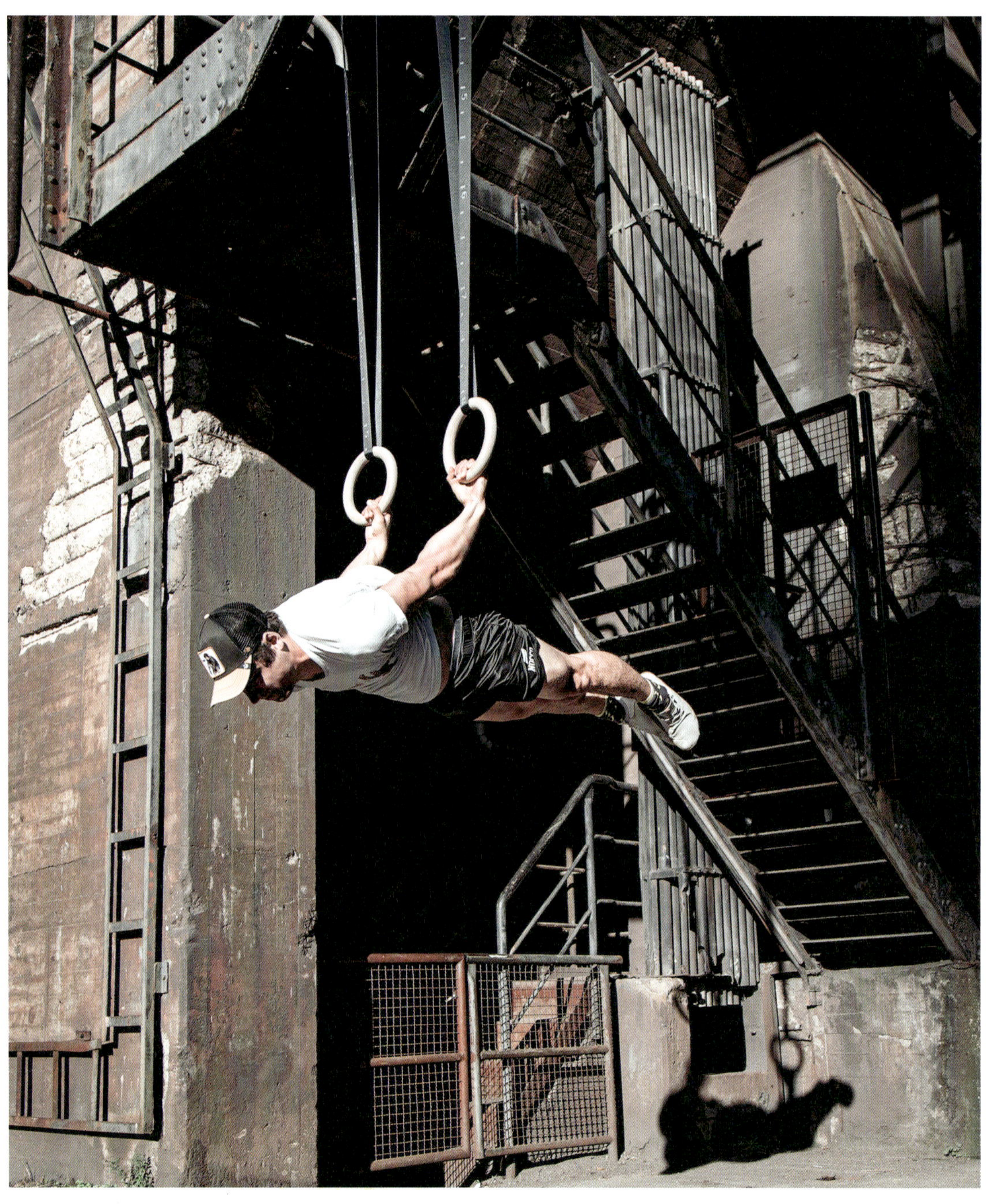

Allgemeine Hinweise:

Der Back Lever ist eine statisch gehaltene Position in der horizontalen Ebene. Er ist eine Vorübung für den sogenannten *Hefesto*, ein Profithema für nachfolgende Bände.

Er gehört zu den horizontalen Druckübungen und ist einfacher als der Front Lever, weshalb er auf der Skillwunschliste Priorität haben sollte. Beim Front Lever ist der Winkel der Arme in Relation zum Rumpf größer, entsprechend ist der kräftezehrende Weg vom Streckhang in die Waagerechte zu bewältigen.

Weiterhin ist es beim Back Lever so, dass der Latissimus eine gewisse Weichteilhemmung bietet. Das bedeutet, dass man sich mit den Armen im Lat einklemmen kann, sodass ein Teil der Last darüber abgefangen wird und sich somit nicht ausschließlich auf die vordere Muskelkette überträgt.

Beim Front Lever wird die komplette Arbeit über die rückwärtige Kette stabilisiert, ohne dass die Arme einen Teil der Last abfangen können.

Alle hier beschriebenen Übungen haben ihren Fokus auf statisch ausgeführten Vorübungen, da es lediglich den Skin the Cat als geeignete dynamische Vorübung gibt. Überwiegend geht es hier darum, die Haltezeiten stetig zu steigern. Die Ausgangsposition ist der Skin the Cat (siehe *CxM 1.0*), um in den Back Lever zu kommen.

Du arbeitest mit den dir bekannten Hebeln. Der Schwierigkeit nach geordnet sind sie nachfolgend bebildert und beschrieben sowie in den jeweiligen Positionen dokumentiert.

Ausführung:

1. ASTE: Greife die Stange und beginne im Hang.
2. Durchschlaufe mit deinen Füßen wie beim Skin The Cat die Stange → drehe dich einmal um deine Körperachse, während du die Stange oder die Ringe fest in deiner Hand hältst.
3. Deine Handflächen weisen nach oben vorn (könntest du deinen Kopf drehen, könntest du sie sehen).
4. Positioniere deine Schultern in Depression/Protraktion.
5. Packe dich im Lat.
6. Strecke deine Hüfte und halte dich wie ein Brett (die Beine liegen gestreckt nebeneinander) in der Waagerechten hängend. Presse deine Beine zusammen. Pointed Toes sorgen für mehr Spannung.
7. Lasse dich langsam von oben nach unten in die Horizontale ab. HALTEN!
8. Denke daran, deine Schultern möglichst in Protraktion zu halten. Deine Schultern befinden sich weiterhin in Protraktion → eine Dehnung in der Brust ist normal.
9. Den Po in Extension zur Decke schieben (gegen die Schwerkraft; auch in der Beckenkippung zu beachten, um gerade zu sein).
10. Gehe kontrolliert in die ASTE zurück.

- ⊗ Die Schultern fallen in Retraktion (die Last soll nicht auf der Wirbelsäule, sondern auf dem Schultergürtel liegen).
  » Im Skin the Cat besser werden, mit Fokus auf der Schulterblattarbeit.
- ⊗ Die LWS ist rund, da der Po nicht oben gehalten werden kann.
  » Deadlifts, Ansteuerungsübungen im Schräghang (Wechsel von PPT und APT)

Skalierung:

- ⊖ Nutze ein Widerstandsband, um dein Körpergewicht zu reduzieren.
- ⊖ Nutze die folgenden regressiven Übungen.

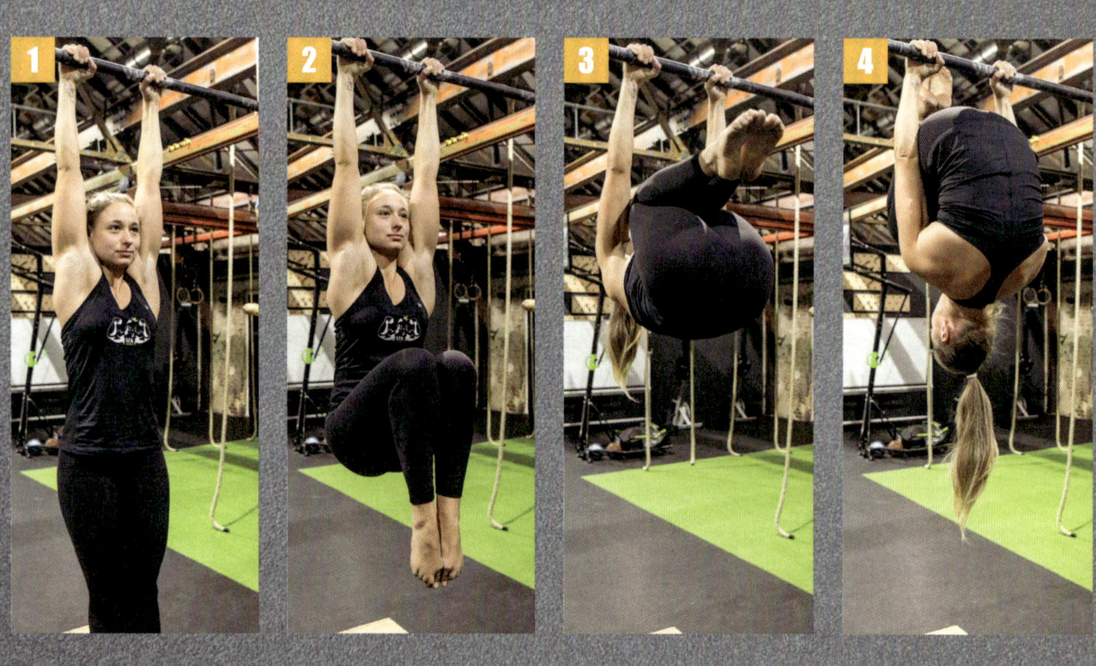

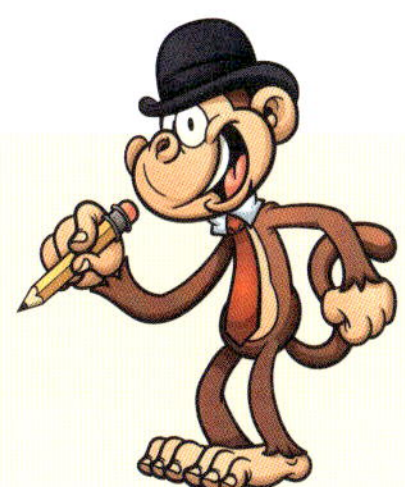

TIPP

Je enger du greifst, desto mehr Unterstützungsfläche deines Lats hilft dir, in der Waagerechten zu bleiben.

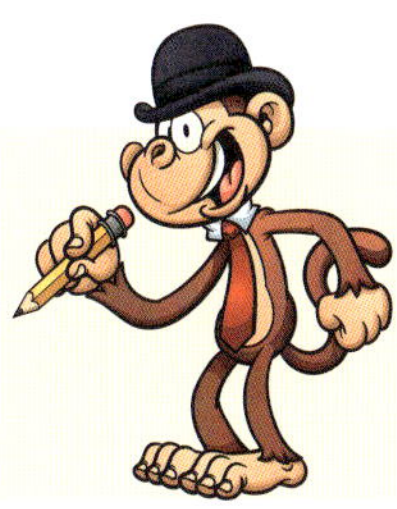

TIPP

Stelle dir vor, du würdest dich mit den Händen zum Po ziehen wollen. Du schließt quasi eine geöffnete Schere.

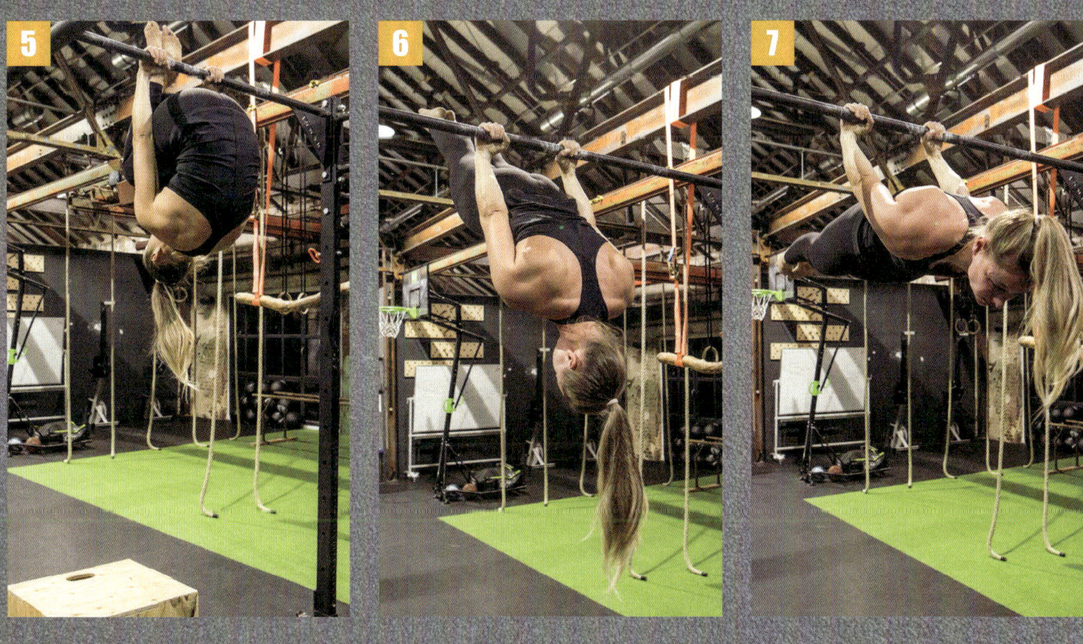

REGRESSIONSÜBUNGEN DES BACK LEVERS

11.2.1 TUCKED BL 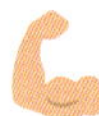

Allgemeine Hinweise:

Am leichtesten machst du es dir, indem du dich wie ein Paket rücklings mit gestreckten Armen in protraktierter Schulterhaltung an einer Stange oder Bar festhältst. Sie bietet dir den geringsten Widerstand, wenn du an den Hebel denkst.

Mache es wie auf den Bildern. Nimm dich beim Backlevern auf und analysiere deine Bewegungen nach dem Training oder besser noch, während du trainierst. Es wird dich besser machen und es spielt keine Rolle, wie es aussieht.

Ausführung:

1. ASTE: Greife die Stange und beginne im Hang.
2. Durchschlaufe mit deinen Füßen wie beim Skin the Cat die Stange = drehe dich einmal um deine Körperachse, während du die Stange oder die Ringe fest in deiner Hand hältst.

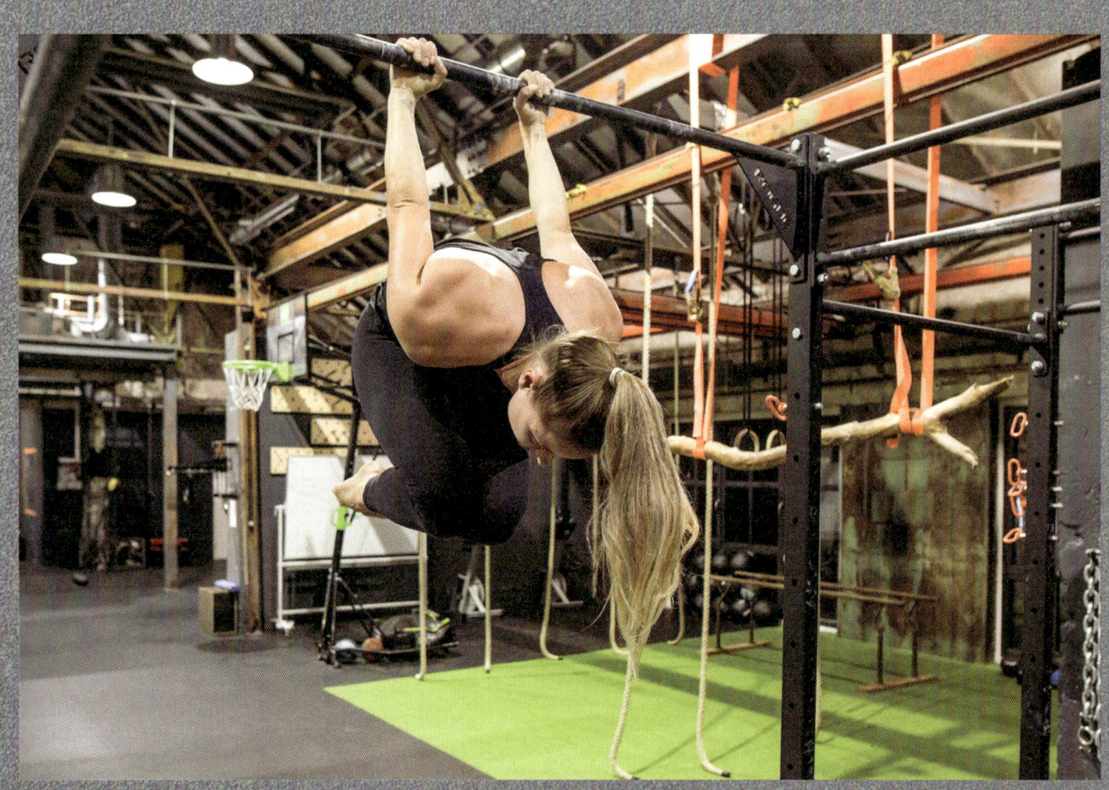

3. Deine Handflächen weisen nach oben vorn (könntest du deinen Kopf drehen, könntest du sie sehen).
4. Positioniere deine Schultern in Depression/Protraktion.
5. Packe dich im Lat.
6. Deine Beine ziehst du zur Brust ran (mache dich so klein wie ein Paket).
7. Lasse dich langsam von oben nach unten in die Horizontale ab. HALTEN!
8. Deine Schultern befinden sich weiterhin in Protraktion => eine Dehnung in der Brust ist normal.
9. Halte Grundspannung.
10. Den Po in Extension zur Decke schieben (gegen die Schwerkraft; auch in der Beckenkippung zu beachten, um gerade zu sein).
11. Gehe kontrolliert in die ASTE zurück.

⊗ Die Schultern fallen in Retraktion (die Last soll nicht auf der Wirbelsäule, sondern auf dem Schultergürtel liegen).
» Stärke deine Kompressionskraft in der Protraktion.

⊗ Die LWS ist rund, da der Po nicht in Extension der LWS gehalten werden kann.
» Deadlifts, Ansteuerungsübungen im Schräghang (Wechsel von PPT und APT)

Skalierung:

⊖ Die Füße stehen als Unterstützungsfläche auf dem Boden oder sind auf einer Box positioniert.

⊖ Beginne aus der Endposition des Back Levers, dazu müssen die Ringe oder die Stange niedrig sein, damit deine Füße Kontakt zum Boden haben. Eine Box tut es auch.

⊕ Gehe zur nächsten Progression über, wenn du diese dreimal 10 Sekunden halten kannst.

TIPP

Je enger du greifst, desto mehr Unterstützungsfläche deines Lats hilft dir, in der Waagerechten zu bleiben.

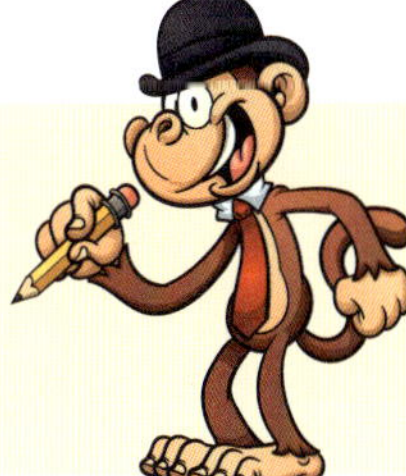

TIPP

Stelle dir vor, du würdest dich mit den Händen zum Po ziehen wollen. Du schließt quasi eine geöffnete Schere.

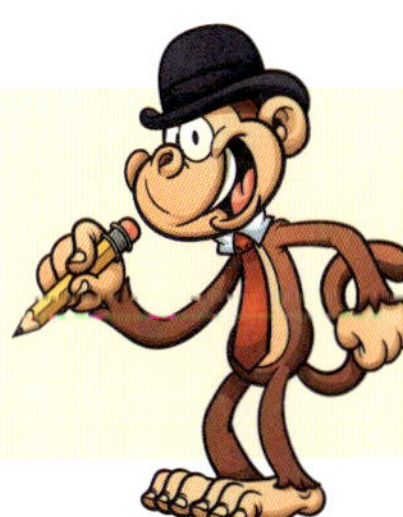

11.2.2 ADVANCED TUCKED BL

Allgemeine Hinweise:

Wenn du dich vom Paket aus öffnest, landest du bei einer 90°-Bein-Hüft-Winkel-Öffnung. Hierbei ist es wichtig, dass du die vorherige Übung beherrschst und zwar länger als einmal für 15 Sekunden.

Ausführung:

1. ASTE: Wie beim Tucked BL zuvor auch.
2. Durchschlaufe mit deinen Füßen wie beim Skin the Cat die Stange = drehe dich einmal um deine Körperachse, während du die Stange oder die Ringe fest in deiner Hand hältst.
3. Deine Handflächen weisen nach oben vorn (könntest du deinen Kopf drehen, könntest du sie sehen).
4. Positioniere die Schultern in Depression/Protraktion.
5. Packe dich im Lat.
6. Deine Oberschenkel und Hüften stehen im 90°-Winkel zueinander.
7. Lasse dich langsam von oben nach unten in die Horizontale ab. HALTEN!
8. Eine Dehnung in der Brust ist normal.
9. Halte Grundspannung.

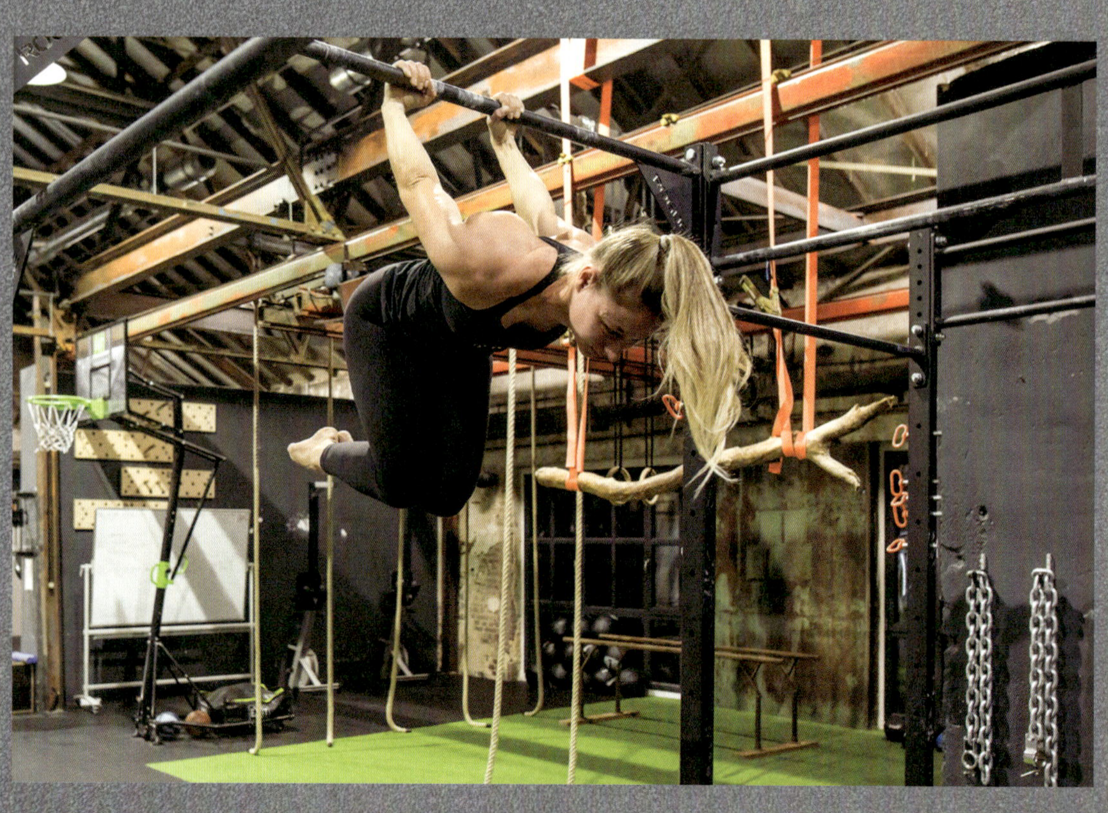

10. Den Po in Extension zur Decke schieben (gegen die Schwerkraft; auch in der Beckenkippung zu beachten, um gerade zu sein).
11. ESTE: Gehe kontrolliert in die ASTE zurück.

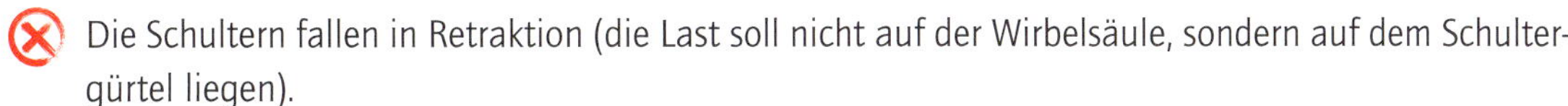

Die Schultern fallen in Retraktion (die Last soll nicht auf der Wirbelsäule, sondern auf dem Schultergürtel liegen).

» Stärke deine Kompressionskraft in der Protraktion.

Skalierung:

 Lasse dich von oben hinab.

 Nutze ein Widerstandsband.

 Nächste Progression

11.2.3 ADVANCED STRADDLE TUCKED BL

Allgemeine Hinweise:

Wie bei jedem Step von Skill zu Skill, sollten die einfacheren Vorübungen erst gemeistert werden, bevor du schwerere Übungen trainierst. Vor allem, wenn du an deine Gesundheit denkst. Also train smart und hart, um dir deinen Back Lever zu verdienen.

Ausführung:

1. ASTE: Wie zuvor, nur dass du deine Beine mit gestreckter Hüfte grätschst (sieht komisch aus, aber spielt keine Rolle).

Skalierung:

Siehe vorherige Übung.

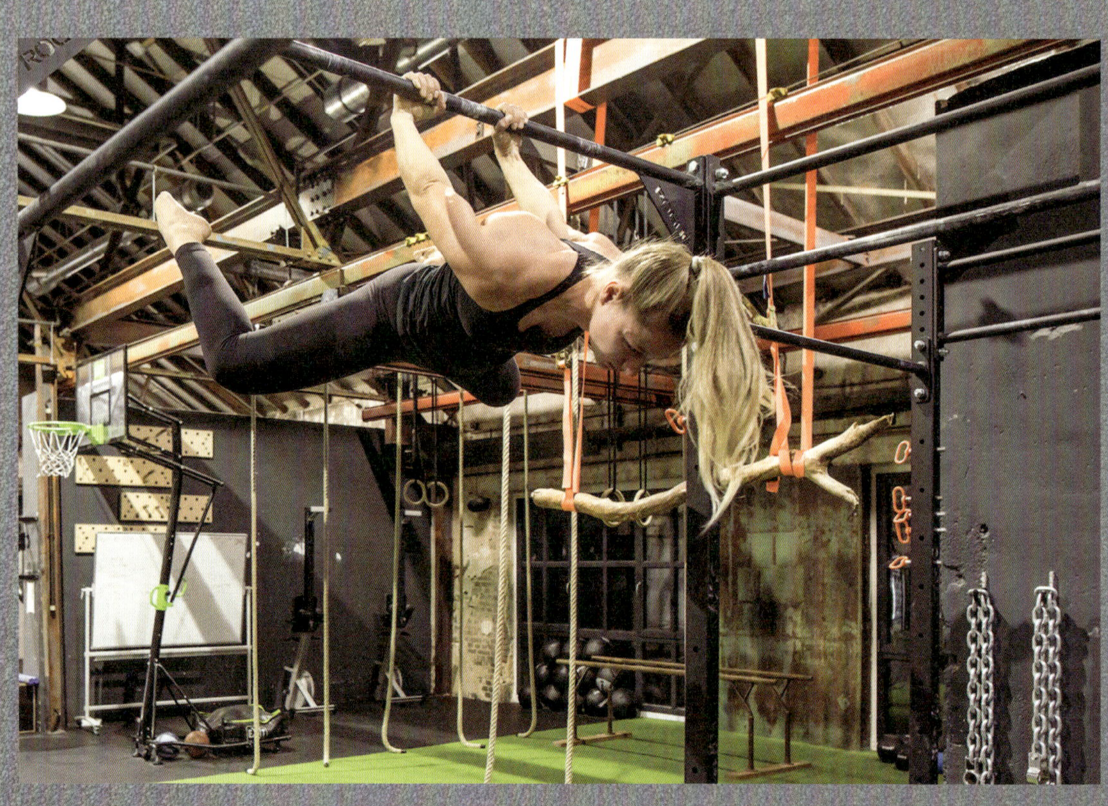

11.2.4 STRADDLE BL

Allgemeine Hinweise:
Siehe vorherige Übung.

Ausführung:

1. ASTE: Wie zuvor, nur dass du deine Hüfte streckst, während du deine Beine gegrätscht hast.

Skalierung:

 Nutze ein Widerstandsband, um dein Körpergewicht zu reduzieren.

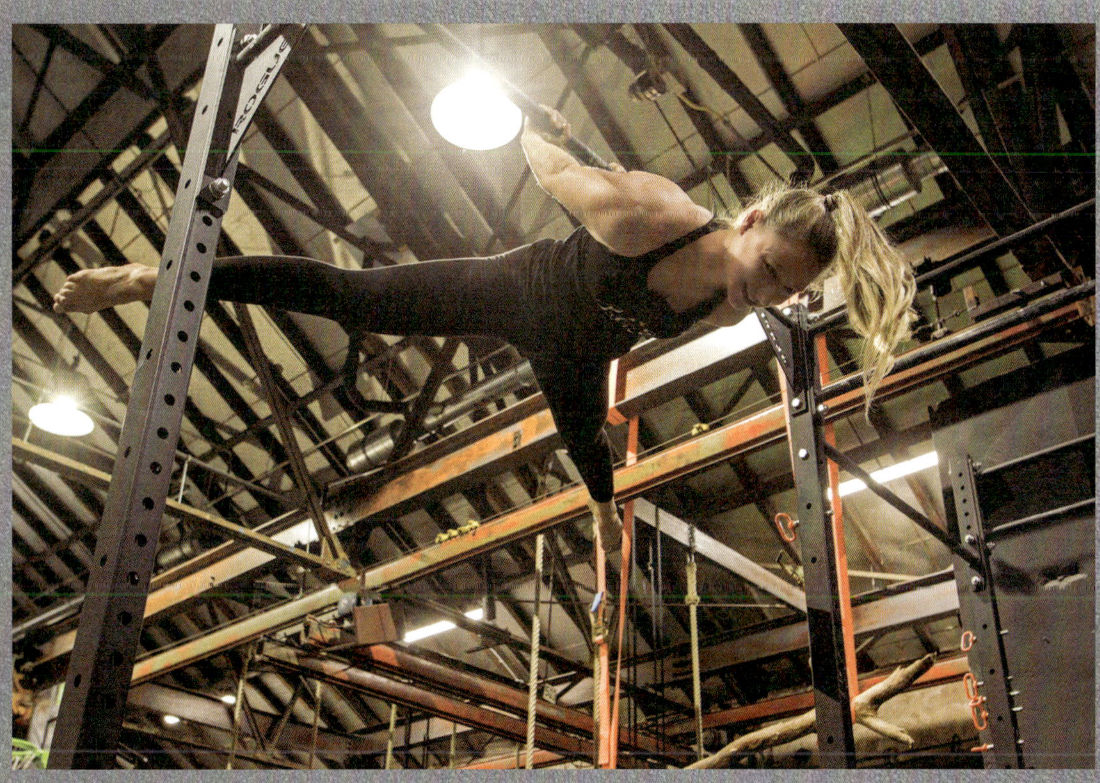

11.2.5 BANDED BL

Allgemeine Hinweise:
Um den Back Lever trotz unterschiedlicher Hebel weiter leichter zu machen, kannst du mit einem Widerstandsband trainieren.

Vorbereitung: Bringe ein Widerstandsband an einer Stange an oder halte es mit beiden Händen in den Ringen fest.

Ausführung:

1. ASTE: Das Band befindet sich in der Mitte deines schulterbreiten Ristgriffs, schlaufe mit deinen Füßen unter der Stange durch das Band.
   ODER: Du machst, wie in den folgenden Bildern gezeigt, einen Knoten, über welchem du dich mit deinen Oberschenkeln einklemmst.
2. Das Band ist an deiner Hüfte (Körperschwerpunkt) platziert.
3. Nimm einen Hebel deinem Leistungsniveau entsprechend ein.
4. Lasse dich langsam und kontrolliert in die Waagerechte ab.

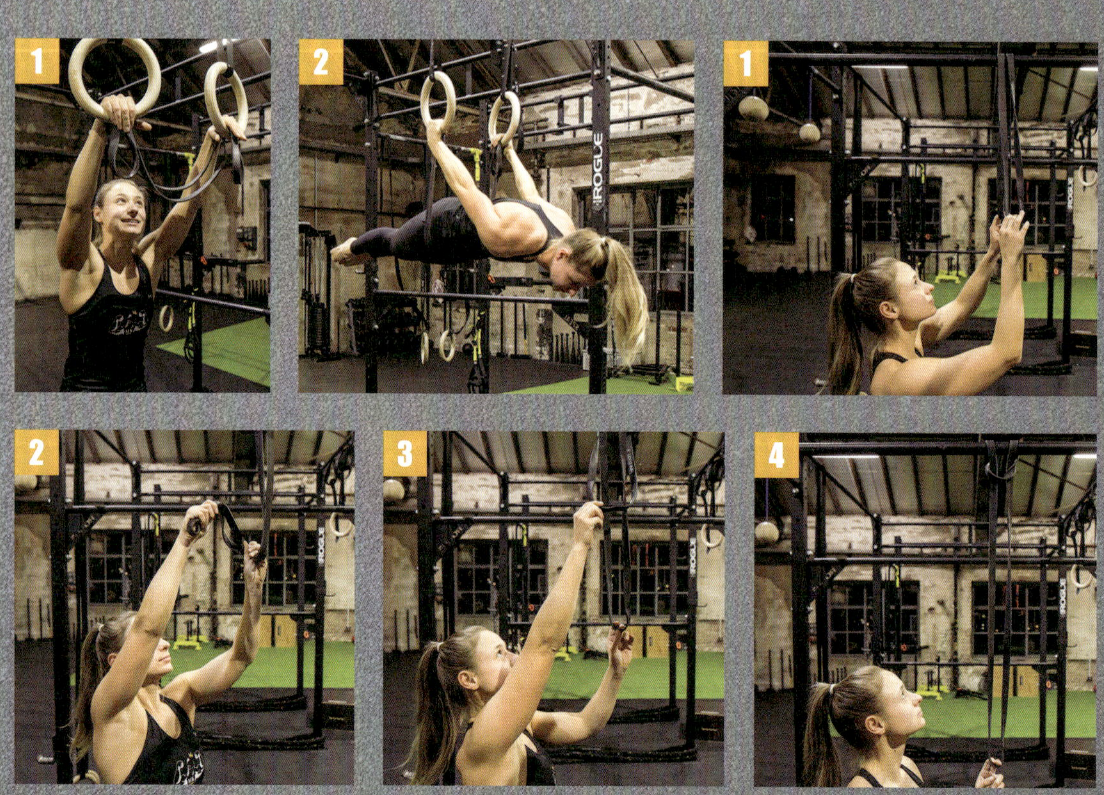

5. Denke an einen geraden unteren Rücken, indem du diesen bewusst in ein Hohlkreuz bringst.
6. Halte diese Position so lange wie möglich.
7. Schlaufe dich auf dem gleichen Weg umgekehrt wieder zurück in den passiven Hang.

 Das Band befindet sich an der Brust und unterstützt damit nicht den Schwerpunkt des Gewichts.
» Band unterhalb des Schritts befestigen.

Skalierung:

- Skin the Cat
- Tucked und Advanced Tucked BL

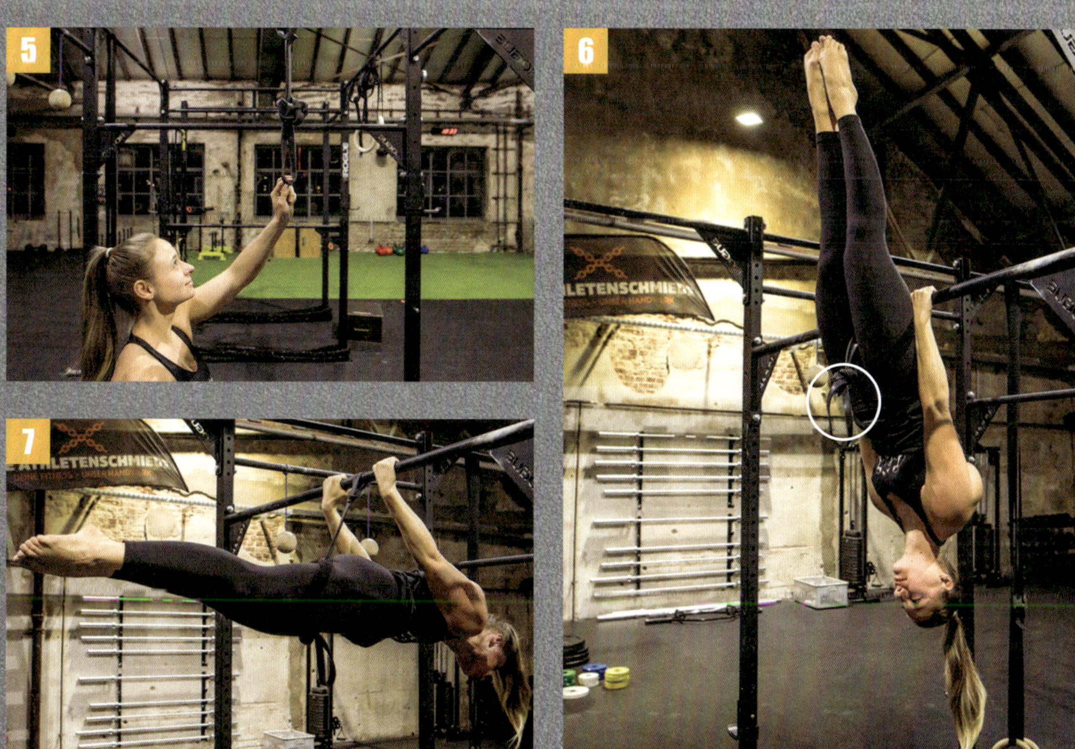

11.2.6 BANDED BL PULL

Allgemeine Hinweise:
Mithilfe eines Widerstandsbands kannst du die Zugkraft, welche du beim Back Lever brauchst, imitieren und stärken.

Vorbereitung: Bringe ein Widerstandsband an einer ausreichend hohen Stange an.

Ausführung:

1. ASTE: Greife das auf Spannung gebrachte Band im Stehen oder bäuchlings auf dem Boden liegend so, dass dein Handrücken nach vorn zeigt. Deine Schultern befinden sich in Depression/Protraktion.
2. Ziehe das Band hinter deinem Rücken mit gestreckten Armen zu deinem Po.
3. Du kannst das Band mit dynamischen Wiederholungen zum Po ranziehen.
4. Das Band kann unter Zug isometrisch gehalten werden.
5. Lasse das Band kontrolliert wieder in die ASTE zurück und wiederhole den Vorgang.

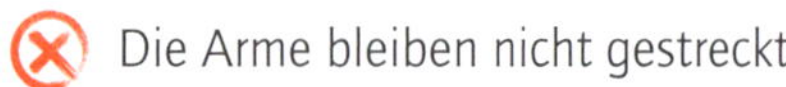
Die Arme bleiben nicht gestreckt.

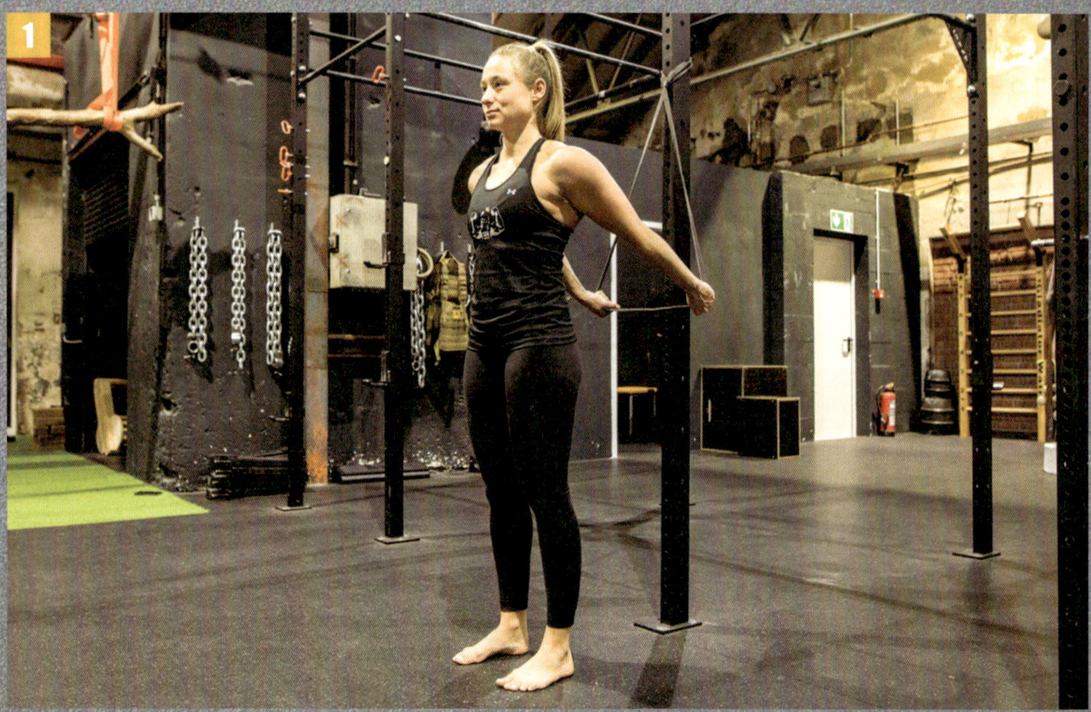

ENDSTELLUNG

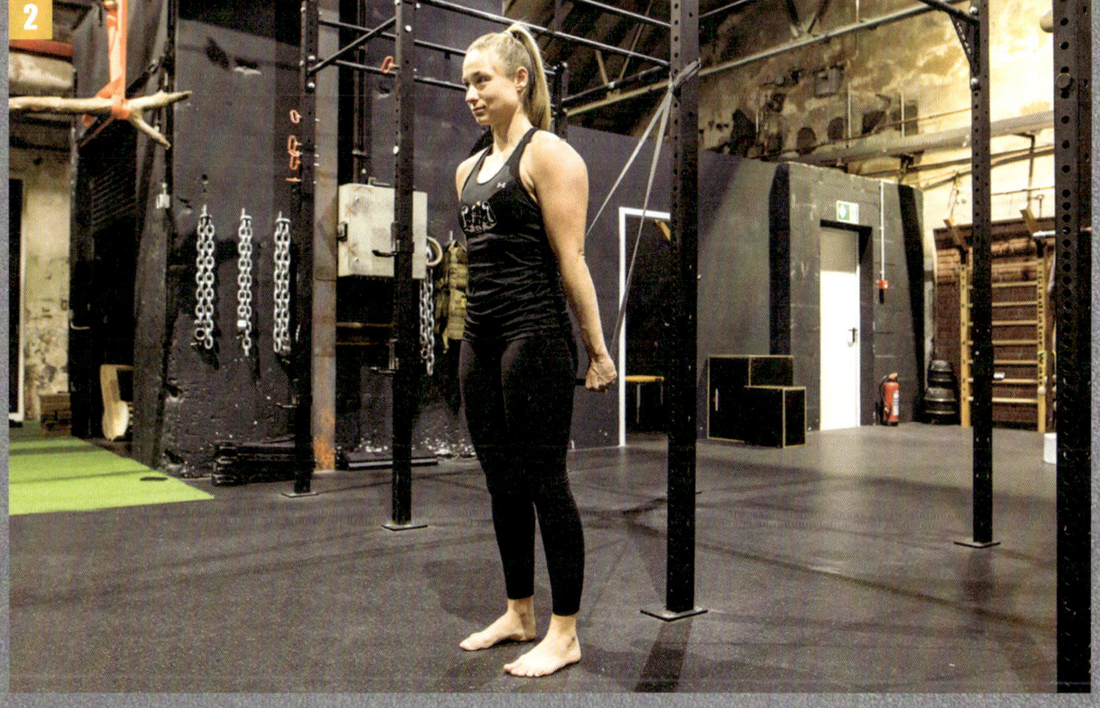

11.3 DER MUSCLE-UP

Sowohl der Muscle-up an der Stange (Bar Muscle-up) als auch der Muscle-up an den Ringen (Ring Muscle-up) sind zwei der beliebtesten Skills. Er wird auch *Kippe* oder auch *Zugstemme* genannt und stammt aus dem klassischen Turnen. Der Muscle-up zählt zu den dynamischen Skills und ist eine Kombination aus einem Pull-up und Dip. Somit werden Zug- und Druckkraft gleichermaßen gefordert.

In den folgenden Kapiteln werden beide Varianten theoretisch detailliert aufgezeigt. Wichtig zu wissen ist, dass der Ring Muscle-up durch die Flexibilität der Ringe leichter zu erlernen ist als der Bar Muscle-up. Während es für den Ring Muscle-up ausreicht, 6-8 saubere Pull-ups zu beherrschen, liegt die Wiederholungzahl sauberer Klimmzüge für den Bar Muscle-up bei 10-12. Hierbei handelt es sich um keine festgelegten Richtlinien, sondern lediglich um Maßstäbe, an denen du dich orientiert werden kannst.

Beweglichkeit ist der Kraft immer voranzustellen, um gewisse Bewegungsamplituden und Gelenkstellungen überhaupt erst einnehmen zu können. Entsprechend wichtig für den Muscle-up ist eine gute Brustwirbelsäulenbeweglichkeit, eine gute Schultergürtel-Rumpf- sowie Unterkörper-Rumpf-Anbindung, die Aktivierung des Latissimus als auch ein Verständnis für die Schulterblattstellungen während der gesamten Bewegung, welche sich im Zug- und Druckmuster voneinander unterscheiden.

Die größte Schwäche liegt im gleichzeitigen Umsetzen beider Arme und stellt somit einen Sticking Point dar. Um den sogenannten *Chicken Wing* zu vermeiden, solltest du die folgenden regressiven Übungen für das Umsetzen der Reihe nach trainieren.

Der Chicken Wing kann auf Dauer nämlich zu Schmerzen in den Schultern führen. WARUM?

Durch das unausgeglichene Kräfteverhältnis kommt eine der Schultern vor der anderen nach vorn, wodurch sie sich der gesamten Stabilität des Schultergürtels entzieht und eine verletzungsriskante Stellung einnimmt. Der Oberarmkopf liegt instabil in der Gelenkpfanne des Schulterdachs, wodurch Reibungen entstehen, die wiederum Schmerzen hervorrufen können.

Erwischst du dich also dabei, im Chicken Wing die Stange oder die Ringe zu passieren, dann erkenne diese Tatsache als Technikfehler an und arbeite daran.

FALSE GRIP VS. SEMI-FALSE GRIP – UNTERSCHIED UND NUTZEN

In diesem Kapitel lernst du die unterschiedlichen Griffvarianten für den Muscle-up kennen und welche Übung aus Effizienzgründen welchen Griff erforderlich machen kann. Bei der Anwendung des Griffs gibt es grundlegend kein Richtig oder Falsch! Es gibt lediglich den einen oder anderen Vorteil, der die praktische Umsetzung des Muscle-ups erleichtern kann. Am Ende entscheidest du, wie du greifst.

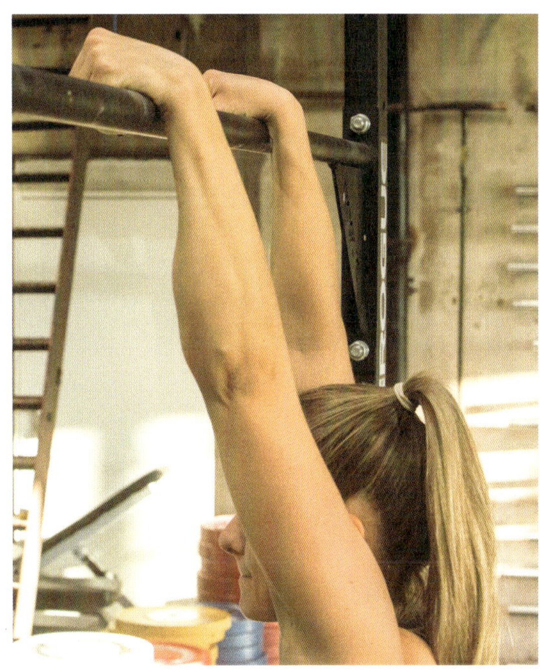
False Grip

Beim Muscle-up an den Ringen gibt es NUR die Möglichkeit des False Grips! Es sei denn, du bist verdammt stark und schaffst es, dich im regulären Griff nach oben zu katapultieren oder machst Kipping Muscle-ups, wofür der False Grip nicht zwingend notwendig ist.

Bevor wir ins Detail gehen, betrachten wir für den Bar Muscle-up die Griffvarianten an der Stange. Diese kannst du im Ristgriff, False Grip oder Semi-False Grip greifen, um vom Klimmzug in den Dipstütz zu gelangen. Somit ist der Griff als Hilfsmittel zu sehen, der dich dabei unterstützt, den Übergang (die Transition) vom Zug in die Druckbewegung zu meistern.

Vergleichen wir zunächst den False Grip mit dem Semi-False Grip.

Beim **False Grip** weist der Handrücken parallel zur Decke, der Daumen ist mit den anderen Fingergliedern über der Stange und das Handgelenk liegt auf der Stange auf.

Beim **Semi-False Grip** zeigt der Handrücken ebenfalls zur Decke. Die Unterschiede liegen in der Position des Daumens, dieser umgreift hierbei die Stange und in der Position des Handgelenks, welches sich lediglich auf Höhe der Stange befindet.

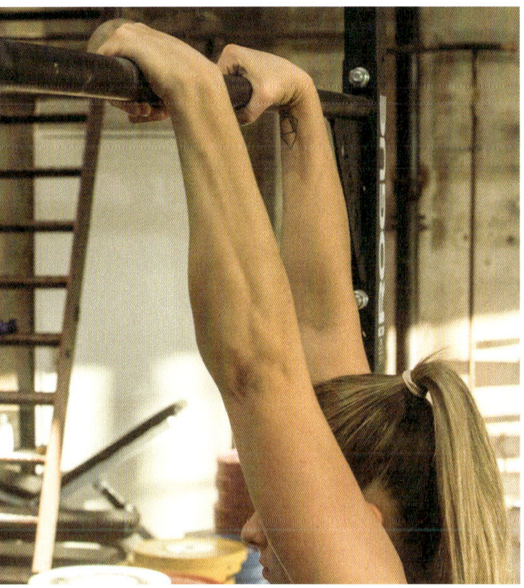
Semi-False Grip

WICHTIG

Die Positionen gilt es während der gesamten Ausführung beizubehalten. Beide Varianten erfordern sowohl ein mobiles als auch ein starkes Handgelenk. Dennoch wird der False Grip als unangenehmer beschrieben.

Um beim Muscle-up an der Stange in den Stütz zu kommen, kannst du die Stange auch wie gewöhnlich im **Ristgriff** greifen. Der Nachteil liegt hier allerdings im länger zurückzulegenden Weg für deine Hände und somit auch für die Arme. Während dein Handgelenk in der Semi-False-Grip- oder False-Grip-Position bereits über den Umkehrpunkt hinweg ist, ist es beim Ristgriff nötig, diesen erst durch Drehen/Umwinden an der Stange zu überwinden. Es ist mehr dynamische Kraft erforderlich, um deine Ellbogen von unterhalb der Stange über die Stange zu bringen.

Hierbei ist wieder in *langsame* und *dynamische* Muscle-ups zu unterscheiden. Bei *dynamischen* Muscle-ups wird das vorher eingeleitete Pendel dafür sorgen, dich ohne großen Aufwand über die Stange zu bringen. Vorausgesetzt, du kannst genügend Explosivkraft, das richtige Timing und die richtige Technik wirken lassen.

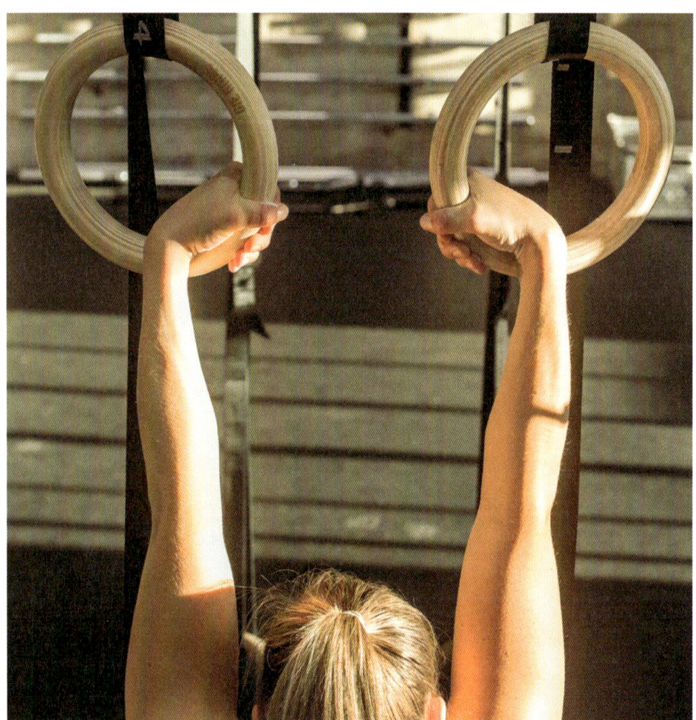

False Grip an den Ringen

Probiere aus, was für dich am besten funktioniert. Die von dir bevorzugte Handgelenkhaltung wird sich in das Bewegungsmuster des Muscle-ups einpassen. Entsprechend schwierig ist es, jemanden, der Muscle-ups in seiner Ausführung beherrscht, einen anderen Griff anwenden zu lassen. Sicher wird derjenige ihn meistern, vielleicht sogar so flüssig, wie er es gewohnt ist, dennoch wird es sich ungewohnt anfühlen. Alles also eine Frage der Gewohnheit.

Der **False Grip an den Ringen** kann folgendermaßen eingenommen werden. Stelle dir bildlich eine Uhr und deine rechte Hand vor. Du beugst dein Handgelenk auf 90° ab, so, als wolltest du mit deinem Daumen deinen Unterarm berühren. In dieser Position greifst du durch den Ring und umgreifst diesen bei Viertel vor 12. Nun ziehst du den Ring runter beziehungsweise begibst dich unterhalb des Rings. Dein Handgelenk sollte nun mit einem unangenehmen, fast schmerzhaften Gefühl auf dem Ring aufliegen.

Nun haben die meisten das Problem, ihre Arme nicht komplett strecken zu können. Kein Problem, wenn du an Hebel, Winkel und Unterstützungsfläche denkst, die dir Übungen leichter machen.

HIER also die regressiven Übungen des False Grips:

Beginne also, dich mit gebeugten Armen vor hüfthohe Ringe zu stellen, die Position einzunehmen und dich dann im Schräghang so langsam wie möglich in die gestreckten Arme hinabzulassen. Halte diese Position oder beginne zu rudern. Funktioniert die Streckung deiner Arme problemlos, dann versuche, den False Grip im freien Hang anzuwenden, zunächst mit Unterstützung deiner Füße und später komplett frei hängend.

Für einen besonders guten Griff empfehlen wir Holzringe in Kombination mit Kreide. Du entscheidest zwischen Kreideblock, Kreidesack oder Flüssigkreide. Liquid Chalk staubt weniger und wird damit in öffentlichen Fitnessstudios und Boxen lieber gesehen. Außerdem hält sie länger. Damit ersparst du dir den Griff in den Kreidebottich nach jedem Satz. Wo die Kreide am sinnvollsten aufzutragen ist, kannst du den Bildern entnehmen.

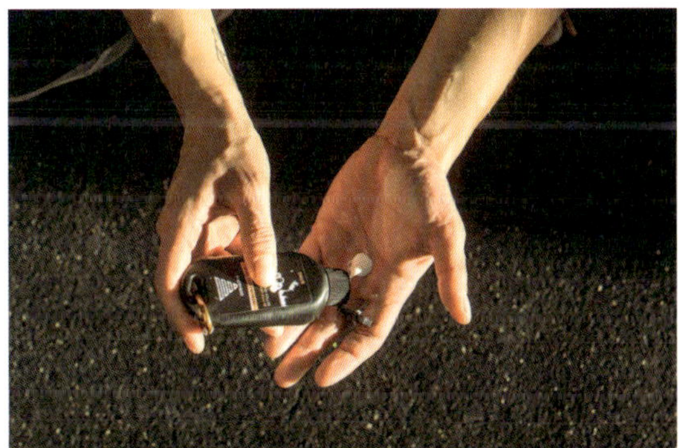

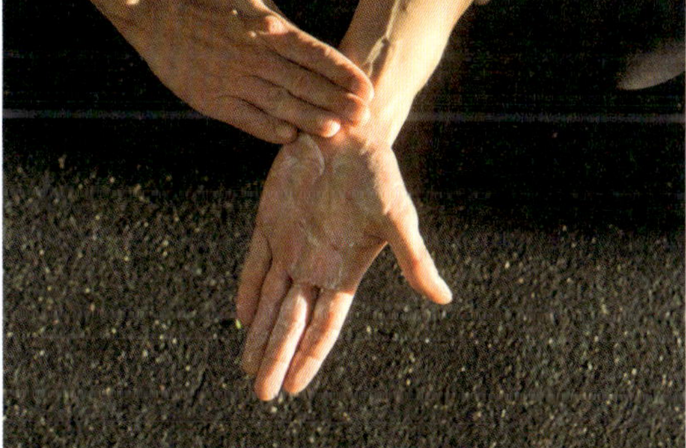

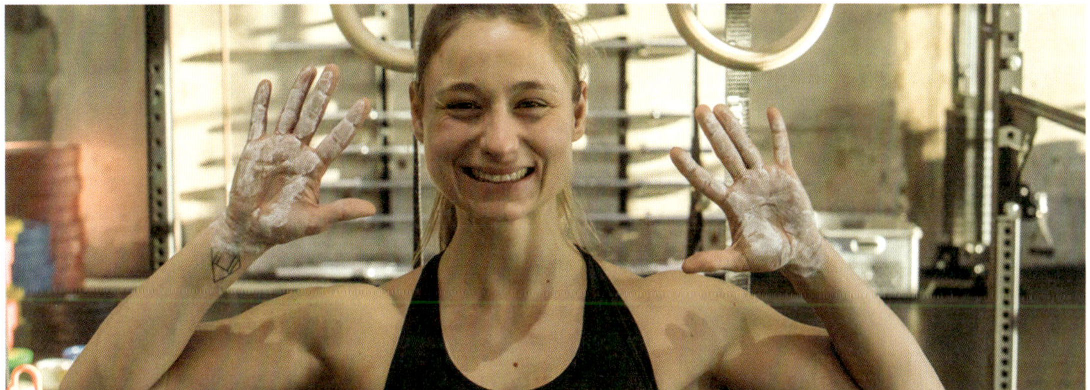

11.3.1 RING MUSCLE-UP

Allgemeine Hinweise:

Voraussetzungen für den **Ring Muscle-up** sind saubere Pull-ups und Dips an den Ringen. Um ins Muscle-up Game einzusteigen, empfehlen wir, mit dem Ring Muscle-up zu beginnen. Dieser ist aufgrund flexibler Ringe einfacher zu erlernen. Beim Bar Muscle-up muss die Stange als Barriere überwunden werden. Erfahrungsgemäß sind bereits 6-8 saubere Pull-ups ausreichend, um sich der Technik des Ring Muscle-ups zu stellen.

Die Schwierigkeit des Ring Muscle-ups liegt häufig im notwendigen False Grip. Entweder die Handgelenke sind unbeweglich, zu schwach oder beides. Der False Grip ist unangenehm und ja, das muss erst mal so. Du wirst dich allerdings schnell daran gewöhnen. Also Zähne zusammenbeißen und durchhalten. Da dieser Griff die Voraussetzung des Ring Muscle-ups ist, wird dieser bei den regressiven Übungen nicht mehr explizit genannt. Der False Grip ist somit immer in den Ringen einzunehmen.

Sticking Point bei vielen Übenden ist die **Transition**. Der Übergang vom Zugmuster in eine Depression/ Retraktion der Schulterblätter in ein Druckmuster mit protraktierten Schulternblättern ist häufig schwer in die Tat umzusetzen. Entweder aufgrund fehlender Kompressionskraft, also die Ringe am Körper zu behalten oder aufgrund fehlender Technik, was den Zeitpunkt des Wechsels angeht. Das Lehnen des Oberkörpers über den Schwerpunkt und somit in die Position des Dips ist hier entscheidend.

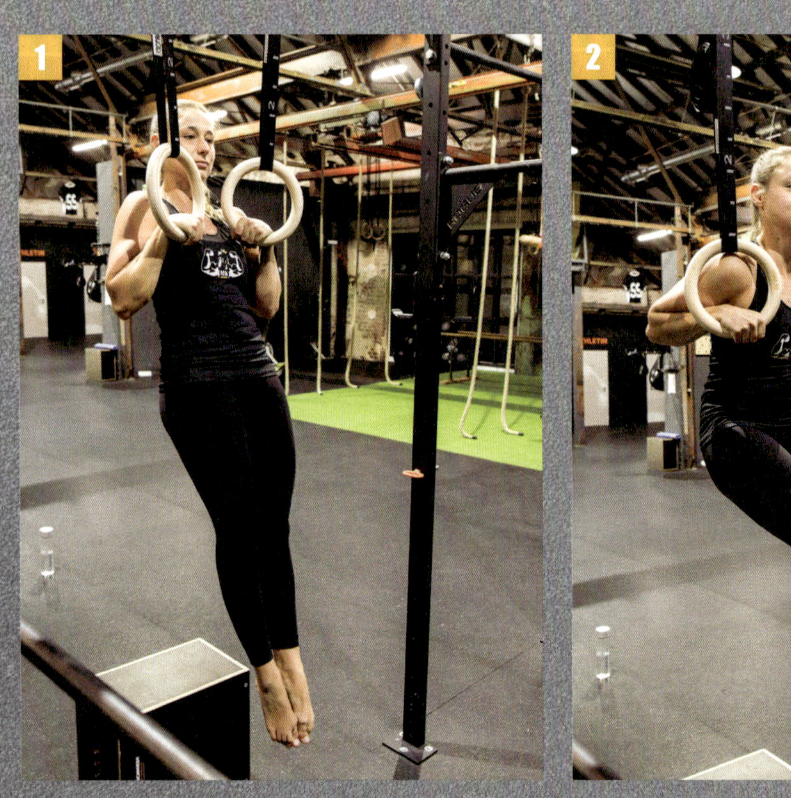

1

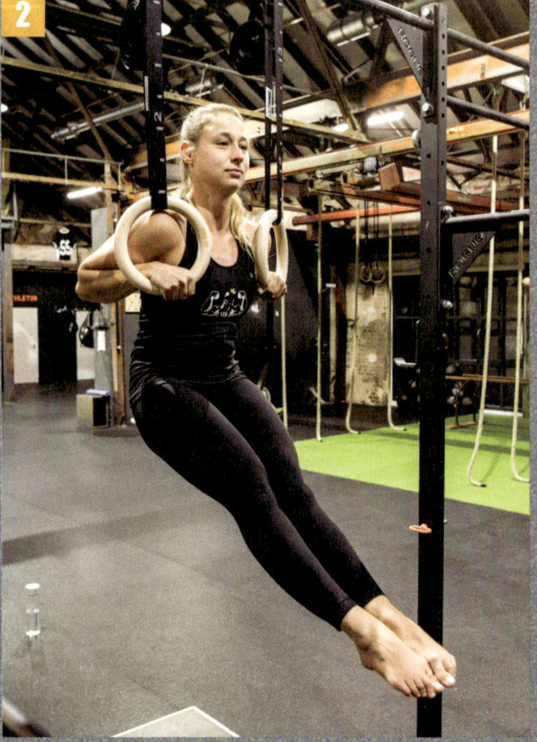

2

Skalierungen werden als Unterpunkte im Detail erklärt, weshalb in diesem Part darauf verzichtet wird.

Ausführung:

Es ist ratsam, die Übung ohne Ringe als Trockenübung nachzustellen!

1. ASTE: Greife die Ringe im False Grip, starte im passiven Hang, halte die Hollow-Body-Position.
2. Ziehe die Ringe in Depression/Retraktion eng beieinander bis unter deine Achseln.
3. Transition: Drücke die Ringe nach unten zum Boden, bringe sie gleichzeitig seitlich neben deinen Rumpf und lehne dich währenddessen mit deiner Brust nach vorn (die Ellbogen zeigen nach hinten).
4. Bringe deine Schultern wieder in Protraktion, um den Wechsel in den Dipstütz zu ermöglichen.
5. Deine Hände befinden sich nun seitlich am Brustkorb unter deinen Achseln
6. Bleibe mit deinen Oberarmen eng am Rumpf und drücke dich in den Stütz nach oben.
7. Führe einen RTO aus, um die vollständige ROM des Ring Muscle-ups zu erreichen.
8. Lasse dich auf umgekehrtem Weg wieder langsam von oben nach unten in den Streckhang hinab.
9. Bleibe mit dem Körper vorgelehnt, bis die Ringe auf Brusthöhe sind.
10. Auf Brusthöhe richtest du dich durch die Einnahme der Schulterblätter in Retraktion wieder auf und überwindest den Umkehrpunkt vom Stütz in den Hang (BLEIBE KOMPAKT).

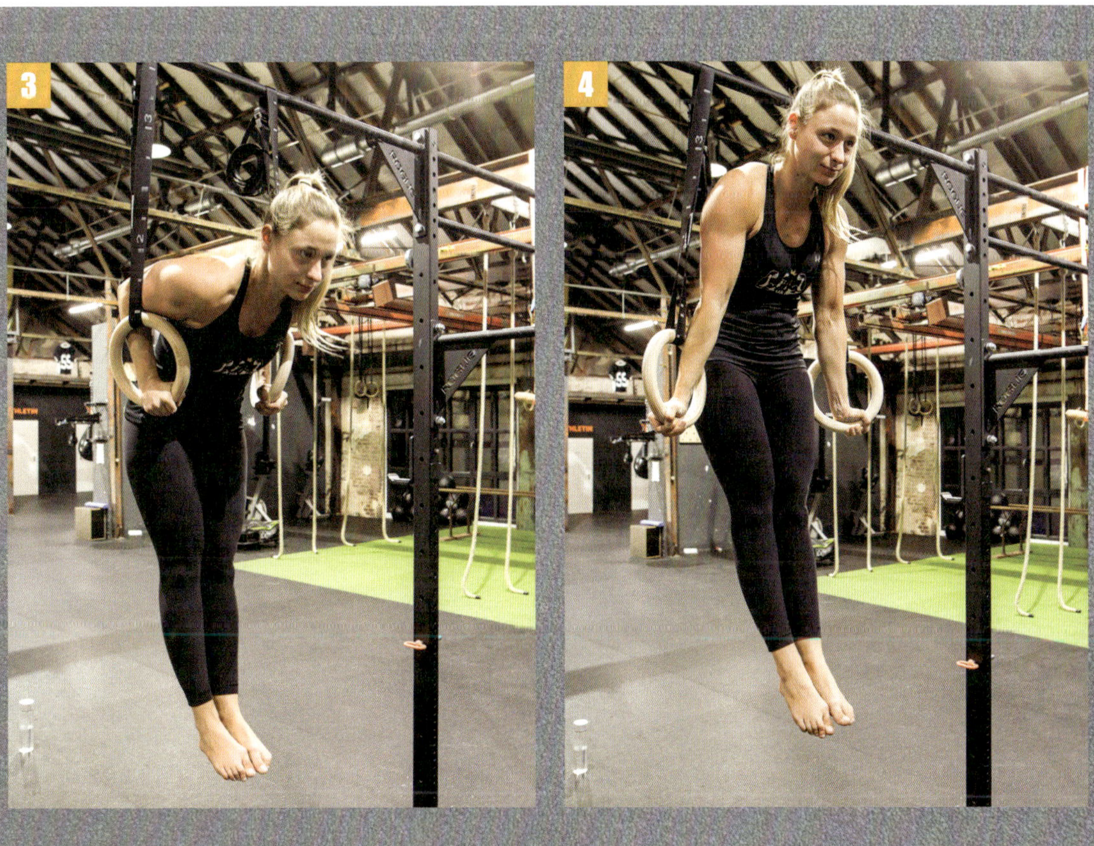

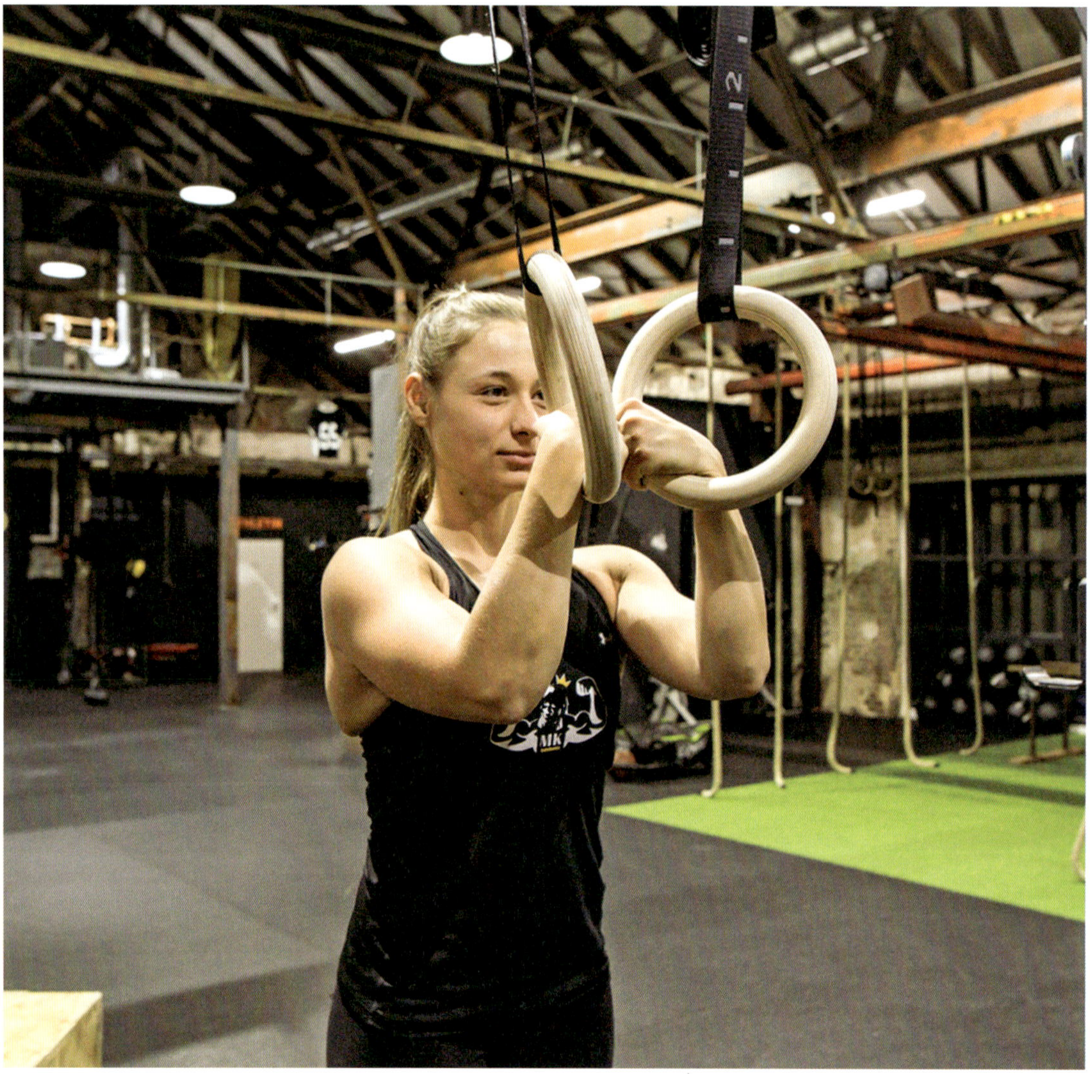

V-Spitze (Magic V) der Ringe

TIPP

Während des Zugs bilden die Ringe eine V-Spitze (Magic V). Diese behältst du bis zur Transition bei.

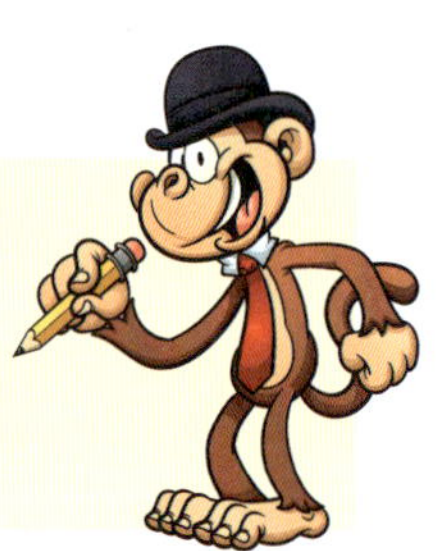

- ⊗ Der Zug erfolgt auch noch auf Achselhöhe.
  - » Ziehe weniger aus dem Bizeps, denke an das MAGIC V.
- ⊗ Es entsteht ein Hohlkreuz während des Dips (Kompensation: die Schultern fallen nach vorn, die Hände sind während des Dips hinter dem Rücken, statt neben dem Körper).
  - » Übe, saubere Ring Dips auszuführen. Die Kompressionskraft kann mit isometrischen Holds am tiefsten Punkt des Dips gestärkt werden.
- ⊗ Die Hollow-Body-Spannung wird aufgegeben.
  - » Lerne, deine Hüfte im Hang vor- und zurückzukippen.
- ⊗ Die Ringe werden zu weit zur Brust gezogen, statt sie unterhalb der Achseln nach unten zu drücken, dadurch stehen die Ellbogen seitlich heraus.
  - » Übe, mit Baby Ring Muscle-ups den Druck auf die Ringe in den Boden zu geben.

TIPP

Stelle dir vor, du würdest deine Brüste mit deinem Daumen ausschneiden wollen.

REGRESSIONSÜBUNGEN DES RING MUSCLE-UPS

11.3.1.1 RING-FALSE-GRIP HANG 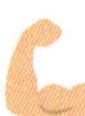

Allgemeine Hinweise:
Der False Grip ist ein notwendiger Griff, den du brauchst, um das Umsetzen an den Ringen (die Transition) vom Hang in den Stütz des Muscle-ups zu gewährleisten. Mit viel, richtig angebrachter Kreide an den Handgelenken ist er die optimale Voraussetzung, um den Umkehrpunkt effizient und effektiv ausführen zu können.

Vorbereitung: KREIDE HILFT!

Ausführung:

1. ASTE: Du stehst auf einer Box, bereit, die Ringe nacheinander wie folgt zu greifen:
2. Greife den Ring mit flektiertem Handgelenk so, dass dein Daumen auf Viertel vor zwölf liegt.
3. Der Daumen umgreift den Ring.
4. Das Handgelenk liegt auf dem Ring.
5. Nun ziehst du den Ring runter beziehungsweise begibst dich unterhalb des Rings.

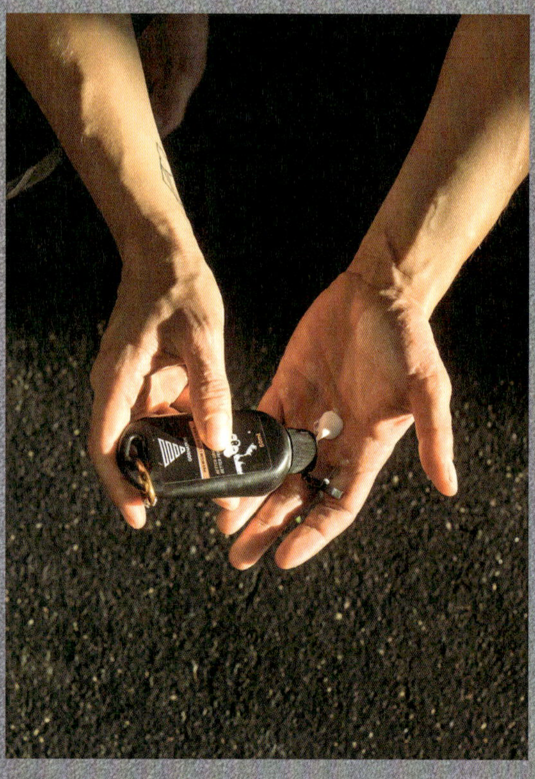

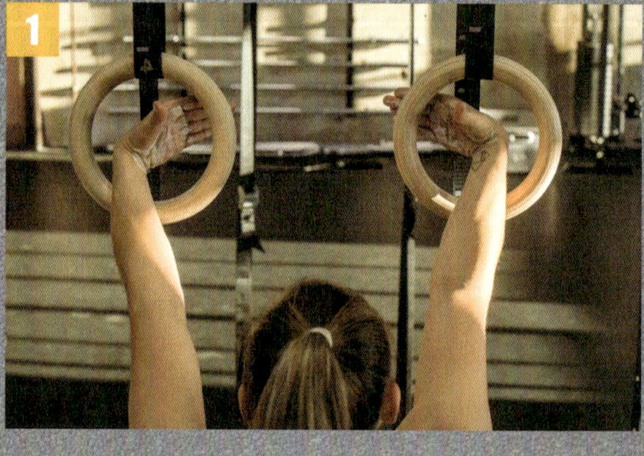
1

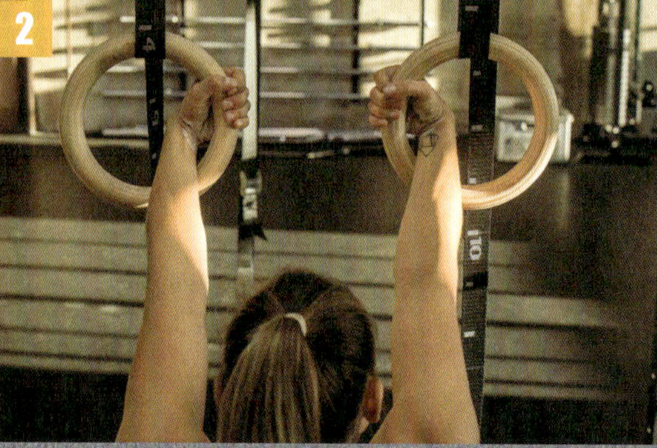
2

JA, ES TUT WEH! (Das gibt sich, trust me! – Gewohnheit)

- ⊗ Die Ellbogen können nicht gestreckt werden.

Skalierung:

- Nutze den Boden als Unterstützungsfläche oder stelle dir etwas unter die Füße, falls die Ringe zu weit vom Boden entfernt sind.
- Im Schräghang haltend.
- Ring Rows im False Grip (die Winkelstellungen nutzen, um die Schwierigkeit anzupassen).
- Im passiven Hang oder im Beugehang isometrisch halten lernen.

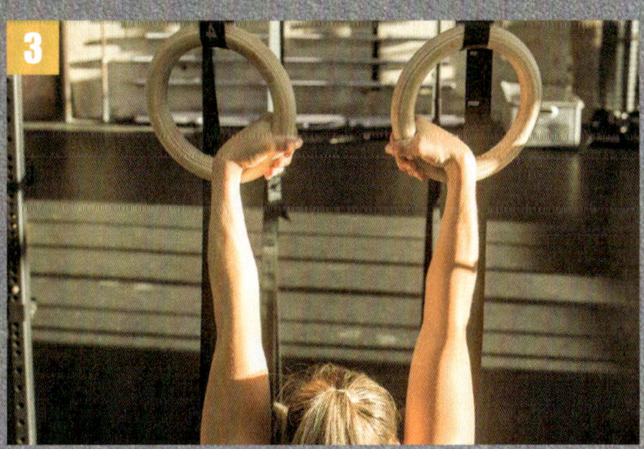

TIPP

Je größer der Umfang der Ringe ist, desto größer ist die Unterstützungsfläche, welche sowohl die Transition als auch den Dip in den Stütz erleichtert.

TIPP

Schmerzen beim Strecken?

Greife aus dem Stand die Ringe im False Grip. Lasse dich nun langsam mit aufrecht gehaltenen rektraktierten (Depression) Schultern in den gestreckten Hang hinab. Halte diese Position!

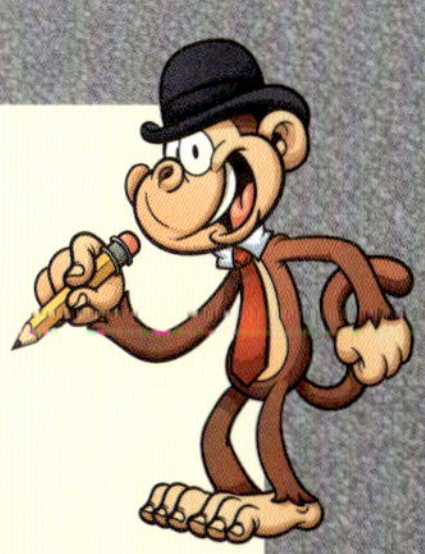

11.3.1.2 TRANSITION IM SCHRÄGHANG (90°-SPIEL)

Allgemeine Hinweise:
Die einfachste Variante, um den Übergang vom Pull-up in den Dip zu lernen, stellt das 90°-Spiel im Schräghang dar.

Ausführung:

1. ASTE: Positioniere dich im Schräghang, halte deine Schultern in Depression/Retraktion.
2. Ziehe die V-Spitze der Ringe unterhalb deiner Achseln zur Brust.
3. Transition: Drücke die Ringe nach unten zum Boden, bringe sie gleichzeitig seitlich neben deinen Rumpf und lehne dich währenddessen mit deiner Brust nach vorn (die Ellbogen zeigen nach hinten).
4. Durch das Nachvornlehnen beugt sich deine Hüfte.
5. Optional: Die Schultern werden in Protraktion gebracht, um den Wechsel in den Dipstütz zu ermöglichen.
6. Lasse dich auf umgekehrtem Weg zurück in den Schräghang ab.

Bilder siehe Transition im freien Hang S. 356 (Transition im Schräghang). Der Unterschied liegt darin, dass du deine Füße wie beim Ring Row am Boden aufstellst.

⊗ Der Zug erfolgt auch noch auf Achselhöhe, weshalb die Ellbogen um mehr als 45° zur Seite herausstehen und das Umsetzen nicht erfolgen kann.
  » Den Punkt der Transition von Zug zum Druck mit Baby Ring Muscle-up üben.

⊗ Die Ringe werden zu weit zur Brust gezogen, dadurch stehen die Ellbogen seitlich heraus.

Skalierung:

⊖ Stelle dich aufrechter zu den Ringen.

⊕ Stelle deine Füße auf eine Box, ähnlich dem Inverted Row.

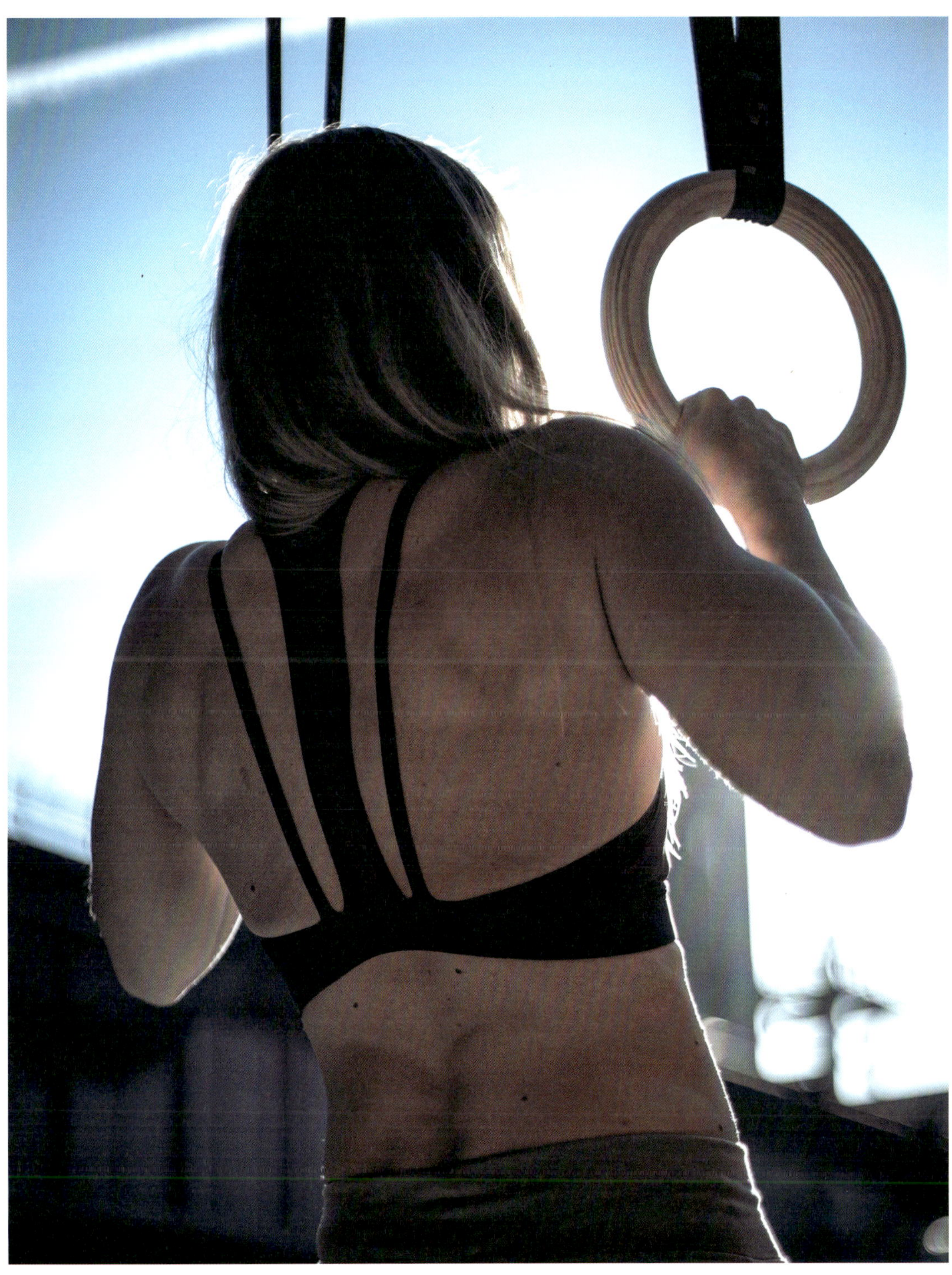

11.3.1.3 RING-BAND-ASSISTED MUSCLE-UP

Allgemeine Hinweise:
Der Ring-Band-Assisted Muscle-up ermöglicht es dir, den Ring Muscle-up in seiner ROM auszuführen.

Vorbereitung: Lege ein Widerstandsband in die Ringe.

Ausführung:

1. ASTE: Setze dich in das Band und strecke deine Beine lang nach vorne. Deine Hände greifen die Ringe mit ausgestreckten Armen im False Grip.
2. Ziehe dich nach oben und achte auf die V-Spitze der Ringe, die du bis zum Brustbein ziehst.
3. Transition: Lehne dich mit deiner Brust nach vorne, drücke die Ringe nach unten zum Boden, bringe sie gleichzeitig seitlich neben deinen Rumpf und lasse die Ellbogen nach hinten zeigen.
4. Die Schultern werden in Protraktion gebracht, um den Wechsel in den Dipstütz zu ermöglichen.
5. Bleibe mit deinen Oberarmen eng am Rumpf und drücke dich in den Stütz nach oben (deine Beine werden unter deinen Oberkörper gebracht).

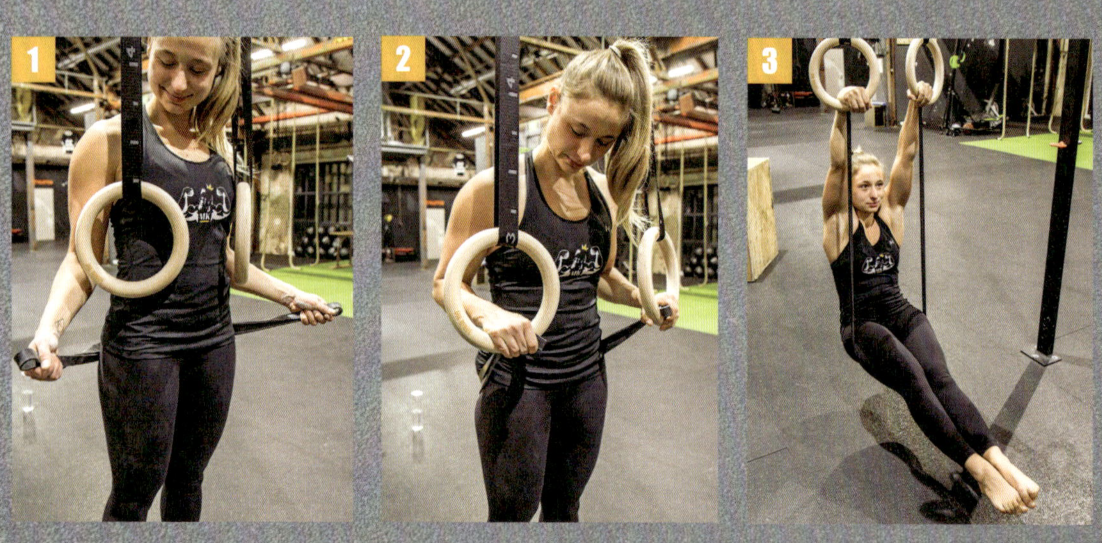

6. Lasse dich auf umgekehrtem Weg wieder langsam von oben nach unten in den passiven Hang ab und setze dich mit dem Po in das Band.

Skalierung:

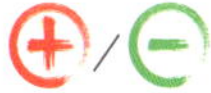 Unterschiedliche Stärken des Widerstandbands benutzen.

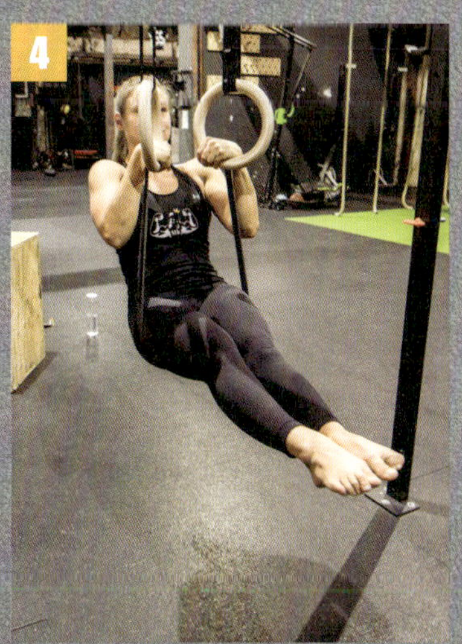

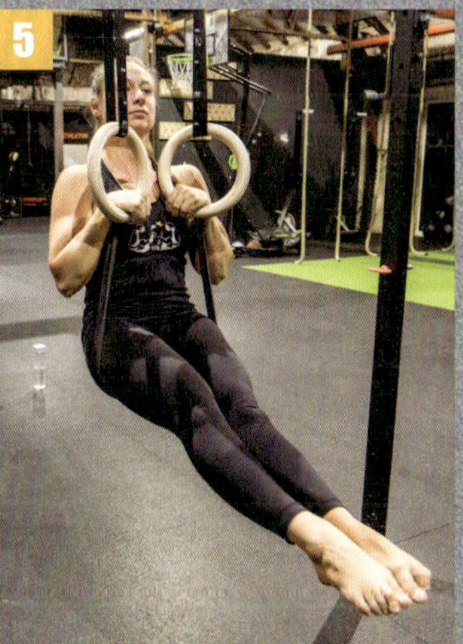

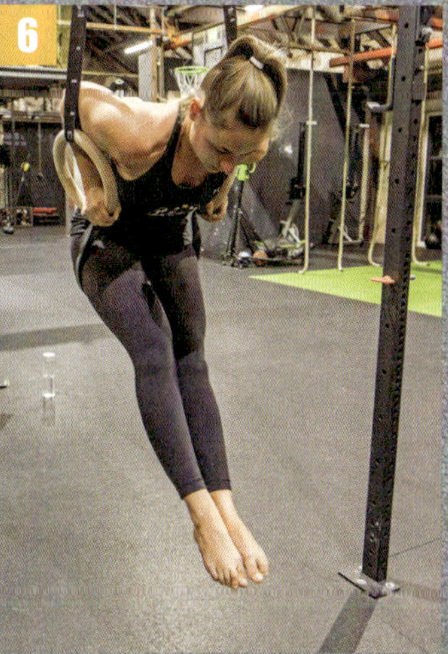

11.3.1.4 L-SIT DIP

Allgemeine Hinweise:
Um die Anbindung zwischen Rumpf und Unterkörper während des Muscle-ups aufrechtzuerhalten, ohne dass dies durch eine Überstreckung der Wirbelsäule kompensiert wird, kannst du folgende Übung ausführen.

Vorbereitung: An Parallettes oder Ringen möglich, so, dass du im Langsitz auf dem Boden sitzen kannst oder frei aus dem L-Sit arbeitest.

Ausführung:
1. ASTE: Greife mit neutralem Handgelenk die Ringe/Holme, deine Schultern befinden sich in Depression/Protraktion. Deine Ellbogen befinden sich eng am Rumpf, die Unterarme sind senkrecht.
2. Drücke dich vom Boden nach oben in den Stütz, deine Fersen heben vom Boden ab ODER führe einen vollständigen Dip aus der L-Sit-Position aus.
3. Deine Hüfte bleibt während des Drückens gebeugt (90°).
4. Du befindest dich nun im L-Sit.

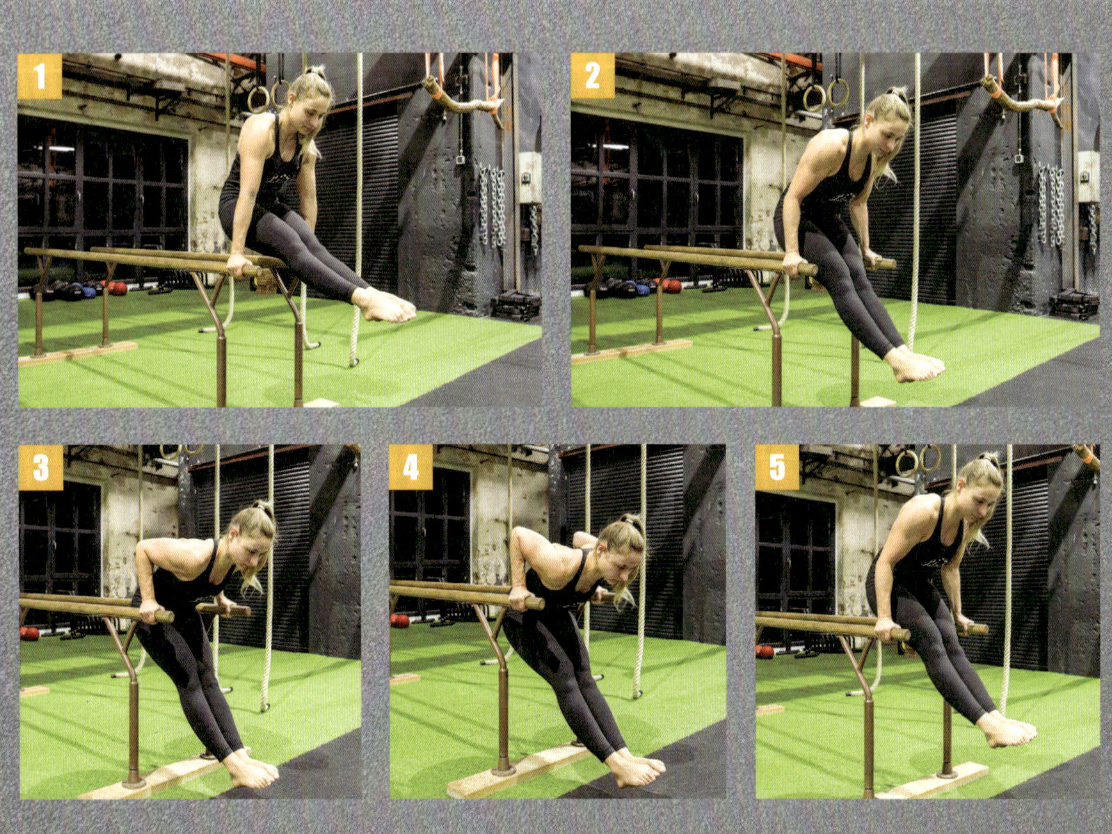

Skalierung:

 Auf Parallettes

 Die Hände höher platzieren als deine Füße.

 Eine Box unter die Füße stellen.

 Platziere deine Füße oder Hände und Füße höher für mehr ROM.

 An den Ringen

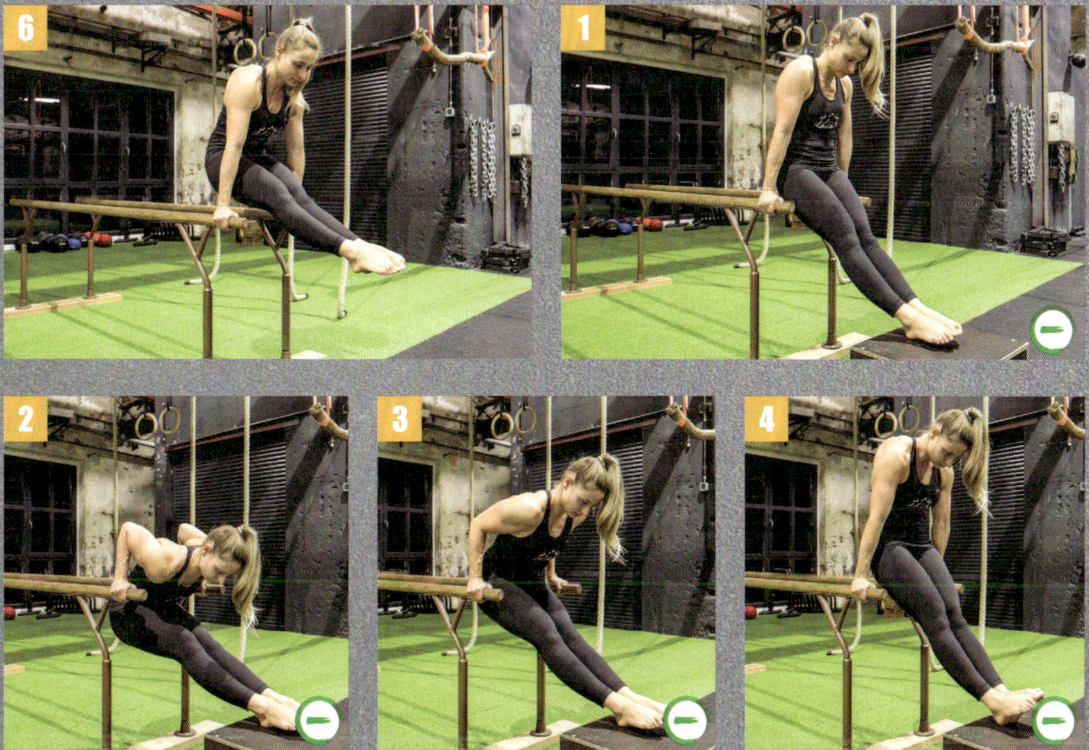

11.3.1.5 EXZENTRISCHER MUSCLE-UP

Allgemeine Hinweise:

Wie bereits den Anfängern nahegebracht, kann es auch den fortgeschrittenen Sportlern nicht oft genug gesagt werden: EXZENTRIK VOR KONZENTRIK. Um die neue Bewegung in deinem Bewegungsgedächtnis zu verankern, brauchst du Bewegungslernen und das schaffst du vor allem mit exzentrischen Ausführungen.

Ausführung:

1. ASTE: Beginne im Langarmstütz (= Straight Bar Dip = die höchste Position des Muscle-ups), deine Schultern befinden sich in Depression/Protraktion. Halte die Hollow-Body-Position.
2. Lasse dich in nach vorn gelehnter Position in die tiefste Position des Dips ab (die Unterarme bleiben senkrecht), bis sich die Hände unterhalb der Achseln auf Höhe der Brust befinden.
3. Transition: Richte deine Brustwirbelsäule wieder auf (Retraktion der Schultern) und lehne dich damit zurück in die höchste Position des Klimmzugs (Beugehang).
4. Lasse dich vom Beugehang langsam und kontrolliert in den passiven Hang ab.
5. Begib dich über eine Box wieder in den Stütz.

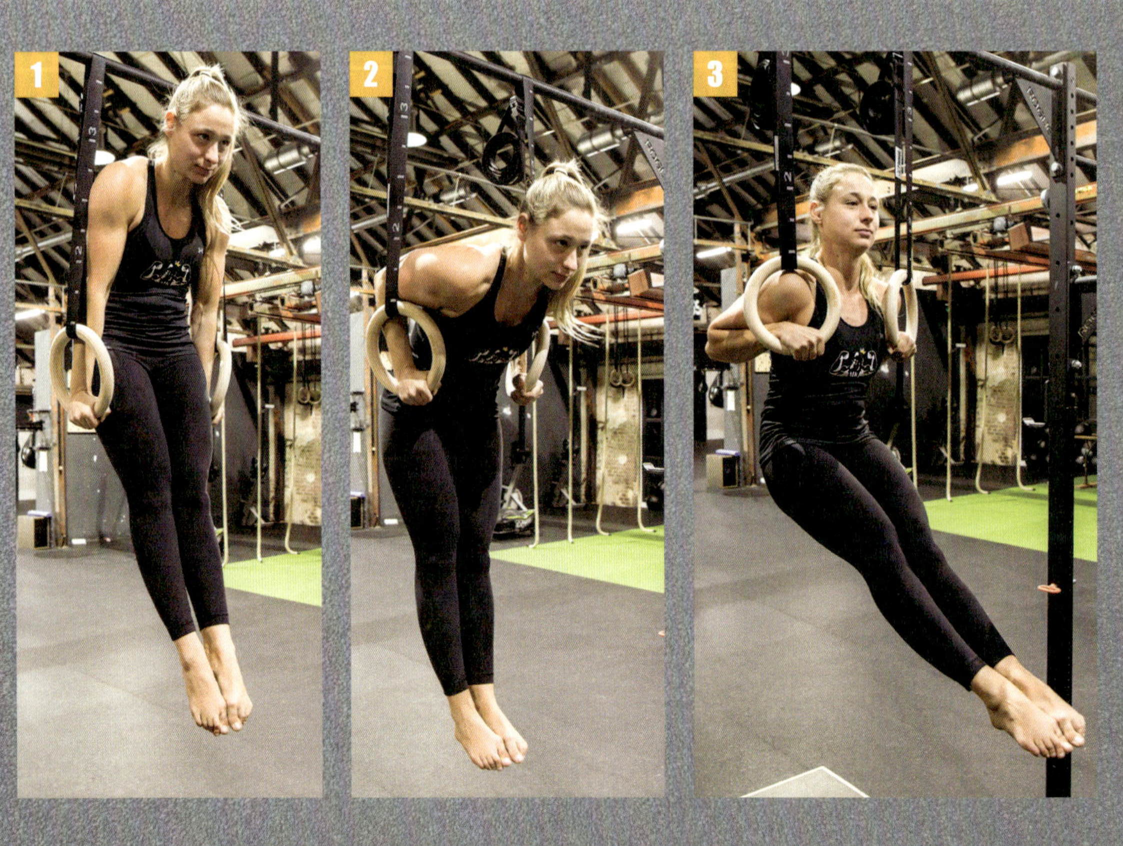

 Der Umkehrpunkt wird zu schnell überwunden.

» Stärke deine Kompressionskraft im tiefsten Punkt des Straight Bar Dips oder über zusätzlich mit dem Baby Ring Muscle-ups oder mit dem 90°-Spiel im Schräghang.

Skalierung:

 Führe Ring-Band-Assisted Muscle-ups aus.

 Alle vorherigen Übungen an den Ringen zum Ring Muscle-up

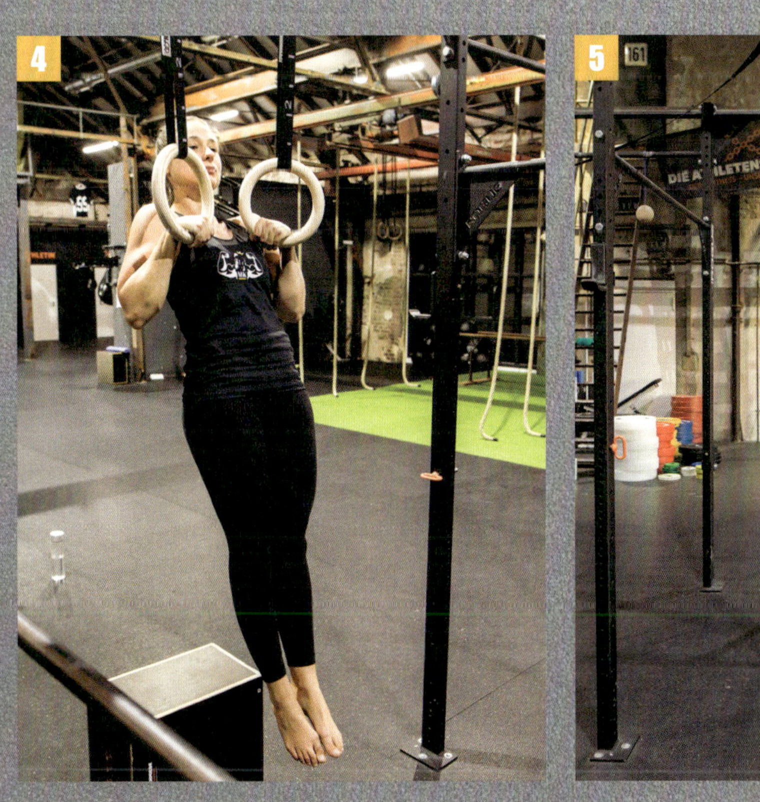

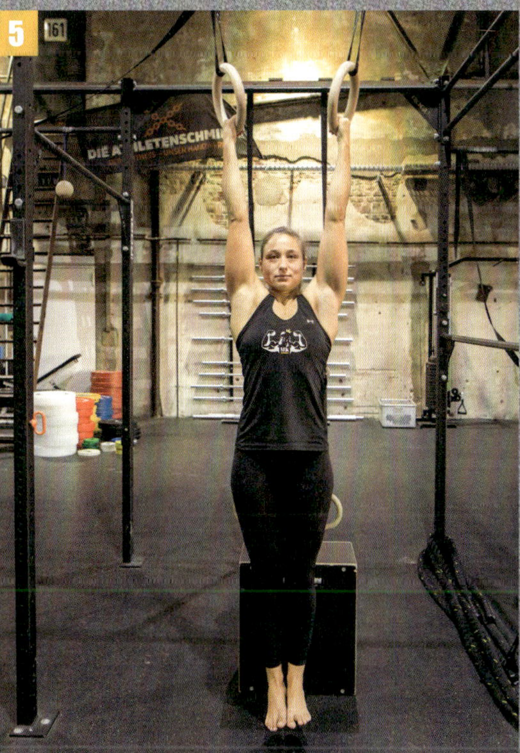

11.3.1.6 BABY RING MUSCLE-UP

Allgemeine Hinweise:
Um die Zielbewegung in der Konzentrik ausführen zu lernen, verringern wir den Hebel und machen uns eine vergößerte Unterstützungsfläche zunutze.

Vorbereitung: Hänge die Ringe kniehoch, etwa so, dass du die Ringe im Langsitz mit einem 90°-Winkel zwischen Ober- und Unterarm greifen kannst.

Ausführung:
1. ASTE: Positioniere dich im Langsitz etwas nach hinten versetzt unter der Stange. Deine Hände greifen die Ringe in einer 90°-Armbeugung. Deine Hüfte ist und bleibt gebeugt wie beim L-Sit.
2. Ziehe die V-Spitze der Ringe unterhalb deiner Achseln zur Brust (der Po hebt vom Boden ab).
3. Transition: Drücke die Ringe nach unten zum Boden, bringe sie gleichzeitig seitlich neben deinen Rumpf und lehne dich währenddessen mit deiner Brust nach vorn (die Ellbogen zeigen nach hinten).
4. Die Schultern werden in Protraktion gebracht, um den Wechsel in den Dipstütz zu ermöglichen.
5. Deine Hände befinden sich nun seitlich am Brustkorb unter deinen Achseln.
6. Bleibe mit deinen Oberarmen eng am Rumpf und drücke dich in den Stütz nach oben.

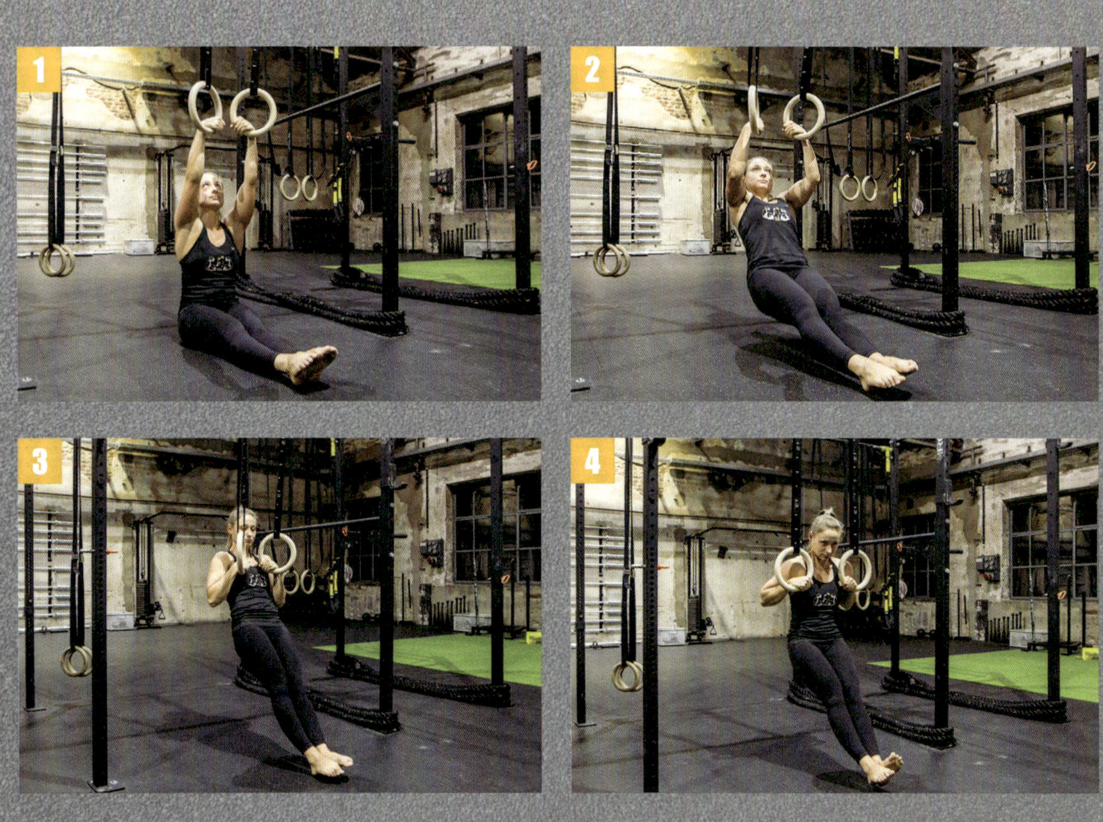

7. Lasse dich auf umgekehrtem Weg wieder langsam von oben nach unten in den Streckhang hinab.
8. Bleibe mit dem Körper nach vorne gelehnt, bis die Ringe auf Brusthöhe sind.
9. Auf Brusthöhe richtest du dich durch die Einnahme der Schulterblätter in Retraktion wieder auf und überwindest den Umkehrpunkt vom Stütz in den Beugehang (BLEIBE KOMPAKT).

⊗ Die Hüfte wird gestreckt, statt in Flexion zu bleiben, wodurch sich ein Ring Row ergibt.

⊗ Die Wirbelsäule ist beim Herausdrücken in den Dip in Extension, die Hände sind nicht mehr am Rumpf.

» Verbessere deine Schultergürtel- sowie Unterkörper-Rumpf-Anbindung.

Skalierung:

⊖ Statt im Langsitz im Halbsitz (die Knie sind angewinkelt und die Füße sind aufgestellt).

⊕ Muscle-up aus dem freien Hang

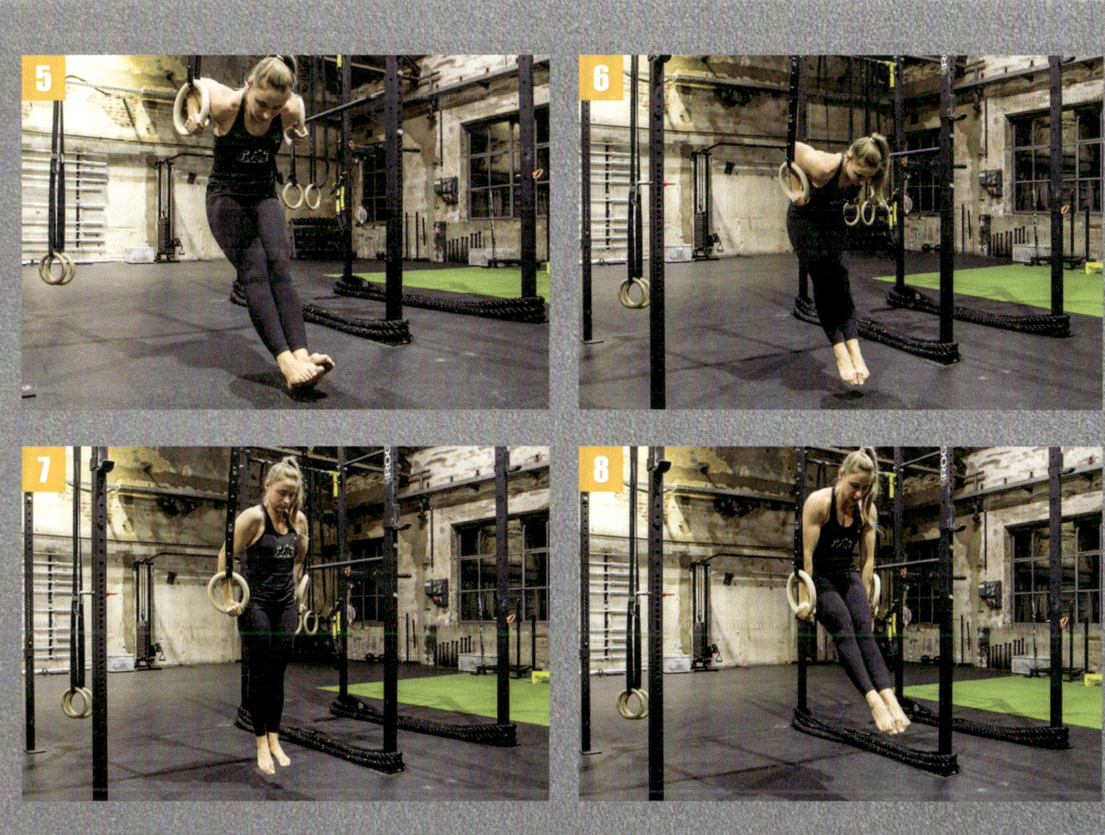

11.3.1.7 TRANSITION IM FREIEN HANG (90°-SPIEL)

Allgemeine Hinweise:

Um das Umsetzen möglichst nahe an der tatsächlichen Bewegungsausführung eines Ring Muscle-ups üben zu können, eignet sich das 90°-Spiel im freien Hang. Hierbei wird weder gezogen noch gedrückt. Somit kann der richtige Zeitpunkt des Drückens in die Aufwärtsbewegung gezielt geübt werden.

Ausführung:

1. ASTE:
   a) Beginne im Streckhang (einmalig, um dich nach oben zu ziehen).
   b) Mit einer Erhöhung bereits im Beugehang beginnen. Behalte die Hollow-Body-Spannung bei.
2. Transition: Drücke die Ringe nach unten zum Boden, bringe sie gleichzeitig seitlich neben deinen Rumpf und lehne dich währenddessen mit deiner Brust nach vorn (die Ellbogen zeigen nach hinten).
3. Bringe deine Schultern in Protraktion, packe dich im Lat – kurz halten.
4. Richte deine Brustwirbelsäule wieder auf (Retraktion der Schultern) und lehne dich damit zurück in die ASTE.

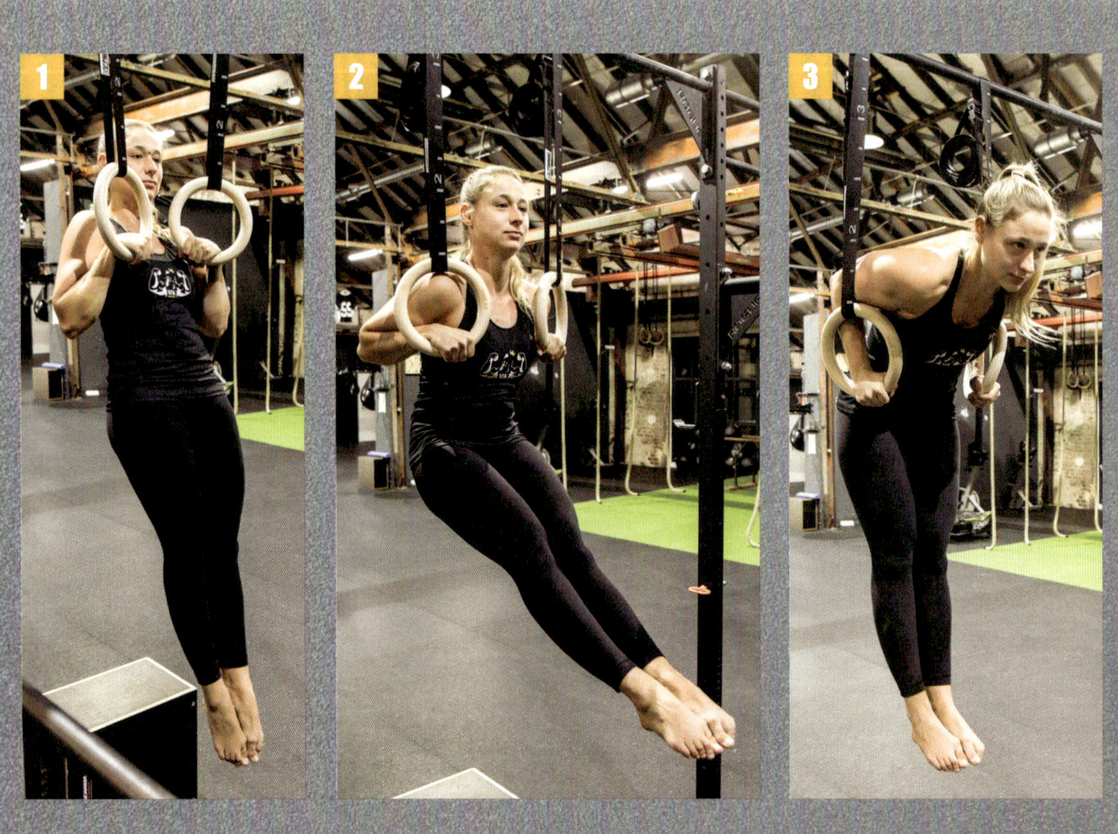

 Der Druck auf die Ringe mit gleichzeitigem Überlehnen gelingt nicht.
» Wähle einfachere Regressionsübungen.

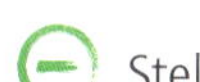

Skalierung:

- Stelle deine Füße/Zehen auf den Boden oder auf eine Box.

- Nutze ein Widerstandsband.

- Beginne in der ASTE mit maximal gebeugten Armen (Beugehang) und halte isometrisch.

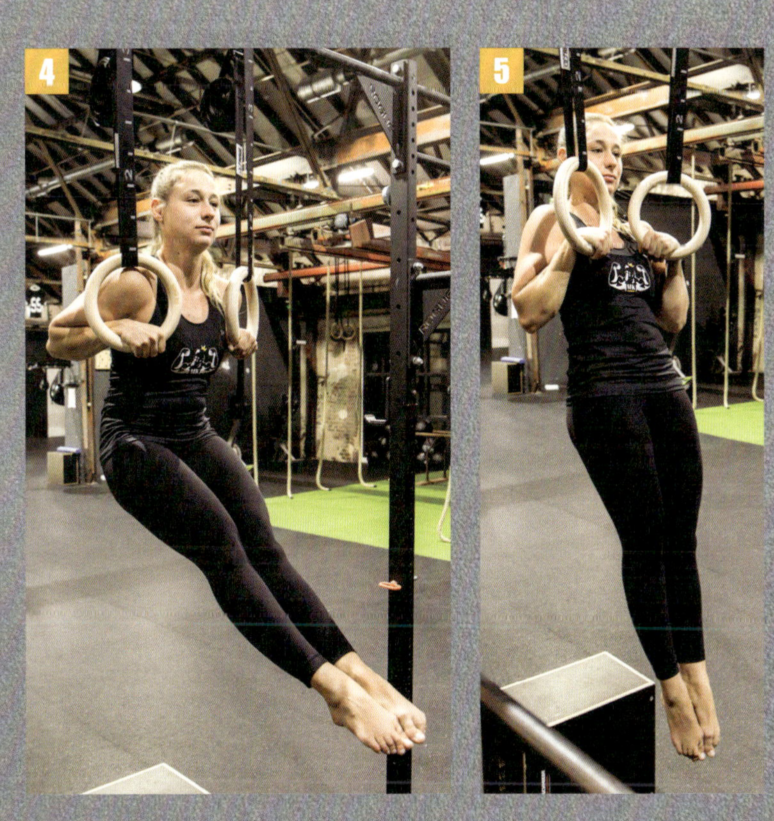

11.3.2 BAR MUSCLE-UP

Allgemeine Hinweise:

Der für die meisten ambitionierten Calisportler wohl nervenaufreibendste Skill ist der Bar Muscle-up. Nicht, weil er der Schwerste aller Skills ist, sondern weil er für viele der erste, ernsthaft angestrebte Skill nach den Basics Pull-ups, Dips, Push-ups und Squats ist. Wegen der Komplexität der Bewegungsausführung sowie aufgrund des benötigten Timings ist der Bar Muscle-up trotz vorhandener Kraft technisch eine der anspruchsvollsten Advanced Skills. Neben Kraft brauchst du Explosivität und Bewegungsverständnis. Das Bewegungslernen hat im besten Fall bereits vorher beim Ring Muscle-up stattgefunden. Im Gegensatz zum Ring Muscle-up solltest du für den Bar Muscle-up mehr auf dem Kasten haben. Die Basics Klimmzüge und Dips, vor allem Straight Bar Dips, sollten hier einfach in allen Formen und Varianten beherrscht werden. Sie sollten quasi in Fleisch und Blut übergegangen sein, um dir den Bewegungsablauf des Muscle-ups verständlich machen zu können. Das Bewegungsverständnis sollte so sein, dass dein Körper seine Schutzmechanismen nicht hochfährt und dir einen Strich durch deine Muscle-up-Rechnung macht, indem er in ungewohnte Bewegungsmuster gezwungen wird und sich somit verletzt. Nun gibt es zwei Varianten der Ausführung. Zum einen den Slow Muscle-up, bei welchem du hauptsächlich aus deiner Kraft arbeitest und den dynamischen Muscle-up, bei welchem vor allem Timing und Explosivkraft eine große Rolle spielen.

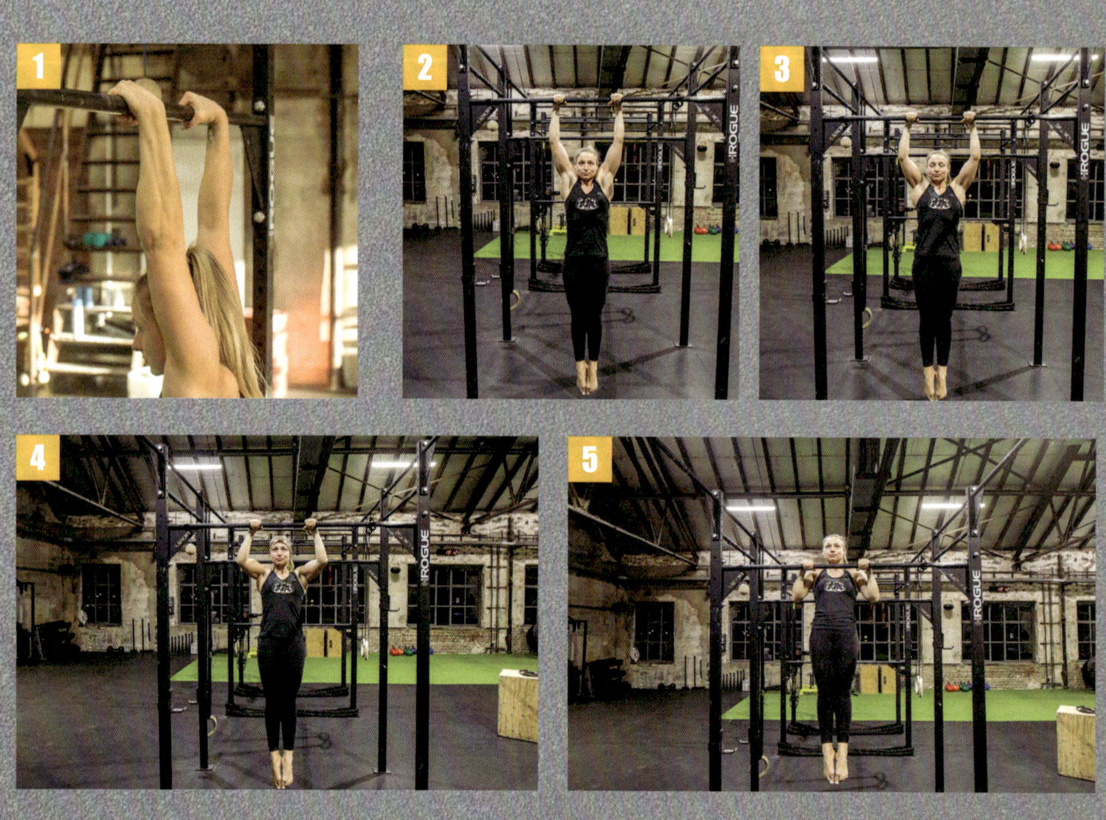

Ausführung 1 (Slow Muscle-up):

1. ASTE: Greife die Stange schulterbreit im False Grip deiner Wahl, starte im passiven Hang und halte die Hollow-Body-Position.
2. Ziehe dich, mit den Ellbogen nach vorn zeigend, so hoch du kannst (im besten Fall bis zur Brust, unterhalb der Achseln). Die Schultern sind in Depression/Retraktion.
3. Transition, je nach Griffwahl:
   Ristgriff: Setze dein Handgelenk um, sodass der Handrücken parallel zur Decke zeigt.
   False Grip oder Semi-False Grip: Der Handrücken zeigt schon maximal parallel zur Decke.
4. Drücke die Stange nach unten zum Boden. Lehne dich währenddessen mit deiner Brust über die Stange (die Ellbogen zeigen nach hinten) und setze mit beiden Armen gleichzeitig um.
5. Die Schultern werden in Protraktion gebracht, um den Wechsel in den Dipstütz zu ermöglichen.
6. Deine Hände befinden sich nun seitlich am Brustkorb unter deinen Achseln.
7. Bleibe mit deinen Oberarmen eng am Rumpf und drücke dich in den Stütz nach oben.
8. Lasse dich auf umgekehrtem Weg wieder langsam von oben nach unten in den Streckhang hinab.
9. Bleibe mit dem Körper nach vorne gelehnt, bis du mit der Brust die Stange berührst.
10. Auf Brusthöhe richtest du dich durch die Einnahme der Schulterblätter in Retraktion wieder auf, lehnst dich zurück und überwindest den Umkehrpunkt vom Stütz in den Hang (drücke deine Oberarme fest an deinen Rumpf).

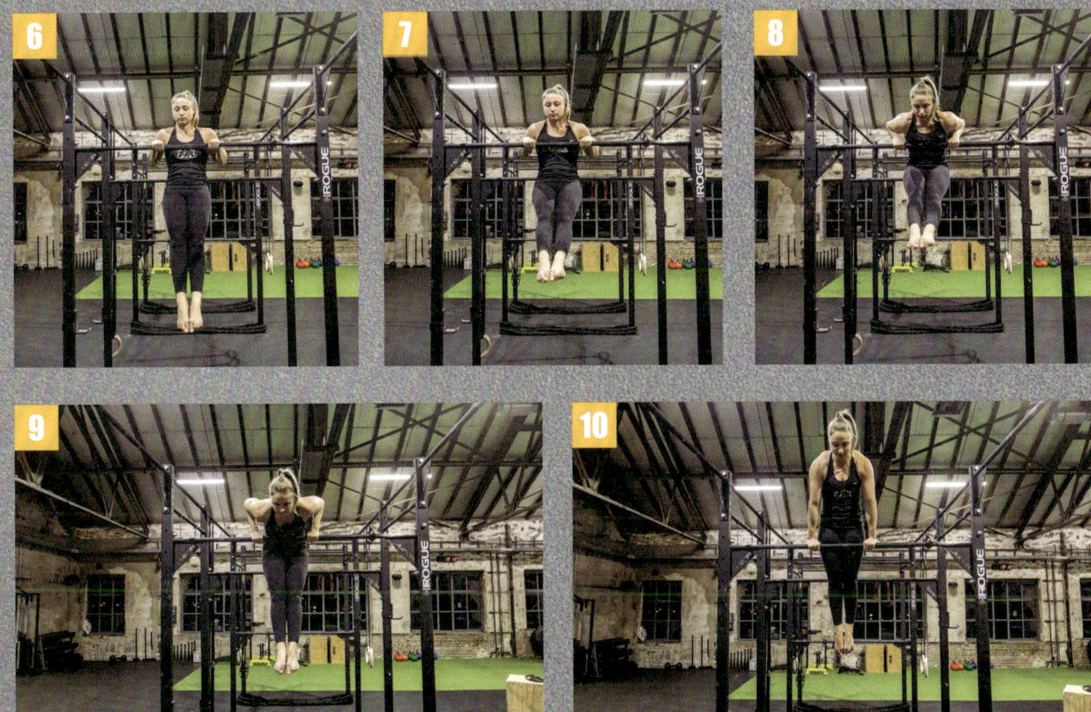

- ⊗ Der Zug ist nicht hoch genug (die Hände sind oberhalb der Achseln).
  » Trainiere explosive Pull-ups oder exzentrische Bar Muscle-ups.
- ⊗ Die BWS ist nicht mobil genug, weshalb der Zug bis zur Brust nicht erfolgen kann.
  » Nutze Mobilityübungen für die BWS.
- ⊗ Die Ellbogen werden in die Flanken gezogen, statt bogenförmig vor den Körper (siehe Bilder).
  » Diese Position bietet nicht die beste Kraftwirkung auf den Dip. Je kompakter die Extremitäten am Körper gehalten werden, desto besser ist die Kraftwirkung.
- ⊗ Die BWS bleibt in Extension, statt für das Lehnen über die Stange gebeugt zu werden.
- ⊗ Die Arme setzen im Chicken Wing um.
  » Übe mit dem 90°-Spiel an der Stange das gleichzeitige Umsetzen der Arme.
- ⊗ Der False Grip wird verloren.
  » Kräftige deine Griffkraft in dieser Position.
- ⊗ Der Wechsel vom Zug in den Druck erfolgt zu langsam (ist nicht flüssig).
  » Trainiere deine Schnellkraft im Oberkörper.
- ⊗ Der Kick erfolgt aus den Beinen und die Knie sind angewinkelt.
  » „Falsche" Sportart 😉

Ausführung 2 (dynamische Muscle-ups):

1. ASTE: Greife die Stange schulterbreit im False Grip deiner Wahl. Starte im passiven Hang und halte die Hollow-Body-Position sowie Pointed Toes.
2. Leite unter gestreckter Hüfte (Hollow-Body-Position) und geöffneter Schulter eine Pendelbewegung ein.
3. Leite die Zugbewegung explosiv ein, sobald du am Umkehrpunkt bist (deine Füße zurückpendeln wollen).
4. Während des Zugs bleibt der Winkel zwischen Ober- und Unterarmen etwa um 45° geöffnet und deine Hüfte wird aus der Streckung leicht gebeugt.
5. . . . (Fortsetzung siehe Ausführung 1)

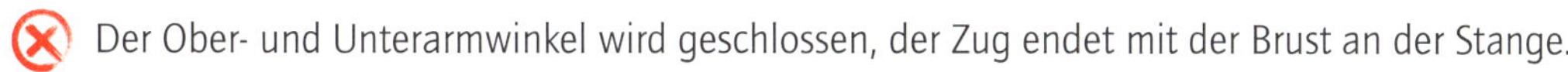

Der Ober- und Unterarmwinkel wird geschlossen, der Zug endet mit der Brust an der Stange.

» Stärke deine Kompressionskraft in der Protraktion.

» Übe explosive Überzüge an den Ringen oder explosive Pull-ups.

Das Timing des Zugs stimmt nicht (der Zug erfolgt zu früh oder zu spät).

» Repition is the Mother of Skill.

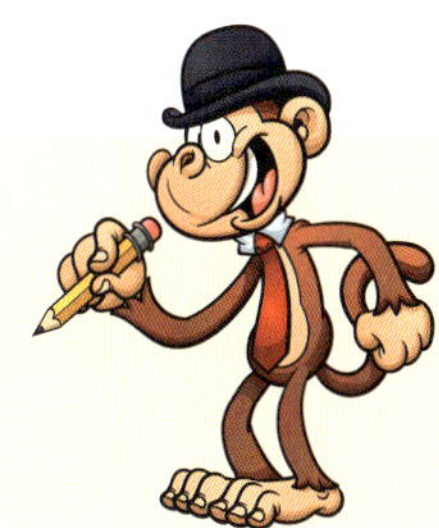

TIPP

Um die Öffnung zwischen Ober- und Unterarmen zu gewährleisten, kannst du dir die Bewegung als eine Art Überzug vorstellen. Du drückst die Stange nach unten zum Boden weg.

REGRESSIONSÜBUNGEN DES BAR MUSCLE-UPS

11.3.2.1 ÜBERZUG AN DEN RINGEN

Allgemeine Hinweise:

Sollten dir explosive Pull-ups an der Stange noch zu schwer fallen, kannst du die Bewegung auf den Schräghang übertragen und mit Überzügen an den Ringen arbeiten.

Ausführung:

1. ASTE: Begib dich in den Schräghang, halt deine Schultern in Depression/Retraktion, deine Handrücken weisen zur Decke.
2. Ziehe nun die Ringe mit fast komplett gestreckten Armen zu deiner Hüfte (der Ober- und der Unterarmwinkel bleibt geöffnet).
3. Die Arme bleiben eng am Körper (die Ellbogen zeigen nach hinten).
4. Ziehe dich mit deiner Brust zu den Ringen und lasse dich von dort langsam wieder in den Langarmhang hinab.

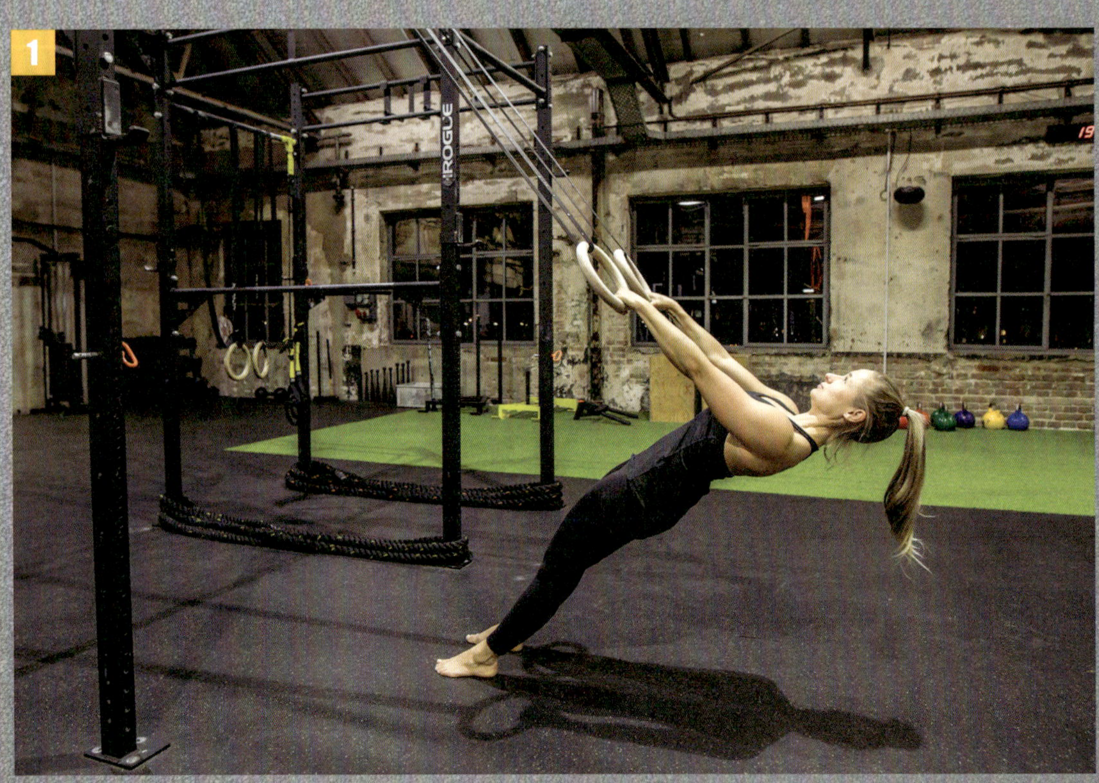

 Die Arme bleiben nicht gestreckt.
» Stärke deine Straight Arm Strength.

Skalierung:

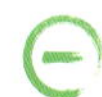 Stelle dich aufrechter zu den Ringen.

 Stelle deine Füße auf eine Erhöhung.

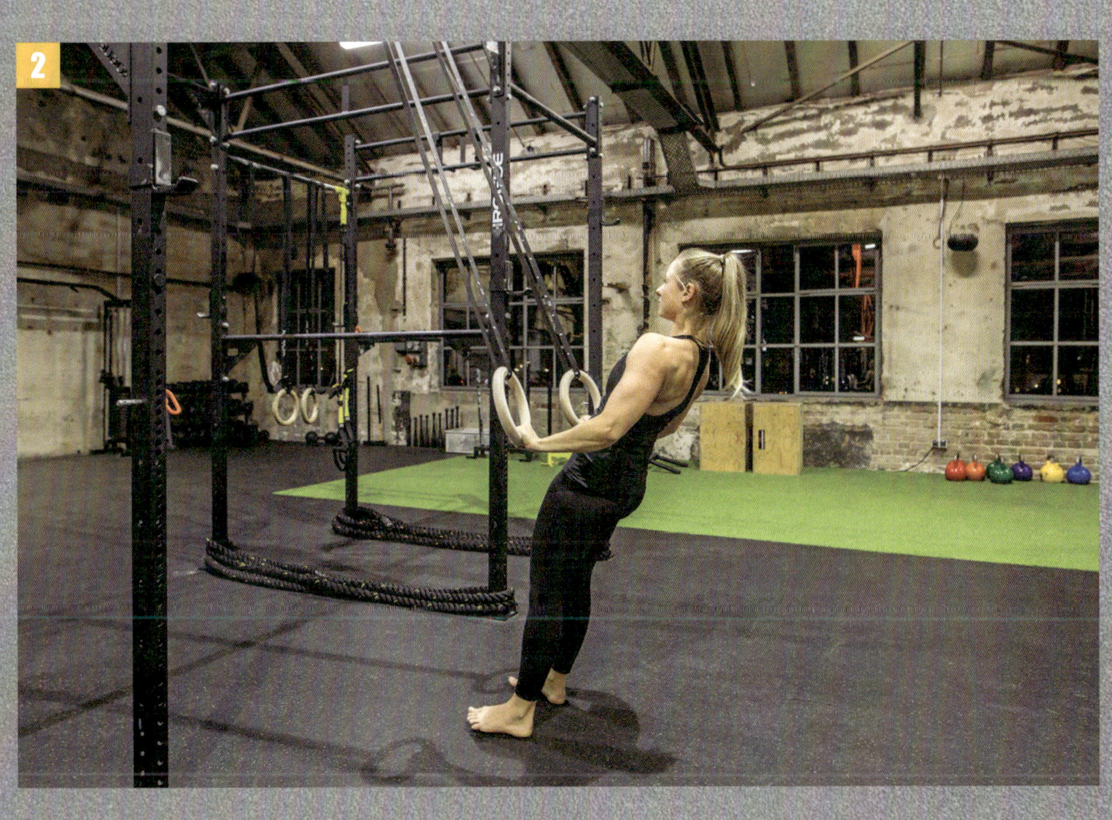

11.3.2.2 EXPLOSIVER PULL-UP AN DER STANGE

Allgemeine Hinweise:

Explosivität hilft dir dabei, den Bar Muscle-up dynamisch ausführen zu können. Bist du im Klimmzug nicht schnellkräftig genug, solltest du unbedingt daran arbeiten. Auch das richtige Timing des Zugs aus dem Pendel heraus will gelernt sein und erfordert Geduld.

Ausführung:

1. ASTE: Greife die Stange schulterbreit im False Grip und beginne im passiven Hang. Behalte die Hollow-Body-Position bei.
2. Leite eine Pendelbewegung ein (die Hüfte bleibt gestreckt, der Arm-Rumpf-Winkel bleibt offen).
3. Leite die Zugbewegung explosiv ein, sobald du am Umkehrpunkt bist (deine Füße zurückpendeln wollen).
4. Während des Zugs bleibt der Winkel zwischen den Ober- und Unterarmen etwa um 45° geöffnet.
5. Ziehe bis zu deiner Brust oder, wenn möglich, noch darunter.

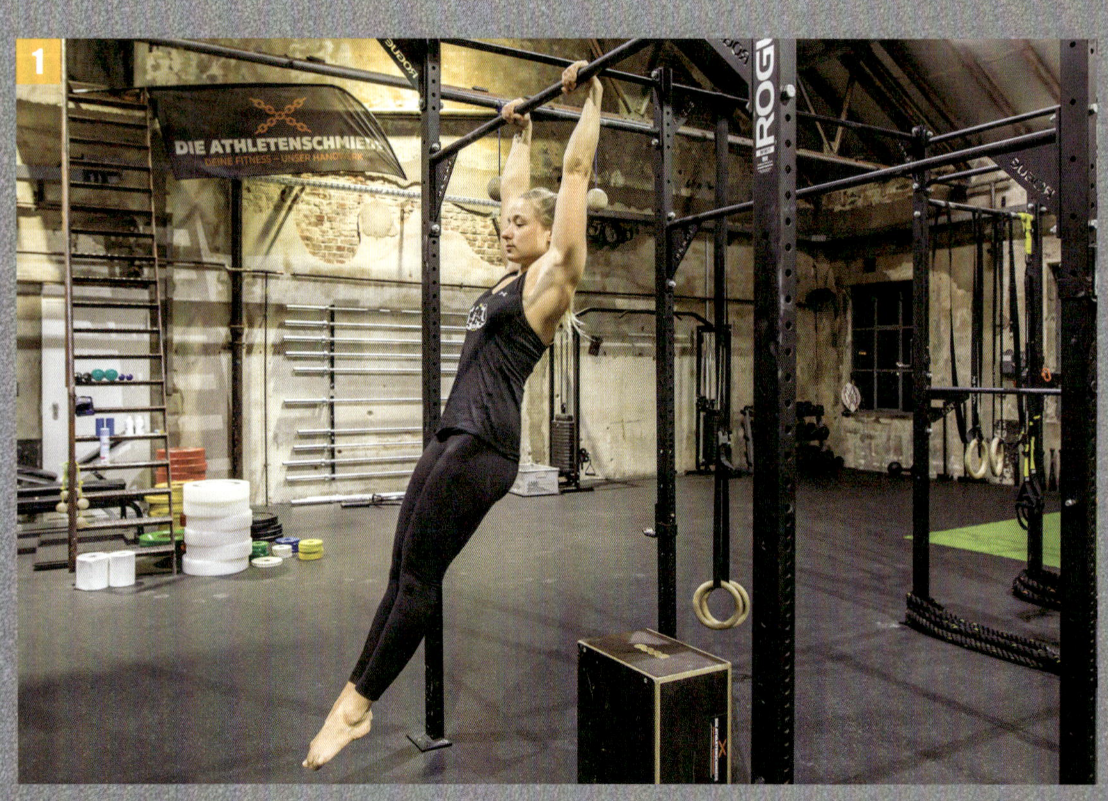

⊗ Der Ober- und Unterarmwinkel wird geschlossen. Der Zug endet mit der Brust an der Stange.

⊗ Das Timing des Zugs stimmt nicht (der Zug erfolgt zu früh oder zu spät).
» Siehe vorherige Übung

Skalierung:

⊖ Starte von einer Box: Ein Fuß steigt mit einem weiten Schritt nach vorn von der Box (Pointed Toes), der andere folgt kurz darauf. Nutze diesen Schritt, um dich direkt explosiv nach oben zu ziehen, ohne zwischenzupendeln.

⊕ Befestige ein Widerstandsband an einer schweren Kettlebell (+ 32 kg), das andere Ende befestigst du an deinem Gewichtsgürtel. Nun ziehe dich explosiv nach oben.

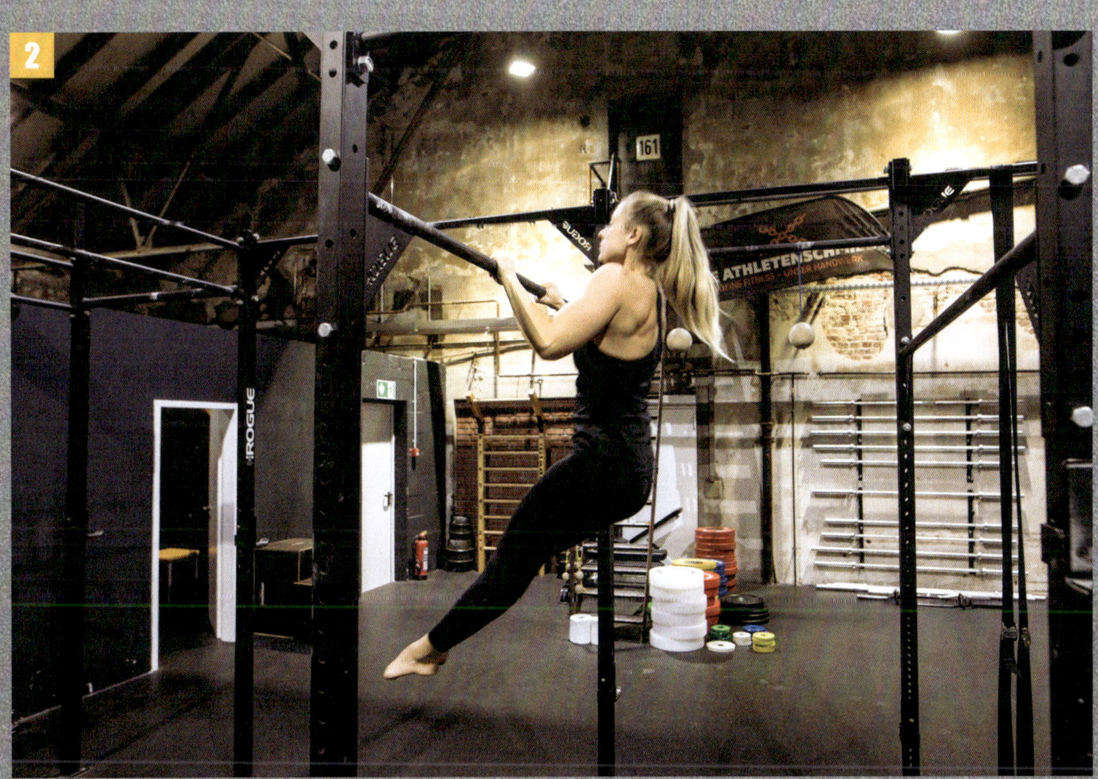

11.3.2.3 JUMPING MUSCLE-UP

Allgemeine Hinweise:
Mit dieser Übung wird die konzentrische Kraft des Muscle-ups durch einen Impuls aus den Beinen unterstützt. Damit machst du dir das Umsetzen leichter.

Vorbereitung: Du brauchst eine etwa brusthohe Stange.

Ausführung:
1. ASTE: Greife die Stange schulterbreit im False Grip und halte deine Schultern in Depression.
2. Springe vom Boden ab und stütze dich in den Straight Bar Dip.
3. Behalte deine Arme eng am Körper.
4. Nutze die Abwärtsbewegung sinnvoll, indem du dich exzentrisch nach unten ablässt.

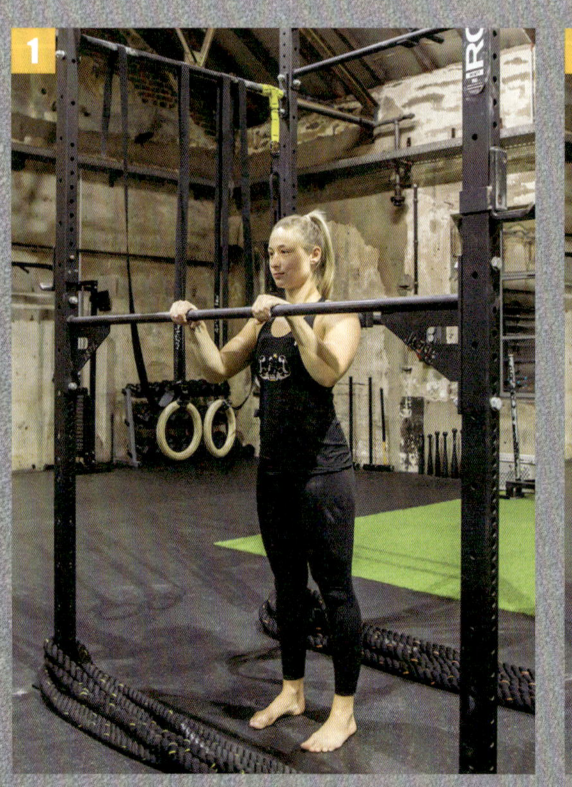

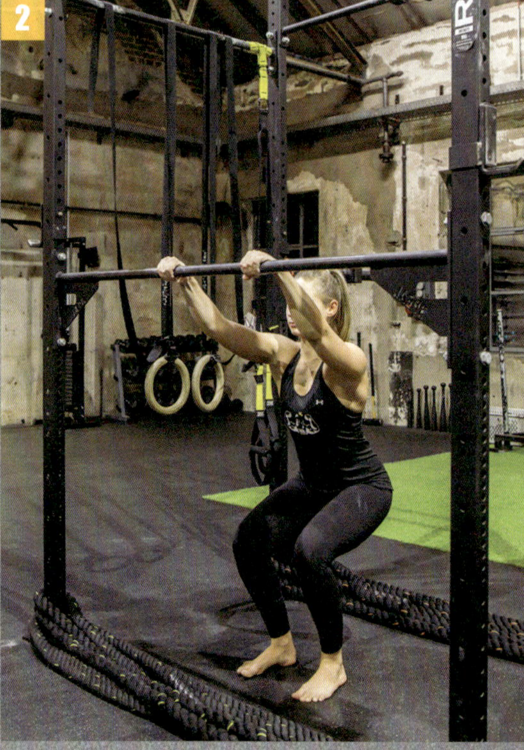

Skalierung:

 Brusthohe Stangen machen es dir einfacher.

 Kopfhohe Stangen und darüber hinaus machen die Übung schwerer.

 Weniger Impuls beim Abspringen vom Boden

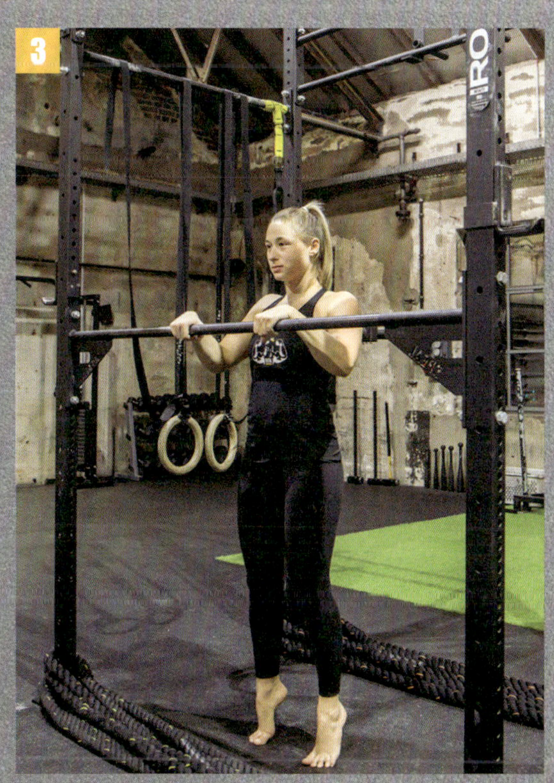

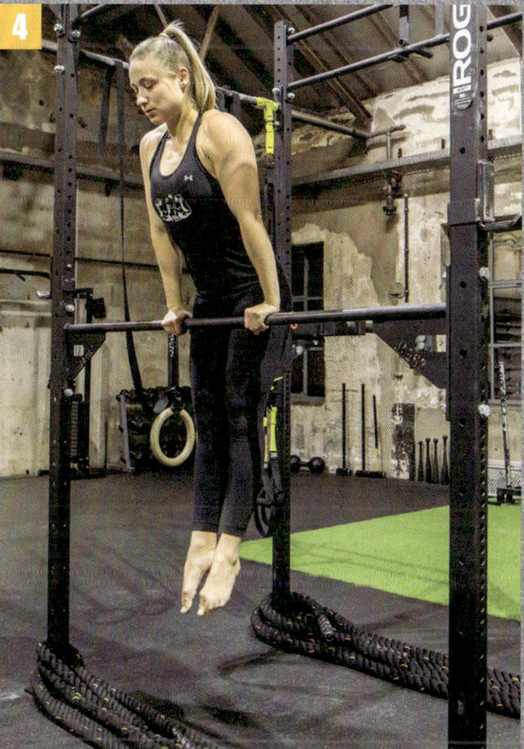

11.3.2.4 EXZENTRISCHER MUSCLE-UP

Allgemeine Hinweise:

Du weißt um die Vorteile exzentrischer Bewegungen, weshalb es auch beim Muscle-up eine hilfreiche Vorübung ist, dich für die Konzentrik stärker zu machen. Begonnen wird die Bewegungsausführung mit der ESTE.

Ausführung:

1. ASTE: Stütze dich auf eine Stange, die hoch genug ist, um die Bewegung im passiven Hang zu beenden. Nimm die Hollow-Body-Position ein und halte deine Schultern in Depression/Protraktion und Außenrotation.
2. Lasse dich über die Stange gelehnt bis zur Brust herab, deine Arme bleiben eng am Rumpf (die Ellbogen zeigen nach hinten).
3. Nun befinden sich deine Hände neben deiner Brust.
4. Lehne dich zurück und bringe deine Schultern in Retraktion.
5. Option (Slow Muscle-up): Die Brust berührt währenddessen die Stange.
6. Option (dynamischer Muscle-up): Die Brust berührt Stange NICHT! (Der Ober- und Unterarmwinkel bleibt offener!)
7. Presse deine Oberarme während der Transition an deinen Brustkorb.
8. Lasse dich langsam in den passiven Hang hinab.

Um es einfach zu machen: schaue dir die Bilder des konzentrischen Bar Muscle-ups (auf Seite 358 und 359) an und beginne in der Endposition des Straight Bar Dips.

 Fehlende Kompressionskraft während der Transition
» Pull-up Hold im Beugehang

 Die Ellbogen stehen nach außen.

 Die Schultern fallen in Depression
» Pull-up Hold im Beugehang

Skalierung:

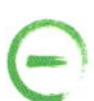 Deine Zehen wandern dabei an einer Wand/Sprossenwand entlang mit nach unten.

 Führe exzentrische Muscle-ups mit einem Zusatzgewicht aus.

11.3.2.5 G-PUNKT MUSCLE-UP

Allgemeine Hinweise:

Weil es den Begriff des Magic Buttons bereits gibt, nennen wir die Übung G-Punkt Muscle-up. Das „G" steht für „genau" und zeigt dir den Punkt des einleitenden Zugs an. Letztlich übst du hiermit das richtige Timing für die initiale explosive Zugbewegung. Entweder du nutzt diese Übung für die Ausführung des kompletten Muscle-ups oder für den High Pull-up (Chest to Bar Pull-up/explosiven Pull-up).

Vorbereitung: Pendle mit gestreckter Hüfte und geöffnetem Arm-Rumpf-Winkel und markiere am Boden den Umkehrpunkt, also den Punkt, an dem deine Füße wieder zurückpendeln wollen.

Ausführung:

1. ASTE: Deine Füße stehen auf einer Box, greife die Stange schulterbreit im False Grip. Beginne im passiven Hang und halte die Hollow-Body-Position.
2. Nun steige mit einem Fuß mit einem großen Schritt von der Box und fixiere mit deinen Zehen den Punkt am Boden.
3. Der andere Fuß folgt unmittelbar danach auf die gleiche Weise.

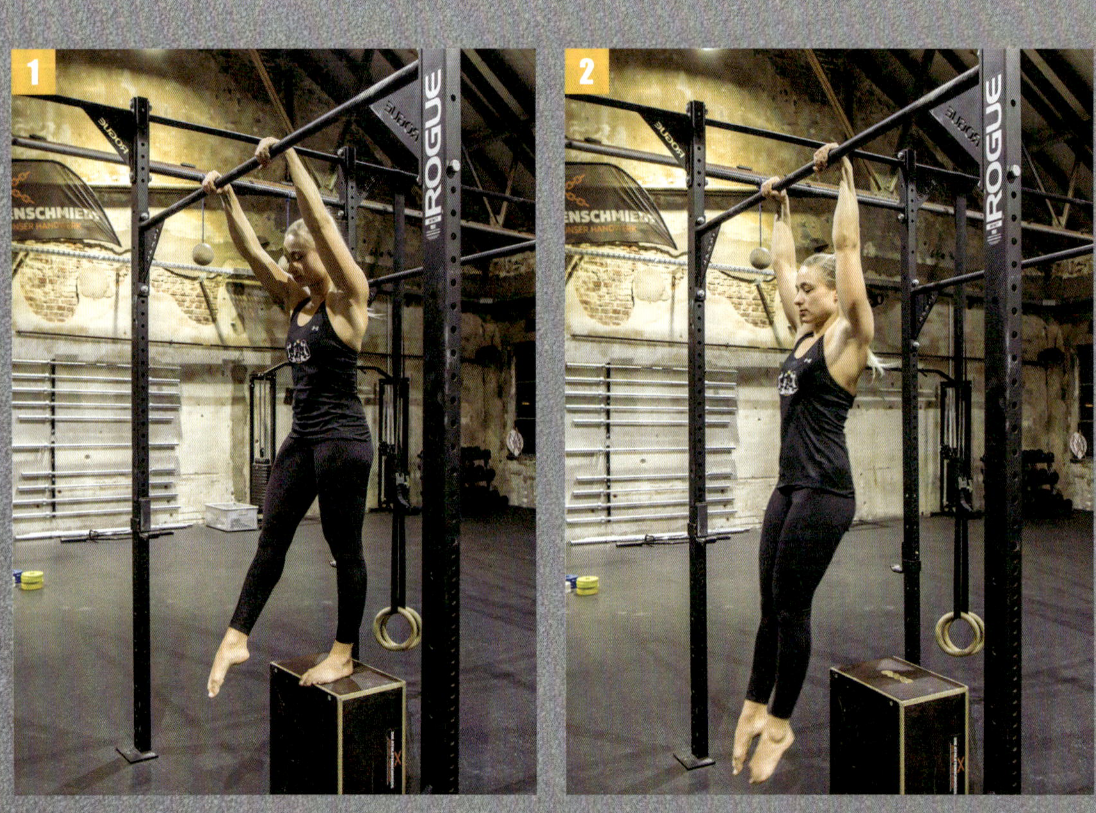

4. Mit nun geschlossenen Beinen nutzt du diese aufgebaute Vorspannung, um dich direkt nach oben in den Muscle-up oder High Pull-up zu ziehen.
5. Denke daran, deine Schultern am höchsten Punkt des Zugs in Depression/Retraktion zu halten.

Die weitere Bewegung folgt der Übungsbeschreibung des dynamischen Bar Muscle-ups.

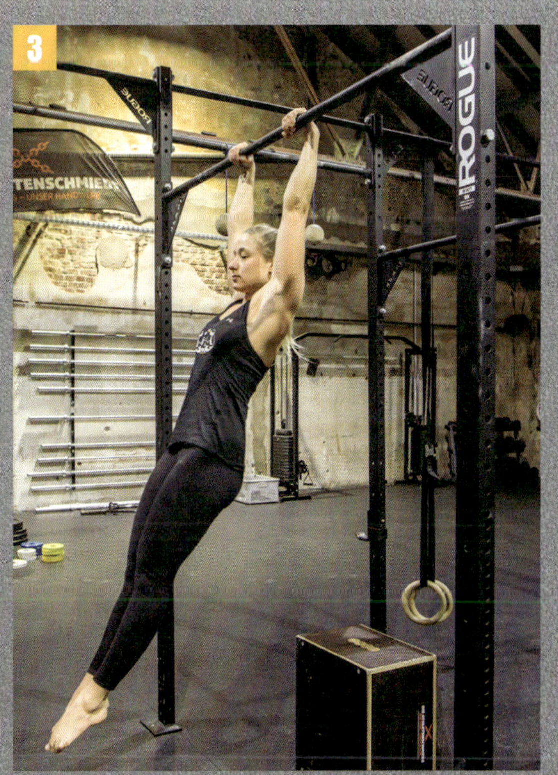

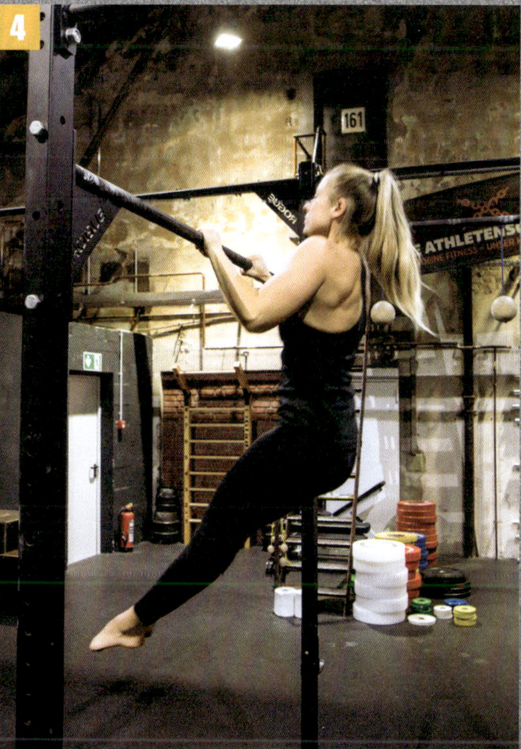

11.3.2.6 90°-SPIEL AN DER STANGE

Allgemeine Hinweise:

Wenn du bereits einen Bar Muscle-up beherrschst, allerdings das Umsetzen beider Arme gleichzeitig noch nicht gelingt und du stärker für den Muscle-up werden möchtest, arbeite mit dem 90°-Spiel an der Stange gezielt am Sticking Point der Transition.

Ausführung:

1. ASTE: Stütze dich schulterbreit im False Grip auf eine Stange, die hoch genug ist. Nimm eine Klappmesserposition des Rumpfs ein (eine leichte Beugung der Hüfte) und halte deine Schultern in Depression/Protraktion und Außenrotation.
2. Lasse dich über die Stange gelehnt bis zur Brust zur Stange herab, deine Arme bleiben eng am Rumpf (die Ellbogen zeigen nach hinten).
3. Nun befinden sich deine Hände neben deiner Brust.
4. Lehne dich zurück und bringe deine Schultern in Retraktion. Deine Ellbogen bringst du in Richtung Boden.
   Option (Slow Muscle-up): Die Brust berührt währenddessen die Stange.
   Option (dynamischer Muscle-up): Die Brust berührt die Stange NICHT! (Der Ober- und Unterarmwinkel bleibt offener!)

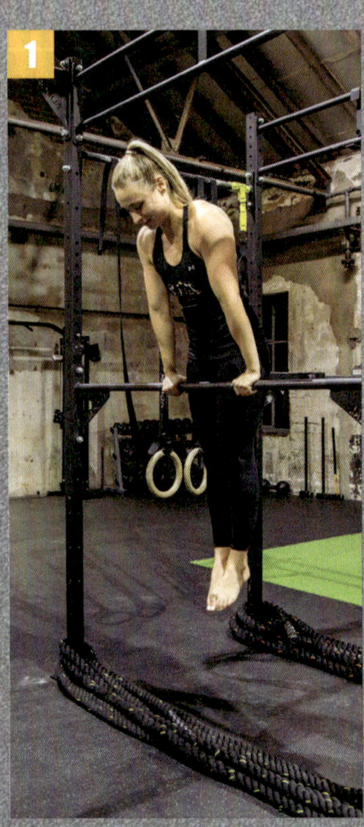
1

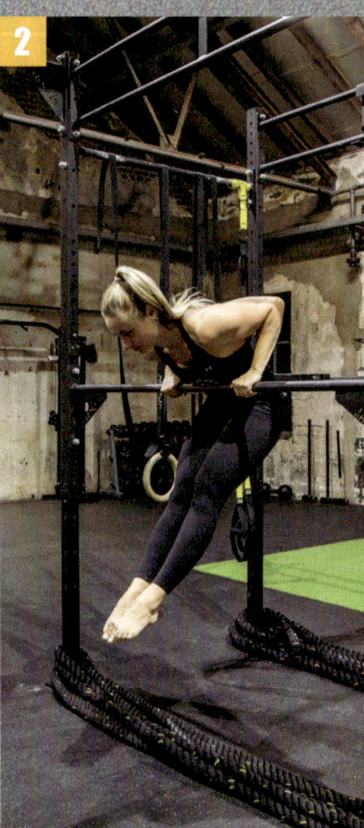
2

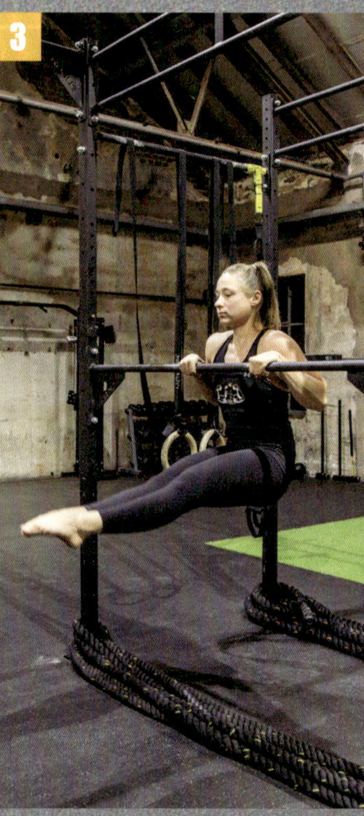
3

5. Presse deine Oberarme während der Transition an deinen Brustkorb.
6. Nun finde beim Zurücklehnen den „Point of no Return", also den Punkt, von dem aus du dich aus eigener Kraft wieder um die Stange nach oben in den Stütz drücken kannst. Oder du bleibst am unteren Punkt des Straight Bar Dips und leitest das 90°-Spiel mit weiteren Wiederholungen, ohne den Druck nach oben auszuführen, ein.

- ⊗ Die Hände greifen nicht im False Grip, weshalb das Umsetzen nicht gelingt.
- ⊗ Die Ellbogen stehen nach außen.
- ⊗ Die Stange wird zu breit gegriffen.

Skalierung:

- ⊖ Stelle deine Füße auf den Boden (beispielsweise am Barren).
- ⊕ Versuche, deinen Ober- und Unterarmwinkel zu vergrößern und dennoch sauber mit beiden Armen gleichzeitig umzusetzen.

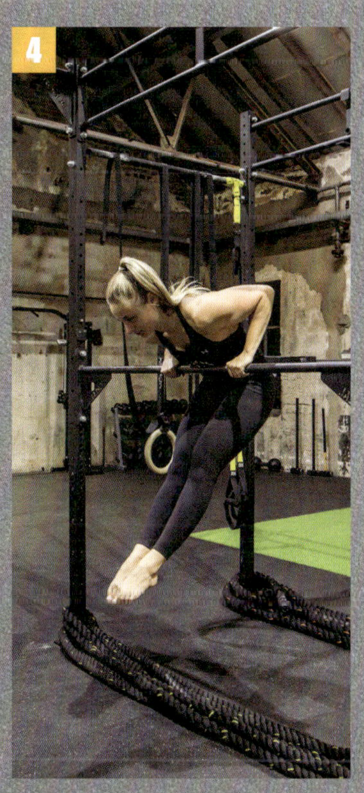

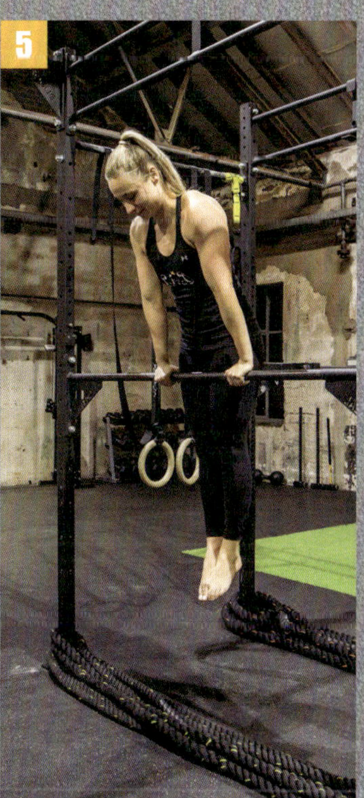

TIPP

Versuche, den Winkel zwischen Ober- und Unterarm kontrolliert so weit zu öffnen, dass du diesen wieder schließen kannst, um Kraft für den Druck nach oben wirken lassen zu können.

12

Calisthenics nur was für Männer?

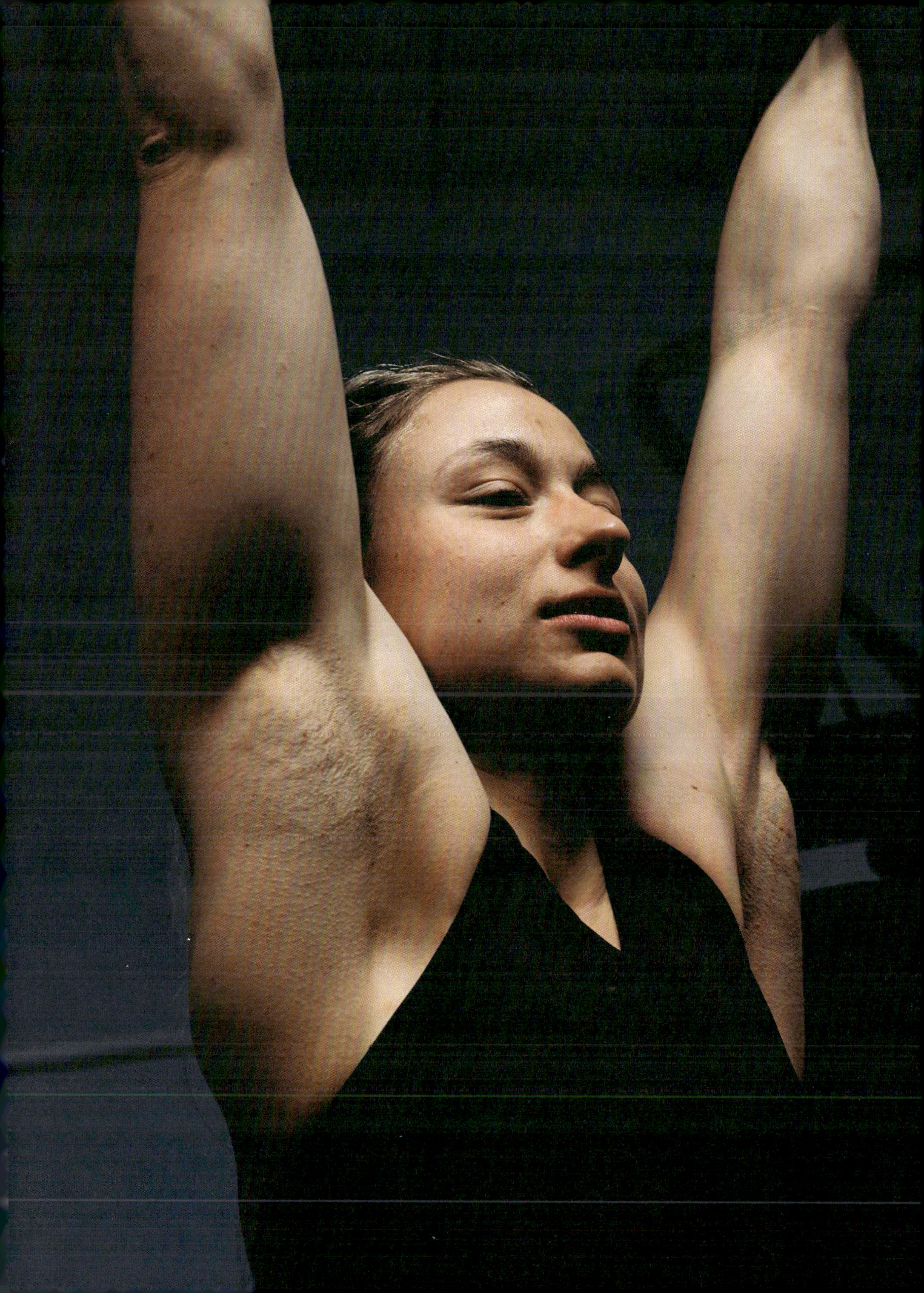

12 Calisthenics – nur was für Männer?

Nein! Und warum das so ist, möchte ich in diesem Kapitel aufzeigen. Bist du also ein Mann, überspringe die nächsten Seiten. Hast du allerdings eine Freundin oder Frau, die du von dem Sport überzeugen möchtest, dann lege ihr diese Seiten zum Lesen hin.

12.1 FRAUEN: DIE WAHL IHRER SPORTART UND IHRE ÄNGSTE

Wenn Frauen ihre körperliche Fitness optimieren wollen, geht es meistens darum, sich bei der ausgewählten Art der Bewegung wohlzufühlen und die beste Diät für einen schlanken Körper aus einem Beitrag einer Fitness-YouTuberin oder aus der Frauenzeitschrift vom Kiosk nebenan nachzuahmen. Männer hingegen wollen sich direkt den aufgepumptesten Bizeps und ein Sixpack antrainieren. Männer stapeln hoch, während Frauen ihr Potenzial unter den Scheffel stellen.

Überwiegend führen Frauen Sportarten aus, die ihrer Ansicht nach besser für ihr Geschlecht geeignet sind. Sie wollen oft ihre frauliche Seite betonen, denn das von der Gesellschaft geformte Frauenbild ist größtenteils davon geprägt, schlank, grazil und beweglich sein zu müssen. Social-Media-Kanäle und Werbung sei Dank. Diese propagieren häufig genau dieses Frauenbild und unterschätzen dabei die teilweise verheerenden Wirkungen auf die Gesellschaft.

Deshalb stehen Tanzen, Yoga, Reiten, Jumping Fitness, Zumba®, TwerkOut®, Pilates und Bauch-Beine-Po-Workouts hoch im Kurs. Beweglich sind die meisten Frauen, weshalb sie sich Sportarten aussuchen, welche die bereits vorhandene Mobilität erfordern. Damit bleiben Frauen häufig in ihrer Komfortzone. Bloß nichts machen, was eine solche Herausforderung darstellt, *dass daran gearbeitet werden muss*, um besser zu werden.

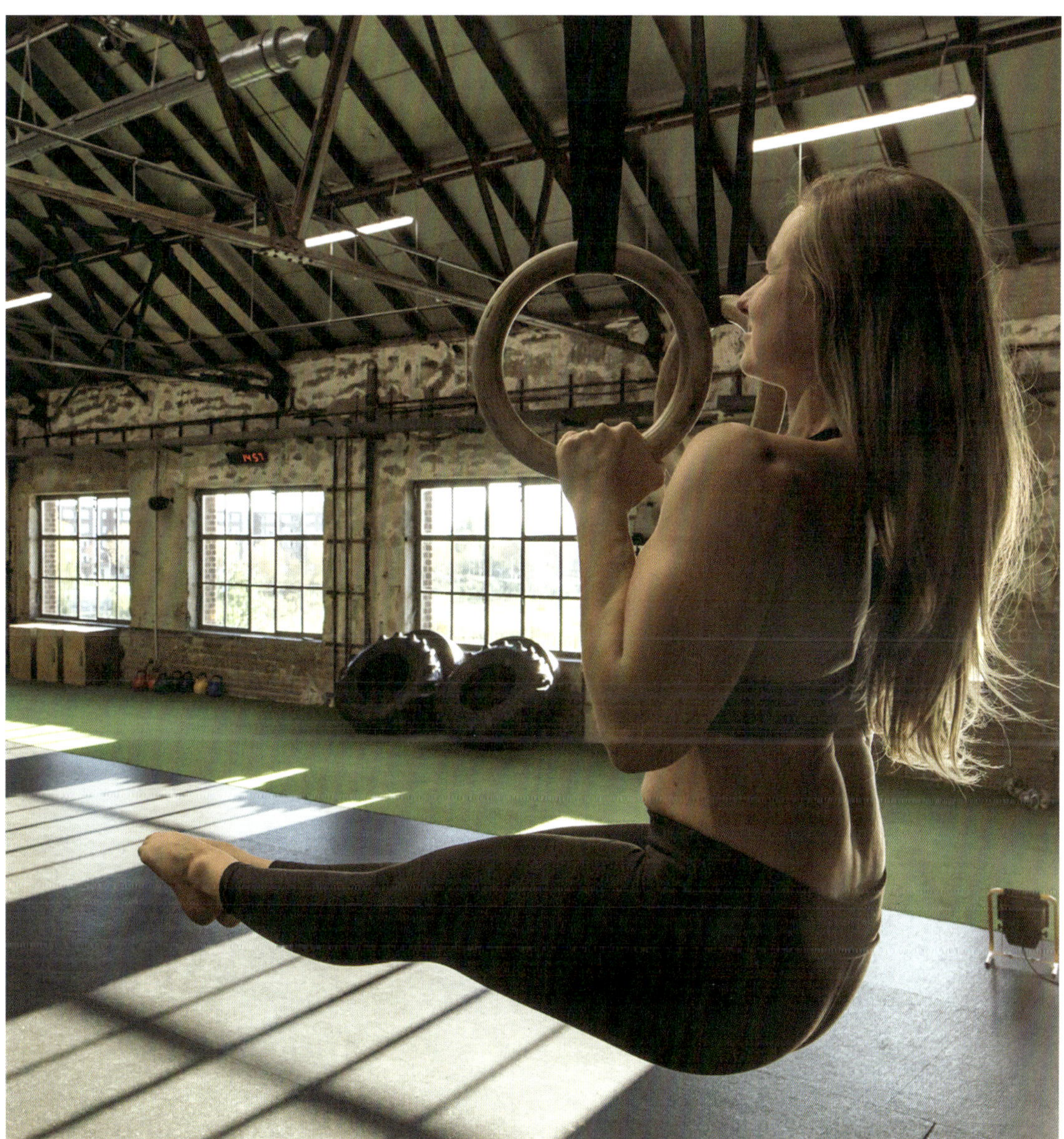

Oftmals ist es also Bequemlichkeit oder der Zweifel am eigenen Können. Männer hingegen sind oft steif und begünstigen dies durch stumpfes Pumpen, das Mobilitytraining nur selten miteinschließt.

Mittlerweile gibt es auch in bisher männerdominierten Sportarten, wie beispielsweise Powerlifting oder Weightlifting, eine sichtbar erhöhte Frauenbeteiligung. Calisthenics gehört ebenso dazu. Vor allem in Osteuropa gibt es einige starke Frauen, die die Szene aufmischen. Das war vor fast sieben Jahren, als ich damit anfing, noch nicht der Fall.

Frauen, die offensichtlich nicht diesem Bild entsprechen, werden von vielen als „nicht der Norm" entsprechend betrachtet, ernten dafür negative Kritik und Hohn. Sicherlich ist das ein Aspekt, der viele Frauen davon abhält, einem Sport nachzugehen, der anders ist und nicht ins übliche Bild passt. Falls du dazugehörst, möchte ich dir diese Befürchtung im weiteren Verlauf dieses Kapitels nehmen.

Ein großes Missverständnis liegt sicher auch darin begründet, dass viele Frauen befürchten, mit dem Calisthenicssport zu einem weiblichen Hulk zu werden. Doch dem ist nur bedingt so. Du kannst als Frau natürlich viel Muskulatur aufbauen, allerdings entscheidet Trainingspensum, Trainingsmethodik, Volumen und Ernährung darüber, in welchem Maß das passiert.

Nimmst du viel Eiweiß zu dir und trainierst du viel, danken es dir deine Muskeln und werden größer. Trainierst du oft im Hypertrophiebereich, sprich mit Wiederholungszahlen von ca. 8-12, werden sich deine Muskelfasern dementsprechend anpassen und wachsen. Dein Körper- und Stoffwechseltyp entscheidet auch darüber, ob du eher dazu neigst, schnell Muskeln aufzubauen oder nicht.

Bevor du dich also selbst limitierst, solltest du erst mal damit anfangen und schauen, welche Veränderungen das Calisthenicstraining bei dir hervorruft.

Des Weiteren bekomme ich häufig die Frage: „Welche Voraussetzungen oder welches Leistungslevel brauche ich, um an einem deiner Kurse teilnehmen zu können?" JEDER, unabhängig von Alter, Geschlecht und Leistungslevel, kann Calisthenics lernen. Niemand verlangt von dir, dass du wie ein Profi an der Stange hängst und eine Wiederholung nach der anderen machst oder die krassesten Skills präsentierst.

Auch diese Calisthenicssportler haben mal da angefangen, wo du gerade stehst. Sei realistisch und habe Geduld mit dir und vor allem mit deinem Körper. Dieser sollte den Herausforderungen erst mal gewachsen sein und das gehst du Schritt für Schritt an.

Calisthenics kann mithilfe vieler variationsreicher Regressionsübungen so vereinfacht und heruntergebrochen werden, dass jeder in der Lage ist, diese Übungen zu absolvieren. Es sei denn, derjenige ist so stark übergewichtig, dass die Übungen vom Bewegungsumfang her nicht möglich sind, weil der Bewegungsfreiraum zu sehr eingeschränkt ist. Dann gilt es, zunächst Gewicht zu verlieren. Eine Art und Weise, sich die Übungen entsprechend zu vereinfachen, ist die Minimierung des bereits angesprochenen Hebels.

Nun ist es individuell, was als zu muskulös gilt und was nicht. Letztlich kannst du mit einem Blick in den Spiegel für dich selbst entscheiden, was du attraktiv und annehmbar findest. Bemerkst du, dass es dir zu viel wird, fahre dein Training runter, passe es an oder verändere etwas an deiner Ernährung.

12.2 CALISTHENICS HILFT, GRENZEN ZU ÜBERWINDEN UND MACHT DICH BELASTUNGSFÄHIGER IM ALLTAG!

Zunächst einmal sollte dir klar sein, dass es unabhängig vom Sport wichtig ist, Beweglichkeit und Kraft gleichermaßen zu trainieren, um einen rundum gesunden Körper zu formen. Nur das eine oder nur das andere wird dich nur in dem einen und nicht in dem anderen besser machen.

Machst du beispielsweise nur Yoga, wirst du zwar beweglich sein, jedoch fehlt dir die Stabilität, die du als ausgleichende Komponente für eine gesunde Haltung unbedingt brauchst! Verschiedene Sportarten mit unterschiedlichem Fokus bringen Variation in dein Training und setzen somit verschiedene Reize. Dein Körper wird es dir danken!

Auch das Mindset stellt einen wichtigen Eckpfeiler einer gesunden Lebensweise dar. Habe einen positiven Bezug zu dir, zu deiner Umwelt und deinem Körper. Sei dir dessen bewusst, dass du allein in deinem Körper wohnst und nur du allein die Macht darüber hast, was du daraus machst. Es ist notwendig, aktiv zu handeln, um etwas in deinem Sinne zu verändern. Kein Arzt, kein Physiotherapeut, Orthopäde oder sonst wer kann dir das abnehmen. All diese ausgebildeten Menschen können dir sagen, was du tun kannst, umsetzen musst du es allerdings aus eigenem Antrieb.

Stark und athletisch zu sein, bringt viele Vorteile mit sich. Allein die Tatsache, dass du trainierst, lässt dich gesünder sein als Menschen, die keinem Sport nachgehen.

Der erste Schritt zum Calisthenicssport ist, sich von den Fitnessvorbildern abzuwenden, die einem weismachen wollen, mit dreimaligem Training von 20 Minuten die Woche eine Traumfigur herbeizuzaubern und das fast ganz ohne große Anstrengung. Weg vom gewöhnlichen Bauch-Beine-Po-Training, hin zu intensivem Krafttraining.

Damit wirst du deinen Alltag um ein Vielfaches erleichtern und optimieren können. Es ist nicht mehr nötig, deinen Freund darum zu bitten, dir beim Tragen von etwas Schwerem zu helfen. Du wirst selbstständiger und belastungsfähiger. Du wirst auch nicht wie der Türsteher deiner Stammdiskothek aussehen, es sei denn, du bist gut veranlagt und legst es darauf an.

Die Grundübungen des Calisthenics sind Klimmzüge, Dips, Liegestütze und Kniebeugen. Diese Basics kannst du in aller Ausführlichkeit unserem Cali x Mobi 1.0 Buch entnehmen. Vor allem die Übungen für den Oberkörper legen den Hauptfokus auf das Erlernen der typischen Skills des Calisthenics, wie beispielsweise Handstand, Muscle-ups, Human Flag, Back Lever, die Planche etc.

Alle zuvor genannten Basisübungen stärken den Schultergürtel, welcher im Calisthenicssport sehr wichtig ist. Die meisten Frauen mögen diese Übungen jedoch nicht. Stattdessen steht Bein-und-Po-Training im Fokus.

Ein bereits genannter Grund ist die Angst davor, zu breit zu werden. Ich persönlich weiß nicht, warum ein dicker Po und straffe Beine okay sind, ein starker Rücken aber als unästhetisch betrachtet wird, obwohl dieser in Kombination mit der Wirbelsäule, gesundheitlich betrachtet, eine ebenso wichtige Funktion übernimmt. Die Probleme bei der Kleidungswahl hast du sowohl bei den Hosen als auch bei den Oberteilen. Beides wird knapper werden oder nicht richtig sitzen.

12.3 WARUM DU ALS FRAU CALISTHENICS TRAINIEREN SOLLTEST

Einige Punkte habe ich bereits genannt. Das Training ist abwechslungsreich und neben einem gut aussehenden Körper steigerst du deine Kraft, die nicht nur sichtbar, sondern spürbar wird.

Du willst dich durch Calisthenics nicht nur fit halten, sondern möchtest gewisse Skills lernen? Dann trainiere zielorientiert. Suche dir dazu eine Calisthenicsgemeinschaft in deiner Nähe und lasse dich von erfahrenen Sportlern auf deinem Weg begleiten. Oder nimm dir einen guten Trainer und lasse dich mit einem individuellen Trainingsplan coachen.

Beseitige die Vorurteile, schaffe zunächst eine Basis und später eine Routine. Du entscheidest letztlich selbst, mit welchem Ziel du Calisthenics betreibst, wie viel Zeit du bereit bist, zu investieren und wie kontinuierlich du dranbleibst. Ich kann dir aus meiner und den Erfahrungen meiner Schützlinge sagen, es lohnt sich, die Komfortzone zu verlassen, um Figuren zu lernen, die zunächst nicht zu schaffen schienen und dann zur fast täglichen Trainingsroutine wurden. Frauen, die Klimmzüge und schwerere Skills beherrschen, sind bemerkenswert und fallen auf! Sei eine von ihnen!

Ich möchte dich inspirieren und dir den Mut geben, etwas für dich zu finden, dass du nicht nur der Fitness und Optik wegen machst, sondern weil es dich herausfordert und dir Spaß bringt. Irgendwann wirst du wie ich den Punkt erreichen, an dem Bewegung nicht mehr aus deinem Alltag wegzudenken ist, weil es dir zu mehr Wohlbefinden verhilft und einen Ausgleich schafft.

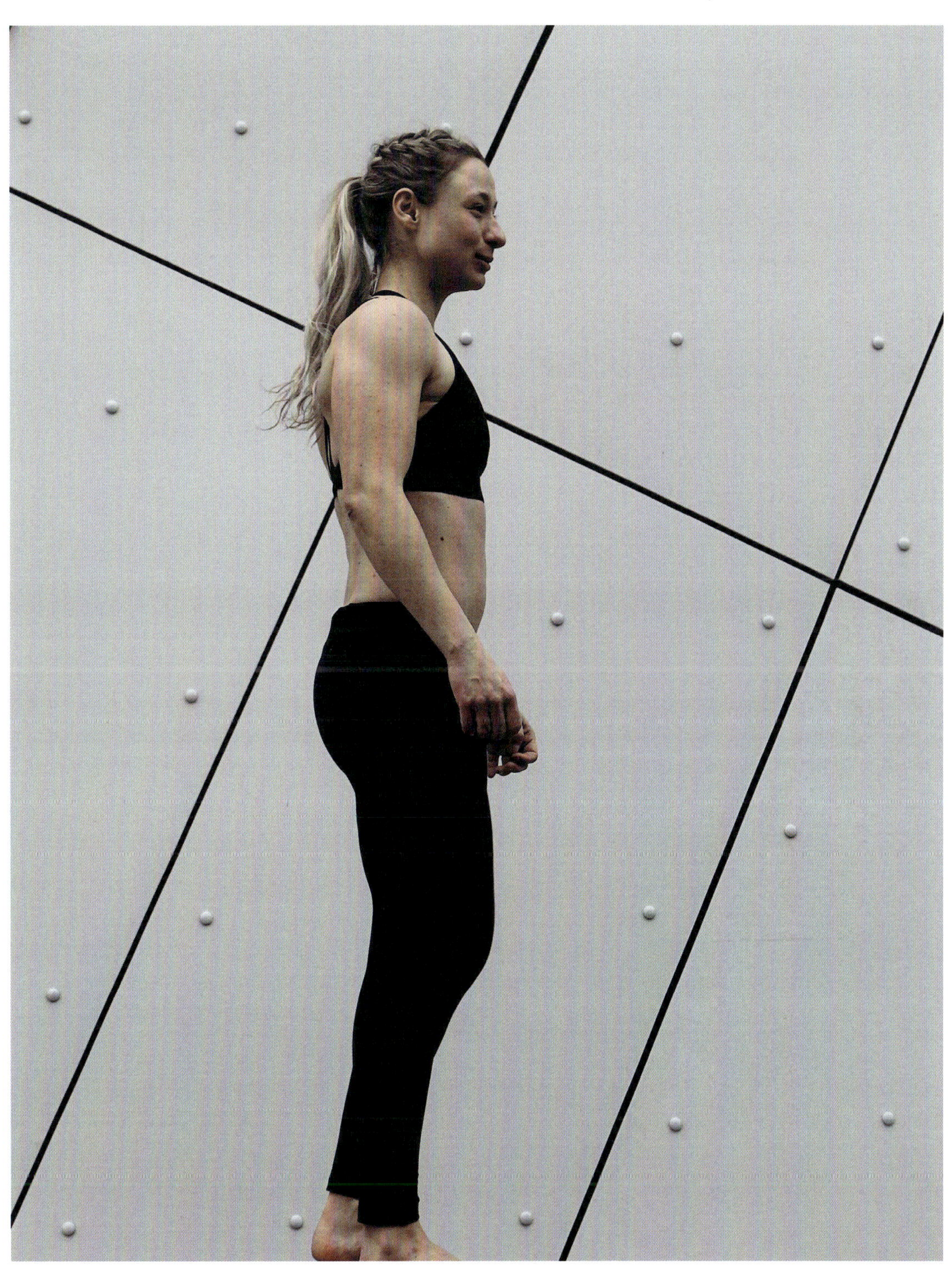

13

Trainingsplanung

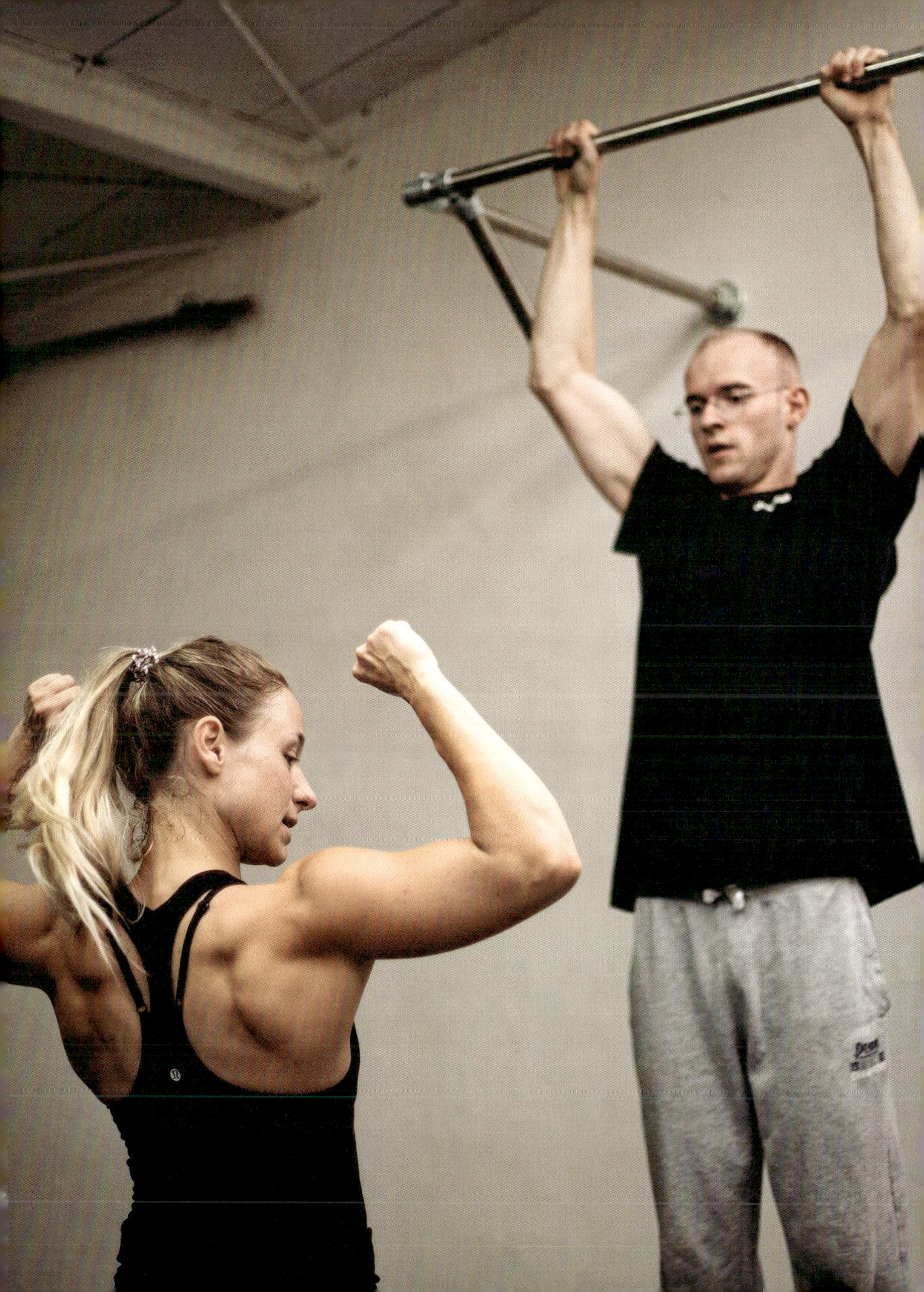

13 Trainingsplanung

Das Thema *Trainingsplanung* haben ich im *CxM 1.0* in Kap. 12 sehr ausführlich behandelt. Ich habe darüber geschrieben, wie du eine Trainingseinheit strukturieren kannst, also an welcher Stelle in welchem Verhältnis Grundübungen sinnvoll zu integrieren sind.

Außerdem bin ich auf die Kraftbereiche Maximalkraft, Hyperthrophie und Kraftausdauer eingegangen und habe dir verschiedene trainingsmethodische Ansätze, wie beispielsweise hohes Volumentraining, vorgestellt, um Wiederholungszahlen zu steigern oder das Leiter- und Pyramidentraining beschrieben.

Das Hauptaugenmerk dieses Kapitels liegt auf Weighted Training und Skilltraining, auch wenn sich einige Inhalte des vergangenen Buchs wiederholen. Ich werde die Fragen klären, ob beides losgelöst voneinander in verschiedenen Zyklen zu trainieren ist, beides Platz in einem Zyklus findet oder gar in einer einzigen Trainingseinheit kombiniert werden kann.

Außerdem erfährst du, warum es sich nicht lohnt, dich bis zum Äußersten zu verausgaben und warum die Basics trotz fortgeschrittener Skills weiterhin Bestandteil deines Trainings sein sollten.

Wie du schmerzfrei werden und bleiben kannst, um gesund zu bleiben, wird in diesem Teil ergänzend zur Mobilitytrainingsplanung aus Leons Teil ebenfalls angesprochen. Wie du Mobilitytraining sowie Präventions- beziehungsweise Rehabilitationstraining sowohl für deine Schultern als auch für andere dich begleitende Wehwehchen unter einen Hut bekommst.

13.1 WANN BEGINNE ICH MIT WEIGHTED TRAINING BEZIEHUNGSWEISE DEM SKILLTRAINING?

Wie du bereits aus all den anderen Kapiteln lernen konntest, sind bestimmte Voraussetzungen nötig, um dich neuen Herausforderungen zu stellen. Wie Leon bereits in *CxM 1.0*, Kap. 3.2 schrieb, darf die Belastung nicht deine Belastbarkeit überschreiten, andernfalls riskierst du unnötig deine Gesundheit und musst dein Training womöglich längere Zeit aussetzen. Stelle sicher, dass die Basics sitzen, dein Schultergürtel stabil ist, du keine Einschränkungen oder gar Schmerzen aufweist und du genug Zeit mitgebracht hast, um deine Ziele spezifisch und kontinuierlich anzugehen. Du brauchst Geduld und solltest nichts überstürzen. Erinnere dich an dein anfänglich angesprochenes Ego und daran, dass du ein eigenständiger Mensch mit individuellen Konstitutionen bist, der im Hinblick auf Fortschritt unvergleichlich ist.

Als ambitionierter Sportler, der sich entwickeln und nicht stagnieren will, ist es irgendwann unumgänglich, dein Schwierigkeitslevel des Trainings deinem Leistungslevel anzupassen. Es sei denn, du möchtest wie Tim weiterhin über Jahre die gleichen Übungen machen und keinen Schritt vorankommen.

Du beherrschst deine sauberen, sagen wir 10 Wiederholungen Bodyweight Pull-ups, etwa 12 oder mehr Dips, Push-ups mit Zusatzgewicht sind auch kein Problem und das für mehrere Sätze hintereinander? Top, dann bist du, vorausgesetzt, du bist beschwerdefrei, bereit, dich in neue Gefilde zu stürzen, die darauf abzielen, neue Reize zu setzen, deine Belastbarkeit zu steigern und resilienter zu machen.

13.2 WIE LANGE BRAUCHE ICH, UM EINEN SKILL ZU LERNEN?

Bevor du dich mit der Frage beschäftigst, wie lange du für das Erlernen eines bestimmten Skills brauchst, solltest du deinen IST-Stand kennen und die Einordnung der Skills und ihre Schwierigkeitsabstufungen kennen. Bist du sicher in den Basics und nimmst dir den Front Lever zum Ziel, dann rate ich dir aufgrund seiner Komplexität und der benötigten Schultergürtelkraft davon ab.

Weder dein muskuläres noch dein neuronales System wird diesen Belastungen standhalten. Gehörst du zu denjenigen, die jahrelange Erfahrungen aus dem Fitnessstudio mitbringen und entsprechende körperliche Konstitutionen aufweisen, dann bist du im Vorteil, solange du durch dein Krafttraining an und mit Geräten keine Bewegungseinschränkungen erfahren hast. Vielleicht gehörst du auch zu den Pumpern, die bereits früher von Beweglichkeitstraining profitiert haben und sich Kraft und Beweglichkeit die Balance halten. Davon gehe ich allerdings nicht aus.

Zum einen, weil der Hype um Mobilitytraining noch nicht so lange existiert und zum anderen Sportarten in striktere Sparten eingeteilt wurden, weshalb es unvorstellbar war, als Pumper Übungen eines Turners oder einer Ballerina zu machen. „Damals" war das Bewusstsein und die Vielfalt bezüglich der Kombination von Beweglichkeitstraining mit Krafttraining noch nicht vorhanden.

Hast du entgegen meinen Erwartungen doch eine gute Brustwirbelsäulenbeweglichkeit, Über-Kopf-Beweglichkeit, eine uneingeschränkte Innen- und Außenrotation der Schulter, eine mobile Hüfte sowie stabile Hand- und Fußgelenke, dann nutze deine erworbene Grundkraft und steige ohne Umwege direkt ins Techniktraining ein.

Wie die letzten Zeilen vermuten lassen, lässt sich anhand des Beispiels des Bodybuilders mutmaßen, dass sich, einerlei, welcher Sportart du in deiner Vergangenheit nachgegangen bist, einseitige Bewegungsmuster und daraus resultierende Körperhaltungen in dein System eingeschlichen haben. Diese gilt es, entweder in Richtung Beweglichkeit oder in Richtung Kraft auszugleichen und zu optimieren.

Um beim Beispiel des Front Levers zu bleiben, versuche dich zunächst an leichteren Übungen, wie beispielsweise am Back Lever oder am Muscle-up, da du ja bereits Klimmzüge und Dips beherrschst..

WIe lange es dauert, bis du einen Skill erlernt hast, ist abhängig von deinen sportlichen Vorerfahrungen, deinen körperlichen Voraussetzungen (Haltung, Beweglichkeit etc.), deiner Genetik, deinem Ehrgeiz, einem durchdachten Trainingsplan sowie von deiner investierten Zeit. Pauschale Aussagen können also nicht getroffen werden.

Als Faustregel kann ich dir allerdings dreierlei mit auf den Weg geben:

1. Lasse keine Regressionen aus!
2. Halte statische Skills dreimal hintereinander für mindestens 10-15 Sekunden, bevor du zur nächsten Progression übergehst!
3. Trainiere mindestens zwei-, besser dreimal die Woche ein Bewegungsmuster (= einen Skill).

Jetzt wirst du dich wundern, woher ich diese konkreten Angaben nehme. Turntrainer Christopher Sommer von „Gymnasticsbodies" trainierte über mehrere Jahre das Turn-Olympia-Team der USA. Er rät, statische Übungen für drei Sätze mit jeweils 30-60 Sekunden isometrisch halten zu können, bevor die nächste Schwierigkeitsstufe angegangen wird. Bedenke, dass es seine Aufgabe war, seine Athleten zu maximaler Leistungsfähigkeit zu entwickeln.

Da du möglicherweise weder Leistungsturner noch Olympionike werden willst, reichen drei Sätze mit je 10-15 Sekunden aus. Denn mit einer hohen Leistungsfähigkeit geht auch immer ein erhöhtes Verletzungsrisiko einher.

Gehen wir davon aus, du kannst viermal die Woche trainieren und möchtest ein sinnvolles Training gestalten. Du könntest dein Training in je zweimal Oberkörper und Unterkörper splitten, wobei immer die vordere Kette (Druckmuskulatur) und hintere Kette (Zugmuskulatur) zusammen trainiert werden, um deine Trainingsfrequenz von zwei Tagen die Woche pro Bewegungsmuster/Muskelgruppe einhalten zu können. Übungen der hinteren Kette für die Beine sind Übungen, die überwiegend hüftdominant sind und somit vor allem deine Hamstrings und den Po trainieren, wie beispielsweise der Kickstand Deadlift (siehe Kap. 6.6.4).

Die hintere Kette des Oberkörpers kannst du mit allen erdenklichen Pull-up-Varianten trainieren. Für die Stärkung der vorderen Kette des Unterkörpers eignen sich alle kniedominanten Übungen, wie beispielsweise Squats und deren Regressionen, welche den Druckübungen zuzuordnen sind. Die vordere Kette des Oberkörpers kannst du mit allen Push-up- und Dipvarianten trainieren.

Auch Skills lassen sich, wie du weißt, in Zug- und Druckbewegungen einteilen (siehe Übersicht Kap. 9.1). Einfach ausgedrückt, heißt das übertragen auf die Skills: Je schneller du einem Skill näherkommen möchtest, desto häufiger (maximal dreimal) ist dieser innerhalb von sieben Tagen zu trainieren.

Was wiederum den Entschluss mit sich bringt, dass du schneller an deine Skillziele kommst, je weniger Skills du versuchst zu kombinieren. Reichen dir zwei parallel laufende Skills nicht, dann wirst du eine Frequenz von zweimal die Woche je Skill mit Einschub der Basics, des Mobilitytrainings sowie rehabilitativen und präventiven Schultergürteltrainingseinheiten NICHT sinnvoll unterbringen können. Es sei denn, du trainierst alles nur einmal pro Woche. Dann wird es allerdings sehr lange dauern, bis du deinen Skill erlernt hast.

13.3 ZIELSETZUNG

Prinzipiell solltest du dich mit der Anzahl an gleichzeitig zu realisierenden Zielen nicht übernehmen. 2-3 Skills sind vollkommen ausreichend. Bei der Wahl der zu kombinierenden Skills ist ein Blick auf die Bewegungsebenen der einzelnen Skills unabdinglich, wenn du eine Balance bezüglich der Kraft aufrechterhalten willst.

Nehmen wir an, der Muscle-up, der Front Lever und der einarmige Klimmzug sind deine Ziele. Dann stellen wir erstens fest, dass alle drei Skills Zugübungen sind und wir damit zu viel einseitige Belastung auf die ziehende Muskulatur geben.

Zweitens, dass deine Trainingswoche inklusive Pausen nur sieben Tage hat und du je Skill mindestens zwei Trainingseinheiten die Woche absolvieren musst, um Fortschritte zu erzielen. Das hieße, du würdest sechs Tage die Woche immer wieder die gleichen Muskeln beanspruchen, was logischerweise zu einer Überbelastung führt und dich vor Verletzungen nicht bewahrt.

Wähle also entweder zwei zugdominante Skills und einen druckdominanten Skill oder andersherum. Entscheide dich für zwei Skills, um auf Nummer sicher zu gehen.

Okay, nun weißt du viel darüber, wie viele Skills du wie oft unter Berücksichtigung der Bewegungsmuster sinnvoll in deine Trainingswoche einbauen kannst. Doch neben der Frequenz sind weitere Trainingsparameter, wie das Volumen (Satzzahl), die Trainingsintensität (Schwierigkeitsgrad) sowie Pausenzeiten, noch nicht zum Tragen gekommen.

13.4 WELCHES VOLUMEN JE WOCHE BRINGT MICH MEINEN ZIELEN NÄHER?

Bei der Trainingsplangestaltung betrachten wir immer sieben Tage der Woche. Der auf die Ziele abgestimmte Trainingsplan wird über einen bestimmten Zeitraum (Zyklus) trainiert, auf den dann in der Regel eine Deloadwoche folgt. Der neue IST-Stand wird durch Erprobung des Bewegungsablaufs der zu erlernenden Skills ermittelt, woraufhin dann, mit dem Ziel neuer Reizsetzungen, die Übungen sowie Kraftbereiche für den neuen Kraftzyklus angepasst werden.

Zunächst einmal sei gesagt, dass ein Ganzkörpertraining im fortgeschrittenen Stadium keinen Sinn mehr macht, weil die Reize zur Erreichung eines spezifischen Ziels nicht mehr ausreichen. Solltest du Calisthenics nur aus gesundheitlichen Gründen machen, dann kannst du auch beim Konzept des Ganzkörpertrainings bleiben.

Bei Skilltraining oder Training mit Zusatzgewicht macht es Sinn, einen Splitplan, wie oben bereits beschrieben, zu entwickeln.

Da du dich sowohl mit Skillübungen als auch mit Weighted Training vor allem zu Beginn der Reizsetzung im wahrsten Sinne des Wortes schwertust, befindest du dich im Maximalkraftbereich, welcher sich zwischen 3-5 Wiederholungen befindet. Danach befindest du dich mit 6-12 Wiederholungen im Hypertrophiebereich. Der Kraftausdauerbereich darüber hinaus wird kaum eingesetzt.

Während du deine Basics mit Zusatzgewicht wunderbar durch das Gewicht skalieren kannst, kannst du festlegen, wie viel Gewicht du brauchst, um dich im Maximalkraft- oder Hypertrophiebereich zu bewegen. Nun sind statische Skills nicht in Wiederholungszahlen messbar. Hier kann die **Time Under Tension (TUT)** Abhilfe schaffen. Diese definiert die Kraftbereiche nach der aufgebrachten Zeit, in der ein Muskel bei der Ausführung einer Übung unter Spannung steht.

Kraftbereiche bei statischen Übungen und erforderliche Pausenzeiten:

Maximalkraftbereich = 4-20 Sekunden

Hypertrophiebereich = ca. 24-48 Sekunden

Kraftausdauerbereich = über ca. 50 Sekunden

Die Werte sind auf eine durchschnittlich aufzubringende Zeit von etwa vier Sekunden pro Wiederholung zurückzuführen.

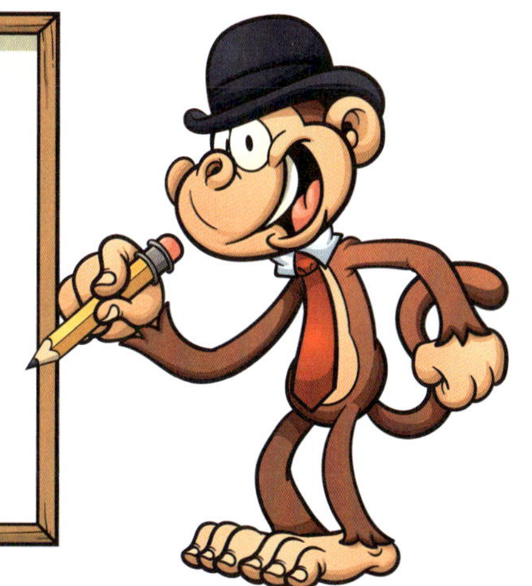

Dazu können den Kraftphasen (exzentrisch, konzentrisch, isometrisch) zeitliche Werte zugeordnet werden **(Tempo-/Kadenztraining)**.

Ein Beispiel: Da ein Klimmzug sowohl im passiven Hang als auch mit dem Kinn über der Stange je eine isometrische Phase enthält, können mit der exzentrischen und konzentrischen Phase vier Zeiten festgelegt werden (3-2-X-2). Dies bedeutet: drei Sekunden exzentrisch ablassen, zwei Sekunden Pause am tiefsten Punkt, X = explosiv nach oben ziehen, zwei Sekunden oben halten. Die Schreibweise beginnt immer mit der Exzentrik. Demnach ist beim Pull-up andersherum zu denken.

Hier die Losung, wie du eine vollständig ausgeführte, beliebige dynamische Bewegung durch isometrische oder exzentrische Übungen austauschen oder ergänzen kannst:

- Eine konzentrische Bewegung entspricht in etwa zwei Sekunden einer isometrischen Variante.

- Eine konzentrische Bewegung entspricht in etwa drei Sekunden einer exzentrischen Bewegungsausführung.

Arbeite bei der Anwendung solcher Methoden nicht an deiner Grenze, sondern wähle eine Intensität von etwa 60-75 %. Die letzte Wiederholung sollte so sauber wie die erste aussehen. Bemerkst du, dass deine Form nachgibt und du bei der Bewegungsausführung zu schludern anfängst, dann beende den Satz. Du möchtest deinem Gehirn positive Signale senden, um in der Bewegungsqualität besser zu werden, nicht um schlechte Bewegungsmuster zu verinnerlichen.

Zu Beginn des Hauptteils im Krafttraining solltest du mit Übungen starten, die für dich am schwersten sind und somit arbeitest du im Maximalkraftbereich. Danach machst du weniger schwere Übungen, die es dir ermöglichen, im höheren Wiederholungsbereich zu trainieren. Somit hast du mehrere Kraftarten in einem Training kombiniert. Es ist natürlich auch denkbar, diese separat an unterschiedlichen Tagen zu trainieren. Probiere dich aus und schaue, was für dich gut funktioniert!

Am Ende der Woche entscheidet das Trainingsvolumen, also die Summe aller in einer Woche absolvierten Sätze, darüber, ob du einen ausreichenden Stimulus für die Anpassung gesetzt hast. Pro Bewegungsmuster, entweder ziehend oder drückend, sind mit verschiedenen Übungen im fortgeschrittenen Bereich 20-30 Sätze zu absolvieren. In Wiederholungszahlen gesprochen, hieße das 30-60 Wiederholungen pro Muskelgruppe.

Weshalb ist die Range zwischen 30 und 60 Wiederholungen so groß? Ganz einfach, hast du eine geringere Intensität, arbeitest du mit höheren Wiederholungszahlen. Trainierst du mit einer hohen Intensität (schwer/weighted), sind etwa 30 Wiederholungen anzupeilen.

Du solltest also schon wissen, welche Muskelgruppen du mit welcher Übung trainierst, um Überschneidungen zu vermeiden, die dich eventuell zu viel machen lassen. Es reicht vollkommen aus, zwischen ziehenden und drückenden Bewegungen zu unterscheiden.

13.5 WIE INTEGRIERE ICH SKILL UND WEIGHTED TRAINING IN MEINEN TRAININGSPLAN?

Bei der Betrachtung einer Trainingseinheit beginnst du mit einem Warm-up, das aus Mobilityübungen der großen drei besteht und so spezifisch wie möglich auf dein Skilltraining beziehungsweise deine zu trainierenden Kraftübungen angepasst ist. Wie ein Warm-up aussehen kann, kannst du in Kap. 4 nachlesen:

„Proper preparation prevents poor performance!"

Im Anschluss daran folgt ein etwa 30-minütiges Skilltraining, welches deine zum Ziel gesetzten Skills mit ihren Regressionen im Fokus hat. Sind schnellkräftige Übungen, wie beispielsweise der explosive Pull-up, enthalten, dann stelle diese an den Anfang deines Trainings, da dein neuronales System noch frisch ist und die größte Bereitschaft für die Aufnahme von Trainingsreizen zeigt. Arbeite methodisch mit Einzelübungen oder antagonistisch.

Danach kannst du noch ein Krafttraining von etwa einer Stunde, bestehend aus den Basics und anderen Assistenzübungen, folgen lassen. Wenn dich dein Skilltraining nicht zu sehr ausgebrannt hat, darfst du Weighted Pull-ups, -Dips und Push-ups für deinen Oberkörper einbauen. Nun liegt die Entscheidung bei dir, ob du Bodyweightübungen mit Weighted Übungen kombinierst oder dies auf verschiedene Tage separat aufteilst.

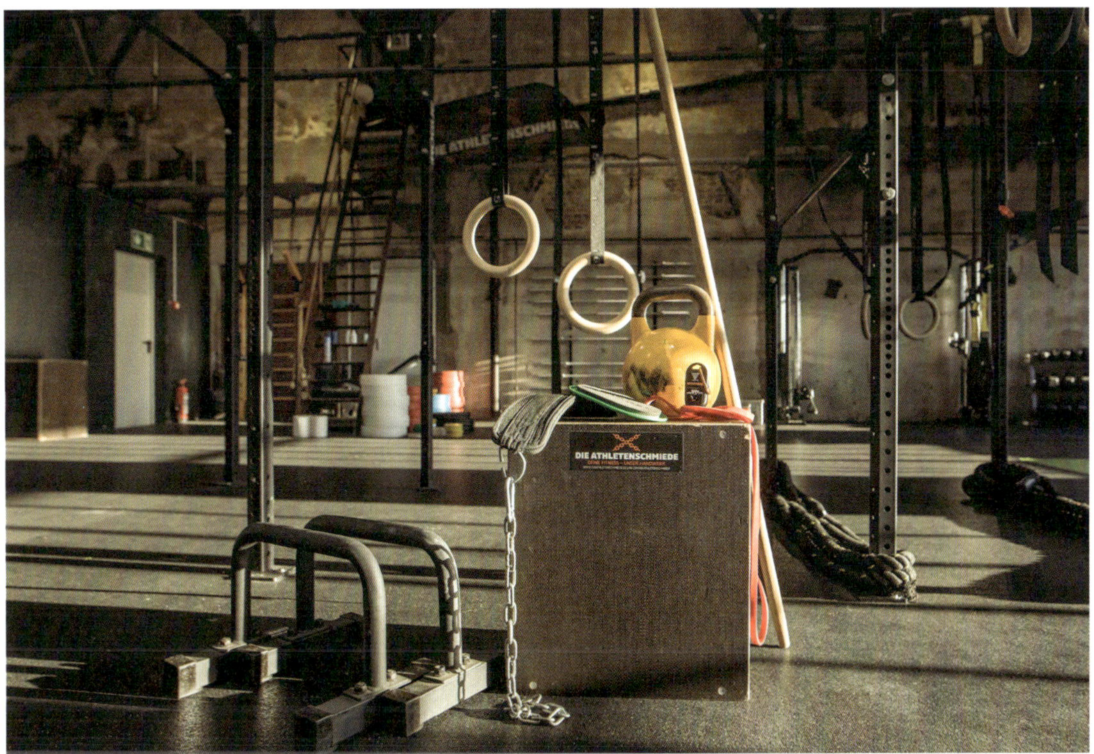

Meine Empfehlung ist, Weighted Training maximal dreimal die Woche auszuführen. Solltest du hier zwischen Pull-ups und Dips splitten, wird eine Frequenz von einmal die Woche Weighted Pull-ups und einmal die Woche Weighted Dips nicht ausreichen, um dein 1 RM (Repetition Maximum = maximales, für eine Wiederholung bewegbares Gewicht) zu steigern, solltest du darin Ambitionen haben. Also wähle entsprechend maximal zwei Weighted-Pull-up und zwei Weighted Dip Tage.

Andernfalls kannst du jeweils eine dieser beiden Übungen innerhalb einer Trainingseinheit mit Gewicht absolvieren, während du die jeweils entgegengesetzte Bewegung im hohen Volumenbereich ausführst. Entweder jeweils einzeln oder, um Zeit zu sparen, antagonistisch. An einem anderen Tag der Woche machst es genau umgekehrt. Auf diese Weise kannst du Maximalkrafttraining und Hypertrophietraining mit einer Klappe schlagen. Es gibt eine Vielzahl möglicher Kombinationen. Wichtig ist, dass du das Grundkonzept verstanden hast und anwenden kannst.

Weil der bereits zuvor erwähnte Core eine der häufigsten Schwachstellen ist, kannst du Übungen für ihn immer ans Ende stellen. Dein Core ist aufgrund der benötigten Grundspannung aller vorherigen Übungen immer on Fire und bereits vorermüdet. Zum Ende des Trainings kannst du nochmals an deinen spezifischen Schwachstellen arbeiten und das Letzte aus deinem Sixpack herauskitzeln. Denke daran: Es gibt viele Core-Übungen, die besser sind als Situps.

Ganz ans Ende deines Trainings lässt du rehabilitative Übungen einfließen, solltest du verletzt sein, oder machst präventive Übungen für einen starken Schultergürtel. Dafür kann nie genug unterstützend gearbeitet werden. Auch wenn es manchmal zum lästigen Pflichtprogramm wird. Vertraue mir, dein Körper wird es dir danken.

Die 3-5 Trainingstage inklusive Regenerationszeit können innerhalb der sieben Tage unterschiedlich verteilt sein. Am Ende ist es nur wichtig, dass die gewählten Übungen letztlich alle das gleiche Bewegungsmuster bedienen, welches du zum Ziel hast. Dafür hast du ja dank des Übungskatalogs genug Übungen an die Hand bekommen.

Ziehe diesen Plan 8-12 Wochen lang durch, erhöhe kontinuierlich den Schwierigkeitsgrad, gönne dir spätestens nach fünf Wochen eine Deloadwoche, in der du deine Trainingsintensität und dein Trainingsvolumen herunterschraubst nachdem der komplette Zyklus von 8-12 Wochen beendet ist. Checke für Weighted Übungen dein neues 1 RM und passe deinen nächsten Trainingszyklus entsprechend an und schaue bei den Skills, welche Progressionsstufe du schaffst.

Selbstverständlich kannst du dein Calitraining mit anderen Sportarten kombinieren (Hybridtraining). Vor allem, um Varianz zum festen Bestandteil deines Alltags zu machen, ist es sinnvoll, sich rechts und links zu orientieren. Ich könnte dir ergänzende Sportarten empfehlen, doch am Ende ist das Wichtigste, dass du daran Spaß hast und es als Ausgleich dient. Dazu kannst du Calisthenics mit einem Sport deiner Wahl innerhalb einer Einheit trainieren oder es ausgewogen in deine Sieben-Tage-Woche integrieren.

Erfahrungsgemäß kombinieren die meisten Calisthenics mit klassischem Krafttraining (Bodybuilding). Der Vorteil besteht darin, die Skills spezifisch trainieren zu können, während im sekundären Part weiterhin Muskelaufbau betrieben wird und Muskeln ausgearbeitet werden, welche mit bloßem Calitraining nicht zu erreichen sind. Vor allem das Beintraining ist mit schwerem Beugen und Heben essenziell zu supplementieren. Daran führt kein Weg vorbei.

Und nein, laufen zu gehen, ist keine gute Wahl, um deine Beine langfristig stabil und zum Oberkörper ausgleichend aussehen zu lassen. Nicht nur die Optik, auch die Funktionalität und Gesundheit sind hier nicht außer Acht zu lassen. Letztlich ist alles besser als einseitiges Training.

Es gilt, je mehr Muskelmasse vorhanden ist, desto stärker, aber auch schwerer ist der Trainierende. Da wir immer von einer Relativkraft sprechen, gleicht sich dieses Unverhältnis allerdings aus.

Solltest du trotz der Erklärungen den Wald vor lauter Bäumen nicht sehen, dann sind wir dir gern behilflich. Schaue dich dazu auf unseren Social Media-Kanälen und unserer Webseite um, die du im Kapitel „Die Autoren" findest.

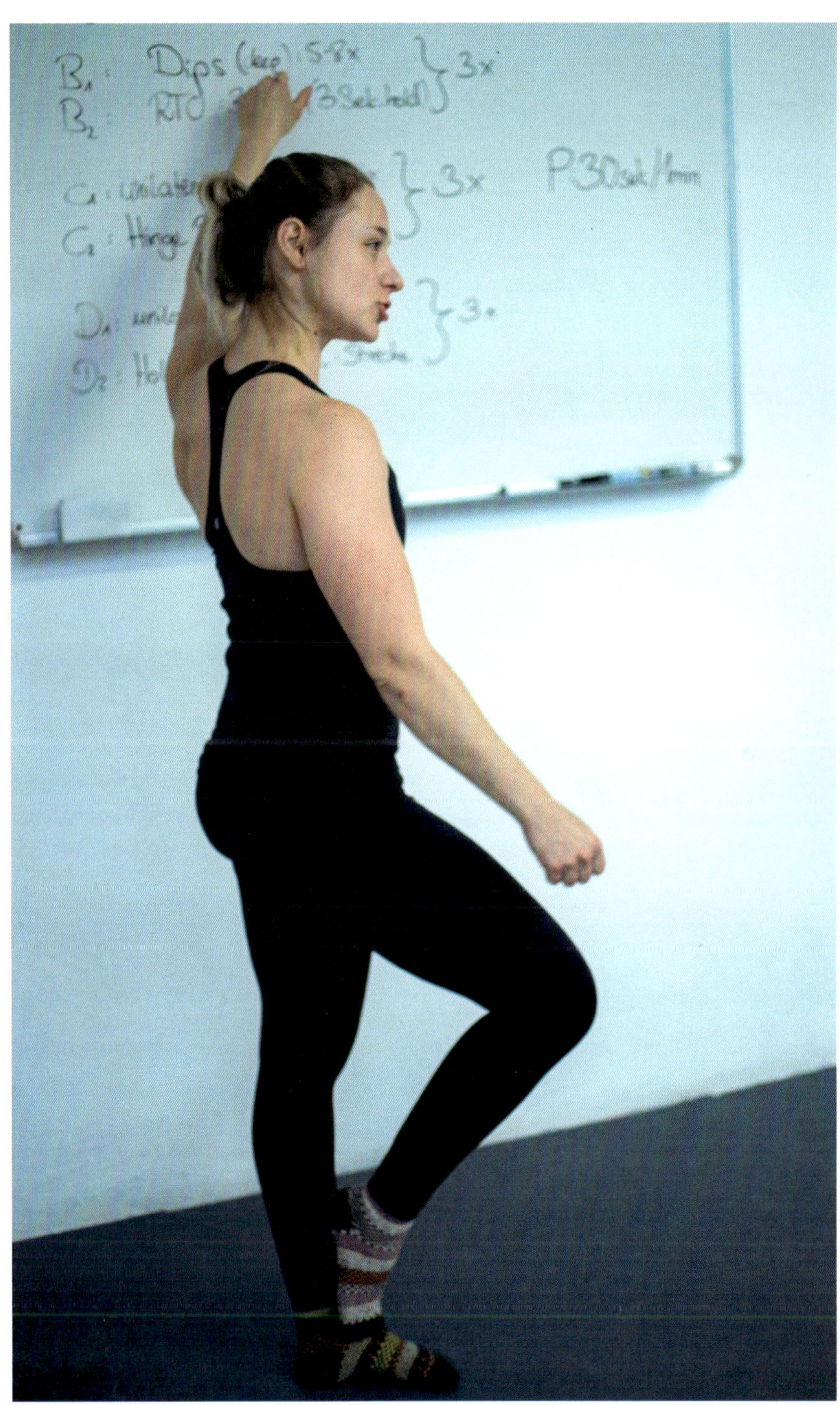
B1: Dips
B2: RTO
3x
C1: unilater
C2: Hinge
3x
P:30sek/1min
D1:
D2:
3x

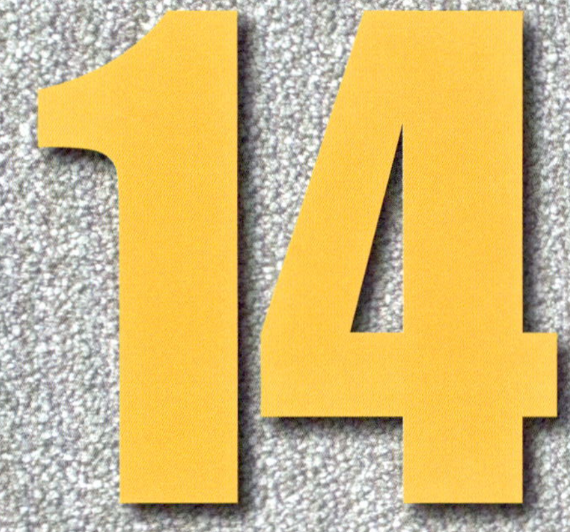

Locker bleiben, Bizeps zeigen

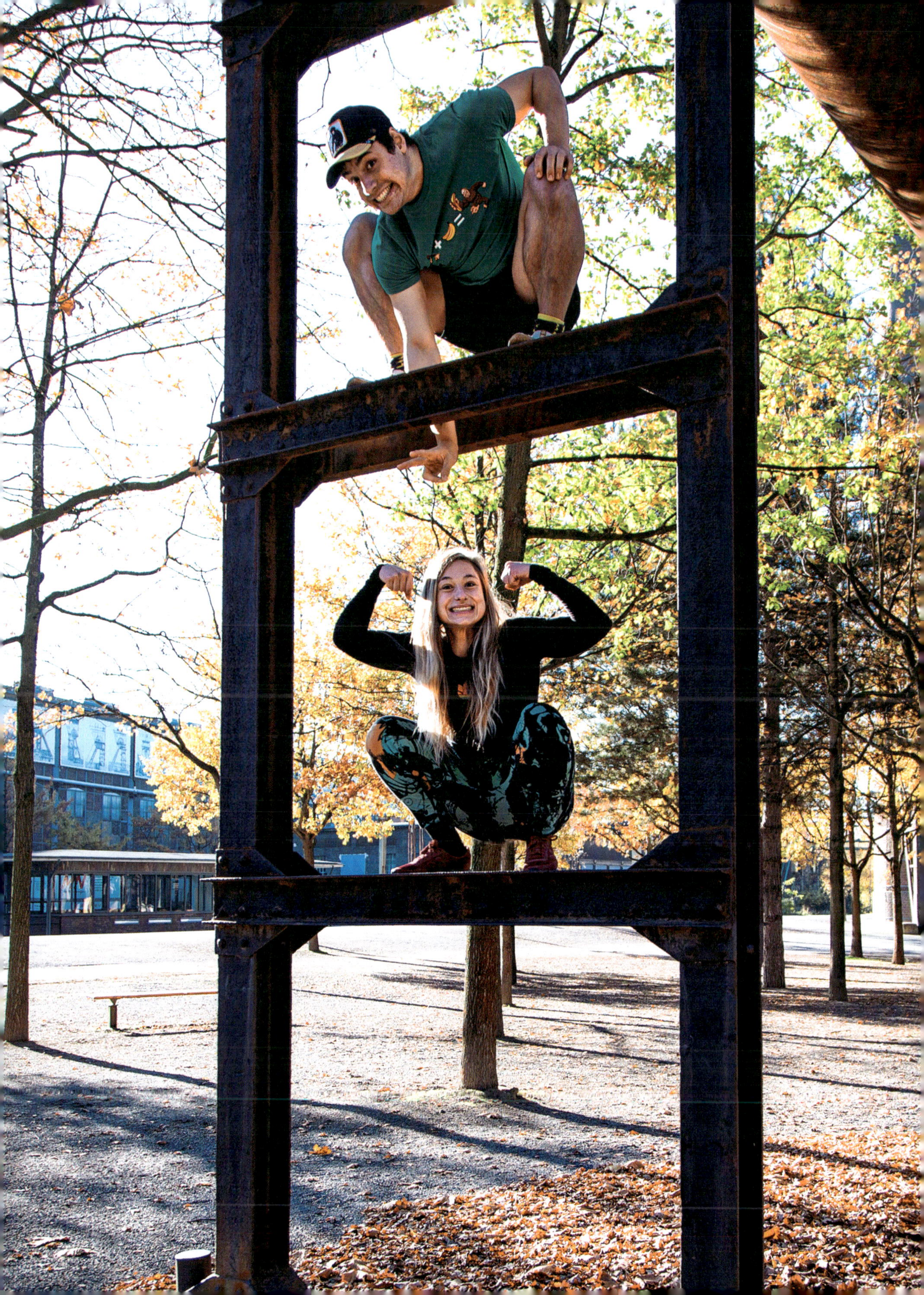

14 Locker bleiben, Bizeps zeigen

Wenn du bis hierhin gekommen bist, kannst du stolz auf dich sein! Du hast alles Wissen, das wir in unseren Workshops rund um unser *Calisthenics X Mobility*-Konzept an Mann und Frau bringen, aufgesaugt und fühlst dich von all dem Input womöglich überhäuft. Verständlich! Lasse die Theorie allerdings nicht zu lange sacken, sondern komme direkt in die Umsetzung. Den schnellsten Bewegungslernzuwachs stellst du sicher, wenn du handelnd tätig wirst. Also, **Go For It**, ganz nach dem Motto „Übung macht den Meister!"

Erinnere dich an meinen anfänglichen Appell. Dort habe ich dir nahegelegt, dass es für deine persönliche Entwicklung wichtig ist, bestimmte Verhaltensweisen zu verändern, vor allem dann, wenn sie in irgendeiner Weise ein Problem darstellen.

Ein Problem sah ich in meiner Calisthenicskarriere als aktive Athletin, als ich begriffen habe, dass Wettkämpfe mir zwar Bestätigung für meine harte Arbeit gaben, mich aber einseitig haben trainieren lassen. Ständig darauf hinzutrainieren, die Wiederholungszahlen der Basics in die Höhe zu treiben, machte irgendwann keinen Spaß mehr. Außer Frage, ich liebe es nach wie vor, Sets and Reps, wie ich es immer so schön zu sagen pflege, zu „ballern", aber Calisthenics bietet so viel mehr als das.

Ich entschied mich, den Wettkämpfen den Rücken zu kehren und mich den vielfältigen Skills wie dem Muscle-up, dem Back Lever, dem Handstand, dem One Arm Pull-up, dem Front Lever und der Planche, zu widmen. Eine große Veränderung in Richtung **Vielfalt**. Gleichzeitig aber auch in Richtung zu viel des Guten.

Sicher konnte ich dir aus sportlicher Perspektive deine Schwachstellen aufzeigen. Jetzt weißt du also, woran du arbeiten kannst. **Schwächen stärken**, nach diesem Motto lebte ich während meiner dreijährigen Verletzungsphase. Veränderungen, sowohl mentale als auch physische Veränderungen, standen im Mittelpunkt dieser Zeit. Weg vom Gedanken des Schmerzes, rein in eine ungewisse Zukunft.

Ich wurde vom Seitenschläfer zum Bauchschläfer, habe mehr Beintraining als jemals zuvor gemacht, um damit meinen Unterkörper der Optik meines Oberkörpers wenigstens ein wenig angleichen können. Ich habe erstmals ernsthaft Widerstandsbänder und Kurzhanteln benutzt, um meine muskulären Schwachstellen am Schultergürtel in Form von Rehabilitationstraining aufzuarbeiten.

Ich habe mich verstärkt mit mir und meinem Körper sowie Mobilitytraining auseinandergesetzt und gelernt, dass Calisthenics nicht alles ist, wenn ich wirklich langfristig gesund bleiben möchte. Gerne hätte ich die Zeit auch genutzt, um andere Sportarten auszuprobieren, doch dies ließ meine Angst vor neuen Verletzungen nicht zu. Drei Jahre ohne meinen geliebten Sport haben viel mentale Stärke und guten Zuspruch verlangt.

Jetzt bin ich in einem Stadium meiner Genesung angelangt, in dem ich es kaum noch erwarten kann, meine Schulter endlich wieder im vollen Umfang nutzen zu können, um zu schwimmen, zu bouldern, zu tanzen und zu boxen. Neue Lebensenergie überkommt mich und lässt mich zuversichtlich in die Zukunft blicken.

Auch wenn dich bisher keine Verletzung heimgesucht hat und wir hoffen, dass es so bleibt, klopfe auf Holz. Halte an deinem Potenzial fest, dein Ziel immer fest vor Augen, ohne dich vor Neuem zu verschließen. Du bist und kannst mehr, als du zu glauben vermagst.

Use It!, damit du viele tolle, bereichernde Erfahrungen machen kannst und es später, im Ohrensessel vor dem Kamin sitzend, über dein Leben nachdenkend, nicht bereust. Es ist immer erstrebenswert, das Leben zu nutzen, um die beste Version seiner selbst zu werden.

Finde dein Warum, lasse dich inspirieren und finde Menschen, die dich auf deinem Weg unterstützend begleiten, statt dir Steine in den Weg zu legen. Mache dich frei von negativen Einflüssen und genieße die Sonnenseite des Lebens.

In diesem Sinne: Locker bleiben, Bizeps zeigen!

Monique

15 Nachwort

Nachworttypische Danksagungen sind bereits im *CalixMobi 1.0* rausgegangen. Dennoch haben sowohl Christian Strauß für die super passende Location „Die Athletenschmiede" in Düsseldorf sowie Paul und Eric von „DieRinge" für das tolle Ringpaar ein großes Dankeschön verdient. Auch Ulrich Staege (Leons Papa) und Marvin Flamme haben uns nicht im Stich gelassen und dafür gesorgt, dass unser zweites Buch so farbenfroh und schön in Szene gesetzt bebildert ist. DANKE!

Wenn es eine Sache gibt, die uns trainingstechnisch dahin gebracht hat, wo wir heute sind, dann: Step by Step beharrlich dranzubleiben! Es spielt keine Rolle, ob du beim Ausprobieren gemerkt hast, dass manche Calisthenicsskills noch zu schwierig sind, oder dich die eine oder andere Mobilityübung an den Rand der Verzweiflung gebracht haben – BLEIBE DRAN!

Unser Ziel mit den *Calisthenics X Mobility*-Büchern ist, dass du ein neues Verständnis für deinen Körper in Bewegung formst. Beide Bücher in Kombination werden dir ein zusammenhängendes Rundumwissen geben und können immer wieder als Nachschlagewerke dienlich sein. Vielleicht kommst du in 1-2 Jahren auf diese Seite zurück und stellst fest, dass du dich sehr weiterentwickelt hast. Wir freuen uns, dich auf diesem Weg ein Stück begleiten zu können.

Wenn du auch nur eine Kleinigkeit aus *Calisthenics X Mobility 2.0* mitgenommen hast, freuen wir uns, von dir zu hören! Schicke uns gerne Videos und Bilder von deinen Fortschritten und markiere uns in deiner Instagram®-Story oder schicke es uns per Mail (diese findest du im Anhang). Wir freuen uns auch immer riesig über monkeymäßige Bilder, wie du unser Buch am liebsten liest.

Natürlich hilft es uns auch enorm, wenn du uns eine Buchrezension hinterlässt. Wenngleich es sich als Autor immer seltsam anfühlt, danach zu fragen, ist es uns ein Anliegen, dich darauf hinzuweisen. Selbst wenn wir ein großartiges Buch geschrieben haben und niemand davon hört, wird es keinem weiterhelfen. Gleichzeitig wissen wir auch nicht, was wir für unsere nächsten Bücher noch alles besser machen können, wenn uns diese Form der konstruktiven Kritik fehlt. Also, keine falsche Scheu und schreibe uns deine Ideen, Wünsche und Tipps!

Wir sehen uns im nächsten Buch, Coaching, Workshop oder im Gym!

In diesem Sinne beenden wir das Buch mit den Worten:

„Locker bleiben, Bizeps zeigen" und „keep moving, stay sexy"

Monique & Leon

16 Anhang

1 DIE AUTOREN

MONIQUE KÖNIG – MK CALISTHENICS

Monique König ist 30 Jahre alt, gelernte Grundschullehrerin und hat ihre größte Leidenschaft – Calisthenics – nun zu ihrer Berufung gemacht. Sport begleitet Monique seit ihrer frühen Kindheit. Richtig ernst wurde ihre sportliche Karriere in ihrer Jugend, als sie Triathlon in einem Verein betrieb. Das Sportstudium im Rahmen ihrer Pädagoginnenausbildung ebnete ihr den Weg als jetzige Sportlerin und Trainerin. Im Oktober 2013 fand sie den Weg an die Stange und lässt sie seither nicht mehr los. In Personal Trainings, Onlinecoachings und Gruppentrainings hilft sie Sportlern, mit körpereigenem Krafttraining anzufangen oder ihre Calisthenicsziele zu erreichen.

Ihre Mission: mehr Menschen an die Stange bringen und somit den Sport Calisthenics auch in Deutschland bekannt zu machen, um es langfristig ins Curriculum der Schulen zu integrieren. Falls du jetzt große Ohren bekommen hast, Monique hat ein Projekt namens „Calisthenics macht Schule – weg vom Fernseher, ran an die Stange!" realisiert und sucht noch freiwillige Unterstützer.

Die sozialen Netzwerke (YouTube®, Instagram® und Facebook®) nutzt sie, um Wissen rund ums Thema Calisthenics zu vermitteln, zu inspirieren und motivieren. Außerdem kannst du ihre Website: www.mk-calisthenics.de durchstöbern und ihr jederzeit eine Mail an info@mk-calisthenics.de schreiben.

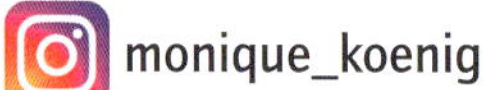

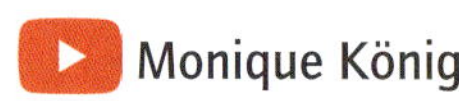

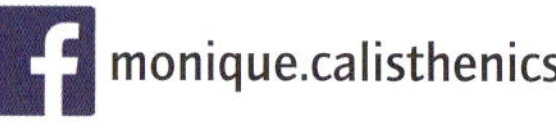

LEON VICTOR STAEGE – MOVING MONKEY®

Mit drei Jahren begann er bereits seine sportliche Karriere im Fußball, die er mit 17 Jahren mit dem Abitur beendete. Seither sind für ihn die Themen Bewegung und der menschliche Körper richtungsweisend, woraufhin er im Jahr 2015 nach dem Abitur sein erstes Buch mit dem Titel *Pragmatisch Gesund* veröffentlichte. Dies brachte ihn 2016 zum Studium der Physiotherapie an der Hochschule Fresenius in Köln, welches er mit dem Bachelor in Physiotherapie abschloss. Ebenfalls im Jahr 2016 gründete Leon Staege seine Firma „Moving Monkey®", welche sich mit den modernen und wissenschaftlich fundierten Methoden des Beweglichkeitstrainings und der Schmerztherapie auseinandersetzt. Er verhilft Menschen dazu, eine Linderung ihrer Schmerzen zu erreichen und wieder mehr Freude an Bewegung zu haben. Durch einen ganzheitlichen Therapie- und Trainingsansatz arbeitet er mit Sportlern und Alltagsathleten daran, sie langfristig stark, beweglich und schmerzfreier zu machen. Moving Monkey® bietet zahlreiche wissenswerte und informative Inhalte mit viel Humor auf den bekannten sozialen Medien (YouTube®, Instagram®, Facebook®, Spotify®, iTunes®) und der 2018 gegründeten „Moving Monkey®-Akademie", welche in kürzester Zeit die größte deutschsprachige Online-Bewegungsakademie geworden ist. Zusammen mit Monique König gibt er in Deutschland, Österreich und der Schweiz seit mehr als drei Jahren Seminare im Rahmen des *Calisthenics X Mobility*-Konzepts.

Mehr affenstarke Infos findest du auf:
movingmonkey.de, Mail: info@movingmonkey.de

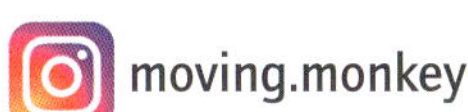

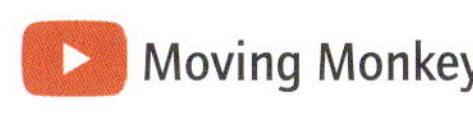

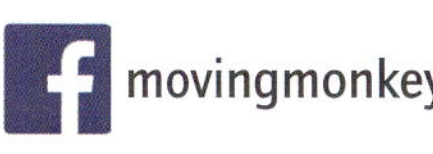

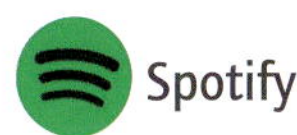

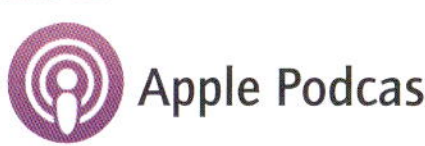

2 GLOSSAR

Abduktion – das Wegstrecken der Extremitäten

Adduktion – das Heranführen der Extremitäten

Anterior Pelvic Tilt (APT) – das Kippen des Beckens nach vorne (Nutation); stelle dir vor, dass dein Becken eine Wasserschale ist, die du nach vorne auskippst.

AROT – Außenrotation

ASTE – Ausgangsstellung; der Anfang einer Bewegung

Bilateral – eine Übung, die mit zwei Armen oder zwei Beinen ausgeführt wird (Kniebeuge, Pull-up, Push-up etc.).

CARs – Controlled Articular Rotations; kontrollierte Gelenkkreise; ein Gelenk isoliert kreisförmig über das ganze Bewegungsausmaß zu bewegen.

Depression – die Schultern ziehen nach unten weg von den Ohren.

Elevation – die Schultern ziehen nach oben zu den Ohren.

ESTE – Endstellung; das Ende einer Bewegung

Extension (Ex) – Streckung

Flexion (Flex) – Beugung

HWS, BWS, LWS – Hals-, Brust- und Lendenwirbelsäule

IROT – Innenrotation

Lange Wirbelsäule – eine gerade gehaltene Wirbelsäule; stelle dir vor, dass jemand deine Wirbelsäule am Schopf in die Länge zieht.

Posterior Pelvic Tilt (PPT) – das Kippen des Beckens nach hinten (Kontranutation); stelle dir vor, dass dein Becken eine Wasserschale ist, die du nach hinten auskippst; dabei spannt dein Gesäß an.

Progression – eine schwierigere Skalierung einer Übung

Protraktion – die Schultern bewegen sich nach vorne.

Regression – eine einfachere Skalierung einer Übung

Retraktion – die Schultern ziehen nach hinten zusammen (zur Brustwirbelsäule hin).

SAID-Principle – Specific Adaptation on Imposed Demand; auf einen spezifischen Reiz erfolgt immer eine spezifische Anpassung; mehr dazu in Kap. 2.

Scapula – Schulterblatt

Unilateral – eine Übung, die vorwiegend mit einem Arm oder Bein ausgeführt wird (einarmiges Hängen oder Rudern, Ausfallschritte etc.).

3 LITERATURVERZEICHNIS

Butler, D. S. & Moseley, G. L. (2017). *Explain pain supercharged.* Adelaide: NOI Group.

Godin, S. (2007). *The dip.* London: Penguin Group.

Louw, A., Schmidt, S., Puentedura, E. & Zimney, K. (2018). *Pain Neuroscience Education. Teaching People About Pain.* Orthopedic Physical Therapy Products.

Pürzel, A. & Pürzel, A. (2017). *Training III Unterkörper. Das große Kniebeuge- und Kreuzhebebuch.* Intelligent Strength.

Starret, K. & Cordoza, G. (2016). *Sitzen ist das neue Rauchen.* München: Riva.

Weiterführende Literatur

Godin, S. (2020). *The practice.* London: Penguin Business.

Lienhard, L. (2020). *Kraftraining beginnt im Gehirn.* München: Riva.

Lienhard, L. (2019). *Neuronale Heilung.* München: Riva.

Millman, D. (2013). *Der Pfad des friedvollen Kriegers.* München: Heyne.

Pürzel, A. & Pürzel, A. (2016). *Training I Drückbewegungen.* Intelligent Strength.

Pürzel, A. & A. (2016). *Training II Rumpftraining.* Intelligent Strength.

Pürzel, A. & A. (2019). *Trainingsplanung.* Intelligent Strength.

Walker, M. (2018). *Why we sleep.* London: Penguin.

4 BILDNACHWEIS

Covergestaltung: Katerina Georgieva

Innenlayout: Katerina Georgieva

Fotos: Ulrich Staege
Marvin Flamme
AdobeStock: S. 38

Lektorat: Dr. Irmgard Jaeger

Satz: www.satzstudio-hilger.de

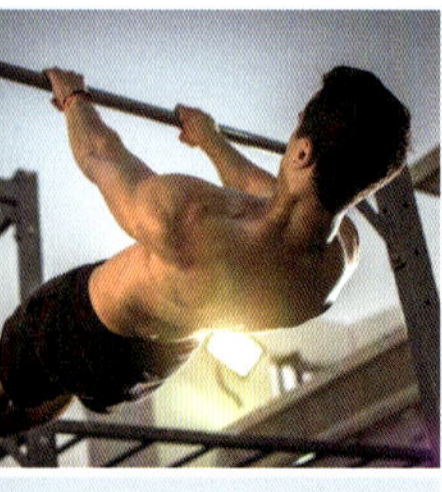

CALISTHENICS X MOBILITY BAND 1

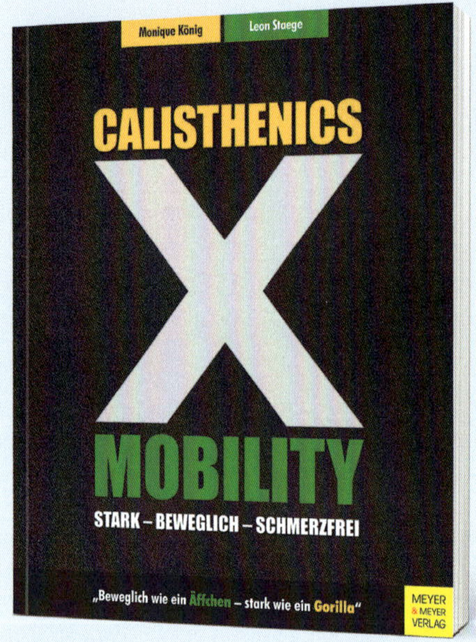

Calisthenics X Mobility
Stark - Beweglich - Schmerzfrei

272 Seiten, ca. 300 Abb., in Farbe,
Klappenbroschur, 19,6 cm x 25,4 cm

ISBN 978-3-8403-7639-9
€ [D] 22,00/[A] 22,70

Das Buch zum erprobten Calisthenics X Mobility-Konzept macht dich stark, beweglich und schmerzfrei. Der praxisorientierte Leitfaden geht weit über die trockene Fachliteratur zum richtigen Krafttraining hinaus.

Du wirst deinen Körper neu definieren!

Wir vereinen die besten Methoden des Calisthenics mit Mobility, dem modernen Beweglichkeitstraining. Werde stark durch Klimmzüge, Liegestütze und Dips und bleibe geschmeidig. Ganz ohne schmerzhaftes Rollen über Faszienrollen oder langweilige Dehnübungen.

Der erste weibliche Calisthenicscoach Deutschlands, Monique König, und Mobilityexperte und Gründer von Moving Monkey®, Leon Staege, zeigen dir, wie jeder mit simplen und effektiven Trainingsprinzipien beweglich wie ein Äffchen, stark wie ein Gorilla und schmerzfrei werden kann.

MEYER & MEYER VERLAG

MEYER & MEYER Verlag
Von-Coels-Str. 390
52080 Aachen

Telefon 02 41 - 9 58 10 - 25
Fax 02 41 - 9 58 10 - 10
E-Mail vertrieb@m-m-sports.com
Website www.dersportverlag.de

Abonnieren Sie unseren kostenlosen Newsletter unter **www.dersportverlag.de**

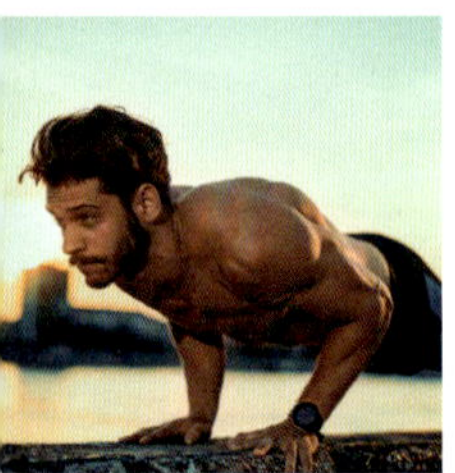

KRAFT UND MUSKELN AUFBAUEN

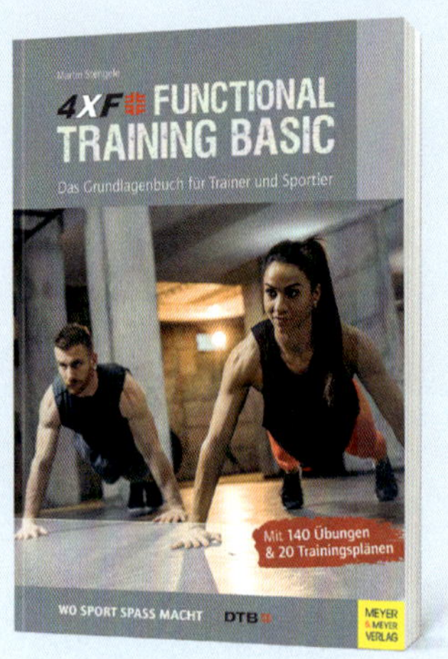

ISBN 978-3-8403-7677-1
€ [D] 25,00/[A] 25,70

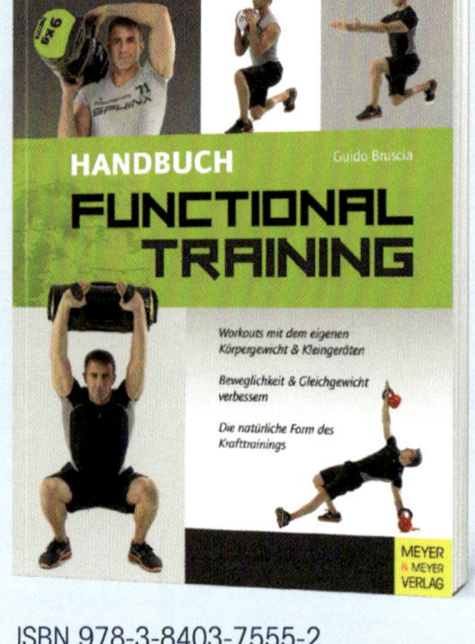

ISBN 978-3-8403-7555-2
€ [D] 32,00/[A] 32,90

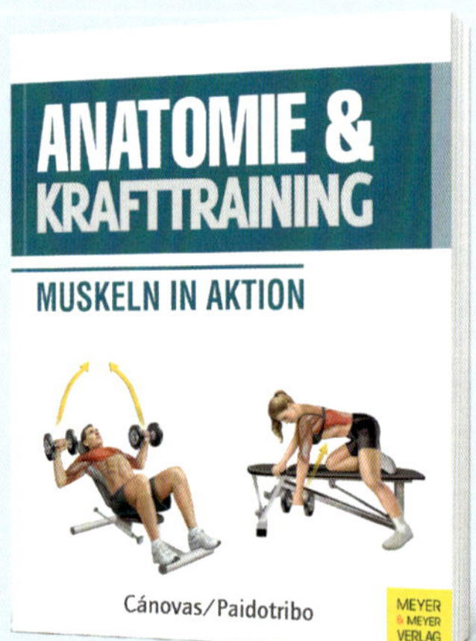

ISBN 978-3-89899-986-1
€ [D] 22,95/[A] 23,60

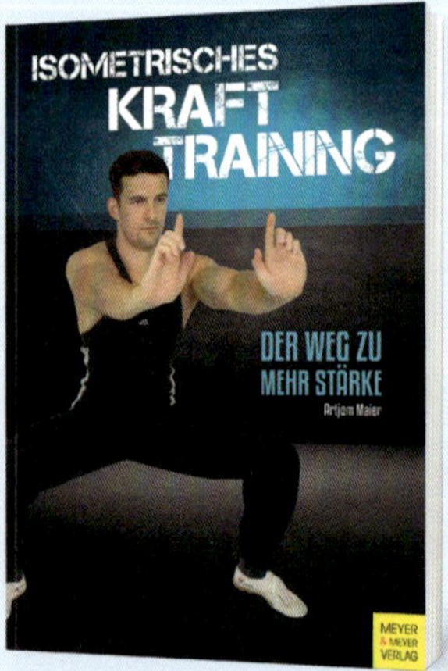

ISBN 978-3-8403-7558-3
€ [D] 19,95/[A] 20,60

MEYER & MEYER VERLAG

MEYER & MEYER Verlag
Von-Coels-Str. 390
52080 Aachen

Telefon	02 41 - 9 58 10 - 25
Fax	02 41 - 9 58 10 - 10
E-Mail	vertrieb@m-m-sports.com
Website	www.dersportverlag.de